Weihnachten 2001

Liebster Malte,

ich konnte nicht abwarten und musste schon
mal einige Seiten lesen... Ich glaube, dieses
Buch wird Dich nicht enttäuschen, an
manchen Stellen gibt es sogar etwas
zu lachen, wenngleich es einem im
nächsten Augenblick auch wieder im Halse
stecken bleibt (s.S. 8f).

Viele gute Erfahrungen und Freude
wünsch ich Dir! Deine Panja

Frohe Weihnachten auch von Gundi + Ecke

Klaus Dörner

Der gute Arzt
Lehrbuch
der ärztlichen Grundhaltung

SCHRIFTENREIHE DER

AKADEMIE FÜR INTEGRIERTE MEDIZIN

Die Schriftenreihe
der Akademie für Integrierte Medizin
wird herausgegeben von

Rolf Adler, Bern
Wulf Bertram, Stuttgart
Werner Geigges, Glottertal
Antje Haag, Hamburg
Thure von Uexküll, Freiburg

Der gute Arzt

Lehrbuch
der ärztlichen Grundhaltung

Klaus Dörner

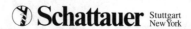 Schattauer Stuttgart New York

Prof. Dr. med. Dr. phil. Klaus Dörner
Nissenstr. 3
20251 Hamburg

**Die Deutsche Bibliothek –
CIP-Einheitsaufnahme**
Ein Titeldatensatz für diese Publikation ist bei Der
Deutschen Bibliothek erhältlich

1. unveränderter Nachdruck

© 2001 by F. K. Schattauer Verlagsgesellschaft mbH,
Stuttgart, Germany
E-Mail: info@schattauer.de
Internet: http://www.schattauer.de
Printed in Germany

Lektorat: Konrad Pracht
Umschlagabbildung: Vincent van Gogh:
Bildnis Dr. Gachet, Musé d`Orsay, Paris
Layout und Umschlaggestaltung:
Bernd Burkart, Stuttgart
Satz: ES Typo-Graphic, Stuttgart
Druck und Einband:
Mayr Miesbach Druckerei und Verlag GmbH,
Am Windfeld 15, D-83714 Miesbach
Gedruckt auf chlor- und säurefrei gebleichtem Papier.

ISBN 3-7945-2050-5

Für Dorothea

Inhaltsverzeichnis

Gebrauchsanweisung

Jeder Arzt denkt im stillen, im Selbstgespräch, ständig darüber nach, wie er ein „guter Arzt" sein, wie er zu einem ärztlich „guten Leben" kommen könne, wie dies natürlich auch für jeden anderen Menschen und seine Lebensführung gilt. Kein Arzt kann nicht darüber nachdenken. Das wissen wir alle voneinander. Aber darüber spricht man nicht. Tut man es doch, setzt man sich der Lächerlichkeit aus – vermutlich aus dem zutreffenden Grund, daß es so etwas wie „Güte" und wie den „guten Arzt" nicht gibt. Es scheint also, als ob jenseits der Dimension des „es gibt" noch etwas Anderes ist, das Bedeutung hat, weil man es – widerwillig – zu begehren nicht unterlassen kann, obwohl es sich der wissenschaftlichen Definierbarkeit entzieht und obwohl es unerreichbar ist, vielmehr den Arzt nicht nur Forderungen, sondern sogar Über-Forderungen aussetzt. Wenn der Arzt sich also täglich mit solchen Fragen herumschlägt, wie er für den einzelnen Patienten, für den konkreten Anderen, ein guter Arzt sein kann, ist er zugleich praktisch und philosophisch tätig, arbeitet er zugleich an seiner Grundhaltung und an der Philosophie des Arztseins und der Medizin. Und das tun – wie gesagt – alle Ärzte, auch schon alle Studierenden, jeden Tag!

Mit diesem Buch versuche ich, Ihnen bei diesem Tun zu helfen, egal, ob Sie bereits über ähnlich lange Erfahrungen verfügen wie ich oder ob Sie mit dem Medizinstudium gerade erst angefangen haben. Über weite Strecken ist das Buch übrigens auch brauchbar für Angehörige anderer Berufe im Gesundheits- und Sozialwesen, insbesondere Pflegende, aber auch Psychologen, Sozialarbeiter, Ergotherapeuten, Krankengymnasten; aber es bleibt eindeutig und uneingeschränkt an der Situation des Arztes exemplifiziert.

Mein Hilfsversuch beginnt schon damit, daß ich mit der Frage nach dem guten Arzt das, was auszusprechen als unanständig gilt, trotzdem zur Sprache bringe, damit es uns bewußter wird, klarer entfaltet und vielleicht auch beantwortet werden kann. Man kann sagen, daß man mit der Frage nach dem guten Arzt an seiner Einstellung, Haltung, Motivation, Handlungsdisposition, an seinen Tugenden oder an seinem Charakter arbeitet. Ich habe hier den Begriff „Grundhaltung" gewählt. „Grund" in doppelter Bedeutung: Einmal weil diese Arbeit an mir selbst in meiner sinnlich-leiblichen Erfahrung gründet (Sinnesorgane können auch Tugendorgane sein). Zum anderen weil ich bei dieser Arbeit an mir um Grundnormen nicht herumkomme, die für mich wie Letztnormen sind, schon weil sie mir zur Zeit als stärkungsbedürftiger gelten, als ihre

1

Gegennormen (das gilt etwa für die Normen der Sorge und Verantwortung gegenüber den Normen der Selbstbestimmung und Gerechtigkeit). Außerdem bergen die heute in der Ethik-Debatte beliebten, wissenschaftsförmigen „Prinzipien mittlerer Reichweite" die Gefahr, daß es jeweils „letzte" Patienten gibt, die durch ihre Maschen fallen, daher Schutz durch Letztnormen brauchen.

„Lehrbuch" heißt mein Buch in bewußter Ironie; denn lernen und lehren kann man nur Wissen, während man Erfahrungen, aus denen meine Grundhaltung sich entwickelt, nur machen kann. Aber warum sollte es neben den vielen anderen Lehrbüchern der Medizin, die alle ein bestimmtes Wissen vermitteln, nicht auch ein „Lehrbuch" dazu geben, wie man am besten Erfahrungen macht? Der Preis für ein solches „Lehrbuch" ist freilich, daß es zugleich leicht und schwer zu lesen ist, weil zugleich Praxis- und Philosophie-bezogen ist.

Der rote Faden der Gliederung des Buches ist eher einfach: Ich beginne mit der Selbstsorge (I). (Wem dieser Einstieg zu spröde ist, kann – plastischer – gleich mit Abschnitt I,3 oder II anfangen.) Da Sorge aber immer auch die Beziehung zum Anderen umfaßt, wird Verantwortung daraus (II). Weil Verantwortung mich zu einem antwortenden Wesen macht, wird der Arzt vom Patienten als dem Anderen her gedacht (III), sodann vom „letzten" Patienten her, damit ich niemanden abschreibe, (IV), weiter vom Dritten her, da erst mit dem Angehörigen die Arzt-Patient-Beziehung vollständig ist (V), und schließlich von der Gemeinde her, weil meine und der Patienten Lebenswelt dazugehört (VI). Die Perspektive der Beziehung vom Anderen her lehrt mich als Arzt schließlich einmal die Selbstbegrenzung in allen Praxisfeldern (VII) und zum anderen meine moralische Selbstbefreiung (VIII). Diese mündet – für viele vielleicht provozierend – in der Ermutigung der Ärzte zu mehr Dienst-Mut einerseits und zu mehr Autoritätsbewußtsein andererseits; denn in dem Maße wie die Ärzte sich vom Typ des „Halbgott in Weiß" zum Typ des „Wunscherfüllers" gewandelt und sich von Verantwortung entsprechend entlastet haben, dürfte heute eher eine Verantwortungs-Wiederbelastung (bis zum Risiko des Besserwissens) angezeigt sein, wofür ich das Konzept des von der Sorge sich herleitenden Maternalismus vorschlage.

Daß die Kapitelfolge eine Eskalation von Über-Forderungen darstellt, die ich nicht einlösen kann, weshalb sie aber gerade zur Orientierung taugen, verdankt sich vor allem meiner philosophischen Gedankenführung durch den litauisch-jüdisch-französischen Philosophen Emmanuel Levinas, dessen Familie die Nazis ermordet haben und dessen in anderen Ländern schon viel bekannteres Werk man eine „Philosophie nach Auschwitz" genannt hat. Dieses historischen Bruches bewußt, versuchen meine Gedanken, Elemente für eine „Medizin nach Hadamar" zu entwickeln. Die oft schwierigen Gedanken Levinas' werden verständlicher, wenn man sie immer wieder auf sein Urbild bezieht: daß es die sprechenden Augen des ungeschützten Antlitzes des Anderen sind, die mich bewegen, mich ihm auszusetzen.

Im übrigen sei dem philosophisch ungeübten Leser, wovon ich als Regelfall ausgehe, die Technik empfohlen, unverdauliche Brocken einfach zu „überlesen"; sie erschließen sich nämlich oft leichter über eine – bewußte – Wiederholung oder vom Ende her.

Natürlich will das Buch auch ein Beitrag zur Ethik-Debatte sein, und zwar auch hier die eher vernachlässigten, schwächeren Sichtweisen stärkend: So die Deskription gegenüber der Präskription, die Beziehungskultur gegenüber der Handlungsentscheidung des Arztes, die situative Erfahrung gegenüber normativer Deduktion, gleichwohl auch Letztbegründungen gegenüber Prinzipien mittlerer Reichweite, Machteinflüsse gegenüber Herrschaftsfreiheit, historische gegenüber systematischer Methode und philosophisches gegenüber wissenschaftlichem Denken.

Vor allem aber wollen meine Gedanken den Arzt in seiner hektisch-alltäglichen Praxistauglichkeit fördern; denn zwar kann ich mir lebhaft vorstellen, wie Sie bei der Lektüre oft genug über mein langatmiges Gelaber stöhnen, doch sollte es gelingen, daß währenddessen Ihre Grundhaltung ein wenig reift und an „Güte" zunimmt, würde sich das darin niederschlagen, daß Sie zukünftig viel wahrscheinlicher und schneller im Umgang mit Patienten und Angehörigen zur richtigen Stunde, Minute oder Sekunde das richtige (oft ist es nur ein einziges) Wort finden. Es gibt keine wirksamere Methode der Zeitersparnis! Aus diesem Grund fangen auch alle Abschnitte der einzelnen Kapitel ziemlich allgemein an, um, wenn irgend möglich, mit konkreten Praxisanregungen zu enden.

Wem habe ich abschließend zu danken? Zunächst den Tausenden Patienten und Angehörigen aller medizinischer Disziplinen (inkl. Zahnmedizin), denen ich über Jahrzehnte konsiliarärztlich stationär und ambulant begegnet bin, da ich ja hauptamtlich mit psychisch Kranken zu tun hatte, über die Sie aber hier fast kein Wort erfahren. Sodann den vielen Studierenden, insbesondere der Universität Witten-Herdecke, wo für mich so etwas wie akademische Gemeinschaft wieder erfahrbar geworden ist. Weiterhin meinem Vater, der mir, als leidenschaftlicher praktischer Arzt und Geburtshelfer in Duisburg, von 1933–1960 die Augen bis heute dafür offen gehalten hat, welche zauberhaften Perspektiven gerade der Arzt für Allgemeinmedizin hat oder haben könnte. Zudem der Forschungsarbeitsgemeinschaft „Ethik der Gesundheitsversorgung", vom Wissenschaftministerium Nordrhein-Westfalen gefördert, an der Universität Bielefeld, der ich nicht wenige Überlegungen verdanke. Und schließlich meiner Enkeltochter Dorothea, die 14 Tage nach der Geburt aufgrund einer Streptokokkeninfektion ins Wachkoma versank und 6 1/2 Jahre bei uns war; sie hat mich gelehrt, was Arztsein vom Letzten her bedeutet, was Familie ist und sein könnte, was Sinnesorgane mit Tugenden zu tun haben und vieles mehr. Sie werden Dorothea ein paar Mal in diesem Buch begegnen, und ihr ist es gewidmet.

Hamburg,
im Sommer 2000   *Klaus Dörner*

Sorge um mich selbst

Sich aus fremden Leiden eigene Sorgen bereiten
Hippokrates

I

Ein Gespenst geht um in der Medizin: Die Ethik. Gespenstisch, weil die plötzliche Wachstumsexplosion der Medizin-Ethik irritiert; schließlich haben Ärzte immer schon ihr Handeln nach richtig oder falsch, nach gut oder schlecht befragt. Nun schießen seit 1980 Zentren, Akademien und Institute für medizinische Ethik aus dem Boden, entstehen Ethik-Zeitschriften, gibt es internationale Bioethik-Dokumente, geben Ethik-Kommissionen ihren Rat, werde ich mit einem Boom von Ethik-Fortbildungsangeboten konfrontiert. Inzwischen gibt es eine Flut von Lehrbüchern der medizinischen Ethik, die – in je anderen Worten – mir in der Regel dasselbe beizubringen versuchen: nämlich daß es wissenschaftlich geprüfte Methoden gäbe, wie ich durch Anwendung bestimmter Regeln, Normen, Prinzipien mittlerer Reichweite mein ärztliches Handeln in einzelne Entscheidungsschritte zerlegen und überprüfen kann, ob ich – den Prinzipien entsprechend – die richtige Entscheidung getroffen habe.

Hierfür ist der verbreitetste Prinzipienkatalog der „Prinziplismus" von Beauchamp und Childress[1]: 1. Respekt für Autonomie, 2. Wohltun, 3. Nicht-Schaden und 4. Gerechtigkeit. Ich werde zudem aufgeklärt, daß es – wie in anderen Wissenschaften – unterschiedliche theoretische Ansätze gebe: so den utilitaristischen Ansatz, dem es um das größte Glück der größten Zahl gehe; die auf Kant zurückgehende deontologische Pflichtenlehre, für die die Verallgemeinbarkeit, die Universalisierung meines Handelns entscheidend ist, und vielleicht noch den diskursethischen Ansatz von Habermas, der – bescheidener – sich auf das prozedurale Verfahren beschränkt, wie ich hinsichtlich eines Problems die richtige Lösung dadurch treffen kann, daß in einem idealen, herrschaftsfreien Diskurs alle Betroffenen durch Meinungs- und Rollentausch zwanglos zu einem Konsens kommen. Bei alledem fällt auf, daß die beigezogenen Beispielsfälle in der Regel Probleme betreffen, die in den öffentlichen Medien mit großem Publikumsinteresse diskutiert werden (Gentechnik, Hirntod, Sterbehilfe), kaum je aber Probleme meiner ärztlichen Alltagspraxis, ob ich etwa dem Krankschreibungswunsch eines Patienten mit Erkältung folgen soll oder ob ich einem chronisch kranken Patienten eine weitere diagnostische oder therapeutische Maßnahme anbieten soll, obwohl dies ethisch genauso schwierig sein kann wie der richtige

[1] T. L. Beauchamp u. J. F. Childress: Principals of Biomedical Ethics. New York: Oxford University Press 1989

Umgang mit spektakulären, aber seltenen Grenzsituationen.

Die Lehrbuchautoren und die übrigen Mitglieder der sich bildenden medizinethischen Expertengruppe versäumen selten den Hinweis, daß wir auf dem Gebiet der wissenschaftlichen Medizinethik in Deutschland gegenüber anderen Ländern rettungslos im Rückstand sind, daß Ärzte bei uns in der Regel ohne jede ethische Ausbildung ihr Geschäft verrichten, was unerträglich sei, und daß daher an allen Universitäten Institute und Lehrstühle für medizinische Ethik schnellstens eingerichtet werden müssen, damit wenigstens die nächste Ärztegeneration auch in diesem Fach ordnungsgemäß ausgebildet werden könnte. Wenn ich dann noch von den Experten – überwiegend Philosophen, Juristen und Theologen – lese oder höre, daß dieses neue Fach äußerst kompliziert sei und daß man schon in der Erkenntnistheorie, der Ontologie, der Phänomenologie, der Rechtsphilosophie und der Theologie zu Hause sein müsse, um es zu beherrschen, bin ich vollends verwirrt.

Einerseits klingt all das logisch und plausibel, und es ist auch auf keine Weise zu bestreiten, daß die Anwendung der Methoden ethischer Urteilsbildung auf medizinische Probleme in hohem Maße hilfreich sein kann. Andererseits spüre ich aber auch das schlechte Gewissen[2], das mir von diesen Experten gemacht wird und frage mich, ob mein Gewissen nicht auch zu dem

Zweck schlecht gemacht wird, damit der gegenwärtige Ethik-Boom auf der Grundlage außermedizinischer Eigeninteressen um so besser florieren kann. Wird nicht meine Wissenschaft, die Medizin – im Ansatz zwar richtig, in der Übertreibung aber falsch – so sehr auf eine unmenschliche, wertfreie Naturwissenschaft reduziert, daß es dann logisch klingt, ihr nur durch Entwicklungshilfe von außen den Umgang mit Werten beibringen zu können? Mehr noch: werde ich als Arzt nicht auf diese Weise erst einmal demontiert und zu einem Monster gemacht, das unfähig oder unwillig zur ethischen Reflexion und zum ethischen Handeln ist, damit es danach plausibel klingt, wenn mir eine Ethik von außen aufgepfropft wird? Und ist es nicht schließlich ebenfalls zwar im Ansatz richtig, aber in der Übertreibung falsch, wenn man davon ausgeht, daß meine ärztliche Standesorganisation, die ärztliche Selbstverwaltung, nicht nur ein ständisch überholter Zopf sei, sondern auch inzwischen so korrumpiert und vom ökonomischen Verteilungskampf zerfressen, daß sie aus sich heraus zur ethischen Reflexion der moralischen Orientierung ärztlichen Handelns so unfähig ist, daß auch hier eine Pfropfethik von außen und oben die einzige Rettung sei? Immerhin haben fast alle deutschen Medizingesetze und -richtlinien der letzten Jahrzehnte – eher umgekehrt – bei der Ausbalancierung des Konflikts zwischen technischer Machbarkeit und moralischer Bedenklichkeit dem letzteren Aspekt mehr Raum gegeben als die Gesetze der meisten anderen Länder.

Ich möchte in diesem ersten Kapitel Argumente für die Beantwortung dieser drei Fragen zusammentragen. Dabei

---

[2] Drastisch kommt das schlechte oder schlechtgemachte Ethik-Gewissen in den empirischen Ergebnissen einer Befragung von Neonatologen zum Ausdruck, s. M. Zimmermann: Geburtshilfe als Sterbehilfe? Frankfurt: Lang 1997

werde ich im ersten Abschnitt zu zeigen versuchen, daß die uns Ärzten heute angebotenen Modelle der Ethik in sich selbst unvollständig und einseitig sind, schon weil Ethik im Alltagshandeln jedes einzelnen Menschen und damit auch jedes einzelnen Arztes beginnt. Im zweiten Abschnitt erinnere ich daran, daß die Medizin selbst nicht nur eine Wissenschaft, sondern auch Philosophie ist, zudem sie der Philosophie zunächst etwas zu geben hat, bevor sie auch von ihr profitieren kann. Im dritten Abschnitt folgen dann einige Denkanregungen für eine zugleich philosophische wie auch ärztliche Grundhaltung.

1 Das gute Leben

Vor einiger Zeit saß ich mit einem alten Pfleger unserer Gütersloher Klinik zusammen; wir sinnierten über den Sinn des gegenwärtigen Ethikbooms, wo wir uns doch eigentlich sicher waren, daß wir auch schon zuvor, als das Wort „Ethik" noch gar nicht zu unserem Wortschatz gehörte, eigentlich stets bemüht gewesen sind, das Richtige oder das Gute zu tun. Daraufhin meinte der Pfleger: „Ach, wissen Sie, Ethik ist doch nur für Leute, die nicht mehr wissen, was sich gehört".

Wissen, was sich gehört, das gehört zum Bemühen des Alltags jedes Menschen, um sein Handeln daran zu orientieren oder – bewußt, mit Gründen und damit ethisch – davon abzuweichen. Deshalb sprechen wir vom Ethos einer Gruppe, einer Kultur, einer Familie oder eines Berufsstandes und meinen damit das Ensemble der Werte oder Güter, die für diese Gruppe selbstverständlich sind. Erst wenn sie in eine neue, ihr unbekannte Situation gerät, in der das Übliche nicht mehr taugt, ist sie genötigt, sich neue, angemessenere Handlungsweisen und vielleicht sogar neue Begründungskriterien für die Richtigkeit oder Güte des Handelns auszudenken. Dies gilt aber auch schon für jeden einzelnen Menschen: ob in meiner Familie, in meinem Beruf oder sonstwo, wenn ich zumindest im Selbstgespräch, das ich den ganzen Tag über führe, ständig bestrebt bin, gut zu sein, mich an den Gütern zu orientieren, die mir für mein Leben die wichtigsten sind, mein Leben als ein gutes Leben zu führen.

Die Lebensgüter, die für mich nicht beliebig sind, sondern die ich gewissermaßen für mich objektiviert, von denen ich mich abhängig gemacht habe, in denen ich gut sein will, umfassen die Reichtümer, die ich erwerben will, die technische Kompetenz in meinem Beruf, meine Beziehung zur Natur und zu Gott ebenso wie die Beziehungen meiner Familie, in der ich ein guter Ehemann oder eine gute Mutter sein will, aber auch die Beziehungen zu anderen Menschen in der Gemeinde, zu meinen Freunden, letztlich auch zum Staat (guter Staatsbürger) und zur Menschheit (guter Weltbürger). All das ist mit „gutem Leben" gemeint. Und um all diese Güter, für deren Wichtigkeit ich mir eine Prioritätenliste bilde, sorge ich mich den ganzen Tag über. Diese Selbstsorge, die ich intuitiv, „aus dem Bauch heraus" betreibe, ist die Basis für alles andere. Die Güter mit starker Wertung sind die Maßstäbe für mein Handeln, die mir qualitative Unterscheidungen erlauben, also etwa zu sagen: hierin war ich heute gut, darin bin ich besser als gestern oder als andere, und in jener Hinsicht führe ich zur Zeit das für mich bestmögliche Leben.

Aus dieser Selbstsorge entwickelt Taylor[3] den Begriff der Identität des Menschen, da der für mich feststehende Rahmen oder Horizont der Güter mir Antwort auf die Frage gibt, wer ich bin oder wo ich bin, mir Orientierung im Hinblick auf meinen Standort oder Standpunkt gibt, und zwar unabhängig von meinen rein subjektiven Wünschen und Neigungen, und auf diese Weise richtungsgebend für meine Entscheidungen; denn was mir wichtig ist, was mich bewegt, ist auch das, was mich motiviert. Dieser Zusammenhang von Identität und dem Guten erlaubt es auch, eine Person als Selbst zu bezeichnen, wenn sie genügend Tiefe und Komplexität hat, die erforderlich ist, um eine Identität im obigen Sinne zu haben oder zu suchen. Daß aber mein Selbst immer nur in „Geweben sprachlichen Austauschs"[4] existiert, ergibt sich schon daraus, daß zum Selbst immer ein „ich", aber auch ein „mich" gehört, das die Ansprüche und Erwartungen der anderen Selbsts repräsentiert, was uns in Kapitel II beschäftigen wird.

Daß und wie ich empirisch und phänomenologisch die Sittlichkeit der Selbstsorge des einzelnen Menschen bzw. einer Gruppe von Menschen beschrieben habe, dürfte es verständlicher machen, warum ich in der Einleitung die uns in den Medizinethik-Lehrbüchern angebotene Prinzipienethik respektlos „Pfropfethik" genannt habe. Denn wie man im allgemeinen die (utilitaristische oder deontologische) Prinzipienethik nur als Abstraktion von der unmittelbaren Sittlichkeit des einzelnen Menschen oder von Menschengruppen verstehen kann, so ist zu verlangen, daß auch eine Ethik für den Bereich der Medizin (auch auf der Prinzipienebene) aus der lebendigen, alltäglichen Sittlichkeit des einzelnen Arztes bzw. des ärztlichen Berufsstandes entwickelt oder aber in sie eingebettet wird. Erst dann nämlich können auch die Prinzipien wirksam werden. Kommen diese im öffentlichen Raum – im Unterschied zum privaten Raum – zum Tragen, insbesondere bei Fragen der Gerechtigkeit der Verteilung von Wohltaten oder anderen Gütern, wobei die gleiche Achtung für alle betroffenen Menschen respektiert werden muß, ist auf dieser Ebene der Prinzipienethik von den situativ und historisch, also kontextuell bedingten Sittlichkeitsvorstellungen der einzelnen Menschen oder der verschiedenen Gruppen in der Gesellschaft eher zu abstrahieren. Nur durch eine solche Formalisierung oder Universalisierung finden wir zu gültigen und von allen Menschen anerkennbaren Maßstäben für die großräumigen, gesamtgesellschaftlichen oder gar globalen Probleme der Wohltaten bzw. der Gerechtigkeit für alle, wobei aber selbst dann – schon wegen der Inhalte der zu lösenden Probleme – der Zusammenhang mit der Sittlichkeit der Alltagsrealität der Menschen nicht ignoriert werden darf. Ethik von oben und Ethik von unten sind ohne einander nicht zu haben.

Wenn dieser Zusammenhang und damit meine Kritik aus der Einleitung jetzt plausibel geworden sein sollte, möchte

---

[3] Ch. Taylor: Quellen des Selbst, die Entstehung der neuzeitlichen Identität. Frankfurt: Suhrkamp 1996, S. 55; von einem anderen Ansatz ähnlich versucht W. R. Wendt, mein „Eigenes" zu bestimmen, das mich zur Eignung für dies und jenes bringt, zuletzt auch für den eigenen (ökologischen) Haushalt, in: Eignung, Ethische Erwägungen. Frankfurt: Diesterweg 1989

[4] a. a. O., S. 71

ich – in dieser Zwischenbilanz – noch kurz auf den Würgereiz zu sprechen kommen, den viele Leser (anfangs auch mich) befallen haben dürfte, als ich damit begann, Sie mit Begriffen wie „gut", „Güte", „Güter" oder „gutes Leben" zu traktieren. Denn selbst wenn Ihnen inzwischen eingeleuchtet hat, daß eine vollständige und damit wissenschaftliche Analyse ohne diese Begriffe, die unsere Alltagsrealität prägen, nicht auskommt, verrät der Würgereiz doch, wie sehr wir uns von einem reduktionistischen Wissenschaftsbegriff einengen lassen, sogar bereit sind, unsere erlebnismäßige Alltagsrealität, weil nicht voll rationalisierbar, zu opfern, zu streichen und peinlich berührt darüber die Nase zu rümpfen. Diese Bemerkung mochte ich mir nicht verkneifen, zumal ich Sie jetzt einem möglicherweise noch schlimmeren Würgereiz aussetze. Ich werde nämlich jetzt den Begriff der „Tugend" einführen. Gern gestehe ich, daß ich diesen Begriff spätestens von dem Tag an nicht mehr in den Mund nehmen konnte, als mir die berüchtigte Posener Rede von Himmler aus dem Jahre 1944 vor Augen kam, in der er seine SS-Männer dafür rühmte, daß sie bei all ihren Mordaktionen „anständig" geblieben seien. Dennoch kommen wir um diesen Begriff kaum herum, nicht nur, weil er ein Kernbegriff der griechischen Ethik ist. Denn wir sind in unserer Alltagsrealität nicht nur ständig bestrebt, in unserer Selbstsorge ein gutes, gelingendes, glückendes Leben zu führen; vielmehr sind wir ebenfalls ständig bestrebt, uns unseren Gütern dienliche Haltungen, Grundhaltungen, Verhaltensdispositionen, normative Charaktereigenschaften – eben Tugenden – zuzulegen, um gute Menschen zu werden

oder – wie Böhme[5] sagt „gut Mensch zu sein".

Das kann auch gar nicht anders sein; denn je mehr wir dauerhafte Haltungen in uns ausprägen, desto stabiler kann die Orientierung an unseren Gütern sein. Auch wenn in einer pluralistischen Gesellschaft nicht leicht ein Konsens über wünschbare Tugenden zu erzielen ist, allenfalls eine soziale, aber kaum eine kognitive Wertung möglich ist, lassen sich vielleicht empirisch verschiedene Moraltypen (z. B. an Gerechtigkeit oder an Loyalität orientiert) entwickeln. Wobei der heilige Benedikt[6] noch einen Schritt weitergeht und die „discretio", also die Unterscheidungsfähigkeit zur Mutter der Tugenden erklärt, da sie das Gespür für die gute Entscheidung darstellt. So gesehen, ist Albert Schweitzers[7] „Ehrfurcht vor dem Leben" eine Tugendlehre. Und wenn Sonnenfeld[8] die Orientierungsschwäche des ärztlichen Gewissens darauf zurückführt, daß heute das Gewissen kaum noch als „Mit-wissen" (con-scientia, englisch/ französisch con-science) mit einem anderen oder einem höheren Wissen verstanden werden kann, weshalb nur noch

---

[5] G. Böhme: Ethik im Kontext. Frankfurt: Suhrkamp 1997

[6] A. Grün: Menschen führen – Leben wecken, Anregungen aus der Regel des heiligen Benedikt. Münsterschwarzach: Vier-Türme-Verlag 1998, S. 114

[7] A. Schweitzer: Was sollen wir tun? Heidelberg: Lambert Schneider 1986, S. 59: „So kommt für jeden, der das Leben wahrhaft kennenlernt, eine Krise, wo ihm dieses Dasein wertlos wird, mag er es auch noch weiter tragen. Aus ihr führt nur die Ehrfurcht vor dem Leben heraus: daß wir aus Pflicht leben."

[8] A. R. Sonnenfeld: Selbstverwirklichung oder Selbstvernichtung. Dt. Ärztebl. 1990; 87: 1095–9

die mühselige Selbstbestimmung jedes einzelnen übrig bleibt, empfiehlt er für die daher notwendig werdende ständige Fortbildung unseres ärztlichen Gewissens einerseits die stete Aktualisierung unseres technisch-medizinischen Wissens, andererseits die beiden Tugenden der solidarischen Zivilcourage, um sich auch gegen die öffentliche Meinung stellen zu können, sowie der Selbstbegrenzung, um etwas nicht zu tun, was man technich-medizinisch machen könnte.

Tröstlich mag für Sie sein, daß sprachgeschichtlich Tugend nichts anderes bedeutet als „tauglich sein für …“, weshalb auch dieses Konzept darauf verweist, daß die Güte einer Handlung oder einer Entscheidung um so besser ausfällt, je mehr sie schon von der Güte der Beziehung im Vorfeld gebahnt ist. Anders ausgedrückt: Die Stärke der Prinzipienethik von oben kommt um so besser zum Tragen, wenn ihre Schwäche, nämlich die Einengung auf das Handeln, auf die Entscheidung, auf die technische Endstrecke eines Prozesses, ausgeglichen werden kann durch vermehrte Aufmerksamkeit auf die Güte der Beziehung zwischen den Beteiligten im Rahmen einer Ethik von unten, der alltagsweltlichen Selbstsorge. Vielleicht wird damit auch die Absicht des Untertitels dieses Buches „Lehrbuch der ärztlichen **Grundhaltung**“ verständlicher: Sie besteht weniger in einer Tugendlehre oder der Formulierung einer „Grundtugend“, sie besteht vielmehr darin, insbesondere die nichtrationalisierbaren Anteile der ärztlichen Existenz so behutsam zu beschreiben, daß ihr „Eigenes“[9] eben nicht wegrationalisiert wird, sondern deutlicher, sichtbarer, spürbarer wird, der Aufmerksamkeit besser zugänglich und daher kultivierbarer wird, um „tauglicher“ zu werden für die Güte des Arztseins und damit auch für die Güte des ärztlichen Handelns.

Genau dieses gehört zu meinen Vorschlägen für so etwas wie eine ärztliche Grundhaltung. Man kann es auch anders ausdrücken: Wenn ich mich einem Wirklichkeitsbereich aussetze – ob als Wissenschaftler für einen Gegenstand zuständig oder als Arzt für einen Patienten verantwortlich – , dann ergibt sich aus der Vollständigkeit meiner Wahrnehmung, daß jeder Wirklichkeitsbereich aus harten und weichen Daten besteht (Bateson)[10], aus Rationalisierbarem und Nichtrationalisierbarem, aus Ausprechbarem und Unaussprechbarem – das Schweigen, das zum Sprechen gehört – (Kreuzer)[11]. Soll nun meine Annäherung möglichst vollständig sein, empfiehlt es sich, mit den weichen Daten, mit dem Nichtrationalisierbaren, mit dem Unaussprechlichen, dem Schweigen zu beginnen. Denn beginne ich mit den harten Daten, wozu ich stets neige, da es einfacher, klarer, sachlicher und weniger schmerzhaft ist, mache ich automatisch durch eben diese meine Schrittfolge die weichen Daten zu einem lästigen, schwer erträglichen „irrationalen Rest“, den ich als Wissenschaftler aus meinem wissenschaftlichen Wirklichkeitsbegriff streiche oder den ich als Arzt aus meiner Verantwortlichkeit ausgrenze.

---

9) Wendt, a. a. O., z. B. S. 43
10) G. Bateson: Ökologie des Geistes, Frankfurt: Suhrkamp. Vgl. hierzu auch die ethnologische Methode der „dichten Beschreibung“, in: C. Geertz: Dichte Beschreibung. Frankfurt: Suhrkamp 1995
11) J. Kreuzer: Es gibt allerdings Unaussprechliches. In: Der blaue Reiter. J. f. Philosophie.1997; 6: 19–22

Weil hierfür die – vollständige – Medizinethik-Diskussion der Gegenwart sensibel machen kann, wurde sie in diesem ersten Kapitel kurz dargestellt. Ich habe daher die harten Daten der Prinzipienethik in die weichen Daten der Selbstsorgeethik eingebettet, wobei – wohl gemerkt – die eine so notwendig ist wie die andere. Weil nun naturgemäß die weichen, intuitiven Konzepte des guten Lebens der Selbstsorge stets in der Gefahr sind, in unverbindlichem Subjektivismus, im narzißtischen Kreisen um das eigene Glück zu enden, bemühen sich insbesondere die Vertreter des Kommunitarismus (Taylor, Etzioni[12], Walzer[13]) und der feministischen Moralphilosophie (Gilligan[14], Benhabib[15]) darum, die Konzepte der Selbstsorge, so weit wie möglich und unter Erhalt ihres Eigensinns, zu versprachlichen und zu rationalisieren, um eine Brücke zu schlagen zum notwendigerweise abstrakten Menschenbild der Prinzipienethik, um ihr entgegenzukommen. Geeignete Methoden dafür sind die Phänomenologie, die narrativen und geschichtswissenschaftlichen Methoden, die Sprachphilosophie, die Hermeneutik.

So bemüht sich Taylor[16] etwa darum, die Lebensgüter des guten Lebens auf ihre Reichweite, ihren Gehalt, ihr Gewicht, ihre Einheit und Fülle und ihre Vollständigkeit in umfassender Einbettung in die Realität und Geschichte zu befragen, ihre motivierenden „Moralquellen" anzugeben. Unter diesem Aspekt hat er die gesamte abendländische Geschichte untersucht: Danach gab es für den Menschen der griechischen Antike im vollkommenen und in sich geschlossenen Kosmos eine äußere Moralquelle, die dem zu führenden guten Leben ein festes Ziel gab. Für den jüdischen und christlichen Menschen trat an die Stelle des Kosmos Gott als äußere Moralquelle, die der Güte des Lebens das Ziel setzte, das sich in der Nächstenliebe durch die Gnade Gottes erfüllte. Die Neuzeit und mehr noch die Moderne bedeuteten – in eins mit der Entzauberung der Welt – mehrere Verinnerlichungsschübe der Moralquellen: Wie es mit der fortschreitenden Emanzipation von äußerem Zwang zunehmend zum Selbstzwang kam, wurde allmählich die Vernunft des Menschen zur Moralquelle, sei es in Form der instrumentellen Vernunft der Weltbeherrschung, sei es in Form von Kants vernünftigem Handeln als Achtung vor der Autonomie, der Selbstgesetzgebung des Menschen.

Bis hin zur Gegenwart folgten nach Taylor mehrere von ihm als romantisch bezeichnete Entwicklungsschübe, die die Moralquelle der Selbstbeherrschung in Richtung auf (künstlerische) Selbsterfüllung, auf Selbstbefreiung und auf

---

[12] A. Etzioni: Die Verantwortungsgesellschaft. Frankfurt: Campus 1997

[13] M. Walzer: Über Toleranz. Hamburg: Rotbuch 1998

[14] C. Gilligan: Die andere Stimme. München: dtv 1996

[15] S. Benhabib: Selbst im Kontext. Frankfurt: Suhrkamp 1995

[16] Taylor, a. a. O., S. 19 ff. u. 89. Hinsichtlich der

beiden antiken Moralquellen unserer europäischen Kultur läßt sich auch unterscheiden, daß für die Griechen der Mensch das Maß aller Dinge ist, hingegen für unsere jüdisch-christlichen Tradition der Andere (Mensch). Beide Traditionen ins Gleichgewicht zu bringen, ist die Absicht der gesamten Philosophie von E. Levinas, der wir noch oft begegnen werden.

Selbstverwirklichung verschoben, was – nach dem „Tod Gottes" durch Nietzsche – in die Moralquelle der existenzphilosophischen Achtung vor der Würde des Menschen aufgrund seines Mutes, einer sinnlos gewordenen Welt standzuhalten, mündete. Gerade im Hinblick auf die Opfer dieser fortschreitenden Verinnerlichung der Moralquellen (Bedeutungsverlust der Besonderheit und Sinnlichkeit des Menschen, der Familie, der Freundschaft, der Kommune) wird Taylor durch seine Analyse dazu gezwungen, sich darüber Gedanken zu machen, wie wir heutigen Menschen dazu kommen könnten, uns – opferlos – wieder für den Gesamtbereich der Lebensgüter zu öffnen. Die Chancen dafür seien größer, wenn wir die inneren Moralquellen zwar behalten, die äußeren Moralquellen aber wieder öffnen könnten, indem wir zu einer Ordnung, zu einer Sprache finden, die – mit dem Index einer persönlichen Sichtweise – von außen wirkend im Inneren des Subjekts Resonanz finden. Anzeichen hierfür sieht er in der Bereitschaft der ökologischen Bewegung, Lebensgüter von der Natur als äußerer Moralquelle bestimmen und motivieren zu lassen, was ihn schließlich fragen läßt, ob es nicht eine für uns heute akzeptable Sprache gäbe, in der auch Gott zur Bewirkung der Nächstenliebe in unserem Inneren Resonanz finden würde[17].

Einen anderen Weg geht Kohlberg[18], wenn er mit seinen empirischen entwicklungspsychologischen Untersuchungen – Piaget folgend – einen Prozeß der moralischen Reifung von Kindern und Jugendlichen findet: Auf der ersten präkonventionellen Stufe ist das Handeln entweder von Autoritäten oder von den eigenen Interessen gesteu-

ert; auf der zweiten konventionellen Stufe werden die äußeren Autoritäten verinnerlicht und es gelingt Rollenhandeln sowie normengeleitete Interaktion, bezogen auf Gruppen; und auf der dritten postkonventionellen Stufe endlich gelingt die Orientierung an universal gültigen Prinzipien, insbesondere der Gerechtigkeit, sowie die Fähigkeit, Verfahren der Normenbegründung anzuwenden, Prinzipien zu prüfen, die Fähigkeit zum Diskurs. Zu einer dramatischen und auch heute keineswegs abgeschlossenen Kontroverse kam es, als Carol Gilligan[19] bei Nachuntersuchungen herausfand, daß weibliche Jugendliche auf der höchsten Reifungsstufe des moralischen Handelns sich oft weniger an Gerechtigkeit, statt dessen mehr an der Sorge (care) und Verantwortung orientieren. Da nun nach Kohlbergs Schema Frauen häufiger auf der minderwertigeren konventionellen Moralstufe steckenbleiben, während Männer häufiger die höchste Reifungsstufe der universalisierenden Gerechtigkeitsmoral erklimmen, fordert Gilligan zur Berücksichtigung des Gleichheitsprinzips, daß Gerechtigkeit und Sorge gleichrangige Prinzipien sein sollten.

In dieser Kontroverse hat sich Habermas zwar nicht ganz, aber doch überwiegend auf die Seite Kohlbergs geschlagen, indem er z. B. argumentiert, daß das in der Regel auf kleinere, privatere Personenkreise beschränkte Sorgeprinzip im wohlverstandenen universalisierenden Gerechtigkeitsprinzip bereits enthalten sei, daß – wenn man so will – Fernstenliebe umfassender und besser

---

[17] a. a. O., vor allem Einleitung und Teil V
[18] L. Kohlberg: Essays on moral development. Bd. II. San Francisco: Harper and Row 1984
[19] Gilligan, a. a. O.

sei als Nächstenliebe. Daher lautet sein diskursethisch begründetes Moralprinzip auch: „Jede gültige Norm muß der Bedingung genügen, daß die Folgen und Nebenwirkungen, die sich aus ihrer allgemeinen Befolgung für die Befriedigung der Interessen jedes einzelnen voraussichtlich ergeben, von den Betroffenen zwanglos akzeptiert werden können."[20] Außerdem müsse die Grenze zwischen dem Bereich der persönlichen Sittlichkeit der Selbstsorge, beschränkt auf einzelne und kleine Gruppen, und dem universalisierungsfähigen Bereich der öffentlichen Moral gewahrt bleiben, schon damit nicht einzelne Gruppen ihre Privatideologie der Gesamtgesellschaft aufzwingen können, eine Gefahr, die gerade Deutschland leidvoll erfahren hat.

Hierzu zwei Beispiele für Anwendungsprobleme aus der Medizinethik: In den letzten Jahren war die Europäische Kommission bemüht, einheitliche Kriterien in allen Ländern für die Frage zu finden, ob und unter welchen Bedingungen die Ernährung und Behandlung von Menschen im Wachkoma beendet werden dürfe, nachdem es in einzelnen Ländern (England, Niederlande, Schweiz) zu einer Erlaubnis hierfür gekommen war. Als nun im Laufe einer heftigen Diskussion insbesondere Deutschland sich dieser Möglichkeit vehement widersetzt hatte, hat man in Brüssel, zumindest vorläufig, den Plan der Universalisierung, also der Vereinheitlichung von Wachkoma-Richtlinien aufgegeben und das damit begründet, daß in Europa für bestimmte Fragen mehrere unterschiedliche Kulturen und Traditionen (Sorgeethiken? Gerechtigkeiten?) zu respektieren seien. Das andere Beispiel: Gegenwärtig gibt es eine stärkere Strömung in unseren Gesellschaften, daß pflegebedürftige Menschen das Recht haben sollen, sich von ihren Ärzten durch aktive Sterbehilfe von ihren Leiden erlösen zu lassen. Zugleich nimmt die Zahl der Pflegebedürftigen zu, die diese Meinung teilen. Wie läßt sich herausfinden, ob sie damit wirklich ihre eigene, unabhängige Meinung, für die sie sie halten, äußern oder ob sie damit nur – kontextabhängig – sich der allgemeinen Strömung anschließen und nur deshalb glauben, daß ihre Forderung nach Sterbehilfe anständig sei? Wann ist Selbstbestimmung wirklich „zwanglose" Selbstbestimmung?

In dem Streit zwischen Kohlberg, Habermas einerseits und Gilligan andererseits versucht Seyla Benhabib[21], die feministische Sichtweise integrierend, zu vermitteln. In ihrem Konzept des „interaktiven Universalismus" geht sie von einem Kontinuum zwischen dem konkreten Anderen und dem verallgemeinerten Anderen aus, zumal heute viele früher private Themen öffentliche Bedeutung haben, weshalb der normative Dualismus von Gerechtigkeit und gutem Leben aufzuheben ist. Auch die Ideale der moralischen Autonomie und der Gerechtigkeit sind in der Ausgesetztheit menschlicher Beziehungen verwurzelt[22]. Die Bedürfnisse und das Wohlergehen des konkreten Anderen[23] sind ebenso wichtig wie Wert und Würde des verallgemeinerten Anderen. Universalität sei nicht der ideale Konsens

---

20) J. Habermas: Moralbewußtsein und kommunikatives Handeln. Frankfurt: Suhrkamp 1996, S. 131
21) Benhabib, a. a. O.
22) a. a. O., S. 318
23) a. a. O., S. 206

zwischen fiktiven Subjekten, sondern der konkrete Prozeß zwischen Menschen aus Fleisch und Blut, die nach moralischer und politischer Autonomie streben[24]. „Haben wir ein besseres Projekt der Ethik als Richtschnur für die Zukunft zu bieten, als die Synthese aus autonomieorientiertem Gerechtigkeitsdenken und empathischer Anteilnahme für die Belange anderer? Und was die angestrebte künftige autonome Persönlichkeit anbelangt? Haben wir ein besseres Modell für das Selbstverständnis anzubieten, als das Modell einer autonomen Individualität mit fließenden Ich-Grenzen und ohne Angst vor dem Anderen?"[25] Dabei gilt für die Kommunikation mit Säuglingen, geistig Behinderten oder psychisch Kranken: „In jedem Fall muß man die Gleichberechtigung der Ansprüche des jeweiligen Kommunikationspartners kontrafaktisch voraussetzen, muß man, wenn es zu einer erfolgreichen Kommunikation kommen soll, eine Beziehung der Wechselseitigkeit aufbauen, sobald man diesen Bedürfnissen, Forderungen und Ansprüchen gegenübersteht."[26] Und was nun die Position der Frauen angeht, die immer wieder zu den Opfern auch des moralischen Fortschritts in der Geschichte gehört haben, stehe noch aus, der Antigone ihr Selbstsein wiederzugeben, die sich über das allgemeine und öffentliche Gesetz-Verbot der Feindesbestattung ihres Onkels Kreon stellte, als sie ihren Bruder, obwohl Feind, aus privat-familialer Loyalität begrub[27].

Abschließend noch einmal zurück zu Gilligan: Wenn sie ihre Befunde dahingehend interpretiert, daß Männer mehr auf Ablösung, Trennung und Intimitätsangst sozialisiert werden, Frauen mehr auf Bindung und Trennungsangst, Männer mehr Schwierigkeiten mit Beziehungen, Frauen mit ihrer Individuation haben, beides aber für die Entwicklung jedes Menschen gleich wichtig ist, wäre eine biographische Entwicklungspsychologie zu fordern, die das berücksichtigt[28]. Eben dieses ist Kegan[29] gelungen, der über das ganze Leben hin für alle Menschen abwechselnd Phasen des Trennungs- und des Bindungsbedürfnisses konzipiert – das beste entwicklungspsychologische Modell, das ich kenne.

---

[24] a. a. O., S. 168
[25] a. a. O., S. 257
[26] a. a. O., S. 284

[27] a. a. O., S. 276
[28] Gillian, a. a. O., S. 17 u. 35
[29] R. Kegan: Die Entwicklungsstufen des Selbst. München: Kindt 1986

2 Medizin als Philosophie

Ich beginne diesen Abschnitt mit einem Text von Hufeland aus dem Jahre 1806, der vielleicht eindrucksvollsten Warnung vor den Gefahren der gerade erst beginnenden Moderne und der Rolle der Medizin darin, deren Verwissenschaftlichung ebenfalls damals gerade erst begonnen hatte.

❐ „Wenn ein Kranker von unheilbaren Übeln gepeinigt wird, wenn er sich selbst tot wünscht, wenn Schwangerschaft Krankheit und Lebensgefahr erzeugt, wie leicht kann da, selbst in der Seele des Besseren, der Gedanke aufsteigen: Sollte es nicht erlaubt, ja sogar Pflicht sein, jenen Elenden etwas früher von seiner Bürde zu befreien oder das Leben der Frucht dem Wohle der Mutter aufzuopfern? So viel Scheinbares ein solches Raisonnement für sich hat, so sehr es selbst durch die Stimme des Herzens unterstützt werden kann, so ist es doch falsch und eine darauf begründete Handlungsweise würde im höchsten Grade unrecht und strafbar sein. Sie hebt geradezu das Wesen des Arztes auf. Er soll und darf nichts anderes tun, als Leben erhalten, ob es ein Glück oder Unglück sei, ob es Wert habe oder nicht, dies geht ihn nichts an. Und maßt er sich einmal an, diese Rücksicht in sein Geschäft mitaufzunehmen, so sind die Folgen unabsehbar und der Arzt wird der gefährlichste Mensch im Staate. Denn ist einmal die Linie überschritten, glaubt sich der Arzt einmal berechtigt, über die Notwendigkeit eines Lebens zu entscheiden, so braucht es nur stufenweise, um den Unwert und folglich die Unnötigkeit eines Menschenlebens auch auf andere Fälle anzuwenden."[30] ❐

Man konnte also schon vor 200 Jahren um Probleme besorgt sein, die wir heute – kurzsichtig und zu Unrecht – für die spezifischen Folgen des jüngsten medizinschen Technisierungsschubs halten. Wenn nun Hufeland sich derart beschwörend äußert, daß er am Horizont so etwas wie Medikokratie ausmacht, in der Ärzte über den Wert und das Glück von Menschen entscheiden, im Dienste der Herstellung einer leidensfreien Gesellschaft, muß ihm auch die Faszination und das Verführungspotential solcher oder ähnlicher Heilsversprechen bewußt gewesen sein. Ein besonders offenes und ungeschütztes Beispiel dafür ist die Begeisterung, mit der der Staatssekretär im Reichsinnenministerium Gütt die Segnungen des von ihm kommentierten NS-Erbgesundheitsgesetzes anpries:

---

[30] C. W. Hufeland: Die Verhältnisse des Arztes. In: Hufelands Journal 1806; 23, 3: 5–36.

❐ „So wünschen wir uns sehnlichst, daß die Zeit bald kommen möge, wo es keine Geisteskranken und Schwachsinnigen mehr in der Welt gibt, weder in Anstalten noch draußen und es müßte herrlich sein, in einer solchen Welt zu leben, in der dann sicherlich auch alles andere vollkommen wäre.“[31] ❐

Hufeland sorgte sich also um die Wandlung des Selbstverständnisses der Medizin. Aus heutiger Sicht antworten auf diese Sorge v. Uexküll und Wesiack:

❐ „Die traditionelle Auffassung, nach der die Entwicklung von Theorien in der Medizin Aufgabe von Grundlagenwissenschaften sei, die sich nur vor einer ethisch neutralen wissenschaftlichen Wahrheit verantworten müßten, ist bereits das Produkt einer Theorie, die den Menschen aus der Realität eliminiert hat; sie mutet dem Arzt die unmögliche Aufgabe zu, aufgrund ‚unmenschlicher‘ Theorien menschlich zu verantwortende Entscheidungen zu treffen.“[32] ❐

In der Tat läßt sich die Entwicklung der Medizin in den letzten Jahrhunderten beschreiben als ein Kampf für die Befreiung von trostlos herumwurstelnder Empirie einerseits und von realitätsfernen Spekulationen und Dogmen andererseits, und zwar auf dem Wege der Entzauberung und Rationalisierung der Medizin, also durch den Gewinn an Erkenntnis- und Handlungsmöglichkeiten durch Reduktion immer weiterer Bereiche der ursprünglichen ärztlichen Erfahrung auf Gesetze anderer, neu entstehender Wissenschaften. Das betraf ab dem 17. Jahrhundert die naturwissenschaftlichen Gesetze erst der Physik, dann der Chemie. Im 19. Jahrhundert konnten weitere Bereiche der ärztlichen Erfahrung auf biologische und psychologische Gesetze zurückgeführt und gestützt werden. In der ersten Hälfte des 20. Jahrhunderts wurden weitere Teilbereiche der ärztlichen Erfahrung auf biologische und soziologische Gesetze reduziert, verbunden mit dem Übergang des Gegenstandes der Medizin vom einzelnen Menschen auf die gesamte Gesellschaft, besonders dramatisch in der NS-Medizin, aber natürlich auch unabhängig davon. Und in der zweiten Hälfte des 20. Jahrhunderts schließlich finden wir nicht nur eine erhebliche Ausweitung der Verrechtlichung und Ökonomisierung der Medizin, sondern auch – wie im ersten Abschnitt beschrieben und analog zur naturwissenschaftlichen Reduktion – eine Rückführung der handlungsleitenden Orientierung der medizinischen Erfahrung auf ethikwissenschaftliche Gesetze, Normen, Prinzipien, unter die der jeweilige Einzelfall subsummiert und von denen er bewertet werden kann.

Die fortschreitende Verwissenschaftlichung der Medizin, deren atemberaubender Wirksamkeitsgewinn außer Frage steht, hatte nun aber auch die Folge, daß die Medizin in ihrem Selbstverständnis sich immer weniger auf „Eigenes“ stützen kann, zunehmend entkernt wird und die Begründung ihres Handelns immer mehr – fremdbestimmt – auf die Gesetze der Physik, Chemie, Biologie, Psychologie, Soziologie, Rechtswissenschaft, Ökonomie und der

---

[31] nach T. Bastian: Arzt, Helfer, Mörder. Paderborn 1982

[32] T. v. Uexküll u. W. Wesiack: Theorie der Humanmedizin. München: Urban u. Schwarzenberg 1988, S. X

17

Ethikwissenschaft stützt. Paradoxes Ergebnis: Je mehr die Medizin sich verwissenschaftlicht, desto mehr verliert sie den Charakter einer eigenständigen Wissenschaft, ist nur noch angewandte Wissenschaft, also der Ort der Anwendung vieler anderer, eigenständiger „Grundlagenwissenschaften". Wiesing[33] wählt für diesen prekären Zustand des Selbstverständnisses der Medizin den Begriff der „praktischen Wissenschaft" als Handlungswissenschaft, wiewohl er dabei ignoriert, daß inzwischen auch das ärztliche Handeln weitgehend als ethisch von außen begründungsbedürftig angesehen wird. (Ich werde diesem Begriff der Handlungswissenschaft im dritten Kapitel den Begriff „Beziehungswissenschaft" zugesellen.)

Diese fatale und eigentlich unmögliche Situation ist der Ausgangspunkt für die meisten kritischen Analysen der gegenwärtigen Medizin. Beck hat im Rahmen seines Konzeptes der „Risikogesellschaft", die heute – im Unterschied zur frühen Moderne – ihre Risiken selbst produziert, herausgearbeitet, daß diejenigen Wissenschaften, die sich nicht mehr an der eigenen Idee der Wahrheit orientieren, die Wahrheit von anderer Seite aufgezwungen bekommen[34], weshalb die Wissenschaften dazu neigen, „eine polygame Ehe mit Wirtschaft, Politik und Ethik"[35] einzugehen, was er besonders an der Medizin exemplifiziert, die als „medizinisch-industrieller Komplex" zur „Subpolitik" wird, wodurch sie – durch die demokratischen Organe kaum noch kontrollierbar – selbst grundlegende gesellschaftliche Normen verändern kann (z.B. das „Hirntod-Konzept" als kulturelle Empfindungen und Normen ignorierende Definition des Todes). Zugleich sieht

Beck neue, gesellschaftlich bedeutende Aufgaben für die Medizin:

❐ „Traditionelle und institutionelle Formen der Angst- und Unsicherheitsbewältigung in Familie, Ehe, Geschlechtsrollen, Klassenbewußtsein und darauf bezogenen politischen Parteien und Institutionen verlieren an Bedeutung. Im gleichen Maße wird deren Bewältigung den Subjekten abverlangt. Aus diesen wachsenden Zwängen zur Selbstverarbeitung von Unsicherheit dürften über kurz oder lang auch neue Anforderungen an die gesellschaftlichen Institutionen in Ausbildung, Therapie und Politik entstehen. In der Risikogesellschaft wird derart der Umgang mit Angst und Unsicherheit biographisch und politisch zu einer zivilisatorischen Schlüsselqualifikation."[36] ❐

Zur „rationalisierten Ethik" schreibt Kühn in Bezug auf Ärzte und ihre Patienten: „Ein ‚guter' Arbeiter, Wissenschaftler oder Arzt ist ‚sachlich'. Die Werthaltung zu einer Arbeit in der Produktion, in der Wissenschaft und in der Medizin hat in diesen nichts zu suchen, ist ‚sachfremd', also privat, d. h. nicht öffentlich."[37] Das führe zu einem neuen Persönlichkeitsideal neokonservativer Ethik, zum Menschen, der der Anpassung nicht länger bedarf, „der weiß, wie er sich belastbar, beherrschbar und

---

33) U. Wiesing: Zur Verantwortung des Arztes. Stuttgart: Frommann-Holzboog 1995, S. 23 ff.
34) U. Beck: Risikogesellschaft – auf dem Weg in eine andere Moderne. Frankfurt: Suhrkamp 1986, S. 275
35) a. a. O., S. 39
36) a. a. O., S. 101 f.
37) H. Kühn: Die rationalisierte Ethik. In: Düsseldorfer Debatte 8–10. 1987; Teil I, S. 75

benutzbar (und in diesem Sinne auch ‚gesund') halten kann, und der das Erwartete zu seinem eigenen Willen macht."[38] Daher sei die wirkungsvollste Struktur zur Durchsetzung dieser Selbstverantwortungsethik der „Markt" und der effizienteste „Wert" der „Erfolg". Je stärker die Menschen objektiv und subjektiv auf den Markterfolg angewiesen sind, desto überflüssiger wird es nämlich, sie mit traditionellen Tugenden wie Gehorsam, Unterordnung, Fleiß oder Hygiene autoritär zu traktieren."[39] Beck nennt das das „Marktsubjekt …, das alleinstehende nicht partnerschafts-, ehe- oder familien-‚behinderte' Individuum."[40]

Und zur Instrumentalisierung der Ethik zum „Legitimationsinstrument", um der medizinischen Forschung im „Kolonialkrieg" gegen die allgemeine und die menschliche Natur zu erlauben, was bisher verboten war, schreibt Chargaff emphathisch: „Eine Mode geht um die Welt, die Mode der Bioethik. Alle Mächte haben sich in einer heiligen Heuchelei mit dieser Mode verbündet." In diesem Zusammenhang sei der „Ethicist" ein Berufsvertreter geworden wie der Pharmazeut.[41]

Das führt uns zurück zu der Überlegung, daß der Prozeß der Verwissenschaftlichung der Medizin letztlich auch das Selbstvertrauen genommen hat, aus der eigenen ärztlichen Existenz heraus selbst eine ethische Orientierung zu entwickeln. Die Vorstellung, daß die beschriebene Modernisierung der Medizin dazu führe, daß sie ihre Lei-

stungsfähigkeit und Wirksamkeit grenzenlos steigern könne, ist seit Hufelands Tagen durchaus stets von einem gewissen Unbehagen begleitet gewesen, was aber die Reflexionsbereitschaft des expansiven Fortschritts der Medizin nicht wesentlich beeinflußt hat. Das war aber dann doch der Fall, als im Nürnberger Ärzteprozeß 1946/47 die amerikanischen Richter zu ihrem Schrecken feststellten, daß die Medizin – sowohl die deutsche als auch die amerikanische – bis zu diesem Zeitpunkt so recht keine eigenen Grenzen vereinbart hatte, mittels derer die grenzenlose Verwertung von Menschen zur fremdnützigen Forschung durch die NS-Mediziner eindeutig als kriminell hätte bewertet werden können. So schufen sie selbst den „Nürnberger Ärzte-Kodex", in dem erstmals der „informed consent" (Zustimmung nach Aufklärung) als Grenze und Norm festgeschrieben wurde.

In den 60er Jahren griffen zunächst amerikanische Ärzte – im Rahmen der Bürgerrechtsbewegung – diesen Impuls auf: Sie kritisierten an der damals neuen Intensivmedizin die Objektivierung der Patienten durch von diesem technischen Fortschritt allzu begeisterte Mediziner (jede medizinische Neuerung hat ihre gefährliche „Begeisterungshalbwertszeit", bis zu deren Erreichen euphorische Kritiklosigkeit, Blindheit für negative Folgen und die Neigung dominieren, von dieser einen Innovation – verallgemeinernd – auch Fortschritte für viele andere medizinische Probleme zu erwarten; danach normalisiert sich der Gebrauch der Neuerung, und oft kann man froh sein, wenn von den ursprünglichen Hoffnungen und Heilserwartungen sich 10 % als längerfristiger Gewinn erweisen). Diese amerikanischen

---

[38] a. a. O., Teil II, S. 47
[39] a. a. O., S. 49
[40] Beck, a. a. O., S. 191
[41] E. Chargaff: Zwei schlaflose Nächte. Scheidewege 1997/98; 27: 14–19.

Ärzte warnten also die neuen Intensivmediziner vor ihrer eigenen Begeisterung und forderten zur Kontrolle der Gefahr der „seelenlosen Apparatemedizin" als Grenze bzw. Selbstbegrenzung, daß nicht Ärzte, sondern nur noch Patienten nach ihrer eigenen Autonomie und in Ausübung ihres Selbstbestimmungsrechts darüber entscheiden dürften, was Ärzten zu tun erlaubt sei. Sie prägten für diese Forderungen den Begriff „Bioethik" (woran man sehen kann, wie schnell ein Begriff seine Bedeutung ändern und von den Kritisierten angeeignet und umfunktioniert werden kann).

In dieser kritischen Perspektive war der Arzt definiert als jemand, der als bloßer Anwender außermedizinischer Gesetze und auch ohne eigene selbstbegrenzende Ethik auf Kontrolle von außen angewiesen, dazu neigt, diagnostisch, therapeutisch und forschend immer mehr zu wollen, als er darf, die Würde und das Wohl des konkreten, gegenwärtigen Menschen zu ignorieren – natürlich zum Segen und zum Heil anderer, vor allem zukünftiger Individuen und der ganzen Gesellschaft. Der so definierte Arzt kann also aufgrund von Sachzwängen gar nicht anders, als immer wieder zu versuchen, die Grenze des Erlaubten zu überschreiten. Deshalb bedarf er der Kontrolle von außen. Der „informed consent" und die Autonomie des Patienten, später ergänzt durch Ethikkommissionen, sind insofern notwendige Schutzwälle für den einzelnen betroffenen Menschen gegen den prinzipiell vom technisch Machbaren verführbaren Mediziner.

Nun weiß aber jeder von uns auch aus anderen Situationen, daß die Regelung eines Problembereichs nur durch Fremdkontrolle zwar notwendig sein mag, nie aber hinreichend sein kann. Im Gegenteil, die Fremdkontrolle mit dem ihr unterliegenden Mißtrauen gegen mich, zwingt mich geradezu schon aus Gründen der Selbstachtung, immer wieder zu versuchen, diese Kontrolle zu unterlaufen oder zu umgehen. Das hat zur Folge, daß die Mediziner heute selbst begeisterte Verfechter des Selbstbestimmungsrechts der Patienten sind, weil – wenn man es nur immer auf der formalen Ebene abhandelt – dieses Instrument aus einem Schutzwall für den Patienten und aus einer Kontrollinstanz der Ärzte zu einer ihrer wirksamsten Waffen zur Verfolgung ihrer eigenen Interessen werden kann: sei es, daß ich meinen Informations- und Machtvorsprung vor dem Patienten nutze; sei es, daß der Patient in seiner meist kritischen, angstbesetzten und entsprechend suggestiblen Situation in der wie auch immer gearteten Äußerung des Arztes den einzigen Halt findet; sei es, daß der Arzt den Patienten, indem er ihn auf sein Selbstbestimmungsrecht zurückstößt, elend allein lassen kann; sei es, daß in einer Gesellschaft die Meinung mehrheitsfähig wird, es sei anständig, bei Unheilbarkeit oder höherem Alter sich von seinem Arzt den Tod geben zu lassen; sei es, daß in einer Gesellschaft die Meinung zum öffentlichen Erwartungsdruck wird, daß nichteinwilligungsfähige Menschen als Gegenleistung zu den ihnen zur Verfügung gestellten Ressourcen emotionaler und ökonomischer Art das Solidaritätsopfer bringen sollten, sich fremdnützig beforschen zu lassen; oder sei es, daß wir Mediziner vermutete gesellschaftliche Aufträge auch in anderen Bereichen erfüllen, nachdem wir mittels unserer fortschrittsgläubigen Selbstdarstellung für die Erwartung der Gesellschaft gesorgt haben, alles krankheits- oder behinderungsbedingte Leiden sei mit medizintechnischen Mitteln heute oder spätestens übermorgen überflüssig zu machen, das leidensfreie Individuum oder die leidensfreie Gesellschaft – der Traum der Aufklärung – seien herstellbar.

Wenn wir also zu einem Zustand kommen wollen, in dem sich die Medizin wirksam vom Wohl des einzelnen konkreten Menschen bestimmen läßt, bleibt zwar die Fremdkontrolle durch das Selbstbestimmungsrecht des Patienten immer noch notwendig. Aber noch notwendiger ist, das Instrument einzubetten in eine ethische Haltung, die ich als Arzt aus mir selbst heraus entwickle und auf die mein Gegenüber sich verlassen kann: Kontrolle ist in Vertrauen einzubetten, wie Hufeland es gefordert hatte. Seine Forderung läßt sich heute leicht als altmodisch, lächerlich, überholt und unwissenschaftlich abtun, muß also in heute glaubwürdigen und tragfähigen Begriffen reformuliert und aus meiner eigenen Alltagserfahrung heraus entwickelt werden, um als Grundhaltung und Moralquelle für mich handlungsleitend werden zu können. Dazu mag etwa gehören:

- daß ich als Arzt mich auf die urärztliche Situation besinne, stets immer nur einem einzigen Menschen und seinem Wohl in Sorge zu dienen;
- daß ich als Arzt die Verantwortung nicht auf den Patienten zu schieben, sondern sie als meine eigene Verantwortung für ihn zu entwickeln habe – nicht ihn mir aneignend, sondern mich ihm aussetzend;
- daß es für mich in jedem einzelnen Fall zunächst darum geht, eine Beziehung mit meinem Gegenüber so herzustellen, daß sie von beiden Seiten als vertrauensvoll erlebt werden kann, bevor ich handle, daß also die Medizin als Handlungswissenschaft in einer Medizin als Beziehungswissenschaft zu gründen hat;

- daß ich als Arzt mehr der feministischen Moralphilosophie folge, nach der die Verteilungsgerechtigkeit zwischen selbstbestimmten Individuen in der Verantwortung und Sorge (care) für mein Gegenüber, für den Anderen eingebettet ist oder zumindest beides auf derselben Ebene in einem Spannungsverhältnis zueinander zu sehen ist;

- daß ich als Arzt meine durch Macht und Informationsvorsprung asymmetrische Beziehung zum Patienten in eine umgekehrt asymmetrische Beziehung einbette, indem ich mich von der Sorge um das Wohl eines einzigartigen Patienten fremdbestimmen lasse;

- daß ich als Arzt mich in der Weise reflexiv selbstbegrenze, daß ich in den leicht zu mißbrauchenden Ruf nach dem mündigen Patienten nur dann einstimme, wenn ihm der mündige Arzt gegenübersteht, der die Sachzwänge des Forschens und der wissenschaftlichen Gesetze zu kompensieren versteht, indem er sich stets an der Verantwortung für den Anderen orientiert.

Diese Aufzählung von Aspekten der ärztlichen Grundhaltung klingt noch unangenehm hohl, weil allgemein, weshalb wir sie in den Kapiteln dieses Buches immer wieder anders entfalten und inhaltlich füllen werden. Sie ist grundsätzlich unvollständig und nicht abschließbar. Diese Aspekte sind zudem von jedem einzelnen Arzt in seine Sprache umzuformulieren. Vor allem aber haben sie ein Gemeinsames: sie sind nicht so sehr wissenschaftlicher, sondern eher philosophischer Art. Gerade insofern die Medizin sich aus einem ursprünglichen philosophisch-empirischen Mixtum in den letzten Jahrhunderten (in Emanzipation von jeglicher Phisosophie) zu einer angewandten Wissenschaft entwickelt hat, bedarf es heute der zusätzlichen Anstrengung, daß sie sich nun auch wieder ihrer philosophischen Anteile, ihres philosophischen Fundaments erinnert, bis sie auch in ihrem Alltagshandeln von dem Wissen durchdrungen ist, daß sie sowohl angewandte Wissenschaft als aber auch selbst praktische Philosophie ist. Wenn man zudem bedenkt, daß die Fragen „Was sollen wir tun?" und „Wie sollen wir leben?" nicht nur bei Kant der Frage „Was können wir wissen?" vorangehen, wird denkmöglich, daß in dem Arzt, der einem Menschen in Not begegnet, in dem Arzt, der Selbstsorge und Sorge um den Anderen im ärztlichen Handeln, das sich verantwortet und sich selbstbegrenzend reflektiert, verbindet, die Medizin selbst eine Disziplin der praktischen Philosophie ist, früher in Begriffen wie Heilkunde und Heilkunst mitgemeint, die Hartmann[42] daher auch der „angewandten oder praktischen Philosophie" zuordnet. So können wir Ärzte unsere tiefgreifende, früher berechtigte Philosophie-Scheu heute zu unserem Vorteil überwinden, wie ich hoffentlich noch zeigen kann.

Dies gilt zumindest soweit, wie sowohl der praktische Philosoph als auch der praktische Arzt beim Lösungsversuch für ein Problem ethischen Spannungslagen ausgesetzt sind, „die nicht ohne Rest aufgehoben werden können"; beide bleiben, was immer sie tun, sich, dem Anderen, den Anderen etwas schuldig, auch wenn sie noch so sehr in Übereinstimmung mit dem Wunsch und Willen, vielleicht sogar Recht des Anderen handeln. Daher fordern auch v. Uexküll und Wesiack für ihr Konzept einer „integrierten Medizin": „Es wird Zeit, aus der Heilkunde selbst die ethischen Richtlinien zu entwickeln, die in ihr angelegt sind"[43], statt sich von Theologen, Philosophen und Juristen ethisch fremdbestimmen zu lassen, Folge des verkehrten Bemühens der Medizin, sich ausschließlich – ihre philosophischen Wurzeln abschneidend – zu einer wertneutralen Wissenschaft zu modernisieren, wobei sie auch noch – als bloß angewandte Wissenschaft – beim Selbstverständnis der Naturwissenschaft des 19. Jahrhunderts steckengeblieben sei, deren selbstreflexive Revision im 20. Jahrhundert aber noch nicht nachvollzogen habe[44]. „Wenn wir aber zu der Überzeugung gelangen, daß in der Heilkunde Maßstäbe für ethische Entscheidungen angelegt sind, dann tragen wir als Ärzte auch der Heilkunde gegenüber Verantwortung", sowohl für die Art ihrer Theorien, die nicht nur krankheits- sondern auch menschenbe-

---

[42] F. Hartmann: Über die Wahrhaftigkeit des Arztes gegenüber Kranken. Med. Klinik 1997; 92: 284–90. Um 1800 war „philosophisch" noch synonym mit „erfahrungsgemäß", implizierte „Versuch" und „Beobachtung", so daß Ärzte vom „philosophischen Verband" sprechen konnten, vgl. R. Winau: Vom kasuistischen Behandlungsversuch … In: H. Helmchen (ed.): Versuche mit Menschen. Berlin: De Gruyter 1986, S. 85

[43] v. Uexküll u. Wesiack, a. a. O., S. 23

[44] a. a. O., S. 597 ff.

zogen zu sein haben, als auch für das Ethos des medizinischen Versorgungswesen und des sich selbst verwaltenden Berufsstandes.[45]

Einen Schritt weiter geht Oderwald.[46] Auch er wendet sich gegen den „normativen Monolog", in der die Ethik auf die Medizin bloß angewandt wird. Er verdeutlicht das durch eine Kritik des höchsten ethischen Prinzips der Autonomie: „Die Ethik arbeitet mit einem idealtypischen autonomen Menschen aus der politischen Sphäre und in einer positiv-juristischen Weise." Das heiße einmal, „daß ethische Probleme primär nicht die erfahrenen Probleme, sondern die in der ethischen Theorie beschriebenen Probleme sind" und daß zum anderen daher die Neigung bestehe, „bestimmte Phänomene in der Praxis aus ihrem Kontext zu isolieren, damit sie als Problem zu identifizieren sind." Als Beispiel erzählt er von einer Station für Krebskranke im Endstadium einer niederländischen Universitätsklinik. Dort war es üblich, daß die Patienten der Erprobung neuer Medikamente – natürlich nach vollständiger Information – freiwillig zustimmen. Für Befremden sorgte ausgerechnet ein Student, der berichtete, daß eine Patientin zwar zugestimmt habe, er jedoch ihren Zustand so einschätzte, daß er ihre Teilnahme an dem Experiment für sie für unzuträglich halte. Die Mitarbeiter reagierten irritiert: Wenn wir solche Erwägungen zuließen, könnten wir die Abteilung gleich schließen. Oderwald verbalisiert diese verbreitete medizinische Mentalität: „Es gibt darum theoretisch keine ethischen Probleme. Alle Vorschläge der Ärzte sind erlaubt, weil der Patient autonom ist und sich weigern kann. Es sieht hier aus, als ob die Ethik, als The-

orie, ermöglicht, das Ethische aus der Praxis zu verdrängen. Es gibt keine Verantwortlichkeit des Arztes für die Praxis, abgesehen von der Verantwortlichkeit für das Protokoll. Aber das Protokoll ist nicht die Praxis selbst." Die medizinische Theorie müsse stets eine Idealpraxis und eine Realpraxis unterscheiden, also Verständliches und Unverständliches, weshalb sie als „praktische Philosophie", wie er K. Jaspers zitiert, eine hermeneutische und damit individualisierend-normative Wissenschaft sei. Daraus sei zu schließen, „daß auch die Ethik nicht ohne weiteres auf die medizinische Praxis appliziert werden kann, denn diese Praxis impliziert schon eine Ethik, ja ist schon a priori ethisch." Daher sei es gerade umgekehrt, als man denkt: Die philosophische Ethik „kann aus der medizinischen Praxis lernen, daß die Praxis nie mit einer Idealtheorie über die Praxis übereinstimmt."

Noch radikaler ist der amerikanische Medizinethiker Reich[47] in seinem Freiburger Vortrag vom 12. 10. 1997 aus Anlaß des 50. Jahrestages des Nürnberger Ärzteprozesses mit dem Titel „Verrat an der Fürsorge". Wie Oderwald fragt sich auch Reich nach den unbeabsichtigten Nebenwirkungen der gleichwohl kostbaren Errungenschaft des Nürnberger Ärztekodex, der den „informed con-

---

[45] a. a. O., S. 621

[46] alle Zitate dieses Absatzes aus: A. Oderwald: Ethik und Unverständlichkeit. Sozialpsychiatrische Informationen. 1997; 27. Jg., H. 4: S. 23–27

[47] Alle Zitate entstammen dem unveröffentl. Vortragsmanuskript, das Warrren T. Reich mir zur Verfügung gestellt hat. Anschrift: Center of Clinical Bioethics, Georgetown University Medical Center, R 234, Building D, 4000 Reserves Road, NA Washington D. C. 20007 – USA

sent", die Autonomie, das Selbstbestimmungsrecht des Patienten zum obersten Prinzip der Medizinethik erklärt hat, woran sich bis heute weltweit nichts geändert hat. Reich fragt sich, ob die Ärzte damit nicht die Verantwortung von ihren Schultern auf die Schultern der Patienten umgeladen hätten. Zunächst erinnert er daran, daß die in Nürnberg angeklagten medizinschen Taten nichts von ihrem kriminellen Charakter verloren hätten, wenn alle Beteiligten freiwillig zugestimmt hätten. Daher bleibe zwar „das Recht auf Selbstbestimmung in der Medizin ein unverzichtbarer Standard für die öffentliche Moral", doch der Kern der ärztlichen Kriminalität bestehe im Verrat an der „Verantwortung zur Fürsorge", was zu berücksichtigen alle seitherigen Erklärungen des Weltärzteverbandes versäumt hätten, obwohl sich die Beteiligung von Ärzten an Menschenrechtsverletzungen bis heute weltweit fortsetze: „Nürnberg läßt uns die Notwendigkeit erkennen, unter die Oberfläche der Selbstbestimmung zu sehen und jene tiefere moralische Realität zu untersuchen, deren Schutz das Prinzip der Selbstbestimmung gewährleisten sollte, nämlich, die hilflosen Kranken in ihrer Verletzbarkeit zu schützen und die Gefahr, daß die Fürsorge für diese verraten werden könnte, zu bannen." Reich nennt diese „tiefere moralische Realität" Sorge oder Fürsorge (cura, care), deren Intaktheit als Haltung oder Moralquelle die Wirksamkeit des Prinzips der Selbstbestimmung überhaupt erst ermöglicht und in die daher letztere einzubetten ist.

Mit der „Sorge" sind wir also zugleich bei der persönlichen Tugend der Selbstsorge und beim – in feministischer Sicht – menschlich reifsten Prinzip der öffentlichen Moral, ohne dem anderen Prinzip der Gerechtigkeit damit etwas von seiner Bedeutung streitig machen zu wollen. Daher bezeichnet Reich auch die Sorge als das eigentliche Ziel und den eigentlichen Zweck der Medizin. Wie ist es nun zum Verrat an der „Verantwortung zur Sorge" gekommen? Reich erläutet das historisch an der Entwicklung der NS-Medizin in Deutschland, in der die Fürsorge für den einzelnen, konkreten, gegenwärtigen Menschen zunehmend zugunsten der Vorsorge für alle Menschen der ganzen Gesellschaft reduziert und verstümmelt wurde, in der Hoffnung auf die Verwirklichung einer leidensfreien Gesellschaft auch noch mit der verführerischen Idee einer „ganzheitlichen Medizin" privilegiert. Dabei merkt er an, daß es sich hier um den weltweiten Prozeß einer gefährlichen Instrumentalisierung der modernen Medizin handelt, die nur in der NS-Medizin Deutschlands besonders drastisch zum Ausdruck gekommen sei. Daher macht er diese Entwicklung auch fest an Goethes Faust, dessen grenzenloses Erkenntnisstreben zum Verderben geraten mußte, weil er die Sorge und das mit ihr verbundene qualvolle Sich-Sorgen um Andere nicht gekannt hat; „denn ohne das Engagement eines sich sorgenden Bewußtseins werden alle Patientenrechte und alle professionellen Regeln und Kodizes dieser Welt nur wenig bewirken können."

Welche Orientierungsaufgaben ergeben sich daraus nach Reich für uns? „Wir müssen die Sorge in das Pantheon der Ideen aufnehmen, die wir verehren und die wir als unauslöschlichen Bestandteil unseres Lebens und unserer Kultur festgeschrieben sehen wollen." Außer diesem emphatischen Bekenntnis ist unsere ständige Aufmerksamkeit dafür gefragt, welche zu jeder Zeit neuen Formen der Unmenschlichkeit die Privilegierung der – an sich natürlich ebenfalls bedeutenden – Vorsorge vor der Fürsorge annehmen kann; heute etwa die Bestrebung, durch „die Tötung ganzer Gruppen behinderter Säuglinge" deren „schlechter Lebensqualität" und deren „Leben als lebensunwerter Situation" vorzubeugen. Weiterhin ist zu beachten: „Wie bei anderen Haltungen und Tugenden müssen wir uns auch der Fürsorge beständig versichern und sie gegen Manipulation schützen." So sei wohl z. Zt. in den USA die größte Bedrohung für sie das „Profitstreben im Gesundheitswesen". Das existentielle Spannungsverhältnis, das nach Heidegger das Dasein jedes Menschen als In-der-Welt-Sein durchstimmt und insofern Selbstsorge ist, sei aber auch dadurch ständig bedroht, daß wir Ärzte – und genauso auch die Pflegenden – zu unserer Entlastung dazu neigen, dieses Spannungsverhältnis aufzulösen in ein „selbstloses Dienen" einerseits und in manipulativen Paternalismus andererseits. Indem Reich uns auf diese Weise schon in den Kern philosophischen Denkens hineingeführt hat, konfrontiert er uns mit der Frage, „die uns schon Sokrates als die zentrale Frage für einen jeden Philosophen stellte: Worum sorgen wir uns?" Denn:

❐ „Wenn wir unfähig zur Sorge um eine Sache oder einen Menschen sind, dann sind wir auch unfähig zu jeglicher Moralität. In diesem Sinn kann es folglich keine Ethik geben, solange wir uns zuvorderst nicht die Frage gestellt haben: Worum sorgen wir uns – um welche Dinge, welche Personen, welche Werte? Wenn uns weder Krankheit noch Leid bekümmern, wenn die Menschen darüber keine Besorgnis mehr verspüren, dann werden auch moralische Prinzipien wie Wohltätigkeit oder Gnade oder Gerechtigkeit oder Autonomie dieses nicht mehr zu ändern vermögen." ❐

Schließlich erinnert uns Reich daran, daß in den Hippokratischen Schriften als „gute Ärzte" solche bezeichnet werden, „die sich aus fremden Leiden eigene Sorgen bereiten". Die Bedeutung dieser Kernformulierung für die Grundhaltung des Arztes und auch des sokratischen Philosophen erschließt sich vielleicht am besten sprachgeschichtlich: Die fundamentale Doppelbedeutung von Sorge bzw. sorgen ist etymologisch einerseits die Sorge, der Kummer, der Gram, die Krankheit bzw. Unruhe, Angst, quälender Gedanke, die jemand hat und durch die er umgetrieben wird und in Not geraten ist. Und andererseits: Die Sorge, die ich mir bereite angesichts eines Anderen, der in Sorge ist, meine Bemühung um Abhilfe, meine tätige Bemühung um jemanden, der ihrer bedarf, und dies notfalls auch als Fürsorger, also als amtlich bestellter Pfleger. Dies tue ich schließlich adjektivisch sorglich, sorgsam, sorgfältig, d. h. besorgt, aufmerksam, genau, auch ängstlich, vor allem achtsam.

Ähnlich ist es mit der „cura", die jemand hat, woraufhin ich ihn kuriere, kurativ mit ihm umgehe, ihn vielleicht zur Kur schicke, ihn notfalls als Kurator unter Kuratell stelle – und dies adjektivisch „curiosus", nämlich sorgsam, achtsam bis zur Neugier. Wieder ähnlich ist es mit dem englischen „care": Die Sorge, die jemand hat, nehme ich an (take care), übernehme sie, kümmere mich um sie, bin verantwortlich für sie, mache mir etwas daraus, mag sie – sogar mit Interesse oder Lust, und zwar adjektivisch „careful", nämlich besorgt, gewissenhaft, vorsichtig, achtsam. Damit nicht genug: Auch den Kummer, den jemand, ein Anderer, ein Fremder hat, mache ich zu meinem Kummer, indem ich mich um ihn kümmere.

Ich übersetze mir diesen atemberaubend dichten sprachlichen Zusammenhang so: Der Andere, der Fremde in Sorge, ist, sofern ich das mitbekomme, in sich selbst Frage, Anspruch, Anfrage an mich, die ich aus mir selbst heraus beantworte, ver-antworte mit meiner Sorge, indem ich seine Sorge, die ich zu meiner Sorge mache, übernehme, teile, zur gemeinsamen Sorge mache, indem ich mich um ihn oder für ihn sorge, mich ihm aussetze, für ihn eintrete – und zwar besorgt, sorgfältig, bis zur so notwendigen Neugier, sorgsam, achtsam – also mit Achtung – wovor? – vor der unausgesprochenen und auch unaussprechlichen, weil undefinierbaren Würde des Anderen, Fremden.

Dabei liegt die geheimnisvolle Verdichtungszone dieses Vorgangs in der Reflexilität meines Tuns, besser in meiner passiven Sorgempfänglichkeit für die fremde Sorge, in meiner Beziehung zum Anderen, die *zugleich* Beziehung zu meinem Selbst ist: Ich sorge MICH um dich, ich kümmere MICH um dich. Im ersten Abschnitt waren wir schon mal bei meiner Identität, zu der ein „ich" und ein „mich" gehörte. Das können wir jetzt weiterentwickeln: Indem ich mich um den Anderen sorge, nehme ich ihn in mein MICH hinein und zwar ohne ihn – wie im Erkennen – mir anzueignen, mir gleichzumachen; denn indem ich für ihn sorge – und zwar achtsam –, achte ich den Anderen gerade in seiner Andersheit. Was ist damit geschehen? Aus meiner gewöhnlichen, selbstsorgenden Identität ist meine moralische Identität, bin ich moralisches Subjekt geworden. Dasselbe in den Worten Albert Schweitzers: „Du darfst Dich als Mensch ausgeben"[48]; denn „Unser keiner lebt sich selber"[49]. Mit dieser philosophischen Grundlegung der ärztlichen Grundhaltung ist schon der Übergang zum zweiten Kapitel vorweggenommen.

[48] Schweitzer, a. a. O., S. 130
[49] a. a. O., S. 38

3 Philosophische Grundhaltung des Arztes

Zu mir als Arzt kommt ein Mensch, wenn mit ihm „etwas ist", wenn er „etwas hat", wenn ihm „etwas fehlt", ein Mensch, dem seine Selbstverständlichkeiten fraglich geworden sind, dem seine alltägliche Sorge um sich selbst und sein gutes Leben so bewußt geworden ist und dem es damit so ernst geworden ist, daß er eben zu mir kommt. Von dem, was ist oder sein könnte, hat er Vorstellungen. Die können sich als richtig oder falsch oder unvollständig erweisen. Das Ergebnis seines Besuches bei mir kann sein, daß nach 5 Minuten feststeht, daß es sich um eine Bagatelle handelt, die mit einem Rezept aus der Welt zu schaffen ist. Es kann auch sein, daß es sich um eine Frage auf Leben und Tod handelt. Vielleicht müssen wir beide uns auch auf Wochen und Monate quälender Ungewißheit einstellen. Oder es ist etwas, was der Mensch zu lernen hat, damit zu leben, es in sein gutes Leben zu integrieren. Schließlich kann sich herausstellen, daß er bei mir an der falschen Adresse ist. Doch was es auch sei – zu Beginn können weder ich noch er wissen, was es ist. Daher muß meine Grundhaltung, die ich der Begegnung zugrunde lege, offen sein für all diese Möglichkeiten. Eine solche unendlich offene Haltung, alle denkbaren Nöte menschlicher Existenz umfassend, muß ich für meine Grundhaltung fordern, wohl wissend, daß eine solche Haltung als Arzt – im Unterschied zur prinzipiell endlichen Haltung des Mediziners – empirisch immer eine Überforderung bedeutet, der ich immer etwas schuldig bleiben werde. Kommt hinzu, daß meine Haltung so zu sein hat, daß sie den Menschen, der zu mir kommt, ermutigt, sich in derselben Weise der unendlichen Vielfalt existentieller Fragen zu öffnen, sich in derselben Weise zu überfordern; ich aber habe mit meiner Grundhaltung in Vorleistung zu treten, um dem Anderen zumindest so etwas wie ein „Lernen am Modell" zu ermöglichen.

Eine Situation ist aber immer dann eine moralische, wenn meine Selbstverständlichkeiten mich nicht mehr tragen, sondern fraglich geworden sind, wenn mir etwas nahegeht, näher als sonst, wenn es für mich ernst wird. Bevor ich also als Mediziner diagnostisch und therapeutisch handlungsfähig werde, ist meine Situation als Arzt, in der Begegnung mit dem Anderen, zunächst eine moralische und in ihrer Gestaltung durch mich eine moralphilosophische oder ethische. Deshalb ist die Bemerkung Böhmes gerade auch auf mich als Arzt zu beziehen: „Wie an kaum einer Stelle sonst wird hier deutlich, daß das zentrale Thema der Ethik nicht oder nicht allein das Handeln ist, sondern daß es heute vielmehr um die Entwicklung pathischer Fähigkeiten geht, eine Kunst des Sicheinlassens. Daß einem etwas geschieht, daß man betroffen ist, das passiert nicht mehr von selbst, vielmehr bedarf es auch hier der Einübung."[50] Dies schon deshalb, weil es zu den Imperativen der Moderne gehört, daß die Menschen sich nach Möglichkeit von allem „Pathischen" – körperlich wie seelisch – entlasten sollen, wofür ständig neue Techniken auf den Markt geworfen werden. Zu meiner Grundhaltung kann also auch die Ermutigung des Anderen gehören, sein Leben noch mehr zu beschweren oder wiederzubelasten, wozu nicht nur die „Bereitschaft zur Biographie", sondern auch die „Anstrengung der Biographie"[51] gehört.

Für diese Art von Einübung in den philosophischen Grund meiner Grundhaltung als Arzt war und ist mir das Kennenlernen der jungen Bewegung der „Philosophischen Praxis" in Deutschland (und auch in den meisten anderen Ländern) ungemein hilfreich. Es handelt sich dabei um ausgebildete Philosophen, die den Elfenbeinturm der Universität hinter sich lassen, sich in irgendeiner Stadt niederlassen, eine Praxis eröffnen und den Bürgern – in bewußter Wiederbelebung der sokratischen Tradition – die gesprächsweise Klärung von Lebensproblemen anbieten, wovon sie in vielen Städten inzwischen leben können, nicht ohne allmählich auch in das Geschäft der philosophischen Beratung von Institutionen und Unternehmen einzusteigen. Ich habe von diesen „praktischen Philoso-

phen" vermutlich vor allem deshalb für meine Grundhaltung profitiert, weil sie anders als Seelsorger und Psychotherapeuten, also ohne den Hintergrundsschutz einer Institution bzw. einer Wissenschaft, zur Klärung schwieriger Lebensfragen sich nur auf die existentielle Begegnung zweier Menschen, auf das Gespräch und die Wirkung einer glaubwürdigen respektvollen Haltung beschränken, wozu natürlich die Sensibilität gehört, bei der Vermutung einer wirklichen Krankheit an den Arzt zu verweisen. Da dieses durchaus vergleichbare Aspekte mit der primären Begegnung zwischen Arzt und Patient beinhaltet, vor allem, wenn zu Beginn noch alles möglich, alles offen ist, möchte ich in der Hoffnung, daß dies auch für Sie und Ihre Einübung der Grundhaltung von Nutzen sein könnte, im folgenden Gerd Achenbach, den Begründer der „Philosophischen Praxis" in Deutschland, exemplarisch und mit vielen Zitaten, zu Worte kommen lassen.

Beginnend mit einer Passage, in der Achenbach schon deshalb uns Ärzten rät, unsere Grundhaltung philosophisch zu reflektieren, weil er aus dem Corpus Hippocraticum zitiert: „Man soll Philosophie in das Ärztliche und Ärztliches in die Philosophie hineintragen", stellt er an uns die Frage:

❏ „Wieviel gestattet es die Medizin dem Mediziner, einzelner, der *eine* Mensch zu sein, in dem sich die Erfahrungen der Wissenschaft in einem Fall bündeln und zu dieser einen, unersetzbaren Gestalt verdichten? Ich wage die Behauptung: Die Medizin wird dieses soviel vermögen, wie sie Philosophie in sich einläßt, eine Philosophie, die das Fleisch des Denkenden nicht von sich

---

[50] Böhme, a. a. O., S. 146
[51] a. a. O., S. 148

abstreift, wie einen lästigen Individual-rest, sondern ... eben vor allem dies ist: individuiertes Denken, vollgesogen mit Erfahrung, auch der anderer, aufmerksam geworden in der Arbeit des Begriffs, der nicht sich über das Konkrete stülpt, sondern aus dem Konkreten heraus zu sich kommt, eine Philosophie, die primär darin praktisch ist, daß sie den, der philosophiert, verändert, bewegt, womöglich zur Besonnenheit zu bringen weiß – und, als Lebensform, er selber wird, in ihm inkarniert. Solche Philosophie ist – ob sie sich nun auch noch als solche erklärt ... oder nicht –: Philosophische Praxis."[52] ❐

Die Philosophie selbst sei primär nicht theoretisch, sonder praktisch gewesen, schon seit Sokrates' „Einübung lebens-praktisch belangvoller Einsicht" als „medicina mentis" oder von dem Stoiker Chrysippos als „Therapeutikos" bezeichnet[53]. Diese griechische Tradition sei heute um so mehr zu beerben, als sich allmählich herausstellt, daß das Menschenbild der Früh-Moderne schwierig und für die Praxis untauglich gewesen sei, wonach der Mensch eigentlich nur Opfer seiner Verhältnisse sei und daher für das Mißlingen eines gesunden Lebens keine Verantwortung trage:

❐ „Die moderne Überzeugung lautet: Der Mensch ist gut, und wenn er nicht gut ist, ist er verdorben worden, ist er Opfer, traumatisiert, neurotisiert, ist also irgend etwas vorgefallen, was ihn in seinem Gutsein hemmt, sind Umstände zu suchen, die ihn nicht werden ließen, was er von sich aus ganz gewiß geworden wäre: nämlich der normale, gute, richtige, gesunde, lebenslustige, der friedensliebende und sanfte Mensch, al-

len Freund und mit sich selbst im reinen. ... der Mensch also gerät – und damit ist er bereits auf dem Therapie-Pfad angelangt – auf den Weg der Heterono-mie-Fahndung zu Autonomie-Bewerk-stelligungszwecken. Er setzt darauf, sich als der von Fremden fremd gemachte, als der von anderen um sich selbst gebrachte zu verstehen, um danach ... Schicht für Schicht das Fremde an sich selber abzutragen in der Hoffnung, unter allen Verschüttungen komme am Ende das eigentliche, das wahre, das befreite und darum das gesunde Ich zutage. Die wohl den meisten Therapien zugrunde liegende und bleibende Idee dürfte entsprechend sein, ‚zu sich selbst zu kommen'."[54] ❐

Wenn wir auf diesen fragwürdigen Therapiebegriff verzichten, der natürlich nicht die notwendige Körpertherapie betrifft, bedeutet das zugleich auch Beschränkung im Anspruch des Verstehens des Anderen: „Wir beginnen erst zu verstehen, wenn wir verstehen, *wie* der andere versteht und nun das, *was* er uns zu verstehen geben möchte, ahnungsweise verstehen, *wie* er", weshalb Achenbach auch zu dieser Verstehenshaltung Valéry zitiert: „Jede Sicht der Dinge, die nicht befremdet, ist falsch. ... Philosophische Besinnung heißt, vom Vertrauten auf das Befremdende zurückkommen, im Befremdenden sich

---

52) G. Achenbach: Philosophische Praxis. Zschr. f. Philosophische Praxis 1993; Nr. 14-15: 41
53) ders.: Philosophische Praxis als Alternative zu Psychotherapie und Seelsorge. S. 2. Diese Schrift und alle folgenden zitierten Schriften von Gerd Achenbach sind im Selbstverlag des Verfassers erschienen und zu beziehen über seine Anschrift: Hermann-Löns-Str. 56 c, 51469 Bergisch Gladbach.
54) a. a. O., S. 8

dem Wirklichen stellen."[55] Dazu gehört auch die Warnung vor der „Obszönität des Fragens", das man oft zu Unrecht für unschuldig hält; denn: „Wer fragt, will hören, statt zu hören, was ihm der andere mit jedem Wort, das er gesagt hat, hören ließ."[56]

Noch größer als beim Verstehen und beim Fragen sind die Gefahren bei der Absicht, einen Menschen ändern zu wollen. Dieses sei schlicht verboten, „sondern Ziel ist einzig die Klärung seiner zunächst geäußerten Einsichten: nur an ihnen zu arbeiten ist uns gestattet – daß er darüber ein anderer wird, werden wir nur erleben – doch bleibt es ihm anheimgestellt. Gegenüber allen kurrenten Menschenveränderungsattitüden bleibt die Philosophische Praxis resistent."[57] Dagegen sei der Umgang mit der Geschichte des Anderen entscheidend: „Versuchen Sie, die Geschichte, die Ihnen erzählt wird, genau zu machen, zu amplifizieren …, und versuchen Sie den Rahmen der Geschichte zu erweitern." Zur Bedeutung dieser Vermehrung von Perspektiven ein Rat des Philosophen Blaise Pascal, mit dem er die Anerkennung zur unverzichtbaren Voraussetzung jeder Veränderung macht:

❒ „Wenn man mit Erfolg entgegnen und einem anderen aufzeigen will, daß er sich irrt, muß man darauf achten, von welcher Seite er die Sache ansieht.

Denn von hier aus gesehen ist sie meist wahr; und diese Wahrheit muß man ihm zugeben, ihm dann aber die Seite aufzeigen, von wo aus sie falsch ist. Damit wird er zufrieden sein, wenn er sieht, daß er sich nicht täuschte, daß er nur versäumte, sie von allen Seiten zu sehen."[58] ❒

Noch schwerer ist die Einhaltung des Verbots für mich, andere Menschen ändern zu wollen, wenn ich „nur" als Ratgeber gefragt bin. Hier stützt Achenbach sich auf Walter Benjamin:

❒ „Nicht abraten. – Wer um Rat gefragt wird, tut gut, zuerst des Fragenden eigene Meinung zu ermitteln, um sie sodann ihm zu bekräftigen. Von eines anderen größerer Klugheit ist keiner so leicht überzeugt, und wenige würden daher um Rat fragen, geschehe es mit dem Vorsatz, einem Fremden zu folgen. Es ist vielmehr ihr eigener Entschluß, im stillen schon gefaßt, den sie noch einmal, von der Kehrseite gleichsam, als „Rat" des anderen kennenlernen wollen. Diese Vergegenwärtigung erbitten sie von ihm, und sie haben Recht. Denn das Gefährlichste ist, was man „bei sich" beschloß, ins Werk zu setzen, ohne es Rede und Gegenrede wie einen Filter passieren zu lassen. Darum ist dem, der Rat sucht, schon halb geholfen, und wenn er Verkehrtes vor hat, so ist, ihn skeptisch zu bestärken, besser, als ihm überzeugt zu widersprechen."[59] ❒

Dieses Zitat ist zugleich ein gelungenes Beispiel für die vielleicht wichtigste Tugend oder Technik der Grundhaltung, also des inkarnierten Wissens oder der praktischen Weisheit des Beratungsgesprächs – nämlich der Epoché[60]. Darun-

---

[55] ders.: Zur Mitte der Philosophischen Praxis. S. 8 f.

[56] a. a. O., S. 11

[57] ders.: Zur Weisheit der Philosophischen Praxis. S. 9

[58] ders.: Zur Mitte der Philosophischen Praxis. S. 13

[59] ders.: Zur Weisheit der Philosophischen Praxis. S. 11

[60] a. a. O., S. 12

ter verstehen die Stoiker, die Skeptiker und heute wieder die Phänomenologen die Fähigkeit, die Haltung, mein Rechthabenwollen eine Zeitlang auszusetzen, die eigene Gewißheit für eine Weile unter den Vorbehalt der Ansicht des anderen zu stellen, das An(sich)halten eines Urteils, das Aufsichberuhenlassen aller Meinungen hinsichtlich einer Sache, das Urteil in der Schwebe halten. Je besser mir das gelingt, desto eher kommt mein Gesprächspartner selbst auf die Wahrheit seiner Selbstsorge.

Insofern nur der Rat praktisch weise ist, der „in den Stoff des gelebten Lebens eingewebt ist" (Benjamin), rückt Achenbach das Denken gegenüber dem Leben aus dem Vordenken ins Nachdenken. Damit wird zum Grundsatz ethischer Reflexion: „Nicht, ob ich tue, was ich denke, sondern ob ich denken darf, was ich tue, ist die Entscheidung, die zu treffen ist"; zur Probe für die Güte des Leben werde, ob es sich sehen lassen kann. Hier stützt Achenbach sich auf Montaigne: „Im übrigen habe ich es mir zur Vorschrift gemacht, daß ich alles auszusprechen wage, was ich zu tun wage."[61]

Dem entspricht es, daß die Anwendung allgemeiner Sätze, also der Anthropologie, auf einen konkreten einzelnen Menschen leicht daneben geht, während der Begriff „Menschenwissenschaft" (Norbert Elias) eher ausdrückt, daß jeder einzelne Mensch schon eine Wissenschaft für sich sei. Hierzu Nietzsche: „Der weiseste Mensch wäre der reichste an Widersprüchen, der gleichsam Tastorgane für alle Arten Mensch hat."[62]

Wenn ein Mensch in einer Situation ist, wo es ihm wirklich um etwas geht, wo es ernst wird für ihn, muß mein „Tastorgan" für ihn sich in seinem Problem aufhalten können, nicht alles vorschnell auf Wissen reduzieren, muß „chaostauglich" sein, zunächst stellvertretend für ihn Unsicherheit aushalten und in „respektvoller Überforderung" (Sloterdijk) für ihn „nicht die Lösungen leichter, sondern die Aufgaben schwerer machen" (Spaemann). Dadurch ist sein Problem zunächst mal als ernstzunehmen gewürdigt. Oft muß meine Haltung darüber hinaus so sein, daß ich sein Problem eher noch dramatisiere, als es herunterzuspielen, weil man erst dann auf den „Nerv des Problems" kommt; es geht um das Sensorium, „das manches Leben erst im Leiden über sich aufgeklärt wird, ... zu seiner Tiefe findet."[63] Auf diese Weise kann der Gesprächspartner es als befreiend erfahren, daß es Wichtigeres gibt als die Malaise, an der er gekaut hat, daß ein Problem, das nicht in irgendeiner Hinsicht auch einen religiösen Aspekt hat, kein bedeutendes sei (Dávila). Darüber hinaus ist für Achenbach auch den Belangen des Empfindens und der Gefühle am ehesten in der Haltung der praktischen Philosophie zu begegnen, „einfach deswegen, weil die Philosophie sich der in der Psychologie durchgesetzten Rationalisierung der Gefühle widersetzt." Die Psychologie und die Psychoanalyse haben „den Herrschaftsbereich der Rationalität auf die Innenwelt ausgedehnt, das neuzeitliche Prinzip Naturbeherrschung nach innen fortgesetzt. Man hat richtig von der ‚Kolonialisierung des inneren Afrikas'

---

[61] a. a. O., S. 14
[62] a. a. O., S. 18 f.
[63] ders.: Der Philosoph ist Menschenwissenschaftler. S. 8 f.

gesprochen. In der Gestalt der psychologisch orientierten Psychotherapie wurde das Bewußtsein imperialistisch: Man begann, gegen das Reich des ‚Unbewußten' vorzurücken ... den Gefühlen und Emotionen begann man abzuverlangen, was ‚wider ihre Natur' ist: das Verbalisieren." Dagegen Achenbach: „Gefühle gehören nicht analysiert, sondern Gefühle gehören beantwortet. Was aber ist die Antwort auf ein Gefühl? Ein Gefühl – und keine Analyse."[64]

Sonst komme es leicht dazu, daß z. B. ein Partner in einem Ehekonflikt Wert darauf legt, das Opfer zu sein, der, der mehr leide als der andere und deswegen im Recht sei; so werde der Opferstatus zu Selbstlegitimationszwecken beansprucht.[65] Es gebe dann keine Täter, keine Verantwortlichen mehr, sondern nur noch Objekte der Psychotherapie und der Sozialarbeit (Enzensberger)[66]. Das verstärke die Gefahr, daß auf dem Wege dieser „Entzauberung" (Max Weber) der Mensch sich primär nur noch theoretisch zu sich verhält. Wer er ist, werde ihm eine Frage der Erkenntnis, nicht mehr des Lebens. Die Erkenntnisse werden in Beherrschung, in Kontrolle umgesetzt. Die Emotionen werden durch das Diktat der „Verbalisierung" zu „Kopfgeburten", mit denen man nur noch zum Schein lernen kann, umzugehen, wenn man trainiert, Gefühle „zuzulassen": „*Auf* aber gehen sie nur dort, wo sie als Gegenüber finden, was ihnen einzig entspricht: das seinerseits empfindende Gefühl, und nicht den erklärenden Erkenntnisapparat". Hier bemüht Achenbach Goethe:

❐ „Hierbei bekenn' ich, daß mir von jeher die große und so bedeutend klingende Aufgabe: *erkenne dich selbst*, immer verdächtig vorkam, als eine List geheim verbündeter Priester, die den Menschen durch unerreichbare Forderungen verwirren und von der Tätigkeit gegen die Außenwelt zu einer inneren falschen Beschaulichkeit verleiten wollten. Der Mensch kennt nur sich selbst, insofern er die Welt kennt, die er nur in sich und sich nur in ihr gewahr wird. Jeder neue Gegenstand, wohl beschaut, schließt ein neues Organ in uns auf."[67] ❐

Wenn es wirklich so wäre, daß jeder neue Gegenstand, jeder neue Mensch ein neues Organ in mir aufschlösse, dann – so Achenbach – würde die gerade in der Moderne so hochgeschätzte Individualität der Menschen nicht mehr nur in ihren höchstpersönlichen Krankheiten erkannt, sondern vielleicht noch mehr in ihren höchstpersönlichen Gesundheiten im Plural, statt daß „unter einem leeren Himmel Gesundheit als das regierende Ideal" im Singular thront. Wie ich – in Selbstsorge – zu meiner individuellen Gesundheit, zu der auch Krankheiten gehören, zu meinem guten Leben finden kann, dazu – abschließend – noch einmal Nietzsche, zugleich auch zur Frage, was Goethes „neue Organe" im Leben bedeuten:

❐ „Aber wie finden wir uns selbst ...? Wie kann sich der Mensch kennen? Er ist eine dunkle und verhüllte Sache; und wenn der Hase 7 Häute hat, so kann der Mensch sich 7 × 70 abziehen und wird doch nicht sagen können: ‚Das bist Du nun wirklich, das ist nicht mehr Schale'. Zudem ist es ein quälerisches gefährliches Beginnen, sich selbst derartig an-

---

[64] a. a. O., S. 17 f.
[65] a. a. O., S. 19 f.
[66] ders.: Lebensform und Therapie. S. 8
[67] a. a. O., S. 10

zugraben und in den Schacht seines Lebens auf dem nächsten Wege gewaltsam hinabzusteigen. Vielleicht beschädigt er sich dabei so, daß kein Arzt ihn heilen kann. Und über dies: wozu wäre es nötig, wenn doch Alles Zeugnis von unserem Wesen ablegt, unsere Freund- und Feindschaften, unser Blick und Händedruck, unser Gedächtnis und das, was wir vergessen, unsere Bücher und die Züge unserer Feder. Um aber das wichtigste Verhör zu veranstalten, gibt es dies Mittel: Die junge Seele sehe auf das Leben zurück mit der Frage: was hast Du bis jetzt wahrhaft geliebt, was hat Deine Seele hinangezogen, was hat sie beherrscht und zugleich beglückt? Stelle Dir die Reihe dieser verehrten Gegenstände vor Dir auf, und vielleicht ergeben sie Dir, durch ihr Wesen und ihre Folge, ein Gesetz, das Grundgesetz Deines eigenen Selbst. Vergleiche diese Gegenstände, sieh, wie einer den anderen ergänzt, erweitert, überbietet, verklärt, wie sie eine Stufenleiter bilden, auf welcher Du bis jetzt zu Dir selbst hingeklettert bist; denn Dein wahres Wesen liegt nicht tief verborgen in Dir, sondern unermeßlich hoch über Dir oder wenigstens über dem, was Du gewöhnlich als Dein Ich nimmst."[68] ❐

Diese Nietzsche-Sequenz zeigt den Anderen oder die Anderen als Dein Selbst – das Thema des nächsten Kapitels. Im übrigen wollte dieser 3. Abschnitt Ihnen Lust machen, den einen oder anderen Philosophen zu lesen – und gerade solche „praktischen Philosophen" wie Sokrates, Pascal, Benjamin, Montaigne (gerade ihn!), Sloterdijk, Spaemann, Goethe und Nietzsche. Der Profit für die Verbesserung Ihrer ärztlichen Praxis ist garantiert!

---

[68] a. a. O., S. 12. Hierzu der letzte erhaltene Vers des Dichters Jakob van Hoddis: „Wirf deinen Anker nicht nach der Tiefe des Erdenschlammes, sondern nach der Höhe des Himmelsblaues und dein Schifflein wird glücklich landen im Sturm", geschrieben in das Poesiealbum der Tochter seiner Pflegefamilie zum Abschied, bevor die Nazis ihn – schizophren, Jude und „entarteter Künstler" – nach Polen deportierten und ermordeten; zit. nach F. Bremer: In allen Lüften hallt es wie Geschrei. Bonn: Psychiatrie-Verlag 1996, S. 69

Von der Sorge zur Verantwortung für den Anderen

Die Freiheit des Anderen
kann niemals in der meinen ihren Anfang haben.
E. Levinas[1]

Wir wollen uns jetzt den Wegen zuwenden, auf denen die Sorge des Anderen, des Patienten, des Angehörigen zu einer ärztlichen Sorge wird; denn so wie Sorge immer Selbstsorge ist[2], so ist sie das nicht nur, sondern auch Sorge um Anderes oder Andere. Bevor ich damit beginne, möchte ich auch hier noch einmal daran erinnern, daß es uns in diesem Buch bei allen Aspekten der Arzt-Patient-Beziehung und des ärztlichen Handelns nicht um den Vordergrund der Anwendung wissenschaftlicher Erkenntnisse und Techniken geht, worum sich die anderen Lehrbücher kümmern, sondern um die hintergründige Grundhaltung meiner Beziehungen und Handlungen. Weil sie der Technik hinsichtlich der rationalen Begründbarkeit und sprachlichen Darstellbarkeit rettungslos hinterherhinkt, muß sie ohne kompensatorische Aufmerksamkeit verkümmern. Wenn ich diese Aufmerksamkeit jetzt zunächst mit Gadamer formuliere, einem der wenigen Philosophen, die die Medizin über Jahrzehnte in ihrer philosophischen Selbstreflexion unterstützt haben, fasse ich damit zugleich noch einmal einige Grundgedanken des ersten Kapitels – mit anderen Worten – zusammen. Gadamer[3] argumentiert, daß die Anwendung

❏ „praktischer Techniken zwar dem Anschein nach den Abstand zwischen dem allgemeinen Wissen der Wissenschaft und der richtigen Entscheidung im Augenblick verringert, daß sich aber dennoch die qualitative Differenz zwischen dem praktischen Wissen und dem Wissen der Wissenschaft eher vergrößert. ... Was die moderne Wissenschaft kann, ist überwältigend. Aber trotz aller Fortschritte, die die Naturwissenschaften für unser Wissen um Krankheit und Gesundheit gebracht haben, und trotz dem enormen Aufwand an rationalisierter Technik des Erkennens und Handelns, der sich auf diesem Gebiete entfaltet hat, ist der Bereich des Unrationalisierten hier besonders hoch. ... So wird man hier weniger als sonstwo die Unersetzlichkeit und Unhintergehbarkeit der

---

[1] Jenseits des Seins oder anders als Sein geschieht. Freiburg: Alber 1992, S. 40

[2] So F. Dastur: Das Gewissen als innerste Form der Andersheit. In: B. Waldenfels u. I. Därmann (ed.): Der Anspruch des Anderen. München: Fink 1998, S. 53. Sorge ist nicht selbstlos, hat auch eine narzißtische Seite, vgl. H.

Blumenberg: Die Sorge geht über den Fluß. Frankfurt: Suhrkamp 1987. Anders ist es mit der Ver-antwortung, durch die ich nur jemandem antworte. Zu ihr wollen wir in diesem Kap. überleiten.

[3] H.-G. Gadamer: Über die Verborgenheit der Gesundheit. Frankfurt: Suhrkamp 1996, S. 37 f.

praktischen Erfahrung ableugnen dürfen. Mag immer die Berufung auf „wisdom", der Anspruch, ein „weiser" Arzt zu sein, dort, wo er erhoben wird, ein illegitimes Zwangsmittel sein, ... so ist doch der Anteil, durch den „Erfahrung" weise macht, gerade beim Arzt ... ebenso unausweisbar wie überzeugend."

Diese „praktische Urteilskraft" der Medizin als „Heilkunst" zeige sich z. B. darin, „Krankheitsbeherrschung" nicht mit Naturbeherrschung zu verwechseln, vielmehr das Ziel der ärztlichen Kunst in der Zurücknahme ihrer selbst und in der Freigabe des Anderen zu sehen[4]. Schließlich stehe am Ende des „Machens" gerade nicht ein sichtbares „Werkstück", sondern die Wiederherstellung dessen, was für den Patienten „natürlich" ist, seiner Gesundheit, also desjenigen Zustandes, in dem jeder Mensch vergißt, daß er gesund ist, in dem er „selbstvergessen" ist, „weggegeben" an seine privaten, beruflichen und gesellschaftlichen Lebensvollzüge[5]. Wie in der Gesellschaft allgemein, so stelle sich – nach Gadamer – auch in der Medizin die Frage, wie man das wissenschaftlich Erschließbare, das technisch Machbare, „das durch ein angelegtes Maß Gemessene", das den Patienten zwangsläufig objektiviert, in einen Rahmen integriert, der der Subjektivität des Patienten „angemessen" ist, also seine – äußerlich undefinierbare – innere Richtigkeit in sich selbst hat.[6] ❐

Aber gerade das macht uns ein Problem: Wir haben den Arzt als denjenigen, der sich fremdes Leiden zur eigenen Sorge „macht"; wir haben den Arzt als wissenschaftlich geleiteten technischen „Macher"; wir haben auch den Arzt, der den Patienten aus seiner Abweichung oder Auslenkung der Krankheit wieder in seine Gesundheit zurückführt, weil er dessen Wohl, dessen natürlichen Zustand, kennt; wir haben dann auch den Arzt, der dem selbstbestimmten Willen des Patienten folgt; und wir haben den Arzt, der als Subjekt dem Patienten als anderem Subjekt gegenübersteht, seit Viktor von Weizsäcker dies mit Recht so formuliert hat. Die Frage ist, wie wir all das, insbesondere all diese Macherqualitäten, integrieren in eine ärztliche Grundhaltung, die all dem gerecht wird, ohne übermachtig zu sein. Zur Beantwortung dieser Frage schlage ich vor –, phänomenologisch – einen Schritt zurück und damit einen radikalisierenden Umweg zu gehen: Der Patient ist nämlich zu allererst für mich ein Fremder (Abschn. 1); er ist sodann in seiner Andersheit als Anderer ernst zu nehmen (Abschn. 2), schon bevor wir uns seiner konkret-individuellen Fremdheit und Andersheit in der Situation der ärztlichen Erstbegegnung aussetzen (Abschn. 3).

---

[4] a. a. O., S. 64
[5] a. a. O., S. 98 ff.
[6] a. a. O., S. 167 f.

1 Der Patient als der Fremde

Toleranz sollte eigentlich nur eine vorübergehende Besinnung sein:
sie muß zu Anerkennung führen. Dulden heißt beleidigen.
Goethe, Maximen und Reflexionen

Nach Devereux[7] ist die Fremdenangst die Urangst des Menschen, von der alle anderen Ängste Abkömmlinge sind. Wenn ich nämlich einen mir Unbekannten, einen Fremden treffe, kann ich grundsätzlich nicht wissen, ob seine sich ausstreckende Hand mich begrüßen oder mir ein Messer zwischen die Rippen stoßen will. Das ist so, und zwar irreduzibel. (Es vergeht kein Jahr, in dem nicht der eine oder andere Arzt von einem Patienten oder Angehörigen umgebracht wird.) Angst (und ihr kognitives Pendant: Aufmerksamkeit, Neugier) ist also ein kostbares und lebenserhaltendes Sinnesorgan, ohne das wir verloren wären, wie man es sich am Beispiel der Tiere noch drastischer vorstellen kann. Es kommt also alles auf den angemessenen Umgang mit der Angst an: Er kommt schon in dem Sprachbild „Umgang" gut zum Ausdruck: um die Angst herumgehen (also nicht direkt auf sie zugehen, sondern indirekt sie umkreisen) und hören, was sie mir über die zunächst unbekannte Bedrohung zu sagen hat (also in eine Beziehung eintreten), damit ich die angemessene Antwort geben kann.

Nun sind wir im Laufe der Menschheitsgeschichte immer mehr dazu verführt worden, auf Angstsignale nicht mehr zu hören, sondern sie, weil zweifelsfrei unangenehm, für überflüssig zu halten, sie abzulehnen, sie mit Gewalt zu bekämpfen („bewältigen", „überwinden"), sie abzuwehren. Wie alle Gefühle, die man falsch, nämlich frontal angeht und abwehrt, kann die Angst dadurch nur noch größer werden, was – auf ein Individuum bezogen – zur Angst vor der Angst vor der Angst ... führt. Erst dadurch kann Angst panisch und damit krankhaft werden. (Der diagnostische Begriff „Angstkrankheit" ist daher wissenschaftlicher Unsinn, zur Aneignung und Schädigung von Patienten geeignet sowie zur Umsatzsteigerung von Psycho- oder Pharmatherapeuten.) Angst als solche ist also immer gesund; nur unser unangemessener Umgang mit ihr, ihre Abwehr macht krank. Gesellschaftlich, so Devereux, führt nicht-zugelassene, abgewehrte Angst zu Akten der Aggression – von der Liquidierung der Fremden über ihre exterritoriale Ausgrenzung bis zur Assimilierung, der Gleichmachung. Eine moderne Variante davon ist die Verwandlung der Fremden in Gegenstände, die wissenschaftliche Objektivierung und damit Entschärfung und Aneignung der Fremden oder des Fremden – Chan-

---

[7] G. Devereux: Angst und Methode in den Verhaltenswissenschaften. Frankfurt: Suhrkamp 1984

ce und Risiko jeder Wissenschaft überhaupt im Umgang mit Ambivalenzen.

Dieser Ambivalenz des Fremden hat sich als erster Soziologe Georg Simmel ausgesetzt. „Die Distanz innerhalb des Verhältnisses bedeutet, daß der Nahe fern ist, das Fremdsein aber, daß der Ferne nah ist. ... Der Fremde ist ein Element der Gruppe selbst, nicht anders als die Armen und die mannigfachen ‚inneren Feinde' – ein Element, dessen immanente und Gliedstellung zugleich ein Außerhalb und Gegenüber einschließt."[8] Der Fremde steht also immer in einer Spannung zwischen „Außerhalb" und „Gegenüber". Zudem gibt es immer Bezüge zwischen den von außen kommenden „äußeren Fremden" und den innergesellschaftlich als befremdlich, fremd definierten „inneren Fremden". Dazu können je nach der gesellschaftlichen Situation gehören: die Armen, die Arbeiter, die Kriminellen, die Alten gegenüber den Jungen und, in einer Männergesellschaft, die Frauen, spätestens seit S. de Beauvoir[9] „Das andere Geschlecht" geschrieben hat. Wollten Sie also von Ihren Patienten demjenigen Menschen eine besondere kompensatorische Aufmerksamkeit schenken, der am schwächsten und unterprivilegiertesten ist, also die meisten Attribute äußerer und innerer Fremdheit auf sich vereinigt, dann wäre das wahrscheinlich eine kulturell schwarzhäutige, asylsuchende, von Sozialhilfe abhängige, im Rahmen einer psychischen Erkrankung oder geistigen Behindung straffällig gewordene und alte Frau.

Zudem ist zu bedenken, daß der Kern der „Sozialen Frage" stets aus den armen Fremden oder den fremden Armen bestanden hat; reiche Fremde sind zumeist kein Problem gewesen, wie man an der sofortigen Einbürgerung von Sportlern und anderen Prominenten täglich ablesen kann.[10]

Dies verweist auch schon auf die geradezu anthropologische Verstrickung zwischen mir und dem Fremden. Nicht nur, daß ich erstmal jemanden innerlich als hinreichend fremd erleben muß, damit er auch äußerlich als Fremder gelten kann.[11] Vielmehr bestehe ich geradezu aus einem ständigen Austausch von Eigenem und Fremdem, und dies nicht nur räumlich, sondern auch zeitlich. Denn immer wenn ich mich einem Neuen aussetze – und das tue ich in meiner Entwicklung täglich – , hat es die ambivalente Faszination des Fremden, eine zunächst unbekannte Mischung aus Negativem und Positivem, aus Unheimlichem und Heiligem. Ich habe mich innerlich zu verfremden, bisher Vertrautes in Frage zu stellen, um neues Fremdes mir vertraut zu machen.

Zur dichten Beschreibung der Fremden gehört auch die historische Entwicklung des Umgangs mit ihnen, damit ich weiß, wo ich stehe. Solange die Menschen in Dorfgemeinschaften lebten, wurde der Fremde in der Regel als einzelner wahrgenommen, seine Ambivalenz und die Fremdenangst vor ihm so hochdramatisch erlebt, daß eine eigene rechtlich-moralische Ritualisierung erforderlich war, noch an der gemeinsamen lateini-

---

8) G. Simmel: Soziologie, Untersuchungen über die Formen der Vergesellschaftung. Leipzig 1908, S. 509-512

9) S. de Beauvoir: Das andere Geschlecht. Hamburg: Rowohlt 1951

10) B. Müller: Das Soziale und die Fremden. Neue Praxis, 1993; 1 u. 2: 3

11) A. Hettlage-Varjas u. R. Hettlage: Das eigene und das fremde Fremde. Wege zum Menschen 1993; 45: S. 316–328

schen Sprachwurzel von „hospes" = Gastfreund und „hostis" = Feind erkennbar. Der Status des Gastes war ein heiliger, auch religiös abgesichert. In seiner Wohnung oder – unter Vornehmen – im Schutz eines eigenen Vorraums hatte der Gastgeber dem Fremden zu dienen. Besonders tief verankert ist das in unserer alttestamentarisch-jüdischen Tradition: Für die Kinder Israels war Gott der Freund der Fremden, zumal sie selbst über eine lange Zeit ihrer Geschichte Fremde gewesen sind.[12] (In meinem ärztlichen Vaterhaus gab es bis 1945 ein „Fremdenzimmer", das danach „Gästezimmer" hieß.)

Je mehr die Menschen dazu übergingen, in immer größer werdenden Städten zu wohnen, änderte sich all dies, weil die Geschäftsgrundlage entfiel. Wenn ich in der Stadt morgens aus meiner Wohnung trete, ist die Wahrscheinlichkeit groß, daß ich fast nur auf mir Fremde treffe. Ich bin im Singular, die Fremden sind im Plural. Ein anthropologisch untragbarer Zustand, dessen Bedrohlichkeit sich dadurch noch steigert, daß diese Fremden keine Gäste mehr sind, die heute kommen und morgen gehen, sondern bleibende Fremde sind. Hier mußten neue Regeln fürs Zusammenleben, neue Institutionen geschaffen werden, die es erlauben würden, das Zusammenleben mit lauter Fremden mit ihren unterschiedlichen, fremden Interessen als eine Bereicherung an Vielfalt und Buntheit des Lebens zu genießen, aber die damit verbundene unerträgliche Fremdenangst zu kontrollieren. So schufen die Bürger seit Beginn der Neuzeit – nicht ohne Rückgriff auf die Staatsformen der antiken Städte – allmählich die Herrschaftsform der Demokratie, die genau

auf diese Herausforderung antwortete. Habermas: „Ein vorgängiger, durch kulturelle Homogenität gesicherter Hintergrundkonsens ist nicht nötig, weil die demokratisch strukturierte Meinungs- und Willensbildung ein vernünftiges normatives Einverständnis auch unter Fremden ermöglicht. Weil der demokratische Prozeß dank seiner Verfahrenseigenschaften Legitimität verbürgt, kann er, wenn nötig, in die Lücken sozialer Integration einspringen. In dem Maße, wie er den Gebrauchswert subjektiver Freiheiten gleichmäßig sichert, sorgt er nämlich dafür, daß das Netz staatsbürgerlicher Solidarität nicht reißt."[13] Vielleicht ist es kein Zufall, daß gerade aus der talmudischen Tradition der Begriff der Gleichheit der Menschen und des Universalismus zur Begründung von Gerechtigkeit Eingang in das Natur- und Völkerrecht der Aufklärung fand.[14]

Sprachgeschichtlich spiegelt sich dieser epochale Vorgang auch in medizinischen Begriffen: die alte Medizin unterschied von den fünf bekannten Spezial-Sinnesorganen die Sinne fürs Allgemeine, den Gemeinsinn, wozu auch die Angst und damit die Fremdenangst rechnete. Dieser lateinische Begriff „sensus communis" wird im Französischen mit „bon sense" und im Englischen mit „common sense" übersetzt, also mit eben dem „Bürgersinn", der uns von England aus die neuzeitlichen Institutionen und Normen der Demokratie brachte.

---

[12] H. Cohen: Die Nächstenliebe im Talmud. In: A. Loycke (ed.): Der Gast, der bleibt. Frankfurt: Campus 1992, S. 86

[13] J. Habermas: Die Einbeziehung des Anderen. Frankfurt: Suhrkamp 1997, S. 164

[14] A. Loycke, a. a. O., S. 109

Nun wissen wir nur zu gut, daß die demokratischen Werte und Einrichtungen bis heute keineswegs alle Verfolgungen von äußeren und inneren Fremden verhindern konnten, wobei freilich alles dafür spricht, daß das Ausmaß an Fremdenfeindlichkeit, das dadurch sehr wohl verhindert worden ist, um ein Vielfaches größer sein dürfte. Historisch gesehen handelt es sich ja auch bei allen Errungenschaften des demokratischen Rechsstaats nur um eine formal-strukturelle Vorgabe, die bezogen auf jede einzelne Bevölkerungsgruppe inhaltlich-materiell eingeholt und umgesetzt werden will. Unter diesem Aspekt ist die Geschichte der letzten 250 Jahre in hohem Maße spannend, so spannend, daß jeder einzelne von uns, ob er will oder nicht, sich auch heute noch als Mitkämpfer an verschiedenen Fronten – diesseits oder jenseits der jeweiligen Barrikade – wiederfindet: Ausgangspunkt war nämlich im 18. Jahrhundert eine kleine Elite von wohlhabenden Bildungs- und Wirtschaftsbürgern, die für ihre gesamte Gesellschaft die Menschen- und Bürgerrechte verkündete, hinsichtlich der Umsetzung aber zunächst eigentlich nur ihre eigene Schicht im Auge hatte. Damit unterschied sie sich nicht von der kleinen Bürgerelite des alten Athens oder Roms, die sich als die Schicht der eigentlichen, vernunftbegabten Menschen ansah, eine Gesellschaft von Sklaven und anderen nur mensch-ähnlichen Gruppen demokratisch beherrschend. Insofern sind auch alle heutigen Gesellschaften noch Sklavengesellschaften, da sie noch die eine oder andere eindeutig unterprivilegierte Gruppe oder Schicht vorhalten.

Andererseits aber haben sich in den letzten 250 Jahren immer neue Bevöl-kerungsgruppen emanzipiert, Bürgerrechte erstritten und Menschenrechte für sich beansprucht. Das gilt insbesondere für die großen Bewegungen der Arbeiter und der Frauen, seit 1945 auch für die Behindertenbewegung. Aber z. B. auch Straftäter haben sich vor einigen Jahrzehnten mit Hilfe eines Urteils des Bundesverfassungsgerichtes vom feudalistischen Relikt des „besonderen Gewaltverhältnisses" befreit, und – trotz mancher Rückschläge – hat sich auch der Rechtsstatus der äußeren Fremden insgesamt stabilisiert. Natürlich haben diese Erfolge neue Probleme mit sich gebracht. Mit jeder neuen Bevölkerungsgruppe, die sich ihre Rechte erkämpft hat, wurde die Demokratie mehr zu einer Massendemokratie; Regeln, die sich in einer kleinen Elite männlicher Bürger leicht handhaben lassen, sind nur schwer an eine Bevölkerung von vielen Millionen Menschen immer wieder neu anzupassen.

Auch scheint es uns schwerzufallen, uns von den Restbeständen einer Sklavengesellschaft zu trennen (zu emanzipieren): Eine neue, sklavenähnliche Unterschicht, aus der die Behinderten gerade dabei sind, sich zu befreien, besteht heute aus einigen Ausländergruppen (z. B. Asylanten) und Langzeitarbeitslosen. An all diesen Fronten haben wir Ärzte uns täglich so oder so zu entscheiden, heute besonders deutlich an der unter das Sozialhilfeniveau abgesenkten Gesundheitsversorgung von Asylbewerbern. Schließlich kommt unter der Perspektive der Globalisierung noch ein weiterer Horizont für die Beurteilung der Geschichte der Neuzeit hinzu: M'bedy[15)] hat nachgewiesen, daß Europa (und die USA) während der Neuzeit die bis dahin vorhandene Fremdenambivalenz (Gastrecht) zur negativen Seite hin aufgelöst und unter der Flagge der Nationalstaaten und des Kolonialismus Europa aus einer offenen in eine geschlossene Veranstaltung umgewandelt hat, indem allen nichteuropäischen Anderen ihre menschlichen Eigenschaften abgesprochen wurden; wenn gleichzeitig die universelle Geltung der Menschenrechte als Begründungskriterium für Gerechtigkeit ausgerufen worden sei, habe das nur für Europäer (und Amerikaner) gegolten, sei daher besonders zynisch gewesen. Daher sei die umfassende Realisierung des Universalismus, die Anerkennung aller Menschen als Freie und Gleiche und damit die Herstellung einer wirklich offenen Welt erst eine Aufgabe der Zukunft.

Von welcher Seite auch immer wir die Geschichte befragen, alle Trends deuten darauf hin, daß wir immer mehr in Gemeinschaften und Gesellschaften von Fremden leben und daß sich dieses noch ausweiten wird. Es ist also von existentieller Bedeutung, daß wir für heute angemessene Beziehungen zwischen mir und dem Fremden kultivieren, bevor wir über das richtige Handeln nachdenken. Dabei erweisen sich, nach Sundermeier[16], die meisten bisherigen Strategien als unzureichend:

1. Der Ausgang vom eigenen Ich auf das des Fremden ist ebenso verfehlt wie das Treffen des Eigenen und Fremden im gemeinsamen Allgemeinen.

2. Auch der hermeneutische Umweg über den Fremden zu meinem Selbst, z. B. als multikulturelle Bereicherung, ist eine verkappte Aneignung.

3. Setze ich Konsens als Ziel, wird mein eigener Kontext über den des Fremden dominieren.

4. Auch systemtheoretisch bleibt die Definitionsmacht bei mir, so daß kein freier Diskurs entsteht.

5. Die ideale Sprechgemeinschaft (Habermas) ist nur wirksam, wo die Lebenswelten homogen sind, was gegenüber Fremden oft nicht der Fall ist und mit der Gefahr verbunden ist, daß ich meinen eigenen Kontext universalisiere.

6. Daß die Fremd- immer auch Selbstbegegnung ist, daß ich die Unheimlichkeit des Fremden auch in mir finde, wir also alle Fremde sind und es deshalb eigentlich gar keine Fremden gebe, ist die psychologische Variante der Wegrationalisierung des Fremden und daher nicht weniger zynisch.

All diesen Gefahren scheint mir am ehesten Waldenfels zu entgehen, z. B. in „Der Stachel des Fremden"[17]. Der Fremde ist für mich herausfordernd, weil er mich beansprucht, mich in Frage stellt, so daß ich als Subjekt nicht mehr Herr im eigenen Hause bin, zumal auch Verstehen mißlingt. Insofern bleibe ich dem Fremden immer etwas schuldig, meine Beziehung zu ihm ist daher asymmetrisch und nicht reversibel, wechselseitig. Nach dem Ort befin-

---

[15] M. D. M'bedy: Xenologie, die Wissenschaft vom Fremden und die Verdrängung der Humanität aus der Anthropologie. Freiburg: Alber 1977. Hierzu immer noch faszinierend der Roman von Joseph Conrad „Herz der Finsternis" (1890). Stuttgart: Reclam 1991

[16] P. Sundermeier: Den Fremden verstehen, eine praktische Hermeneutik. Göttingen: Vandenhoeck 1996, z. B. S. 83 ff.

[17] Die folgenden Überlegungen folgen vor allem B. Waldenfels: Der Stachel des Fremden. Frankfurt: Suhrkamp 1991; aber auch: Der Anspruch des Anderen, a. a. O.

det sich der Fremde außerhalb meiner Ordnung, im Außerordentlichen; nach dem Besitz gehört er nicht mir, sondern anderen; und nach seiner Art ist er heterogen. Er bewirkt zugleich Ein- und Ausgrenzung, so daß ich nie auf beiden Seiten zugleich stehen kann. Er macht die Kluft deutlich zwischen meinem Ich und meinem Selbst, zwischen „I" und „me". Er geht weder in meinen Interessen, in dem, was für mich Sinn macht, noch in den Regeln meiner Ordnung ganz auf. Gleichwohl ist er Anspruch und Frage für mich, worauf ich zu antworten habe. Ich antworte auf etwas, was für mich keinen Sinn hat und keiner Regel gehorcht. Mein Antworten, meine „Ver-Antwortung", meine „Responsivität" hat also jenseits von Sinn und jenseits von Regel zu beginnen. Meine Responsivität hat also eine neue Rationalität zu erfinden. Sie hat zu unterscheiden zwischen dem Was und dem Worauf des Antwortens, wobei ich in meinen Antwortversuchen weiß, was, aber nicht weiß, worauf ich antworte; denn der Anspruch des Fremden geht jeder Norm, jedem Konsens, jeder möglichen Partnerschaft voraus, ist jenseits von Gut und Böse und offenbart so den blinden Fleck jeder Moral. Wenn ich Antwort gebe, nicht routinemäßig antworte, sondern die Antwort wirklich gebe, gebe ich, was ich nicht habe, erfinde ich die Antwort im Geben. Der Fremde erweist den Menschen als das Lebewesen, das Antwort gibt. Dieses Antworten findet nicht nur sprachlich, sondern auch sinnlich statt, etwa in Blicken, die gewechselt werden. Die Logik dieser responsiven Rationalität zeichnet sich durch folgende Elemente aus:

1. **Singularität**: Der oder das Fremde entzieht sich der Unterscheidung von Besonderem und Allgemeinem, ist etwas Einmaliges, nie Dagewesenes, stiftet neuen Sinn und neue Ordnung, da Ordnung nie aus sich selbst, sondern immer aus einem Außerordentlichen gestiftet wird, wie die alte Institution des Gastrechts einen dritten Ort darstellte für eine Probebeziehung, ein Probesprechen, ein Probehandeln zwischen Gastgeber und Fremdem.

2. **Unausweichlichkeit**: Ich kann auf einen Anspruch nicht nicht antworten. Das ist ein „Faktum der Vernunft" (Kant). Der Beunruhigung und dem Sog des Fremden kann man sich nicht entziehen. Da ich nicht weiß, worauf ich antworte, es nicht kenne, erfolgt mein Antworten in indirekten Wendungen, oft besser noch passiver, nämlich als Schweigen.

3. **Uneinholbare Nachträglichkeit**: Zwar erfolgt mein Antworten hier und jetzt, doch es beginnt anderswo. Der Ursprung kommt nur ersatzweise zum Vorschein. Wer glaubt, gegenüber dem Fremden bei sich selbst anfangen zu können, wiederholt nur, was schon ist, bewegt sich nicht im Neuen, fängt also gerade nicht an. In diesem Sinne bedeutet Freiheit, nicht bei mir selbst, sondern anderswo anzufangen (vgl. Motto). Antwort bedeutet dann den Verzicht auf ein erstes und damit auch auf ein letztes Wort (entscheidend für jede Arzt-Patienten-Beziehung).

4. **Asymmetrie**: Der wechselseitige, symmetrische Dialog und selbst die moralische Gleichheitsforderung der „goldenen Regel" („Was Du nicht willst, das man Dir tu, das füg' auch keinem anderen zu") haben hier keine Grundlage; denn Anspruch/Frage

und Antwort konvergieren nicht auf ein Gemeinsames, sie prallen aufeinander wie zwei Blicke, die sich kreuzen. Das Fremde gleicht mehr Einfällen, die uns kommen, Obsessionen, die uns heimsuchen.

Wenn ich auf diese Weise mein Antworten dem gegebenen Sinn und den bestehenden Regeln entrücke, also einen neuen Sinn und eine neue Ordnung riskiere, wozu es keine Alternative gibt, bewegt sich mein Antworten auf einem schmalen Grat zwischen den beiden Gefahren, daß ich entweder im Hören auf den Anspruch des Fremden ihm nur hörig bin oder daß ich ihn willkürlich meiner eigenen Ordnung und Regel gleichsetze. Nur zwischen diesen beiden Möglichkeiten kann mein Antworten, wenn es eine dritte, neue Ordnung riskiert, liegen: dies Antworten kann nicht reproduktiv, sondern nur produktiv sein, innovativ, kreativ; meine Antwort muß sich, indem ich sie gebe, schenke, selbst erfinden.

Die Grundhaltung einer solchen Beziehung zwischen mir und dem Fremden ist eine passive, also eine solche, die allen Menschen, besonders dem aktiven abendländischen Menschen und insbesondere dem aufs Handeln sozialisierten Arzt am schwersten fällt. Aber nur in einer Öffnung durch Passivität kann ich Gewalt und ihre institutionelle Verfestigung gegenüber dem Fremden vermeiden und mich angemessen als „Grenzgänger" in einem „Niemandsland" bewegen. Es geht also um ein notwendiges Nichttun, um ein Seinlassen des Fremden und um ein ständiges Ent-sagen: „So wie es ein Schweigen gibt, das mehr ist als ein Nichtreden, weil es den Hintergrund des Mitgesagten, aber auch des Ungesagten und Unsagbaren ausmacht und auf diese Weise das Reden in Atem hält, so müßte es auch ein Nichttun geben, das mehr ist als ein bloßes Nicht-tun, weil es das ist, was auf ähnliche Weise das Tun selber in Gang hält; ... so bedarf es einer Rede, die in ständigem Ent-sagen auf ein erstes und letztes Wort verzichtet."[18] Diese Passivität vermeidet eine Verletzung der Grenze und des „Grenzethos" und ist insofern eine produktive Ordnungsleistung gegenüber dem Fremden.

---

[18] Waldenfels: Der Stachel des Fremden, a. a. O. S. 102 u. 118

2 Der Patient als der Andere

Es liegt ein sonderbarer Quell der Begeisterung für denjenigen, der spricht,
in einem menschlichen Antlitz, das ihm gegenübersteht; und ein Blick,
der uns einen halb ausgedrückten Gedanken schon als begriffen ankündigt,
schenkt uns oft den Ausdruck für die ganze andere Hälfte desselben.
H. v. Kleist, Über die allmähliche Verfertigung der Gedanken beim Reden.

Die Überlegungen zum Fremden ermutigen mich, die Radikalisierung, also die Verwurzelung der Frage nach der ärztlichen Haltung noch um eine Umdrehung zu intensivieren. Die Frage nach dem Patienten als dem Anderen ist noch radikaler, weil es sich dabei – zumindest zunächst mal – nicht um den verallgemeinerten, sondern um den konkreten Anderen handelt, den Menschen aus Fleisch und Blut. Die responsive Vernunft, zu der wir in Abschnitt II.1 gekommen sind und in die die instrumentelle Vernunft einzubetten ist, damit sie nicht mörderisch wird, wird hier noch einmal nach sich selbst befragt. Es geht hier um den Grund der Vernunft, wo sie vernehmend, hörend, empfangend, weiblich (natürlich unabhängig von der Geschlechtszugehörigkeit des Vernehmenden: Mann oder Frau), passiv ist, bevor sie – uns eher gewohnt – antwortend, sprechend, männlich, aktiv, auch intentional wird. Das ist nicht so kompliziert, wie es klingt. Wenn Sie sich vorstellen, Sie sollten die ärztliche Berufsordnung neu formulieren, dann brächten Sie in diesem Text Werte zum Ausdruck, die selbst dort gar nicht vorkämen, vielmehr „außen" wären. Um dieses „Außen" geht es. Wenn Sie wollen, können Sie das „Meta-Physik" nennen, aber nicht hinter der Physik im Sinne einer obskuren Hinterwelt, sondern im Sinne der Grundorientierung der Berufsordnung, die in jedem einzelnen Blick und in jeder einzelnen Handlung Ihres ärztlichen Alltags wirksam ist. Ich möchte Sie einladen, mit diesem Denkmodell als Brille die folgenden Gedanken zu lesen, die ich vor allem E. Levinas verdanke.

Zur Einführung erzähle ich eine schlichte, zugleich in ihrer Schlichtheit atemberaubende Geschichte: In einer Diskussion mit der katholischen Frauenhilfe in Verl/Westfalen sagte eine ältere Frau: „Also wissen Sie, wenn es mir schlecht geht, kann ich meist nicht mit einem Anderen darüber sprechen." – „Warum denn nicht?" – „Aus Angst, der Andere könnte mir helfen wollen." – „Was wünschen Sie sich denn statt dessen?" – „Ich wünsche mir als den Anderen jemanden, von dem ich sicher sein kann, daß er mir unendlich lange zuhört, nämlich so lange, bis ich durch mein Sprechen selbst darauf komme, was mir fehlt und was ich zu tun habe." Genau in diesem Sinne möchte *ich* übrigens ein guter Arzt sein, dessen Haltung „unendlich langes Hören" auch schon in Minuten oder gar in Sekunden wirksam werden läßt. „Dazu habe ich keine Zeit", gilt hier nicht. Die Haltung ist es, die jedes Zeitproblem gegenstandslos macht.

Was hat es nun auf sich mit dem Anderen und mit meiner Beziehung mit ihm, die primär nicht aktiv-asymmetrisch von mir aus ist, auch nicht wechselseitig, sondern passiv-asymmetrisch, von mir aus gesehen, etwa wie die mutterschaftliche Beziehung, die dem Kind dient? Ricoeur[19] hat in „Das Selbst als ein Anderer" vom „Dreifuß der Passivität, mithin der Andersheit" gesprochen, womit er die Passivität der Erfahrung einmal meines Eigenleibes, zum anderen des Anderen als des Anderen und zum dritten des Gewissens zum Ausdruck bringt – vorgängig zum aktiven Erkennen und Handeln des autonomen Subjekts.

Die Vorgeschichte der Entwicklung dieser Philosophie ist ebenso verschüttet wie bedeutsam für das Verständnis des 20. Jahrhunderts, weshalb ich sie – dank der Erinnerung Theunissens[20] – kurz erzählen will. Während das Subjekt des 19. Jahrhunderts (trotz der Angriffe von Marx, Nietzsche und Freud) noch „Herr im Haus" war, die Welt sich gleichmachend und sich aneignend, das Sein und das Denken zu Deckung bringend und den Anderen durch Erkennen, Durchschauen, Behandeln, Verbessern, Veredeln kultivieren und zugleich sich gleich und sich untertan machen wollte, bedurfte es im 20. Jahrhundert zweier Weltkriege, um in kritischer Auseinandersetzung mit diesen Welt-Brandmalen die Selbstherrlichkeit und Fortschrittsgläubigkeit dieses neuzeitlich-modernen Subjekts in Frage zu stellen. Nach dem Ersten Weltkrieg waren das die „Philosophen des Dialogs", vor allem Martin Buber, aber auch F. Rosenzweig, H. Cohen, F. Ebner, H. Ehrenberg, G. Marcel, E. Rosenstock-Huessy, K. Heim, aber auch V. v. Weizsäcker. Sie wollten nicht nur die Entthronung des autonomen transzendentalen Subjekts und die Ersetzung des Krieges durch den Frieden, sondern auch die Versöhnung von Deutschen und Franzosen, von Christen und Juden, von Philosophie und Religion und von Geist und Körper des Menschen. Von ihnen kennen wir noch am ehesten Martin Buber, etwa seinen Satz, daß ich am Du zum Ich werde, seine Entdeckung des „Zwischen" zwischen den Menschen, die Wechselseitigkeit der Beziehungen zwischen Subjekten. Dank V. v. Weizsäcker, der mit Buber zusammen eine Zeitschrift herausgegeben hat, und dem wir die (Wieder)einführung des Subjekts in die Medizin und den Begriff der „sprechenden Medizin" zuschreiben, haben diese Gesprächsphilosophen wohl am ehesten in der Medizin Spuren hinterlassen.

Nach dem Zweiten Weltkrieg war es zunächst Emmanuel Levinas, der die ungleich radikaleren Brutalitäten dieses Krieges mit einer noch radikaleren und weniger auf Versöhnung und Wechselseitigkeit bedachten Absetzung des selbstherrlichen Subjekts und der absoluten Andersheit des Anderen beantwortete, ein nun die ganze abendländische Philosophie hinterfragender Denkansatz, dem man heute im näheren und weiteren Sinne auch M. Merleau-Ponty, J. Derrida, B. Waldenfels, M. Theunissen und Z. Bauman zurechnen kann. Und während die dialogischen Philosophen ihre ersten Gedanken noch in den Schützengräben des Ersten Weltkriegs formulierten, entwickelte der litauisch-

---

[19] P. Ricoeur: Das Selbst als ein Anderer. München: Fink 1996, S. 384
[20] M. Theunissen: Der Andere. Berlin: W. de Gruyter 1977, S. 252 ff.

jüdisch-französische Philosoph Levinas, dessen Familie in Auschwitz ermordet wurde, die ersten Gedanken seines Ansatzes in einem Speziallager für jüdische Kriegsgefangene in der Lüneburger Heide. Ob damit auch die Wende von einer aktiven zu einer passiven Grundhaltung, die Wende vom Tätersein zum Ausgesetztsein des Menschen in seiner Beziehung zum Anderen zu tun hat?

Ich bleibe zunächst in diesem historischen Kontext, um mir den Zugang zu der Frage zu erleichtern, wie der Ansatz von Levinas für mich als Mensch und Arzt bedeutsam wird und die v. Weizsäcker'sche Bereicherung des Medizinverständnisses weiterentwickeln kann: Ich konfrontiere den „Blick des Anderen" von Levinas, der mich aufruft, für ihn Verantwortung zu übernehmen, mit seinem extremsten Gegensatz, mit dem „Pannwitz-Blick": Als der italienisch-jüdische Ingenieur Primo Levi als Auschwitz-Häftling dem Ingenieur Dr. Pannwitz zwecks Verwendbarkeit vorgeführt wurde, brannte sich ihm die Sprache der blauen Augen dieses NS-Herrn über Leben und Tod („denn zwischen Menschen hat es einen solchen Blick nie gegeben") für immer ein: „Dieses Dingsda vor mir gehört einer Spezies an, die auszurotten selbstverständlich zweckmäßig ist. In diesem besonderen Fall gilt es festzustellen, ob nicht ein verwertbarer Faktor in ihm vorhanden ist."[21] Wohl gemerkt: Was sich Primo Levi eingebrannt hat, ist nur diese Reinheit und Absolutheit des Verwertungs- und Vernichtungswillens im Pannwitz-Blick, den es so zwischen Menschen nie gegeben habe; denn allgemein finden sich Elemente der Objektivierung und Verwertung von Men-

schen notwendigerweise in fast jedem Blick zwischen Menschen, sicher in jedem meiner diagnostischen oder therapeutischen Blicke. Nur sind diese Elemente in der Regel in etwas anderem eingebettet.

Und dieses andere ist das, womit für Levinas jede Beziehung zwischen mir und einem Anderen beginnt: Wenn ein Antlitz mir „gegenübersteht" (Kleist), spricht es zu mir, auch ohne Worte, ist es An-spruch des Anderen, der mich beansprucht. Wenn ein Anderer mich anblickt „mit dem vollkommen Ungedeckten und der vollkommenen Blöße seiner schutzlosen Augen, mit der Geradheit, der unbedingten Offenheit seines Blicks"[22], dann geht mich das an, dann ist das ein Ruf, der mich beruft, erwählt, der mir befiehlt „Du wirst mich nicht allein lassen, mich nicht verwerten, mich nicht töten". „Sein Antlitz drückt meine moralische Unmöglichkeit aus, ihn zu vernichten. ... das Verbot ... sieht mich gerade aus dem Grund der Augen an, die ich auslöschen will."[23]

Natürlich kann ich den Anderen allein lassen, verwerten, töten – gerade wegen seiner Ungeschütztheit. Aber indem sein Anspruch mich beansprucht, das „mich" meines „Selbst" in An-

---

[21] P. Levi: Ist das ein Mensch? Frankfurt: Fischer 1979, S. 110. Erste Reflexionsversuche hierüber in K. Dörner: Tödliches Mitleid. Gütersloh: Jakob van Hoddis 1993

[22] M. Deselaers: „Und Sie hatten nie Gewissensbisse?". Leipzig: Benno 1997, S. 239. In diesem Buch befragt Deselaers die Biographie des Auschwitz-Kommandanten Rudolf Höß aus der Perspektive der Levinas'schen Ethik „nach seiner Verantwortung vor Gott und den Menschen".

[23] E. Levinas: Totalität und Unendlichkeit, Versuch über die Exteriorität. Freiburg: Alber 1993, S. 340

spruch nimmt, mich also im Akkusativ, d. h. im Anklagefall, trifft, bin ich, auch gegen meinen Willen, in seiner Schuld, weil ich ihm in Vergangenheit und Zukunft immer etwas schuldig bleiben werde. All das ist vorgängig in der Beziehung zwischen mir und dem Anderen; ich müßte es daher erst durchstreichen, wenn ich ihn allein lassen, töten wollte, was ich gleichwohl immer kann, aber eben nur gleichwohl. Indem der Andere auf diese Weise meine selbstherrliche, aktive, theoretische Subjektivität zerstört, mein Selbst beansprucht und damit aus mir herausgerissen hat, setzt er mich in die Freiheit eines moralischen Selbst, einer moralischen Identität ein, ihn passiv leiblich empfangend, dem Ruf seiner Stimme und damit meines Gewissens passiv folgend und passiv mich ihm aussetzend, für ihn einstehend, ihm antwortend, Verantwortung für ihn übernehmend. Indem der Andere mich in meine moralische Freiheit einsetzt, bleibt es mir – gerade wegen der Freiheit – faktisch weiterhin möglich, ihn zu töten, jedoch nicht mehr in meiner moralischen Beziehung mit ihm, die für jede Beziehung primär und fundierend ist, weshalb für Levinas Philosophie nicht mit Ontologie, sondern mit Ethik beginnt.[24]

Woher kommt die ungeheure, un-bedingte Wucht des Anspruchs, durch den Anderen für den Anderen einzustehen, in seine Stellvertretung (Substitution) einzutreten oder – wie die härteste Formulierung Levinas' lautet – die Geisel des Anderen zu sein „Das Sich ist von Grund auf Geisel, früher als es Ego ist"?[25] Wie kommt es, daß mein Selbst, mein „Sich" gewissermaßen mein Sinnesorgan für den Anderen ist? Wie kommt es, daß die „Güte" meines guten Lebens in allen europäischen Sprachen zwei Bedeutungen hat[26], einmal Qualität, zum anderen die Ausrichtung auf den Anderen, und zwar als lebendige Unendlichkeit früher und umfassender als die „schlechte Unendlichkeit"[27] des Kantischen Pflichtgehorsams des „Sollens" der Gerechtigkeit? Es hat wohl damit zu tun, daß die Ontologie der klassischen Philosophie eine imperialistische, unterdrückende „Philosophie der Macht"[28] ist: hier findet das Subjekt seine Freiheit und Selbstherrlichkeit darin, das Sein der Welt, das Andere und ebenso den Anderen mit seinem Denken in Deckung zu bringen, auf sein Selbst zu reduzieren, es und ihn sich anzueignen, zu seinem Besitz zu machen.

Gegen diese uns gewohnte Eroberungsphilosophie setzt Levinas: „Die menschliche Nacktheit (ist) in einem radikaleren Sinne außen als das Außen der Welt – der Landschaften, der Dinge, der Institutionen –, die Nacktheit, die ihr Fremdsein in der Welt, ihre Einsamkeit, den in ihrem Sein verborgenen Tod hinausschreit."[29] Dieser Ort, der ein Nicht-Ort ist, außerhalb der Welt, diese Exteriorität des Anderen bedeutet, daß er nicht zum Sein gehört, auch nicht zum Nichts; sondern – „anders als Sein geschieht" – macht es der unendliche Abstand, die unüberbrückbare Trennung mir und meiner Subjektivität

---

[24] Meine Levinas-Interpretation stützt sich vor allem auf seine beiden Hauptwerke „Totalität und Unendlichkeit" sowie „Jenseits des Seins oder anders als Sein geschieht", a. a. O.

[25] Jenseits des Seins, a. a. O., S. 261

[26] vgl. Ricoeur, a. a. O., S. 230

[27] Jenseits des Seins, a. a. O., S. 312

[28] Totalität und Unendlichkeit, a. a. O., S. 55

[29] a. a. O., S. 9

unmöglich, den anderen Ort des Anderen zu erreichen oder gar so zu erreichen, daß ich ihn – wie die Dinge der Welt – über meine Erkenntnis oder über mein Interesse mir aneigne und mit ihm als meinem Besitz zu mir zurückkehre. Diese Unendlichkeit des Abstands, diese unüberbrückbare Getrenntheit, einschränkende und ermöglichende Unbedingung jeder Beziehung zwischen mir und dem Anderen ist das, was wir unserer Verfassung vorangestellt haben, die Würde des Menschen. Diese absolute, unheilbar trennende (im Wortsinn: heilige) Distanz ist seine Würde.

Solche unser gewohntes Denken zutiefst provozierende Neubestimmung der „condition humaine" durch Levinas macht es hoffentlich auch dem letzten Arzt klar, warum es die Ursünde des Arztes – und jedes anderen Helfers – ist, einen Menschen, einen Patienten erreichen zu wollen, wie dies jeden Tag in Äußerungen von uns zum Ausdruck kommt wie z. B. „Ich habe Kontakt zu ihm bekommen", „Ich komme nicht an ihn heran", „Ich habe ihn verstanden", „Ich kann ihn nicht erreichen". All dies – so dürfte klar sein – ist zugleich logisch unmöglich und ethisch unerlaubt, wobei schon der Versuch, wie er sich in meiner Haltung ausdrückt, strafbar ist. Schmerzliche Einsicht: unsere Haltung hat geradezu gegenläufig, jedenfalls anders zu sein (vgl. Abschn. III, 1): Es ist nie meine Aufgabe, einen Patienten bzw. Angehörigen zu erreichen; vielmehr hat meine Haltung so zu sein, daß der Patient mich und (über diesen Umweg) sich erreicht.

Die Würde lehrt uns noch mehr für die Praxis: Auch sie ist „anders als Sein geschieht"; denn sie ist nur wirksam, weil es sie „nicht gibt". Ich kann nicht die Antastung meiner Würde beanstanden, eben weil sie keinen abgrenzbaren Ort und Wirkungskreis hat, keine Eigenschaften, nicht definierbar ist, eben weil es sie ontologisch „nicht gibt". Ich kann aber sehr wohl die Verletzung eines meiner Grundrechte reklamieren; und dieser Protest wird im Lichte der Antastung meiner Würde um so wirksamer. Das Unendliche stiftet das Endliche und macht es wirksam. Dies gilt auch für den Anderen, von dem man auch nicht sagen kann, „es gibt" ihn. Besonders deutlich macht Levinas das hier Gemeinte an der Frage nach Gott: Wenn man ihn zur Ontologie schlägt und sagt, „es gibt Gott", dann hat man ihn vergegenständlicht, zum Bewohner einer metaphysischen Hintergrundswelt (Ontotheologie) gemacht, von dem Nietzsche zu Recht sagt „Gott ist tot". Insofern muß jeder Mensch, der nach Gott fragt, einerseits im Nietzsche-Sinn Atheist sein, um andererseits „nur in der Spur des Anderen" Gott erfahren zu können.[30]

Ich kann also, wie wir gesehen haben, den Anderen nicht erreichen. Aber der Andere kann mich „passivieren" – für ihn erreichbar machen. Mein Interesse für ihn reicht nicht zu ihm hin. Aber der Andere kann, indem er in mein Selbst einfällt, es aus mir herausreißt, mich des-inter-essiert = selbst-los macht, gerade wegen seines unendlichen Abstandes meine widerwillige und selbstlose Nähe zu ihm bewirken, der dadurch zu meinem (ersten-besten) Nächsten wird (Samariter-Gleichnis). „Niemand ist gütig aus freien Stücken"[31]. Daher kann ich den Anderen auch nicht begehren.

---

[30] Jenseits des Seins, a. a. O., S. 395
[31] a. a. O., S. 41

Aber der Andere kann mich begehrend machen und bewirkt, daß ich auch den „Nichtbegehrenswerten"[32], der keinen „Anreiz" bietet, – wider Willen – begehre, den Fremden, die Witwe und den Waisen, den Armen, Schmutzigen, Ekelerregenden, Hungernden, Frierenden, Nackten. Nur diese einseitige, asymmetrische Beziehung, Beanspruchung vom Anderen her macht aus meinem selbstherrlichen Subjekt ein „sub-jectum" = das sich dem Anderen „unter-wirft", ein moralisches Subjekt, wodurch ich in diesem einen Anderen verantwortlich werde für die ganze Menschheit. Dieser Anruf des Anderen befreit mich zur nicht-egoistischen Gabe, also dazu, daß ich eine Antwort oder ein Stück Brot „geben" kann, ohne daß ich damit rechne, daß irgend etwas zu mir zurückkommt; d. h. die Gabe befreit mich vom ökonomischen Kreislauf des Gleichgewichts von Geben und Nehmen.

Aber diese moralisch befreiende Gabe[33] setzt den berechtigten ökonomischen Egoismus voraus (wie der Sinn eines Leidens den Überschuß an Sinnlosigkeit des Leidens voraussetzt)[34]: zur Selbstsorge des guten Lebens gehört auch, daß ich das Brot, das ich mir durch meine Arbeit verdient habe, mit Genuß verzehre. Gabe ist nur das Brot, das ich mir auf dem Höhepunkt meines berechtigten Genusses entreiße. Man muß „zuvor sein Brot genießen, nicht um sich verdient zu machen, wenn man es gibt, sondern um darin sein Herz zu geben – um sich zu geben, wenn man gibt."[35] Levinas vergleicht die notwendige und berechtigte Bewegung des Egoismus der Selbstsorge, in der man sich gefällt und sich immer wieder neu um sich selbst dreht, mit dem „Aufwik-

keln eines Knäuels"[36], was die Voraussetzung dafür ist, daß ich in der Gabe für den Anderen mit Geduld und Schmerz das Knäuel wieder abwickele. Von solcher Verausgabung, in die mich der Anspruch des Anderen verstrickt, rührt auch das andere Bild meines Lebens als einer sich ins Andere verströmenden (nicht mehr zu mir zurückkehrenden) Kerze. Dabei mögen diese beiden Bilder mir als Arzt die Augen dafür öffnen, daß die dem Patienten vom Wortsinn her zugeschriebene „passive Geduld" weniger die Haltung des Patienten, sondern weit mehr meine ärztliche Haltung charakterisiert. Levinas' häufigstes Bild in diesem Zusammenhang ist der Empfang eines Gastes. Wie der Berührende mich zu einem Berührbaren macht, so macht der Andere als Gast mich empfänglich für ihn und zum Gastgeber. Derrida[37] hat daher auch die Philosophie Levinas' insgesamt eine Philosophie des Empfangens und der Gastfreundschaft genannt.

Wenn wir daran denken, daß die Institutionalisierungen der Empfänglichkeit und Passivität des Menschen (vom Gastrecht über Nachbarschaft und Kommune bis zur Religion) im letzten Jahrtausend zunehmend entzaubert und

---

[32] L. Tengelyi: Gesetz und Begehren in der Ethik von Levinas. In: Waldenfels: Der Anspruch des Anderen, a. a. O., S. 171

[33] U. Dreisholtkamp: Überlegungen angesichts der unmöglichen Zirkulation einer nicht retournierten Gabe zwischen E. Levinas und J. Derrida. In: Waldenfels, a. a. O., S. 177 ff.

[34] Jenseits des Seins, a. a. O., S. 260

[35] a. a. O., S. 164

[36] a. a. O., S. 167

[37] J. Derrida: Adieu à E. Levinas. Paris: Galilée 1997; dt.: Adieu. Nachruf auf Emmanuel Levinas. München: Hanser 1999

wegrationalisiert sowie durch die Glorifizierung eines allseitigen Aktivismus (von der wissenschaftlichen über die politische bis zur lebensweltlichen Kolonisierung der Welt) ersetzt worden sind, und wenn wir zugleich die Augen davor nicht verschließen, daß das Gelingen unseres Alltags zunehmend von der Wiederentdeckung von Formen der Achtung der Fremdheit der Fremden und der Andersheit der Anderen abhängt, könnte sich Levinas' Freilegung der Wurzeln der Gastlichkeit des Menschen für den Start ins neue Jahrtausend als hilfreich erweisen. Wenn wir darüber hinaus an die Geschichte der Medizin und ihre wesentlichen Wurzeln in der Gastlichkeit des Hospitals erinnern, könnte es in der Tat sein, daß gerade für uns Ärzte die asymmetrische Philosophie des Dem-Gast-Dienens die symmetrische Philosophie der Wechselseitigkeit des Dialogs zu ersetzen und sie einzubetten geeignet ist. Das gelingt mir freilich nur in dem Maße, wie ich mein „Dienen" aus dem mißbräuchlichen Zwangsdienst herrschaftsinteressierter Institutionen zu befreien vermag; denn nur das moralisch freie Dienen verdient diesen Namen.

In jedem Fall hieße das, die Geschichte der letzten 1000 Jahre nicht mehr nur als die Geschichte der Sieger, sondern auch als die Geschichte der Opfer[38] zu beherzigen und neu zu schreiben. Damit aber sind wir aus dem Bereich meiner Verantwortung vom Anderen her, aus dem Bereich der Stimme meines Leibs, des Anderen, des Gewissens oder Gottes, also aus dem Bereich der dyadischen Beziehung der Ethik in den historischen, sozialen, gesellschaftlichen und politischen Bereich übergewechselt. Dieser ist dadurch gekennzeichnet, daß es außer der Dyade zwischen mir und dem Anderen, dem Gastgeber und dem Gast, noch die Figur des „Dritten" gibt. Mit dem Dritten, der die soziale Realität konstituiert, beginnt die Möglichkeit des Vergleichens, das Bemühen um Verteilungsgerechtigkeit für alle und damit die notwendige Relativierung der Radikalität der ethischen Zweierbeziehung der Nähe (die freilich nie die Unendlichkeit des Intervalls der Trennung zwischen mir und dem Anderen annulliert).

Dieser Bereich des Politischen, der Ordnung des Seins, der Suche nach den Normen und Institutionen sozialer Gerechtigkeit einerseits und der Bereich der ethischen Dyade der Nähe andererseits verhalten sich aber nicht zueinander wie „öffentlich" und „privat". Vielmehr kontrollieren beide Seiten sich gegenseitig. Denn beides zusammen ist schon „nötig für das bißchen Menschlichkeit, das die Erde ziert."[39] „Deshalb ist die Verbindung zwischen der Ordnung des Seins und der Nähe unaufkündbar."[40] „Die Gleichzeitigkeit der Vielen baut sich auf um die Dia-chronie von Zweien. ... die Selbstvergessenheit bewegt die Gerechtigkeit. ... insofern

---

[38] L. Liebsch: Geschichte und Überleben angesichts des Anderen – Levinas' Kritik der Geschichte, Dt. Zschr. f. Philosophie 1996; 3: 389–406. Gerade angesichts der 2. Jahrtausendwende haben wir allen Anlaß, uns daran zu erinnern, daß ab der 1. Jahrtausendwende Europa sich zur Eroberung, Aneignung der restlichen Welt anschickte. Dies begann mit den Kreuzzügen; und diese begannen mit den ersten systematischen Judenmorden in Europa.

[39] Jenseits des Seins, a. a. O., S. 394

[40] a. a. O., S. 349

[41] a. a. O., S. 348

wäre diese Verantwortung gerade die Rationalität der Vernunft oder ihre Universalität, die Rationalität des Friedens."[41] Zu den institutionellen Aspekten der sozialen Realität komme ich aber systematisch erst ab Kapitel V.

Abschließend: Meine ethische Haltung, in der mein moralisches Selbst durch den Anderen eingesetzt wird, läßt sich sowohl als Sorge als auch als Verantwortung für den Anderen bestimmen. Beides drückt sich im Antlitz des Anderen aus. Während ich nun in der Sorge sowohl bei mir als auch für den Anderen bin, was mich davor bewahrt, mich moralisch in Selbstlosigkeit aufzulösen, entspricht meine Bestimmung als dem Anderen Antwortender konkreter meiner Situation als Arzt (möglicherweise mehr, als das für Pflegende gilt?). Deshalb werde ich in der Folge häufiger von Verantwortung als von der (umfassenderen?) Sorge sprechen, ohne mir bei dieser Präferenz sicher zu sein.

3 Ärztliche Haltung der Erstbegegnung

Selbst geduldig sein, ohne die Geduld von den Anderen zu verlangen.
E. Levinas, Jenseits des Seins, S. 378

Mir fehlt etwas Bestimmtes oder Unbestimmtes. Meine normale Alltagsruhe und -sicherheit ist einer Beunruhigung und Verunsicherung gewichen. Die verborgene Harmonie meines Gesundseins, dieses undefinierbaren Zustandes des selbstvergessenen Weggegebenseins an meine diversen Lebensvollzüge[42] fehlt mir so sehr, daß ich mich statt dessen ständig selbst thematisieren muß – im Schmerz, im Sich-komisch-oder-anders-oder-fremd-Fühlen, in Selbstsorge. Irgendwann wird das zu viel oder dauert mir zu lange, so daß ich mein Vertrauen von der Selbsthilfe auf die Fremdhilfe verschiebe. Ich gehe zum Arzt, weil der mich diagnostizieren (durchschauen), vielleicht mehr sehen kann als ich. Spätestens dieser Schritt ist in der Regel nicht mehr von Gedanken an Leben und Tod zu trennen; denn hat man nicht schon erlebt, daß jemand wegen einer Bagatelle zum Arzt ging und mit der Diagnose einer tödlichen Erkrankung wieder nach Hause kam? Und: die erste Erfahrung des Todes ist immer der Tod des Anderen.[43] v. Uexküll und Wesiack[44] haben die Situation und die Interaktion zwischen Arzt und Patient umfassend beschrieben, insbesondere indem sie den Gestaltkreis V. v. Weizsäckers zum „Situationskreis" weiterentwickelt und konkretisiert haben – mit der Wechselbeziehung von Merken und Wirken und von Seiten des Arztes mit der Bedeutungserteilung der Informationen (Hypothese) und der Bedeutungsverwertung (Probehandeln), woraus sich dann nicht nur der diagnostisch-therapeutische Zirkel ärztlichen Tuns, sondern auch der Aufbau der „gemeinsamen Wirklichkeit" von Arzt und Patient ergibt.

Uns interessiert auch hier wieder, wie ich zu einer Haltung finde, die dieser Situation der Erstbegegnung angemessen ist. Wie ich einen unausgesprochenen Rahmen der Begegnung so verkörpern kann, daß die im Sprechen und Handeln, in den Intentionen, Regeln und Ordnungen der Erstbegegnungssituation unvermeidlichen Gewaltelemente mehr segensreich als destruktiv wirksam werden können.

Hartmann[45] beschreibt, wie ich als Arzt nicht nur für eine Atmosphäre der

---

[42] Zum Gesundheitsbegriff vgl. Gadamer, a. a. O., insbesondere S. 133 ff.

[43] E. Levinas: Gott, der Tod und die Zeit. Wien: Passagen-Verlag 1996

[44] T. v. Uexküll u. W. Wesiack: Theorie der Humanmedizin. München: Urban u. Schwarzenberg 1988, insbesondere S. 274 ff.

[45] F. Hartmann: Gedanken über den Zusammenhang von Hoffnung, Vertrauen, Verantwortung und Scham in den Beziehungen zwischen Kranken und ihren Ärzten. Medizinische Klinik 1996; 91: 660—664; s. auch B. Pfau: Scham und Depression, ärztliche Anthropologie eines Affekts. Stuttgart: Schattauer 1998

Hoffnung zuständig bin, sondern wie ich vor allem die umfassende Scham des Patienten schamhaft zu be- und verantworten habe. Es beschämt, daß die Scham als vielleicht fundamentalste Dimension des Leibgefühls jeder Arzt-Patient-Beziehung in der medizinischen Literatur bisher weitgehend ausgespart war, gerade erst entdeckt zu werden scheint. Dies um so mehr, wenn man das breite Spektrum der Scham bedenkt: von der Erfahrung, daß die Organe ihren Dienst verweigern, über das Abhängigkeitserlebnis und den Verlust der Selbstbeherrschung bis zu Entblößungen, Offenbarung der eigenen Nacktheit und anderen Peinlichkeiten. All dies hängt mit der Würde des Menschen zusammen, die – selbst undefinierbar – sich eigentlich nur in ihrer Antastbarkeit, Verletzbarkeit und Fremdzwecksetzung zeigt, also in der Scham, als infragegestellt, ihren Ausdruck findet. Damit hängt zusammen, daß der Patient „sich verläßt" (wohin: auf den Arzt), indem er unter Aufgabe seines Selbstvertrauens sich dem Arzt anvertraut und seine Selbstverantwortung ganz oder teilweise zur Fremdverantwortung des Arztes für ihn werden läßt, was vom Arzt nur durch sein umfassendes, auch affektiv-leibliches Ergriffensein zu beantworten ist.

Für mich als Arzt bedeutet das eine unmögliche Zerreißprobe. Denn einerseits habe ich – auf der formalen, universalisierbaren Ebene – mit der Würde auch die Autonomie, das Selbstbestimmungsrecht und die Selbstverantwortlichkeit jedes Patienten zu achten. Diese Respektierungen sind von mir selbst in ihrer Abwesenheit als anwesend zu sehen, etwa bei einem Menschen im Wachkoma oder bei einem Bewußtlo-

sen[46]. Andererseits habe ich – auf der inhaltlichen Ebene des je einzigartigen, konkreten Menschen – zu realisieren, daß er Autonomie, Selbstbestimmungsrecht und Verantwortlichkeit teilweise oder ganz an mich abgegeben hat, so daß ich Verantwortung für ihn übernehme, weil er mich zur Verantwortung, zur Stellvertretung, zur Substitution gezogen hat. Diese Asymmetrie der Beziehung zwischen ihm und mir beginnt mit der Erstbegegnung im Sprechzimmer, wirkt sich mit der zusätzlichen institutionellen Fremdbestimmung im Krankenhaus noch stärker aus, und diese Heteronomie betrifft vollends Menschen, die aufgrund ihrer Krankheit oder Behinderung nicht sprechen können, aber auch schon Menschen, die innerhalb einer Entscheidung auf Leben und Tod für sich oder Andere alles andere haben als die notwendige Distanz und Autonomie, auch wenn sie – formalrechtlich – darüber verfügen mögen.

Hier sind die Gefahren für mich nach beiden Seiten gleich groß und verführerisch: auf der einen Seite die autoritäre, patriarchalische Bevormundung und Vergewaltigung des Anderen. Auf der anderen Seite mein Rückzug auf den formal-korrekten Standpunkt „das müssen Sie schon selbst entscheiden, ich respektiere Ihr Selbstbestimmungsrecht", gleichgültig in welcher Verfassung der Andere sich gerade wirklich befindet. Einziger Ausweg, der zugleich Sinn

---

[46] Zur „Unterhaltungsfähigkeit" auch mit sog. „Bewußtlosen" sind pflegewissenschaftliche Untersuchungen unverzichtbar, z. B. C. Bienstein u. A. Fröhlich: Bewußtlos – Herausforderungen für Angehörige, Pflegende, Ärzte. Düsseldorf: Verlag Selbstbestimmtes Leben 1994

dieses ganzen Buches ist: Je intensiver die Beziehung zwischen dem Anderen und mir ist, die mir meine Haltung ermöglicht hat, desto angemessener wird mein Handeln und meine Entscheidung sein. Hierzu eine Geschichte, die für mich besonders lehrreich und hilfreich ist: Der Neonatologe V. v. Loewenich schrieb und erzählte mir: „Wenn ich zu einem Frühstgeborenen auf der Grenze der Lebensfähigkeit gerufen werde, dann unterhalte ich mich erst mal mit ihm, das ist nämlich möglich; und dann sagt er mir schon, ob er gehen oder bleiben will; das Entscheidende ist unsere Unterhaltung" (vgl. Fußnote 46).

Eine solche „Unterhaltung" ist aus der Sicht des heute vorherrschenden Paradigmas der Wissenschaft, das auf Abstraktion von der Erfahrung der Gegebenheiten, auf Formalisierung, Universalisierung und Mathematisierung aus ist, nur als un- oder vorwissenschaftlich einzustufen. Es fragt sich freilich, ob ich als praktisch handelnder Arzt nicht in jedem Fall schon lange vor diesem erkenntnistheoretischen Wissenschaftsparadigma einem ersten anderen, wirklich handlungs- oder beziehungswissenschaftlichen Paradigma folge, in das ich die Erkenntnisse des erstgenannten Paradigmas zu integrieren habe. Dies ist ein erfahrungswissenschaftliches Modell mit einem umfassenderen Rationalitätsbegriff, der auch das als zur Rationalität (zur Vernunft gehörig) ansieht, was das erstgenannte Paradigma als irrational ausgrenzt.

Wir haben diese erfahrungswissenschaftliche, umfassendere Rationalität mit Waldenfels als „responsive Rationalität" benannt, in der das Schweigen das Reden, das Nichttun das Tun auf den Weg bringt – auf der Grenze zum Anderen, Fremden. Und insofern es hier um die asymmetrische Beziehung meiner passiven Empfänglichkeit und Verantwortung für die auch nicht formalisierbaren Signale und Ansprüche des Anderen geht, spricht Ricoeur vom Dreifuß der drei großen Passivitäten oder Andersheiten: der Stimme des Leibes, der Stimme des Anderen und der Stimme des Gewissens. Schließlich gehört auch alles das hierzu, was wir bisher von Levinas und anderen über den Patienten als Anderen, Fremden kennengelernt haben. In diesem Horizont wäre auch die „Unterhaltung" mit dem lebensbedrohten Frühstgeborenen oder dem Neugeborenen mit schwersten Behinderungen als „Unterhaltungswissenschaft" aufzufassen, die freilich in dieser Perspektive und mit diesen Begriffen erst noch ausgearbeitet werden müßte, aber auch könnte. Ähnliches gilt für meine Erstbegegnung etwa mit Alzheimer-Kranken, Menschen im Wachkoma, geistig Schwerstbehinderten, Menschen in einer akuten Psychose, Hirntoten und Bewußtlosen, wobei wir der jungen Pflegewissenschaft verdanken, daß es wohl, solange Menschen leben, Bewußt-*losigkeit* erfahrungswissenschaftlich nicht gibt. E. v. Rothenhan (Deutsche Alzheimer-Gesellschaft) erzählt vom Zusammenleben mit ihrer altersdementen Mutter, das nicht nur leidvoll und mühsam, sondern auch von vorher nie erlebter existentieller Intensität war, gerade weil die eingefahrenen Schablonen sprachlicher Rationalität, wo jeder schon weiß, was der andere sagen wird, weggefallen waren.

Es versteht sich, daß wir von dieser Haltung, die wir gerade am Beispiel der schwierigsten, extremen ärztlichen Erstbegegnungen herausgearbeitet haben, für alle Erstbegegnungen zu lernen haben. Dies gelingt um so eher, wie ich die Einsicht von Devereux beherzige, meine Urangst als Fremdenangst nicht abzuwehren, weil sie dann nur stärker und ich blinder würde, sondern mit ihr zu arbeiten, sie zu nutzen, sie zum Sprit für die Schärfung meiner Aufmerksamkeit und Neugier zu machen, um sie herum zu gehen und auf sie zu hören, was sie mir zu sagen hat. Waldenfels spricht von dem pränormativen „dritten Ohr"[47] für die unerhörten Ansprüche des Anderen, das das Hören erst in Gang setzt. Oder aus dem Gebiet eines anderen Sinnesorgans: Meine Kompetenz besteht in meiner Berührbarkeit, wodurch ich mich dem Berührenden aussetze oder er mich zu seinem Objekt macht.[48]

Meine der Erstbegegnung angemessene Haltung beansprucht mich also anders und umfassender, als es sich in den Begriffen der ärztlichen Berufsrolle artikulieren läßt: „Wenn ich eine ethische Beziehung unterhalte, dann bin ich nicht bereit, eine Rolle in einem Geschehen zu übernehmen, dessen Urheber ich nicht bin oder dessen Ausgang ein anderer vor mir kennt."[49] Entsprechend kann ich mich auch nicht auf die beliebten „Normen mittlerer Reichweite"[50], die anderswo nützlich sein können, beschränken; immer wenn es sich um einen einmaligen, konkreten Menschen aus Fleisch und Blut handelt, komme ich um den Strudel ethischer Letztbegründungen und deren auch öffentlicher Diskussion nicht herum, wie meine Enkeltochter Dorothea (vgl. „Gebrauchsanweisung") mich das gelehrt hat. Sartre konfrontiert mich mit der Universalität der Bedeutung jedes Menschen und meiner Verantwortung für ihn am Beispiel des von ihm zum denk-

bar unerträglichsten Menschen stilisierten Dichter Jean Genet: „Denn man muß schon wählen: wenn jeder Mensch der ganze Mensch ist, muß dieser Abweichler entweder nur ein Kieselstein oder ich sein."[51]

Bevor es gleich konkreter wird, hier ein Einschub – gewissermaßen in Klammern – zur nochmaligen Warnung des Lesers: Auch wenn das nackte, ungeschützte Antlitz des Anderen, die Augen, die mir von seinem Elend, seiner Not sprechen, mein stolzes Selbsterhaltungs-Ich in ein immer schon angeklagtes „mich" verwandeln, da ich dem Anderen immer etwas schuldig bleiben werde, wodurch ich zugleich zu meiner moralischen Identität finde und von seinem Anspruch in die Verantwortung eingesetzt werde, wenn diese Sprachbilder für den Arzt und insbesondere für die ärztliche Erstbegegnung wie geschaffen zu sein scheinen, hilft mir das zwar für die Entwicklung meiner Haltung, hat das aber mit meiner Alltagsrealität bestenfalls nur im Sinne einer Spurensuche zu tun und kann schon gar niemand buchstäblich so leben. Obendrein bezieht sich das auf die Seins-

---

[47] B. Waldenfels: Response und Responsivität in der Psychologie. J. f. Psychologie, Bd. 2, H. 2: 77

[48] H. Steinkamp: Qualität und (christliches) Menschenbild. In: Wege zum Menschen 1998; 50: 307–318

[49] E. Levinas: Totalität und Unendlichkeit, a. a. O., S. 109. Entsprechend ist für die Haltung der Erstbegegnung der Verantwortungsbegriff dann zu eng, zu formal und um Zuständigkeitsabgrenzung bemüht, wenn er nur an der Berufsrolle festgemacht wird, wie dies U. Wiesing: Zur Verantwortung des Arztes, Stuttgart: Frommann 1995, versucht.

[50] P.-W. Schreiner: Handeln begründen. Mabuse 1996; 99: 37–41

[51] J. P. Sartre: Saint Genet. Reinbek: Rowohlt 1982, S. 910

weise des Menschen schlechthin. Diese Sprachbilder entsprechen eher Geschichten, wie etwa dem Gleichnis vom barmherzigen Samariter, wollen und können ontologische Aussagen kritisch hinterfragen, sind aber selbst keine Ontologie und damit auch keine Anthropologie.

Gleichwohl ist es auch in einer pluralistischen Gesellschaft unredlich und unwissenschaftlich zu meinen, man könne ohne Versuche von Erst- oder Letzthorizonten ein Phänomen, ein Problem vollständig wahrnehmen und ihm gerecht werden. Unabhängig davon wäre es aber durchaus denkbar, daß unsere heute geltende Anthropologie in ihrer intentionalen, aktivischen Grundausrichtung in diesem neuen philosophischen Licht passivisch ergänzt, bereichert oder gewendet werden könnte: Nach H. Plessner, A. Gehlen u. a. befindet sich das Tier in einer instinktgesteuerten geschlossenen Welt; indem es sich selbst und seine Art erhält, ist es zugleich auch gut. Der Mensch hingegen, in seinem extrauterinen Frühjahr hilflos und vernichtungsbedroht auf seine Mutter angewiesen und ohne Instinktsteuerung ein Mängelwesen, muß dies durch Weltoffenheit und Antriebsüberschuß kompensieren, muß sich als nichtfestgestelltes Tier selbst feststellen, ist sich selbst daher immer exzentrisch, nicht identisch, während das Tier aus seinem Zentrum heraus seine Identität lebt. Heute könnte man nun aber auch sagen, daß den Mängeln des Menschen ein Überschuß an Möglichkeiten entspricht[52], daß seine Weltoffenheit sich in seiner Schutzlosigkeit, Verletzbarkeit, Empfänglichkeit ausdrückt, daß die Ansprüche des Anderen immer auch unerfüllbare Überschüsse darstellen, daß die Exteriorität des Anderen mich aus meinem Selbst-Zentrum herausreißt und daß meine Nicht-Festgestelltheit dazu führt, daß nie alle meine Erfahrungen in einer Ordnung unterzubringen sind, weshalb ich immer zwischen Ordnung und Außerordentlichem lebe, mit Zufall zu rechnen und Ambivalenz auszuhalten habe, so daß ich immer zu einer neuen Ordnung unterwegs bin, sie erfinden muß. Also: Philosophen wie Levinas oder Waldenfels sind mit ihren Gedanken nie wörtlich in meiner Alltagsrealität „anzuwenden". Sie schreiben daher auch keine Anthropologie. Aber sehr wohl kann eine Anthropologie von ihren Gedanken profitieren.

Jede erste Begegnung zwischen mir als Arzt und einem Menschen in einer wie immer auch gearteten Krise, der dadurch zum Patienten wird, hat vordergründig das Ziel der Restitutio ad integrum, wie man so schön sagt, also die Wiederherstellung desjenigen selbstvergessenen und an gewohnte Lebensvollzüge weggegebenen Zustandes, den der Patient bisher als seine Gesundheit zu genießen wußte. Als theoretischer Grenzfall kommt dies zum Glück auch wirklich vor, wenn es sich etwa um eine Bagatelle oder um eine technisch leicht zu behebende Störung handelt. Weil ich das aber zu Anfang nicht wissen kann, kann man in der Praxis kaum davon ausgehen, und in den meisten wirklichen Krankheitsfällen, in denen Angst, Zeit und damit Geschichte sowie Beziehung erlebt werden, ist eine Rückkehr zum bisherigen „Normalzustand" ausgeschlossen, schon weil niemand zweimal in denselben Fluß steigt, wie Heraklit wußte.

---

[52] Für eine solche anthropologische Wende vgl. Waldenfels: Der Stachel des Fremden, a. a. O., S. 133 ff.

Im Regelfall handelt es sich also – mal mehr, mal weniger – um das Fremdwerden einer bisherigen Ordnung, den Grenzgang zwischen mehreren Ordnungen und damit den Aufenthalt im Außerordentlichen sowie die Suche und Erfindung einer neuen Ordnung. Den damit zusammenhängenden Weg zur Wahrheit nennt Levinas[53] für den ersteren theoretischen Grenzfall der technisch leicht behebbaren Störung den Weg der Autonomie: Ich reduziere den Anderen auf mich und meine unverletzt bleibende Identität, da mir erkennend bzw. handelnd die Eroberung von etwas, die Bewältigung einer Aufgabe gelingt. Das ist der Weg der klassischen neuzeitlichen Philosophie. Für den heute geltenden Regelfall kommt nur der Weg der Heteronomie in Betracht: Ich setze mich dem absolut Anderen als Fremden aus, lasse mich von seinem Antlitz, wie es bei Kleist mir „gegenübersteht", bestimmen und führen, womit ich zu einer nicht nur technischen, sondern auch zwischenmenschlich-komplexeren und neuen Wahrheit komme. Man könnte die Wege der Autonomie und Heteronomie etwa mit dem Votum der heutigen Physik über Newtons Mechanik analogisieren, wonach diese nicht falsch war, jedoch heute als nur unter einfachen Sonderbedingungen gültig angesehen werden müsse. Im folgenden nun einige Erfahrungen, die das Gelingen der Erstbegegnung auf dem regelhaften heteronomen Wege vielleicht begünstigen:

1. Jede ärztliche Erstbegegnung wird erst dadurch vollständig, daß auch die Meinung eines Dritten, also zumeist eines Angehörigen, im Raum steht. Dies einmal aus grundsätzlichen Erwägungen: Niemand besser als Levinas zeigt, daß der Zweierbeziehung, der Dyade von mir und dem Anderen immer etwas Absolutes anhaftet (positiv im Sinne metaphysischer Authentizität, negativ im Sinne der Absolviertheit, also Losgelöstheit von der Realität, da erst die Figur des Dritten Vergleich und damit Realitätskontrolle ermöglicht). Andererseits auch aus pragmatischen Gründen; denn nach Devereux[54] können Menschen letztlich nur subjektive Wahrnehmungen mitteilen und subjektive Geschichten erzählen, weshalb der Königsweg zur Wahrheit nicht in dem immer nur eingeschränkt erfolgreichen Versuch besteht, Subjektives zu objektivieren, sondern mehrere subjektive Perspektiven sich überschneiden zu lassen, um so die Zahl der Ansichten von der Wahrheit zu vermehren. Dieser Abschied von der geliebten Dyade ist aber für uns Ärzte eine so schwierige und kaum zu lernende Lektion, daß den Angehörigen das Kapitel V eigens gewidmet ist.

2. Um die Andersheit und die Fremdheit des Anderen möglichst zu respektieren (hierzu Kap. II, Abschn. 1 u. 2), ist der Ort der Erstbegegnung, das Sprechzimmer in der Praxis oder im Krankenhaus, als „dritter Ort" zu gestalten, als Ort meiner Empfänglichkeit für einen Gast, die alte Institution des Gastrechts mit Probesprechen und Probehandeln beerbend. Da ich als Arzt ohnehin heute meist ein Heimspiel habe, nicht nur die Einrichtung, sondern auch die Gesell-

---

[53] E. Levinas: Die Spur des Anderen. Freiburg: Alber 1992; 185–188
[54] Devereux, a. a. O.

schaft vertrete, Definitionsmacht habe und Bedeutungsverwertung betreibe, sollte der Raum nicht auch noch ausschließlich mein Eigenes ausstrahlen. Als eine Art Vorraum soll der Raum ausdrücken, daß zwei Fremde sich begegnen, Fremdenangst teilen und nutzen, daß hier Beunruhigung, Ungewißheit, Ambivalenz nicht sogleich wegrationalisiert werden müssen, sondern im Raum stehen dürfen, daß die Objektivierung des Anderen nicht vollends erdrückend wird, sondern daß erfahrbar wird, daß ich mich dem Antlitz des Anderen aussetze, mich von ihm unterweisen und in Verantwortung einsetzen lasse. Wie man das gestaltet, dafür muß jeder seinen eigenen Stil finden.

3. Ich sitze auch nicht hinter einem Schreibtisch, sondern wir sitzen an einem gemeinsamen Tisch über Eck. Denn ständig frontal den sprechenden Augen des Anderen ausgeliefert zu sein, führt zum Gegenteil, führt dazu, daß man sich anstarrt, um dann schamhaft die Augen niederzuschlagen. Das Über-Eck-Sitzen erlaubt den auch notwendigen versachlichenden, erholsamen Blick von der Seite, erlaubt auch meinen Blick in die seitliche obere Zimmerecke, was sozial bedeutet, daß ich in mich hineinblicke, während der Blick in die sprechenden Augen des Anderen nur vorübergehend, augenblickhaft auszuhalten und wirksam ist. Das Über-Eck-Sitzen fördert auch das Über-Eck-Sprechen, sich in gemeinsamen Sprachbildern, in einem gemeinsamen dritten Medium treffen, Gemeinsamkeit erproben. So können der Aufenthalt im Außerordentlichen, in einem Niemandsland, der riskante Grenzgang auf schmalem Grat, die Vorübung für das Erfinden einer noch unbekannten innovativen Ordnung Raum finden. All diese Vorteile, auch den Wechsel zwischen dem Sein bei mir und beim Anderen, können Sie auch haben beim Nebeneinander-Sprechen während eines gemeinsamen Ganges, was freilich in der Regel nur im Krankenhaus zu realisieren sein dürfte, dann aber den Zeitaufwand glatt wieder einspielt.

4. Das Sprechen erfolgt wesentlich dadurch, daß der Gast seine Geschichte erzählt, die „narrative Einheit seines Lebens"[55] mir mitteilt, die mehr als Beschreibung und ethisch bedeutsam ist. Der Sinn dessen ist nicht Vollständigkeit, sondern exemplarische Bedeutungsverdichtung. Das gelingt nicht, wenn ich ihn ausfrage; denn dann erfahre ich nicht seine, sondern meine Wahrheit. Um das ebenso zu verhindern wie die sprachlosmachende Dominanz meiner Macht und um zu signalisieren, daß auch ich ein Mensch aus Fleisch und Blut bin, der in Verantwortung einzusetzen ist, hat sich mir – paradoxerweise – bewährt, in Vorleistung zu treten und mit einer winzigen Geschichte von mir selbst mich nicht nur formal, sondern inhaltlich vorzustellen. Das kann die Bemerkung sein, daß ich heute Geburtstag habe, daß ich heute schlecht oder gut drauf bin, daß mein Lieblingsfußballclub gewonnen hat oder mein Lieblingsschauspieler gestorben ist. So kann der Andere davon ausgehen, daß es ein Jemand ist, zu dem er spricht, dem er das „unendlich lange Hören" überhaupt zutrauen

---

[55] Ricoeur, a. a. O., S. 193 u. 200

kann, das die Frau aus Verl sich gewünscht hat, um wieder wissen zu können, was mit ihr ist. Um es noch einmal zu betonen: Der Andere kann das Vertrauen auf mein „unendlich langes Hören" auch dann gewinnen, wenn ich nur 10 oder 5 Minuten Zeit habe. Entscheidend ist „mein 3. Ohr", die Intensität meiner Hörhaltung, meiner passiven Empfänglichkeit, meines Entsagens, meines Schweigens. Hier kommt all das zum Zuge, was im ersten Kapitel zur „Epoché" gesagt worden ist, also zu der Fähigkeit, alle Äußerungen des Anderen eine Zeitlang in der Schwebe zu halten, im Raum stehen zu lassen. Das ist die Geduld, die nicht Sache des Patienten, sondern meine Sache ist. So kommt der Andere am ehesten zu seiner Wahrheit. Kriterium ist, daß er mir seine Erklärung der Störung oder des Leidens erzählt, wobei ich auch nach scheinbarer Fehlanzeige nicht locker lassen sollte: Jeder Mensch hat immer eine Erklärung für seinen Zustand, von dieser Unterstellung kann ich ausgehen; dabei hat nur die Erklärung selbst Bedeutung, nicht die Frage, ob sie stimmt oder nicht stimmt.

Hilfreich für einen gehaltvollen Erzählstil des Patienten ist mein Interesse an etwas, was auf dezente und sozial erlaubte Weise emotionale Bedeutung hat, etwa die Frage nach seiner Heimat oder nach seinem Beruf, vorausgesetzt, meine wirkliche Neugier drückt mein wirkliches Interesse an ihm als Person, meine wirkliche Achtung seiner Geschichte aus. Meine Haltung ist angemessen, wenn sie den Respekt davor ausdrückt, daß ich einer Welturaufführung beiwohne;

denn der Andere erfindet seine Geschichte für diese Situation neu und wird dadurch für sich und für mich einzigartig. Bleibe ich auf der Ebene allgemeiner Rollenerwartungen, merke ich das daran, daß der Andere mir nur eine Schablone nach allgemeinen gesellschaftlichen Erwartungen, was wohl einigermaßen ankommt, zukommen läßt (nach dem Motto: schwere Kindheit, Vater säuft und schlägt, Mutter hilflos). Oder in Anbetracht der heutigen „Risikogesellschaft"[56], in der man seine Risiken selbst produziert, erzählt er mir, daß er auch noch an seiner Arbeitslosigkeit schuld sei. Auch das ist dann nicht seine Wahrheit.

5. Nie mögen Sie dem Anderen beteuern, daß Sie ihn verstehen; denn nicht das ist Ihre Aufgabe, sondern daß der Andere sich selbst besser versteht. Näheres dazu im Kapitel III.

6. Um so hilfreicher dürfte der Begriff der „korrektiven Erfahrung" sein, den ich meinem Lehrer Jan Gross verdanke: Gerade falsche Bemerkungen von Ihnen können die kostbarsten Tests für die Stimmigkeit Ihrer Haltung sein, nämlich dann, wenn sie zu der den Anderen ermutigenden Erfahrung führen, daß Sie jemand sind, der bereit ist, sich von ihm in Frage stellen zu lassen und sich seinetwegen zu korrigieren. Nicht selten erlebt er dies als eine schon lange nicht mehr für möglich gehaltene Anerkennung seiner Person. In der wegen der Erkrankung immer zu starr auf das Selbst fixierten Situation des Patienten kann dies für ihn zu-

---

56) U. Beck: Risikogesellschaft. Frankfurt: Suhrkamp 1986

dem ein ansteckendes Modell sein, auch selbst wieder so viel Abstand zu sich zu wagen, daß er sich ebenfalls traut, sich wieder in Frage zu stellen und sich zu korrigieren.

7. Sie dürfen nie vergessen, daß der Patient in dem Augenblick, in dem er zu Ihnen kommt, Selbstvertrauen und -bestimmung von sich und seinen Angehörigen abzieht und auf Sie überträgt. Auf diese Weise sind Sie zum Ersatzspieler ernannt und zwar für ein befristetes Engagement. Das sollten Sie durchaus auch so aussprechen. Ihre Glaubwürdigkeit darin erlangen Sie aber nur dadurch, daß Sie sich zunächst mal nicht für die Krankheit, die weggemacht werden soll, interessieren, sondern für denjenigen, der diese Krankheit hat – und seien es nur 5 Minuten. Diese Zeit zahlt sich aus, etwa wenn Sie später in der Zerreißprobe zwischen den beiden schon erwähnten Gefahren stehen, entweder vor lauter Hören dem Willen und nicht dem Wohl des Patienten hörig zu werden oder ihn im Zuge der Normalisierung in Richtung auf eine funktionierende Ordnung, wenn sie denn nur funktioniert, auf eine Norm (ein Fall von …) festzustellen. Was Ihre Ersatzfunktion für ausgefallene Angehörige angeht, ist es für Ihre Haltung gelegentlich hilfreich, wenn Sie sich in eine bestimmte Verwandtenrolle hineinphantasieren und zwar, weil die engsten Angehörigen ohnehin unersetzbar sind, in die Rolle eines entfernteren Verwandten, wo solidarisches Engagement und kritischer Abstand sich die Waage halten, wie Sie es in eigenen Lebenskrisen mit Sicherheit auch schon mal als förderlich erfahren haben. So stelle

ich mir gern im Umgang mit Patienten vor, ich sei für einen Älteren ein Neffe, für einen Gleichaltrigen ein Vetter und für einen Jüngeren ein Onkel.

8. Im Hinblick auf Ihre Verantwortung für die unvermeidliche Spannung zwischen der Achtung der Unendlichkeit des Abstandes des Anderen zu Ihnen einerseits und seiner zu schützenden Endlichkeit in einer Situation, die grundsätzlich mit Leben und Tod zu tun hat, andererseits hat sich mir eine Frage schon in der Erstbegegnung bewährt: „Was wollen Sie mit dem Rest Ihres Lebens machen?" – mit der Betonung auf „Rest".

9. Abschließend will ich Sie noch einmal mit dem Satz provozieren, der für mich einer der wichtigsten Erfahrungssätze geworden ist: „Zeit spielt keine Rolle!" Natürlich ist damit keine meßbare Zeit, sondern sozusagen Haltungs-Zeit gemeint. Noch im dringlichsten Notfall etwa eines Herzanfalls steht am Anfang Ihre Antwort auf die sprechenden Augen des Anderen; und wenn es nur Antwort-Sekunden sind, in denen Sie dem Anderen leiblich mehr noch als sprachlich bedeuten, daß Sie sich ihm aussetzen, in seinen Dienst treten, verantwortlich für ihn einstehen, diese Sekunden werden prägen, was dann zu tun ist und wie es getan wird. Im übrigen ist nichts zeitsparender als die Zeit, die Sie in der Erstbegegnung investieren. In dem Maße, wie Ihr Hören auf das Sprechen des Anderen, wie Ihr Antworten auf das Erzählen seiner Geschichte Sie zum Berührbaren des Berührenden gemacht hat, sind Sie gemeinsam auf dem Weg zu einer notwendigen neuen Ordnung

für den Anderen. Unter der Voraussetzung einer solchen gemeinsamen Geschichte und Erzählzeit, während der Sie gemeinsam ein Stück älter geworden sind, egal, wie kurz die Zeit bemessen war, gilt nämlich: Sie können sie später jederzeit durch die Äußerung eines bloßen Stichwortes als ganze wieder präsent und wirksam machen.

Diese Haltungsanregungen zur Erstbegegnung werfen die Frage auf, ob nicht die ärztliche diejenige Berufshaltung sei, die am umfassendsten alle Sinne(sorgane) zu Tugenden zu kultivieren hat: Das geht vom ärztlichen Blick, der – passiver als der „klinische Blick" – die antwortende Erreichbarkeit durch die sprechenden Augen des Anderen meint, über die korrekturbereite Hörfähigkeit, den Geschmack, „das Näschen" und die berührende Berührbarkeit, auch den Takt, bis zu den Gemeinsinnen wie die Angst(umgangs)fähigkeit. Wir werden solchen Leib-Aspekten immer wieder begegnen.

Arzt vom Anderen her

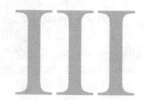

*Ärzte haben den fast unwiderstehlichen Drang,
genau das zu finden, wonach sie suchen.*
Richard Dooling[1a]

Wir sind zu unserem Ansatz „vom Anderen her" gekommen, indem wir uns als Antwort-Gebende erfahren haben und damit auf die primäre Erfahrung unserer ärztlichen Seinsweise zurückgegangen sind, also bis dahin, wo sie so primär ist, daß sie kaum auszusprechen ist, daß wir ihr auch nur wie einer Spur begegnen. Wenn wir diese Erfahrung dennoch zur Sprache bringen wollen, wirken daher die für sie gefundenen Sprachbilder gelegentlich bis zur Lächerlichkeit übertrieben, nämlich über die Grenzen der Realität hinaus getrieben. Wir wählen gleichwohl diesen holprigen Weg, weil wir ihn in dem Sinne für den einzig rationalen halten, daß er uns zu einem möglichst vollständigen Grund für das Arztsein führt, auch diejenigen Seiten berücksichtigt, die sich einer Versprachlichung entziehen, und mit ihnen auch noch beginnt, damit sie nicht als irrational übrig bleiben und wegrationalisiert werden. Die Vorteile dieses beschwerlicheren Weges, sollte er denn einigermaßen gelingen, liegen auf der Hand.

Unser Ansatz und unsere Erfahrung des Patienten als Fremden und Anderen sowie der ärztlichen Erstbegegnung haben uns gezeigt, daß die praktische Wissenschaft Medizin zunächst Beziehungswissenschaft, erst danach Handlungswissenschaft und – in diesem Rahmen eingebettet – auch Naturwissenschaft ist. Entsprechend geht es zuerst um eine Beziehungsethik, aus der sich erst eine Handlungsethik entwickelt. Das entspricht auch den empirischen Befunden in einem anderen Zusammenhang von Keller und Edelstein, wonach „Präferenzen für Handlungen spontan im Lichte dessen bewertet (werden), was von einem moralischen Gesichtspunkt her – und dies ist der Gesichtspunkt der Beziehung – richtig ist. … Im Unterschied zu Kohlbergs Befunden legen unsere Ergebnisse nahe, daß der Ursprung interpersonal-moralischer Verpflichtung in der Genese von Beziehungen zu suchen ist, in denen sich über die Regelhaftigkeit etablierter Handlungsmuster Gefühlsbeziehungen und Solidarität entwickeln, die moralische Kraft erlangen. … Unsere Befunde … deuten darauf hin, daß sich auch das Verständnis von Fairneß und Gerechtigkeit als Teil des Beziehungsverständnisses entwickelt; nämlich was es moralisch heißt, in einer Beziehung zu stehen."[1]

[1a] R. Dooling: Grab des weißen Mannes. München: dtv 1998

[1] M. Keller u. W. Edelstein: Beziehungsverständnis und moralische Reflexion. In: W. Edelstein u. G. Nunner-Winkler (ed.): Zur Bestimmung der Moral. Frankfurt: Suhrkamp 1996, S. 342–344

Natürlich hat die Unterscheidung von Beziehung und Handlung etwas Künstliches an sich; denn eine Beziehung wird immer auch in Sprech- und Tätigkeitshandlungen gelebt, und Handlungen entwickeln sich immer aus Beziehungen. Dennoch ist die Perspektive der Unterscheidung zwischen beidem und der grundsätzlichen Vorgängigkeit der Beziehung vor der Handlung hilfreich und gerade für uns Ärzte von entscheidender Bedeutung, da wir zumindest seit der Vernaturwissenschaftlichung unserer Disziplin dazu neigen, wie gebannt auf unsere „actions" und ihre Begründung durch von außen gesetzte Prinzipien zu starren und damit unser Gesichtsfeld zu verengen. Dagegen machen wir uns und unseren Patienten das Leben erheblich leichter, wenn wir unsere Aufmerksamkeit zuerst und vorrangig auf unsere Beziehungen und ihre Kultivierung richten, aus denen – mehr induktiv als deduktiv – wir unsere handlungsleitenden Normen, zunächst am jeweiligen Einzelfall orientiert, entwickeln, so daß sie ihren Grund in sich selbst haben. Wenn schon nicht alle, so sind doch viele sogenannte Entscheidungs-Dilemmata in Grenzsituationen zwischen Leben und Tod künstliche Abstraktionen, die gar nicht entstehen würden, wenn ich das, was ich zu tun habe, das Richtige oder Gute, aus meinen Beziehungen um den konkreten Einzelfall herum entwickle. Ich erinnere an die „Unterhaltung" mit dem Frühestgeborenen von v. Loewenich. Wenn schon selbst die abstraktesten und universalistischsten Normen wie Gerechtigkeit, Fairneß und die mit ihnen verwandten Normen der Autonomie und Selbstbestimmung in der Beziehung mit dem Anderen entstehen, wie oben gesehen, dann gilt dies

um so mehr für die Normen der Sorge und Verantwortung, die unser Alltagshandeln fundieren. Schließlich lassen sich die Probleme der Motivation, warum ich überhaupt moralisch handeln soll, und der Anwendung von Normen auf den Einzelfall über die Normierung des bloßen Handelns nur schwer lösen, während dies über die Beziehungsnormen der Verantwortung und Sorge leichter möglich ist: das Antlitz des Anderen und der Blick seiner sprechenden Augen lassen mir – moralisch – keine Wahl, bewegen = motivieren mich.

Für das Verständnis dieser Zusammenhänge von Beziehung und Handlung sind gegenwärtig medizinethische Arbeiten weniger hilfreich als Publikationen der neben der Medizinwissenschaft entstehenden Pflegewissenschaft, so etwa die von Bauer, Arndt, van der Arend und Gastmans[2]. Nach Bauer[3] macht „Beziehungspflege" die handelnde Problemlösung erst wirksam. In der Regelung zwischenmenschlicher Beziehungen setzt das Recht einen „Minimalkonsens", während Ethik aufgrund stets unterschiedlicher Sichtmöglichkeiten einen „maximalen Dissens" umgreift[4]. Ethik kann man einerseits als das theoretische Nachdenken über Moral bezeichnen. Andererseits werden Ethos und Moral auch synonym gebraucht, da beide Begriffe über dieselbe Sprachwurzel die Regelung der Behausung des Menschen meinen, der Wohnung (Gewohnheiten)

---

[2] R. Bauer: Beziehungspflege. Berlin: Ullstein Mosby 1997; M. Arndt: Ethik denken – Maßstäbe zum Handeln in der Pflege. Stuttgart: Thieme 1996; A. van der Arend und Ch. Gastmans: Ethik für Pflegende. Bern: Huber 1996
[3] R. Bauer: a. a. O., S. 11
[4] v. d. Arend/Gastmans, a. a. O., S. 19

und darüber die Haltung mit der Ausrichtung auf das gute Leben. Damit ist immer auch das Spannungsfeld zwischen Eigenem und Fremdem umgriffen (das Geheuere gegenüber dem Ungeheueren, das Heimliche gegenüber dem Unheimlichen). Davon ist immer ein Teil theoretisch auf rationale Gründe zurückzuführen, ein anderer Teil bleibt erfahrungsgebunden. Wenn auch heute mit dem Begriff des „Weltethos" (Küng) die ganze Menschheit als Familie, als Haushalt umfaßt werden kann[5], bleibt doch das andere Spannungsfeld zwischen dem am konkreten Anderen orientierten (häuslichen) Privatbereich und dem am allgemeinen Anderen entlangdenkenden Öffentlichkeitsbereich mit der Forderung der Reziprozität der Perspektiven und der universellen Geltung von Regeln, besonders deutlich in der Gerechtigkeitsnorm, während die Frage, ob die Sorge-Ethik nur privat oder auch öffentlich gilt, eben noch umstritten ist.

Für van der Arend und Gastmans sind die individualistischen Universal-Ethiken des Utilitarismus und der deontologischen Pflichtenlehre für den Bereich der Pflege nicht ausreichend, da bei der ersteren der einzelne oder eine Minderheit geopfert werden kann und bei der letzteren der persönliche situative Kontext zu wenig Berücksichtigung findet. Daher bevorzugen sie eine Beziehungsethik der Sorge und Verantwortung, wobei sie die Philosophie von Levinas als „Wende" bezeichnen, von der an nicht mehr mit den aktiven, sondern mit den passiven Seiten des Menschen ethisch zu denken begonnen wird, also etwa die Ohnmacht des Patienten auch seine Macht konstituiert[6]. Marianne Arndt erinnert uns daran, daß die Entwicklung der Ethik der Pflege

ähnliche historische Stufen durchlaufen hat wie die der Medizin: Es beginnt mit einem Gelübde bzw. Eid und einer Sitten- und Tugendlehre; über die Professionalisierung kommt es zu den Regeln einer Standesethik und über die Verwissenschaftlichung zu ethischen Theorien und Prinzipien moralischen Handelns. Mit Recht weist sie aber darauf hin, daß dies kein unilinearer Fortschritt sei, sondern daß eine ethische Grundhaltung Elemente all dieser Stufen umfassen und zentrieren muß[7]. Schließlich verdanken wir ihr eine höchst anschauliche historische Topographie der Entstehung der beiden konkurrierenden oder komplementären Ethiken der Gerechtigkeit einerseits und der Sorge und Verantwortung andererseits. Während der Ort für die erstere der Markt ist mit seinem Austausch nicht nur von Waren, sondern auch von Argumenten und mit vertraglichen Vereinbarungen, hat die letztere ihren Ort im Haushalt (oikos) im umfassenden Sinne mit den Beziehungen zwischen Kind und Mutter, zwischen Eheleuten sowie zu Hilfsbedürftigen, Fremden und Gott[8].

Zu didaktischen Zwecken wage ich zwischen diesen beiden Ethiken eine vereinfachende Schematisierung: Gerechtigkeitsethik verhält sich zu Sorge-Ethik wie
1. Markt zu Haushalt;
2. Individuum zu Beziehung;
3. Tausch zu Gabe;
4. symmetrische zu asymmetrischer Beziehung;

---

5) H. Küng: Weltethos für Weltpolitik und Weltwirtschaft. München: Piper 1997
6) v. d. Arend/Gastmans, a. a. O., S. 75–77
7) Arndt, a. a. O., S. 14
8) a. a. O., S. 8, 37, 44 ff.

5. Vertrag zu Dienst;
6. Gerechtigkeit zu Sorge;
7. theoretisch zu empirisch;
8. deduktiv zu induktiv;
9. reversibel zu irreversibel;
10. rational begründbar zu nicht begründbar;
11. aktiv zu passiv;
12. Autonomie zu Heteronomie;
13. Selbstbestimmung zu Fremdbestimmung;
14. Freiheit in mir selbst zu Freiheit vom Anderen her;
15. Wechselseitigkeit der Beziehung zu Beziehung des Ausgesetztseins, des Verantwortens;
16. Kommunikation zu Responsivität;
17. Konsens zu Dissens;
18. aneignend zu sich verausgabend;
19. zu mir zurückkehrend zu beim Anderen bleibend;
20. funktionale Ordnung zu Außerordentlichem;
21. Gleichgewicht zu Ungleichgewicht und Überschuß an Fremdheit;
22. Partner zu unendlicher Abstand zum Anderen;
23. schuldlos zu schuldig;
24. passend zu unpassend;
25. vom günstigsten Fall ausgehend zu vom ungünstigsten Fall ausgehend;
26. der allgemeine Andere zum konkreten Anderen;
27. das Richtige tun zu das Gute tun;
28. ökonomisch zu ökologisch;
29. Ausgleich zu Überschuß über Ausgleich hinaus;
30. anthropologische Weltoffenheit mit dem Horizont des Gegebenen zu Antriebsüberschuß über das Gegebene hinaus (Pannenberg)[9];
31. Verfügen zu Vertrauen;
32. kein Angewiesensein auf die Exteriorität des Anderen zu Angewiesen-

sein auf die Exteriorität des Anderen;
33. männlich zu weiblich;
34. griechische zu biblischer Denktradition.

Abschließend möchte ich noch einmal an Ricoeurs[10] Dreifuß der Passivität und damit der Andersheit des Anderen erinnern – zur Erläuterung der Levinas'schen Wende der Erfahrung gelebter Passivität:

1. Die Passivität in der Erfahrung des eigenen Leibes, als Vermittlung zwischen dem Selbst und der Welt.
2. Die Passivität im Verhältnis des Selbst zum Fremden, „des Anderen als des Selbst" in der intersubjektiven Beziehung.
3. Die Passivität des Gewissens als des Verhältnisses des Selbst zu sich selbst. All diese drei Passivitäten sind in Levinas' Sprachbild vom Antlitz des Anderen, dessen sprechende Augen mich in meine Verantwortung rufen, zusammengefaßt und verdichtet.

Wir entfalten jetzt unser Konzept „Arzt vom Anderen her" in drei Dimensionen:
1 Arzt-Patient-Beziehung,
2 Verstehen,
3. Handeln in der Medizin.

---

9) W. Pannenberg: Was ist der Mensch? Die Anthropologie der Gegenwart im Lichte der Theologie. Göttingen: Vandenhoeck 1995, S. 5 ff.
10) P. Ricoeur: Das Selbst als ein Anderer. München. Fink 1996, S. 384

1. Arzt-Patient-Beziehung

Zu Beginn eine Erinnerung daran, daß die Arzt-Patient-Beziehung, wie wir sie heute verstehen, eine recht junge Erfindung ist. Noch vor 200 Jahren standen die Ärzte nur einer kleinen Elite aus Adel und Bürgertum zur Verfügung, während die Masse der Bevölkerung – von wenigen Armenärzten abgesehen – überwiegend auf die Volksmedizin angewiesen war. Die Ärzte waren also buchstäblich Haus- und Familienärzte: Hausärzte, weil sie ins Haus kamen und dort auch in aller Regel behandelten, selbst operierten; Familienärzte, weil die ganze Familie nicht nur bekannt, sondern auch in jedem Fall aktiv einbezogen war. Erst durch die Individualisierung und Klinifizierung der Medizin sowie durch die Sozialversicherung des 19. Jahrhundert entstanden auf der einen Seite der Massenbetrieb des modernen Krankenhauses und auf der anderen Seite die sorgfältig gegen Dritte abgeschottete Dyade der Arzt-Patient-Beziehung während der „Sprechstunde" im „Sprechzimmer" der ärztlichen Praxis, deren kritische Aspekte R. Sennett[11] zur modernen „Tyrannei der Intimität" rechnen würde. Auch wenn zur Vervollständigung jeder ärztlichen Situation die Figur des „Dritten" systematisch erst im V. Kapitel eingeführt wird, hier schon einmal die erste meiner fünf beziehungsanthropologischen Thesen für eine ärztliche Grundhaltung, die auch die riskanten Eingriffe heutiger Medizintechnik beziehungsethisch so einzubetten versucht, daß ihre Segnungen genutzt, ihre gefährlichen und daher unerlaubten Grenzüberschreitungen aber kontrolliert werden können.

❐ **Erste These**: Menschen kommen nur in der beziehungsstiftenden und bedeutungszusprechenden Mehrzahl vor, wobei es sich auch bei formaler Gleichheit inhaltlich in der Regel um Beziehungen zwischen stärkeren und schwächeren Menschen handelt. Die Beziehung des einen mit dem Anderen ist jedoch zugleich eine Un-Beziehung; denn Nähe lebt vom unendlichen Abstand des Anderen für den Einen – Nähe und Abstand nehmen gleichsinnig zu. Der Mensch in der Einzahl, als Individuum, stellt nur eine künstliche Abstraktion davon dar. Vom Menschen in der Einzahl zu sprechen, ist nur im Schutz seiner grundsätzlichen Pluralität und Sozialität anthropologisch korrekt sowie moralisch unschädlich und erlaubt.[12] ❐

---

[11] R. Sennett: Verfall und Ende des öffentlichen Lebens. Die Tyrannei der Intimität. Frankfurt: Fischer 1991

[12] Diese wie die in diesem III. Kap. folgenden, insgesamt 5 beziehungsanthropologischen Thesen habe ich erstmals in einem Vortrag im Bonner „Institut für Wissenschaft und Ethik"

Es versteht sich, daß diese These z. T. Viktor von Weizsäcker und seiner Denk-Gemeinschaft mit den Dialog-Philosophen geschuldet ist: „In Wirklichkeit kann eine Person nur als Person unter Personen begriffen werden ... Eben darum ist die Möglichkeit, den Einzelmenschen als ein geschlossenes System von Kräften oder Faktoren aufzufassen, hinfällig. Alle Anthropologie kann nur noch von der ursprünglichen Verbundenheit der Menschen ausgehen, alle Anthropologie muß zuerst eine Ordnungslehre der Gemeinschaft sein; der Einzelmensch ist ontologisch nicht real, er ist eine pure Abstraktion."[13] Und „Die Krankheit liegt jetzt zwischen den Menschen, ist eines ihrer Verhältnisse und ihrer Begegnungsarten. Hier beginnt anthropologische Medizin."[14]

Aus diesem Ansatz hat sich das heutige und schon mehrfach von mir genutzte Konzept der „Integrierten Medizin" (v. Uexküll u. Wesiack) entwickelt, das „sich die Aufgabe gestellt hat, den gegenwärtig vorherrschenden biomechanisch-psychologischen Dualismus in der medizinischen Versorgung überwinden zu helfen", die Trennung von handelnder und sprechender Medizin aufzuheben, für die Auffassung der Lebensvorgänge das physikalische Ursache-Wirkung-Modell in ein Konzept des Austauschs von Zeichen (Semiose) zu integrieren und so zu einer „Theorie selbstorganisierender Systeme" zu kommen, die die Subjektivität und die Körperlichkeit des Patienten in ihren Wechselwirkungen mit ihrer belebten und unbelebten Umwelt als Merk-Wirk-Einheit auffaßt. So entsteht für den Umgang mit Patienten das Konzept des Situations-Kreises, der v. Weizsäckers „Gestaltkreis" (Einheit von Wahrnehmung und Bewegung) als Theorie der Arzt-Patient-Beziehung umgreift und ganzheitlich alltagstauglich machen will.[15]

T. v. Uexküll hat sein Konzept in dem Begriff der „Beziehungsmedizin" noch einmal verdichtet. Unter „Beziehung" versteht er die sich ständig erneuernde autopoietische Herstellung einer „gemeinsamen Wirklichkeit" auf allen Ebenen, von der Zelle bis zum Sozialen, einer funktionalen Ordnung mit der „lebensnotwendigen Zusammengehörigkeit von Leistung und Gegenleistung, Rolle und Gegenrolle":

❑ „Jeder von uns ist mit den lebenden und unbelebten Objekten seiner Umgebung durch Beziehungen verknüpft, die für ihn eine mehr oder weniger große Bedeutung haben. Wir können sagen,

---

von L. Honnefelder formuliert. Sie sind veröffentlicht in: K. Dörner: Ärztliche Ethik als Beziehungsethik. In: Wege zum Menschen. 1998; 50: 512–519. Hier habe ich erstmals versucht, die Philosophie von Levinas für die Medizinethik-Diskussion fruchtbar zu machen und zugleich mit der anthropologischen Medizin von V.v. Weizsäcker in Beziehung zu setzen. Dieses löste eine ziemlich wilde Diskussion aus. Eine Folge davon ist, daß ich meine 5 beziehungsanthropologischen Thesen in diesem Kapitel zwar aufgegriffen, jedoch modifiziert und weiterentwickelt habe.

[13] V. v. Weizsäcker: Gesammelte Schriften. Bd. 7. Frankfurt: Suhrkamp 1986 ff. S. 315

[14] a. a. O., S. 19. Schon diese 2 Zitate zeigen, daß es für v. Weizsäcker nicht immer leicht war, sich von der Gemeinschaftsorientierung der NS-Medizin abzugrenzen, ihm dies auch nicht immer gelungen ist, was festzustellen heute freilich einfach ist.

[15] Diese Zitate stammen aus einem Konzept der Reform des Medizinstudiums für die Medizinische Fakultät der Humboldt-Universität Berlin von W. Burger „Aufgaben und Ziele einer Integrierten Medizin" aus dem Jahre 1996

jeder Mensch ist in einen, für Außenstehende unsichtbaren, ‚Mantel' gehüllt, der aus den Fäden seiner Beziehungen zu den Menschen und Dingen seiner Umgebung gewebt ist." Die „Partner" dieser Beziehung erhalten durch ständige „Rückmeldungen", durch „Antwortverhalten als Bedeutungsverwertung" in „kommunikativer Abstimmung" und Austausch von Informationen ihre „gemeinsame Wirklichkeit", ihre „funktionierende Ganzheit" oder stellen sie nach einer Störung bzw. Krankheit als „lebendes System" wieder her. In der Arzt-Patient-Beziehung muß „der Patient die unverstandenen Zeichen in Worte übersetzen, die er dem Arzt als Fragen vorlegen kann und der Arzt muß die Worte des Patienten interpretieren, indem er ihm mitteilt, was seine Sensationen bezeichnen. Wer glaubt, damit seien nur die Mitteilung einer üblichen Diagnose und die Verschreibung eines Medikamentes oder einer Therapie gemeint, hat nicht verstanden, daß sich Krankheit in diesem Austausch von Zeichen verbaler und nicht zuletzt auch averbaler Art als Wirklichkeit eines ‚Dramas' zu erkennen gibt, das als ‚sich entwickelndes System', wie Balint es formuliert hat, aus dem Arzt, seinem Patient und seiner Krankheit besteht. In diesem System gibt es den ‚mündigen Patienten' nur soweit es den ‚mündigen Arzt' gibt und soweit beide ihre Rolle und Gegenrolle so spielen, wie es der gemeinsame Auftrag der Heilkunde erfordert. Nicht nur Krankheit, auch Mündigkeit und Autonomie erweisen sich als sozialanthropologische Begriffe."[16] ❐

Nun ist der Beziehungsbegriff einer solchen sozialanthropologischen Beziehungsmedizin, der auf andere Weise auch Todorov[17] folgt, immer in der Gefahr, entweder formal und leer zu bleiben oder die Teilnehmer der Beziehung symbiotisch sich miteinander verschmelzen zu lassen. Schon deshalb heißt es in meiner ersten These, daß eine Beziehung immer auch von der abgrundtiefen Getrenntheit der Un-Beziehung ihrer Teilnehmer lebt. Gewissermaßen im Urtext dieser medizinischen Denkrichtung hat V. v. Weizsäcker die Problematik des Beziehungsbegriffs entfaltet:

❐ „Jede Not ist nun ein ausgesprochen ich-bezogener Zustand: der Mensch, der im Gleichgewicht seiner störungsfreien Mitte geht, braucht sich nicht wahrzunehmen. Die Not erst zwingt zur Selbstwahrnehmung und steht vielleicht an der Wiege des Selbstbewußtseins. So steckt in jeder Not ein Stück Narzißmus. Aber eben weil die Not die bewußtlose Hingabe ans Außen, an die Welt, das Du, an alles Nicht-Ich unterbricht und eine Selbstbeziehung schmerzlich erzwingt, eben darum kann man auch sagen: dies Urphänomen der Not ist nicht nur eines des Ich-für-sich, sondern ebenso sehr das wesenhaft Zweisame: sie ist ein Getrenntsein vom Anderen, der Welt, dem nächsten Menschen. Ja, wir können weiter sagen, sie ist ein Getrenntsein von dem Nächsten, der mir der nächste scheint, von mir selbst. Sie trennt in mir mich von mei-

---

[16] T. v. Uexküll: Rückmeldung als Modell interpersonaler Beziehungen: Psychosomatische Medizin als Beziehungsmedizin. In: P. Hahn u. a. (ed.): Modell und Methode in der Psychosomatik. Weinheim: Deutscher Studien Verlag 1994, S. 61–70

[17] T. Todorov: Abenteuer des Zusammenlebens, Versuch einer allgemeinen Anthropologie, Berlin: Wagenbach 1996

nem Ich. Die Not der Schmerzen, wenn ein Glied gewaltsam von mir getrennt wird, die Not des Schwindels, wenn mein Ich von seiner räumlichen Welt getrennt wird, die Not der Schwäche, wenn es von seiner Tätigkeit getrennt wird – sie alle sind Trennungserscheinungen in mir, und sie alle rufen nach dem Anderen – nach Hilfe. So sind sie Wahrnehmungen der Zweisamkeit unserer Existenz. Und insofern kann man sagen, die Notphänomene seien Beziehungstatsachen von Mensch zu Mensch, und die Selbstwahrnehmung sei nur eine Variante des Gesetzes der unaufhebbaren Gemeinschaft. Freilich gerade die Variante, welche als Not die zwischenmenschliche Beziehung zugleich in Frage stellt und sie eben dadurch auf einer neuen Ebene aufruft, zeugt."[18] ❐

Es ist nun gleichwohl fraglich, ob die „unaufhebbare Gemeinschaft" oder die „Ordnungslehre der Gemeinschaft" (v. Weizsäcker) am Anfang einer Anthropologie der Beziehungen stehen sollte. Noch fraglicher freilich ist es, ob die Beziehungen auch zwischen Arzt und Patient – wie bei v. Uexküll – über Rückmeldungsabstimmung als wechselseitige und reversible (Leistung-Gegenleistung, Rolle-Gegenrolle) zu konzipieren sind. Es könnte sein, daß auf diese Weise die Asymmetrie der Beziehung, meine Passivität gegenüber dem Anderen, die Andersartigkeit und Fremdheit des Anderen kommunikativ wegharmonisiert werden – der Geschlossenheit einer Theorie, der Systemtheorie, zuliebe („Ganzheit eines bipersonalen Systems").

Wäre es nicht möglich, daß die Beziehungsmedizin v. Weizsäckers mittels lebenswissenschaftlicher, biologischer

Denkmodelle durch v. Uexküll in der Kritik der Einseitigkeiten einer mechanisch-physikalischen Medizin zum Sieg geführt wird, aber durch ihre Kritik auch abhängig von ihr geblieben ist, so daß noch eine weitere, dritte Perspektive fehlt, die mit der Sprachlichkeit, der Responsivität des Menschen zu tun haben dürfte. So ist für Kießling[19] Sprache mehr als „ein bloßes Instrument eines Tauschverhältnisses", in dem Informationen zugunsten der Funktionsfähigkeit eines Systems oder einer Ordnung kommuniziert werden, und geht gerade nicht von der Identität, sondern von der Nicht-Identität, der Fremdheit, der Verschiedenheit, der Heterogenität, der Getrenntheit und der Besonderheit der Teilnehmer aus. A. Baier[20] macht darauf aufmerksam, daß im Gegensatz zum Austauschcharakter eines Vertrages in der Vertrauensbeziehung die Bedeutung der Vergleichbarkeit von Bedürftigkeit oder Macht ausgesetzt ist. Reiter-Theil[21] entwickelt ein pragmatisches Modell für das Arzt-Patient-Gespräch durch die Kombination von vier Sprach-Funktionen (Ausdruck, Kommunikation, Information, Argumentation) und drei Gesprächsphasen (persönliche Erstbegegnung; unpersönliche Untersuchung; Kombination von beidem in dialogischer Interaktion). Ob-

---

18) V. v. Weizsäcker: Gesammelte Schriften. Bd. 5. 1987: S. 241 f.
19) K. Kießling: „Wir suchen von dem Gespräch aus, das wir sind …". Wege zum Menschen 1997; 49: 319–339
20) A. Baier: Trust and Antitrust. ethics. 1986; 96: 231–260
21) S. Reiter-Theil: Therapiebegrenzung und Sterben im Gespräch zwischen Arzt und Patient. Ein integratives Modell für ein vernachlässigtes Problem. Ethik in der Medizin. 1998; 10: 74–90

wohl rollentheoretisch begrenzt, ist das Modell hilfreich, weil es aufmerksam macht für die Unterschiedlichkeit der Gesprächs- und Beziehungsanteile je nach Passivität, Aktivität und Wechselseitigkeit der Rolle von Arzt und Patient. Weil aber gleichwohl die Arzt-Patient-Beziehung überwiegend als eine konsensorientierte Veranstaltung aus der Perspektive der aktiven Beiträge der Beteiligten aufgefaßt wird, hier – gewissermaßen als Kontrast – meine

❐ **Zweite These**: Menschen sind ihrem Leib, dem Anderen und ihrem Gewissen grundsätzlich passiv und in diesem Sinne leidend ausgesetzt – Beziehung vom Anderen her, dem sie Antwort geben. Nur in dieser Einbettung sind ihre Intentionen, Aktivitäten, Normsetzungen und ihre Glücksorientierung nicht mehr nur zur Selbsterhaltung notwendig, sondern auch human und damit rational begründet. ❐

In diesem Horizont und dieser – wie ich meine – unvermeidlichen Ergänzung der gegenwärtigen Diskussion möchte ich Ihnen jetzt mein Schema für eine angemessene ärztliche Grundhaltung in der Arzt-Patient-Beziehung zur Diskussion stellen. Das Konstruktionsprinzip des Schemas ist nicht sehr originell, eher simpel, spröde und unterkühlt, wie es einem leicht widerfährt, wenn man etwas darstellen will, was einem besonders viel Angst macht. Es ist der Erkenntnistheorie abgeguckt und besagt: Meine Beziehung als Arzt zum Patienten findet in drei Dimensionen statt: der Subjekt-Objekt-Beziehung, der Subjekt-Subjekt-Beziehung, aber auch in der – sonst unterschlagenen – Objekt-Subjekt-Beziehung. Keine Dimension

kann eine andere ersetzen. Für eine vollständige Beziehung sind alle drei Dimensionen notwendig. Die erste (äußerlich stärkste) Dimension ist in die zweite und die zweite in die dritte (äußerlich schwächste) Dimension einzubetten. Dadurch schützt die dritte Dimension die zweite bzw. die erste vor ihren jeweiligen Gefahren und läßt ihre Wirkungen segensreich werden. Alle drei Dimensionen oder Haltungen werden von mir 1. historischen Epochen, 2. moraltheoretischen Entwicklungsstufen (Kohlberg u. Gilligan), 3. ethischen und 4. die Position des Anderen zu mir ausdrückenden Kategorien zugeordnet.

Subjekt-Objekt-Beziehung
(paternalistische Haltung)

Ich als Arzt-Subjekt unterwerfe Dich mir und mache Dich zu meinem Patient-Objekt, da Du auf diese Weise am schnellsten wieder Subjekt werden kannst.

Diese Haltung ist beschützend, entspricht der Epoche der frühen Moderne; moraltheoretisch ist sie präkonventionell; sie ist intentional und ethisch egologisch; und von der Position her steht hier der Andere unter mir.

Da ich einen uneinholbaren Vorsprung an Kompetenz, Wissen und Macht habe, ist es vernünftig, wenn Du Dich mir aussetzt, Dich mir völlig anvertraust. Im Gegenzug exploriere ich Dich, frage Dich aus, diagnostiziere und therapiere Dich. Deine Signale sind mir Besserwisser bekannt, so daß ich sie unmittelbar und in dem Sinne reproduktiv beantworten kann, daß ich die Störung Deiner Ordnung behebe und damit Deine Ordnung und Gesundheit reproduziere. Indem ich Dich mir vor-

71

übergehend aneigne, stelle ich Dich wieder her (Restitutio ad integrum).

Diese Haltung ist nicht ehrenrührig, sondern entspricht dem ewigen Wunschtraum aller Ärzte und aller Patienten – Modell: Krankheit wegmachen oder Autoreparatur. Je akuter zudem eine Krankheit ist, je mehr es sich um einen Notfall handelt oder je mehr es sich um einen Zulieferungs-Service eines Facharzt-Spezialisten dreht, desto mehr sind Elemente dieser Haltung situationsangemessen. Außerdem bringt es der technische Fortschritt der Medizin mit sich, daß ein langsam wachsender Teil der Erkrankungen in der Tat nach dem Autoreparaturmodell gehandhabt werden kann, ohne daß Arzt und Patient darüber hinausgehende Erwartungen haben. Dies erkennen zu können, ist bei dem im übrigen nur zu berechtigten Kampf gegen den Paternalismus nicht immer selbstverständlich. Daß eben dieser Kampf um das Selbstbestimmungsrecht der Patienten in dem Maße, wie er gewonnen ist, auch zu paradoxen Folgen führen und damit auch so etwas wie einen Neopaternalismus rechtfertigen kann, wird uns noch später beschäftigen.

Subjekt-Subjekt-Beziehung
(partnerschaftliche bzw. gegnerschaftliche Haltung)

Ich als Arzt-Subjekt anerkenne auch Dich Patient als Subjekt und ermögliche dadurch unsere Begegnung auf derselben Ebene.

Diese Haltung ist – vom Anspruch her – partnerschaftlich; sie entspricht der Epoche der späten Moderne nach 1945, vor allem in demokratischen Gesellschaften; sie ist moraltheoretisch konventionell, insofern sie in „Arbeitsbündnissen" und rechtlichen Vertragsverhältnissen denkt; es stehen hier zwei Intentionen und ethisch zwei Egologiken gegeneinander und im Austausch miteinander, was zu einer dialogischen Ethik führt; und nach der Position steht der Andere hier neben mir.

Mit dieser Haltung erkenne ich den Anderen als meinen Partner an und gehe von der Interessensgleichheit zwischen uns aus, die bewirkt, daß wir beide Beiträge dazu leisten, um das zwischen uns liegende Problem – die Krankheit – zu bewältigen. Dafür ist entscheidend eine konsensorientierte, kommunikative Interaktion zwischen uns. So kommen wir zu einer „gemeinsamen Wirklichkeit", die sich nicht nur bei akuten, sondern auch bei chronischen, schwierigen und die Person des Patienten berührenden Erkrankungen bewährt und dabei nicht nur reproduktiv die alte Ordnung des Patienten wiederherstellen, sondern auch – durch Reflexion der Krankheitsbedeutung – produktiv den Patienten zu einer neuen, angemesseneren Ordnung führen kann.

Es ist dies eine Haltung, die insbesondere von der Kultivierung der Beziehung zur Gemeinschaft lebt, nicht zuletzt in Konzepten wie der „Integrierten Medizin" oder „Beziehungsmedizin" (v. Uexküll) ausformuliert. In der Öffentlichkeit gilt sie als das Ideal gerade auch im Umgang mit ernsteren und längerfristigen Erkrankungen, zumal sie die besserwisserischen Gefahren der paternalistischen Haltung kritisiert und kontrolliert sowie das Selbstbestimmungsrecht des mündigen Patienten akzeptiert und geradezu voraussetzt; denn beide Seiten sollen kooperativ ihre je eigenen Beiträge einbringen und austauschen, um so partnerschaftlich zu einem optimalen Ergebnis zu kommen.

Freilich leidet das Modell der partnerschaftlichen Haltung, obwohl es Ideal bleibt, an Wunschdenken und Machtblindheit, also daran, daß in der Regel beklagt wird, daß die Realität – noch – nicht so sei, daß die Patienten und noch mehr die Ärzte zumeist nicht fähig oder bereit seien, sich auf ein solches System einzulassen. So kommt es, daß häufig die beiden autonomen Subjekte die partnerschaftliche Haltung nur auf einer merkwürdig formalen und rhetorischen Ebene umsetzen. Man tut so, als ob … und überbietet sich gegenseitig in der Beteuerung der Achtung des Selbstbestimmungsrechts des Patienten. Das bedeutet nicht selten auf der inhaltlichen Ebene, daß ich als Arzt meinen realen Vorsprung an Wissen und Macht – Herrschaftswissen und Definitionsmacht – durchaus zum Tragen bringe, was aber zwischen uns unausgesprochen bleibt. Damit hätte ich einerseits die allgemeinen gesellschaftlichen Erwartungen nach Partnerschaft und Selbstbestimmungsrecht bedient, wäre aber in Wirklichkeit wieder mehr bei meiner paternalistischen Haltung, ohne daß jemand dieses jetzt noch merken würde.

Wegen dieser Schwächen schlage ich eine abgewandelte Haltung vor, die ich die gegnerschaftliche Haltung der Arzt-Patient-Beziehung nenne; erstere könnte man dann als 2a, letztere als 2b bezeichnen.

Für diese gegnerschaftliche Haltung[22] hat sich mir das Bild bewährt: In der Begegnung begegnen sich (nicht Freunde, nicht Feinde, sondern) Gegner. Dieses Sprachbild fällt in den übrigen europäischen Sprachen eher noch härter aus (das lateinische „contra" steckt im italienischen „recontrare", im französischen „rencontre" und selbst im scheinbar so weichen englischen „encounter"). „Gegner" in diesem Sinne meint, daß ich davon ausgehe, unterstelle, ja – bis zum Beweis des Gegenteils – voraussetze, daß Du als Patient und ich als Arzt nicht etwa dieselben, sondern unterschiedliche Interessen haben. Ich lege also ehrlicherweise unserer erst beginnenden Beziehung die Anerkennung dieser brutalen, aber durch nichts wegzuleugnenden Wahrscheinlichkeit der Interessendifferenz zugrunde; denn anders kann es gar nicht sein, nicht nur weil wir uns noch gar nicht kennen, nicht nur wegen der grundsätzlichen Fremdheit des Fremden und der Andersheit des Anderen, sondern auch wegen der außerordentlichen Besonderheit der Krankheitssituation: Krankheit nämlich, sofern sie nur einigermaßen ernst zu nehmen ist, bedeutet immer eine existentielle Verunsicherung, Todesangst, Selbstbezogenheit, Krise und Kränkung[23], damit aber auch einerseits

---

[22] Das Sprachbild der „Gegnerschaftlichen Haltung" ist entstanden bei dem Versuch, eine „Grundhaltung" aller an der psychiatrischen Reformbewegung beteiligten Berufsgruppen zu entwerfen, insbesondere in: K. Dörner u. U. Plog: Irren ist menschlich – Lehrbuch der Psychiatrie/Psychotherapie. Bonn: Psychiatrie-Verlag 1996, vor allem in der „Gebrauchsanweisung" und in den Kapiteln 1 und 7.

[23] In „Beziehung und Psychose" haben J. Kipp, H. P. Unger und P. M. Wehmeier (Stuttgart: Thieme 1996) sprachlich feinsinnig die Doppelbedeutung von „Kränkung" zum Ausdruck gebracht, was sich vom Umgang mit psychotischen Patienten auch auf körperkranke Patienten übertragen läßt.

Abriß und Entwertung meiner normalen Bezüge zum Anderen, zur Welt und zu mir selbst sowie andererseits kritiklose Suche nach einem Strohhalm, nach einem Halt um fast jeden Preis und damit extreme Suggestibilität für fast beliebige Angebote des Arztes, die der Gekränkte anzunehmen neigt, auch wenn sie gar nicht mit seinem Inneren übereinstimmen, sofern der Arzt dies – schamlos – ausnutzt. (Spätestens seit dem postmodernen Modekonstrukt der „multiplen Persönlichkeit" wissen wir, daß, wenn ein Therapeut dieses bei seinen in Not befindlichen Patienten vermutet, er sie so explorieren wird, daß nicht wenige von ihnen ihre Lebensgeschichte neu erfinden und minutiöse Beweise für den zum Konstrukt gehörenden kindlichen Mißbrauch berichten, auch wenn dieser in Wirklichkeit nie stattgefunden hat.[24] Ärzte haben die Neigung, zu finden, was sie suchen (vgl. Motto).

Das sind nur einige von vielen Gründen dafür, daß es geradezu lebensnotwendig ist, zunächst mal von potentiell unterschiedlichen Interessen zwischen Arzt und Patient und damit von einer „Gegnerschaft" auszugehen. Dadurch vermeiden Sie das Freund-Feind-Mißverständnis, wonach Sie oder der Patient der Beziehung, dem eigenen Wunsch folgend, mehr Freundschaftlichkeit zusprechen, als sie zunächst zu tragen in der Lage ist, was über die zwangsläufig folgende Enttäuschung leicht in Feindschaft umschlägt – mit diversen destruktiven Folgen, daß Sie z. B. den Patienten an einen angeblich

auf das Problem des Patienten spezialisierten Kollegen überweisen und ihn sich so aus den Augen schaffen oder ihn – als „hoffnungslos" – in einem Heim verschwinden lassen. Die Zubilligung der anfänglichen Unterschiedlichkeit der Interessen macht es für die Teilnehmer der Beziehung zudem erlaubt, sich gegenseitig aufs Kreuz zu legen, ohne daß der eine dies dem anderen übelnehmen darf, wiewohl sie zugleich während ihres Austauschs die Regeln erst entwerfen, die für ihr Spiel gelten sollen. Selbst Gewalt von der einen oder anderen Seite wird in diesem Horizont nicht einfach geleugnet; vielmehr darf man mit ihr rechnen. Schließlich drücken Sie mit Ihrer gegnerschaftlichen Haltung auch Ihren Respekt vor der abgrundtiefen Getrenntheit der Andersartigkeit des Anderen und damit vor der einzigartigen Würde seiner Person aus. Sie eröffnen ihrer Beziehung einen Spielraum, der immer für mehrere Optionen offenbleibt, von denen eine natürlich auch der Konsens sein kann.

Während die partnerschaftliche Haltung von vornherein und direkt konsensorientiert ist, leistet sich die gegnerschaftliche Haltung – realitätsbezogen – den Umweg über eine Dissenzorientierung. Während erstere ein Gemeinschaftsmodell zwischenmenschlichen Zusammenlebens als Hintergrund hat, baut letztere auf ein Konfliktmodell der Gesellschaft, also des Zusammenlebens vieler unterschiedlicher Fremder, die sich in ihren Intentionen nicht kennen, wofür sich die Institutionen der Demokratie bewährt haben, wie wir bereits in Kapitel II, Abschn. 1 gesehen haben. Partnerschaft steht immer in der Gefahr, biologische Vorstellungen einer funktio-

---

[24] So etwa W. Schmidbauer: Wenn Helfer Fehler machen. Liebe, Mißbrauch und Narzißmus. Reinbek: Rowohlt 1997

nalen Ordnung (Leistung-Gegenleistung) und damit eines harmonischen Gleichgewichts in einem geschlossenen System (systemtheoretisch) auch auf das gesellschaftliche Zusammenleben von Menschen zu übertragen, während das Modell der Gegnerschaftlichkeit mehr von der soziologischen Perspektive einer Konfliktgesellschaft lebt – mit dem anthropologischen Hintergrund der Weltoffenheit, Unausgeglichenheit und Nicht-Festgestelltheit des Menschen.

Alltagspraktisch fördert die gegnerschaftliche Haltung den Mut zum notfalls auch kämpferischen Austausch unterschiedlicher Ansichten, gerade weil deren konstruktive Bedeutung für Problemlösungen in der Arzt-Patient-Beziehung grundsätzlich anerkannt ist – als legitimer Ausdruck der auch marktwirtschaftlichen, wettbewerblichen Verfassung einer demokratischen Gesellschaft. Daher haben sich für die Versprachlichung der Arzt-Patient-Beziehung Bilder aus Spiel und Sport – Schach, Fußball, Tennis – praktisch bewährt. Freilich teilt die gegnerschaftliche Haltung zumindest einige Schwächen mit der partnerschaftlichen Haltung trotz ihrer besseren Haftung an der gesellschaftlichen Alltagswirklichkeit. So läßt sich insbesondere auch hier leicht ein Interessenausgleich einfach behaupten, während man sich in Wirklichkeit auf die Ebene einer bloß formalen Wechselseitigkeit zurückgezogen hat, die es mir noch besser zu verbergen gestattet, daß ich als Arzt nach Wissen und Macht paternalistisch der Chef im Ring bleibe. Zur Kontrolle dieser Gefahr benötigen wir also nach wie vor noch eine dritte Haltung.

Objekt-Subjekt-Beziehung (Haltung vom Anspruch des Anderen her)

Das klingt jetzt so: Du als Subjekt machst mich als Arzt zum Objekt Deines Anspruchs, Deines Anrufs – wie etwa in der Schule die Schülerschaft des Lehrers sich von der Meisterschaft des Schülers unterweisen läßt, was zu geschehen hat[25].

Diese Haltung ist nicht mehr beschützend, partnerschaftlich oder gegnerschaftlich, sondern in ihr setze ich mich dem Anderen aus, ohne die Chance einer Rückkehr zu mir, werde von ihm in mein Antworten, in meine Verantwortung eingesetzt; sie ist – als vor-anfänglich – keiner historischen Epoche besonders zuzuordnen und wenn doch, dann wiederbelebt sie alttestamentarisches (eher als griechisches) Denken, dem gerade vom postmodernen Pluralismus in dem Sinne eine Chance eröffnet wird, wie man sagt „nach Auschwitz" oder wie Levinas Paul Celan zitiert: „Ich bin Du, wenn ich ich bin", sie ist moraltheoretisch postkonventionell, unter der Voraussetzung, daß die feministische Korrektur (Gilligan) akzeptiert wird, wonach Gerechtigkeit in Sorge (justice in care) eingebettet wird; sie betrifft eine vor-intentionale, heteronome, responsive Beziehungsdimension und ist nicht egologisch, nicht dialogisch, sondern alterologisch; und der Position nach steht der Andere über mir.

Diese Haltung vom Anspruch des Anderen her trifft die nicht oder nur

---

[25] Das Sprachbild der mich unterweisenden Meisterschaft des Anderen durchzieht bei E. Levinas vor allem sein Werk „Totalität und Unendlichkeit". Freiburg: Alber 1993

schwer aussprechbare Grundhaltung im Kern, die dieses Buch entfalten möchte. Kein Mensch kann sie dauerhaft leben, realisieren; aber ich als Arzt vom Anderen her habe ihr ständig vorübergehend auf der Spur zu sein. In dieser Haltung öffne ich mich bedingungslos der Not des Anderen, seinen nackten, ungeschützten, sprechenden Augen, seinem Ruf, der zugleich die Stimme meines Gewissens ist. Ich bin dem Anderen passiv – nicht hörig – ausgesetzt, komme für ihn immer schon zu spät, bin also in seiner Schuld, schuldig, daher angeklagt, stehe als Objekt im Anklage-Fall, also im Akkusativ. Die Passivität geht soweit, daß ich leer bin von allem Eigenen, in dem Sinne, daß die Fremdheit des Anderen mich mir fremd macht, ich für diesen Fremden ein mir bisher fremdes, neues Organ entdecke (vgl. das Goethe-Zitat aus Abschn. I. 3), mein Selbst der Andere ist. So dem Anspruch des Anderen antwortend, ihn verantwortend, entfällt – zumindest für den wirklich kranken Patient – die gängige Fiktion der Restitutio ad integrum, eröffnet sich statt dessen für meine responsive Praxis für den Patienten die Perspektive der notwendigen, neu zu erfindenden Ordnung, die es noch nie gegeben hat, weil er nach seiner Krankheit – weder immunbiologisch noch lebensweltlich – noch derselbe sein kann.

Durch diese Haltung lasse ich mich vor jeder symmetrischen Wechselseitigkeit der Beziehung passiv-asymmetrisch vom Patienten in den nicht mehr institutionell erzwungenen, sondern moralisch freien Dienst nehmen[26], vergleichbar den alten Ärzten, die vor 200 Jahren von den „Herren Patienten" sprachen. In dieser Haltung gelingt mir das Schweigen und das Nichttun, durch das mir angemessenes Sprechen und Handeln möglich wird. Es ist die Haltung der Sorge, in der W. T. Reich den Grund und die Begründung der Medizin überhaupt sieht.

Auf diese Weise ist schließlich diese Haltungsdimension vom Anspruch des Anderen her, in der ich so schwach und ohnmächtig bin, daß ich sie nur spurenhaft realisieren kann, gerade aufgrund ihrer Schwäche die einzige Dimension, die in der Lage ist, die Stärke meiner auch notwendigen besserwisserischen, aneignenden paternalistischen Dimension und die Wechselseitigkeit meiner partnerschaftlichen und gegnerschaftlichen Dimension in sich einzubetten, ihre Gefahren dadurch zu kontrollieren

---

[26] Wenn schon die partner- und gegnerschaftliche Dimension der Arzt-Patient-Beziehung zur Tarnung von Machtmißbrauch hervorragend geeignet ist, dann ist die Objekt-Subjekt-Dimension, in der ich mich vom Patienten passiv in den Dienst nehmen lasse, naturgemäß mit noch größeren Gefahren behaftet: wie etwa einerseits in dem Sprachbild des Ministers ausgedrückt, der unter dem Vorwand „erster Diener seines Volkes" zu sein, um so brutaler herrschen kann; andererseits aber auch in dem Sinne, daß der Patient als „Konsument" mich als Arzt nach seiner Pfeife tanzen läßt, indem ich ihm – statt ihm zuzuhören – hörig bin. Freilich kommt es zu dieser Gefahr nur dann, wenn die Indienstnahme durch den Anderen als Haltung – wovor ich nicht oft genug warnen kann – verwechselt wird mit meiner ontologischen Seinsweise, mit den empirischen Zwängen meiner Alltagsrealität, wovon die Haltung mich gerade freimachen will. Gleichwohl gehört diese Gefahr wohl zur „condition humaine", was sich vielleicht in der Umkehrung des bekannten Hölderlin-Wortes ausdrücken läßt: Wo das Rettende ist, wächst auch die Gefahr; denn verschließe ich mich der Objekt-Subjekt-Dimension, ist die Gefahr des Mißlingens der Arzt-Patient-Beziehung noch ungleich größer, nämlich sicher.

und damit ihre segensreichen Wirkungen für die gute Arzt-Patient-Beziehung gelingen zu lassen. Die Güte des Arztes zeigt sich also daran, ob er in diesem Sinne die drei gleichermaßen notwendigen Dimensionen der Arzt-Patient-Beziehung in ein angemessenes Verhältnis zu setzen versteht. Das ist nicht so verrückt, wie es klingen mag. Beziehungen sind stets zunächst moralisch, bevor sie auch kognitiv sein können. Auch Kant gründet seine Erkenntnistheorie in seiner Ethik. Und sprachgeschichtlich gab es erst das „Gewissen" bevor man daraus „Wissen" abstrahierte; oder: „conscience" ist erst die Gewissens-Mitwisserschaft, bevor „Bewußtsein" daraus wurde. – Zur Figur des Dritten bzw. zur Triangularisierung, ohne die keine Beziehung denkbar ist, kommen wir in Kapitel V.

2 Verstehen

Die Arzt-Patient-Beziehung vollzieht sich im Sprechen und Handeln. Im Rampenlicht steht verständlicherweise die „handelnde Medizin", während die „sprechende Medizin" auf ihrem Schattenplatz sich stets als zu kurz gekommen beklagt, die Anerkennung ihres Gewichts fordert, obwohl das Sprechen die Arzt-Patient-Beziehung erst eröffnet und ihr die Weichen stellt, die Bestimmung der Diagnose sowie die Entscheidung über den Behandlungsplan sprachlich erfolgen. Sprechen ist natürlich auch Handeln. Manche sagen Probehandeln, und sprachliche Eingriffe können genauso hilfreich, aber auch riskant, ja tödlich sein wie Eingriffe durch Handeln.

Seit Dilthey und Jaspers unterscheiden wir auch in der Medizin Erklären und Verstehen. Ersteres meint etwa die kausale Rückführung einer Wirkung auf eine Ursache, letzteres das Erfassen von etwas in seinem Sinngehalt und Bedeutungszusammenhang. In beiden Fällen handelt es sich um etwas Unbekanntes, Fremdes, das bekannt, vertraut werden soll. In der Arzt-Patient-Beziehung hat sich Verstehen zum Schlüsselbegriff entwickelt, zumal in ihr auch von jeder Erklärung die verstehende Interpretation ihrer Bedeutung erwartet wird. Es ist zum Slogan geworden, daß Patienten von ihrem Arzt vor allem verstanden werden wollen. Das muß nicht immer einfach sein: Vor kurzem erzählte mir eine Patientin: „In den letzten Jahren war ich bei 10 verschiedenen Ärzten. Alle beteuerten, daß sie mich verstehen könnten. Nur einer hat das nicht gesagt. Nur mit ihm kam eine tragfähige Beziehung zustande." Es scheint also verschiedene Haltungen des Verstehens zu geben, die ich unterscheiden muß. Um mich dieser Schwierigkeit zu nähern, hier zunächst – beziehungsanthropologisch – meine

❏ **Dritte These**: Menschen haben grundsätzlich Würde, während Sachen ein Wert zugemessen wird, ein Begriff, der seine Herkunft aus der Ökonomie

---

27) Es ist schon bemerkenswert, daß ausgerechnet der ehemalige NS-Kronjurist Carl Schmitt nach dem Krieg daran erinnert hat, daß sprachgeschichtlich früher den Menschen Würde und den Sachen Werte zugeordnet wurden, was ursprünglich im ökonomischen Sinne „Preis" bedeutet hat. Er fragt danach, welche Konsequenzen es habe, daß wir uns daran gewöhnt haben, nun auch Menschen Werte beizumessen, zum Schluß auch einen „Lebenswert". Schmitt tut dieses in: Die Tyrannei der Werte. Hamburg: Lutherisches Verlagshaus 1979. Auch die gegenwärtige „Qualitäts-" und „Lebensqualitäts"-Diskussion ist in diesem Horizont kritisch zu überdenken.

(Preis) nicht verlieren kann[27]. Nur im Schutz der Achtung ihrer Würde, also ihrer Selbstzweckhaftigkeit, Unverfügbarkeit, Fremdheit, unüberbrückbaren Getrenntheit (säkularisierte Form ihrer Heiligkeit) und damit Nichtverstehbarkeit ist es gerechtfertigt, Menschen z. B. unter dem Leistungsaspekt auch einen Wert beizumessen oder sie zu verstehen. ◻

Es ist üblich zu sagen, „Ich verstehe Dich", wie man an den 9 der 10 Ärzten der gerade zitierten Patientin sehen kann, aber eben auch riskant, weil dieses Vorgehen die Struktur hat: „Aktives Subjekt versteht passives Objekt". Die Bewegung geht von mir aus, exploriert den Gegenstand, den Anderen, wertet ihn aus und kehrt bereichert zu mir zurück. In dieser egologischen Haltung gibt es letztlich doch keinen Unterschied zwischen dem naturwissenschaftlichen Erklären, mit dem ich theoriegeleitet mein Gegenüber analysiere, und dem geisteswissenschaftlichen Verstehen, durch das ich mich in mein Gegenüber und seinen Bedeutungszusammenhang einfühle, vertiefe (um nicht zu sagen: verbohre), um seine Wahrheit zu heben. Beide Strategien sind gleichermaßen intentional aneignend, besitzergreifend, das Objekt mir gleichmachend, wobei ich beim Verstehen über die einfühlende Empathie auch noch bei der verschmelzenden Identifizierung

landen kann[28]. Mit dieser Haltung kann man zwar vielleicht den Symptomen der Erkrankung gerecht werden, was freilich oft auch schon ausreicht; jedoch die Not des Kranken fällt dabei insofern unter den Tisch, als von ihr nur noch mein Verständnis davon übrig bleibt. Vollends versagt diese Verstehensmethode etwa bei Dorothea, meiner Enkeltochter im Wachkoma, oder auch bei Alzheimer-Patienten. Vergleiche ich diese Verstehenshaltung mit dem Auswerfen eines Fischernetzes, so kommt es in solchen Situationen leer zurück: In diesem Sinne gibt es dann nichts zu verstehen. So kommt es statt dessen zu erklärenden Objektivierungen eines Menschen oder zu gleichlautenden Gerichtsurteilen, wonach es sich hier nur noch um das mechanische Ablaufen von Körpervorgängen handelt, was mit der Würde des Menschen nicht mehr vereinbar sei, weshalb ein solches Leben durch Einstellen der Ernährung bzw. der Behandlung beendet werden solle.[29]

Es war gewissermaßen die Kritik mittlerer Reichweite an diesen Schwächen einer solch paternalistischen Verstehenshaltung, aus der die Präferenz partnerschaftlicher Verstehenshaltung hervorging. Hier heißt es jetzt: Subjekt versteht Subjekt, und zwar in partnerschaftlicher Wechselseitigkeit, so daß aus dem Austausch der Beiträge beider Subjekte der Verstehenskonsens ent-

[28] J. E. Meyer: Die Arzt-Patient-Beziehung in der Psychiatrie. Der Nervenarzt 1989; 60: 102–105

[29] Diesem Denken war teilweise das sog. Kemptener Urteil des Bundesgerichtshofs vom 13. 9. 1994 gefolgt. Meine Kritik daran: Hält der BGH die „Freigabe der Vernichtung unwerten Lebens" wieder für diskutabel? Zschr.

f. Rechtspolitik 1996; 29: 93–96. Wie existentiell und ehrlich um diese Fragen gerungen wird, mag der Umstand zeigen, daß einer der für das Urteil von 1994 verantwortlichen BGH-Richter, Klaus Kutzer, mir nach einem längeren Briefwechsel am 18.3.98 schrieb, daß er sein eigenes damaliges Urteil von 1994 heute nicht mehr bedingungslos unterstützen könne; denn wenn ein

steht. Dialogisch kommt es durch Kommunikation zum Gleichgewichtszustand. „Das Wissensgefälle zwischen Sprecher und Hörer wird ausgeglichen durch Weitergabe von Informationen, die vom Sprecher encodiert und vom Hörer nach einem mehr oder weniger gleichen Code decodiert werden. Einer gibt, der andere nimmt, einer tut etwas, der andere erleidet etwas; das sind Differenzen, die nur vorläufigen Charakter haben, da prinzipiell Sprecher und Hörer ihre Rollen vertauschen können. Reziprozität der Perspektiven und Reversibilität der Teilnehmerrollen garantieren die Möglichkeit einer unbegrenzten Verständigung."[30] Wie freilich schon im ersten Abschnitt beschrieben, besteht hier die Gefahr, daß dieses ideale dialogische Ich-Du-Verstehen nur selten gelingt; denn weil es meist in einem künstlich idealisierten herrschaftsfreien Raum angesiedelt ist und weil die Asymmetrie sowohl der Macht des Arztes als auch der Ohnmacht des Patienten in dieser Haltung nicht genügend Beachtung finden, setzt sich im Schutz solcher „Verstehens-Lyrik" in Wirklichkeit oft nur die Aneignungsstrategie des Arztes durch.

Hier bewährt sich die gegnerschaftliche Variante auch für die Verstehenshaltung. In der Begegnung begegnen sich Gegner heißt jetzt, daß ich mit der An-

erkennung der Interessensunterschiedlichkeit und der Fremdheit des Anderen auf den Anspruch verzichte, den Anderen in seiner Fremdheit im Kern verstehen zu können. Dadurch kommt jetzt statt dessen ein reflexives Moment in den Verstehensprozeß: Etymologisch kommt „Verstehen" aus der Handwerkersprache: Ich verstehe *mich* auf etwas oder auf Dich. Der innere Monolog, den ich in meiner Haltung des Verstehens ausdrücke, könnte etwa so lauten: Da ich Dich im Kern Deiner Andersheit und damit Deiner Würde nicht verstehen kann, bleibt mir nur übrig, daß ich innerhalb unserer Begegnung die Lösung Deines Problems in mir suche, mit Worten und noch mehr ohne Worte eine ernsthafte Suchhaltung zum Ausdruck bringe. Damit verbinde ich jedoch keineswegs den Anspruch, Deine Not beheben zu können. Sehr wohl ist es aber möglich, daß ich mich mit meiner Suchhaltung für Dich zum Modell mache, Dich mit ihr (lerntheoretisch) anstecke und Dich dadurch ermutige, daß auch Du Deine Suchhaltung wiederfindest, Deine Not anzugehen, wozu Du seit Wochen oder Monaten den Mut verloren hattest, indem Du die Lösung Deines Problems bei anderen, z. B. bei mir, gesucht hast.

Da auch hier die Wechselseitigkeit der Perspektiven vorausgesetzt ist, wo-

---

Wachkoma-Patient sich in der Vergangenheit nicht bezüglich seines Behandlungswunsches in diesem Fall verbindlich festgelegt hat, „dann besteht in der Regel kein Anlaß anzunehmen, daß er, obwohl er nicht leidet, (passiv) getötet werden will. Denn es ist das Gesetz des Lebens, daß jedes Lebewesen weiterleben will. Kommunikationsfähigkeit oder aktuelles Bewußtsein sind für diesen elementaren Lebenswunsch unerheblich. Wenn die Rechtsgemeinschaft solche Menschen sterben lassen will, ohne durch ein ausdrückli-

ches oder erkennbares Verlangen hierzu legitimiert worden zu sein, handelt sie nicht zum Wohle dieses Patienten, sondern zu ihrem eigenen Wohl. Denn die Pflege solcher Koma-Patienten erfordert nicht nur erheblichen materiellen und personellen Aufwand, der durch das Sterbenlassen entfällt."

[30] So in Kritik der Reichweite der kommunikativen Wechselseitigkeit B. Waldenfels: Grenzen der Normalisierung. Frankfurt: Suhrkamp 1998, S. 114

von man aber bei Patienten in existentieller Not, schon gar bei meiner Enkeltochter, durchaus nicht immer ausgehen kann, bedarf es auch hier noch einer dritten basalen Verstehenshaltung, die nun nicht mehr aus einer Kritik mittlerer Reichweite, sondern aus einer radikalen, also von den Wurzeln ausgehenden Kritik zu gewinnen ist. Dies ist – jetzt nicht mehr erstaunlich – die Verstehenshaltung vom Anspruch des Anderen her: Ich bin das Objekt seines Subjekt-Anspruchs, seines Rufs, dem ich antworte; ich verstehe nicht mehr den Anderen, ich verstehe mich auch nicht mehr *auf* den oder *mit* dem Anderen, sondern ich verstehe *mich*, mein Selbst *als* den Anderen, wie Levinas, Ricoeur und Waldenfels uns diesen alterologischen Ansatz schon beigebracht haben. In dieser Grundhaltung erst gerät in den Blick „die Asymmetrie eines Antwortens, das aus dem Anhören kommt, das dem fremden Anspruch entspricht, aber nicht mit ihm konvergiert. Frage und Antwort gehen jedem Konsens voraus. Der Eintritt in den Dialog ist nicht selbst Resultat des Dialogs."[31]

Die Passivität, die mich mit dem Antworten beginnen läßt, die mich in die Verantwortung, in die Sorge für den Anderen einsetzt, dem ich mich aussetze, und damit das Verstehen, das mit meinem Schweigen und Hören beginnt – so schwach, vorübergehend und spurenhaft mir das auch nur gelingen mag –, ist die ethische Rechtfertigung für alles darin eingebettete und darauf aufbauende aktivere dialogische oder auch egologische Verstehen. Dies ist die Passivität des unendlich langen Zuhörens, wie die Frau aus Verl sich das gewünscht

hat, um sich selbst wieder zu verstehen. Das ist auch der Sinn des Sprachbildes „Ich leihe dem Anderen mein Ohr" oder „Ich schenke ihm Gehör" – als Geschenk, als Gabe, die nur deshalb Gabe ist, weil es keine funktionale Gegenleistung gibt, weil ich nichts dafür bekomme, weil nichts davon zu mir zurückkehrt. Hierfür wiederholt Levinas immer wieder sein radikalstes Sprachbild: „Ich bin die Geisel des Anderen". Für die Realität klingt das nicht nur, sondern ist auch verrückt. Aber wer eine Zeitlang mit meiner Enkeltochter Dorothea oder mit einem anderen Menschen im Wachkoma zusammen ist – es muß schon ein Zusammensein sein –, dem widerfährt es, daß ihn die sprechenden Augen des Anderen, um so mehr als sie ihn nicht zielgerichtet fixieren können, mit unwiderstehlicher, gebieterischer Kraft in die Verantwortung einsetzen, der sieht sich von diesen Augen in seinem Bedeutungszusammenhang verstanden.

Auch hier ist noch einmal zu betonen, daß diese drei oder vier Verstehenshaltungen nicht gegeneinander auszuspielen, sondern – weil gleichermaßen notwendig – ineinander zu integrieren und miteinander auszudrücken sind. Abschließend möchte ich noch auf eine neue Variante des Verstehens zu sprechen kommen, mit der ich als Arzt in Zukunft immer häufiger konfrontiert sein werde. Im Zuge des berechtigten Kampfes der Patienten gegen den arroganten Omnipotenzanspruch von uns Ärzten ist es zu einer weltweiten Selbsthilfe- und Selbstbestimmungsbewegung gerade solcher Menschen gekommen, die an besonders ernsthaften oder langwierigen Krankheiten leiden. Inzwischen gibt es kaum noch eine Krank-

---

[31] a. a. O., S. 11

heit, für die es nicht ein Netz von Selbsthilfegruppen gibt. Derzeit sind in Deutschland 3 Millionen Bürger in solchen Gruppen organisiert, für die die Krankenkassen jährlich 80 Millionen D-Mark ausgeben;[32] und da eine solche Gruppenzugehörigkeit für alle Betroffenen allein schon persönlich eine ungeheure Hilfe bedeuten kann, sollte jeder Arzt seine Patienten über solche Möglichkeiten beraten können und über ein entsprechendes Verzeichnis verfügen.[33]

Die Folgen dieser noch ständig wachsenden Bewegung für die Verständigung in der Arzt-Patient-Beziehung sind noch gar nicht abzusehen. Auf zwei dieser Folgen möchte ich eingehen. Einmal wird es wohl noch eine Zeitlang für mich jedes Mal eine Kränkung bedeuten, wenn ich mit einem Patienten spreche, der nicht nur mit mir allein zu seiner schwierigen und langwierigen Erkrankung ein angemessenes Verhältnis zu finden sucht, sondern der darüber hinaus auch als Vertreter einer Gruppe Gleichbetroffener spricht, vielleicht mir gegenüber politische Forderungen stellt oder gar auch mal über neue und wirksame Therapiemethoden besser informiert ist als ich. Hier wird es noch einige Zeit dauern, bis wir für diese neuen Gegebenheiten zu einer angemessenen Verstehenskultur gekommen sind, wofür es im übrigen brauchbare Hilfen gibt.[34]

Zum anderen könnte es sein, daß wir uns allmählich dem Zeitpunkt nähern, von dem an man sagen kann, daß das Selbstbestimmungsrecht der Patienten gegenüber den Ärzten hinreichend erfolgreich erkämpft worden ist. Geht der Kampf dann weiter und hat er dann gewissermaßen keinen angemessenen Gegner mehr, kann er auch zum Selbstzweck und damit zum sozialen Zwang werden, vor allem wenn die öffentliche Meinung sich diesen Kampf mit bestimmten Zielsetzungen zu eigen macht. Da z. B. die öffentliche Meinung das Selbstbestimmungsrecht des Patienten um so mehr einfordert, je mehr ein Mensch pflegebedürftig und je näher er ans Sterben kommt, könnte er auch mit dem dann von ihm vertretenen Selbstbestimmungsrecht in Wirklichkeit zunehmend einer allgemeinen Erwartung der öffentlichen Meinung entsprechen, wonach es anständig sei, daß ein pflegebedürftiger Mensch nicht seine Kinder und sonstigen Angehörigen belastet oder ein sterbender Mensch sich lieber von seinem Arzt den Tod geben lassen sollte. Denn jede Norm, so kostbar sie – wie das Selbstbestimmungsrecht – auch sein mag, kann durch ihre Verabsolutierung und ihre Herauslösung aus dem Gleichgewicht mit anderen Normen auch mörderisch werden.

Der pflegebedürftige oder sterbende Mensch kann in einer solchen Situation beim besten Willen selbst nicht mehr

[32] Frankfurter Rundschau vom 5. 9. 1998

[33] Ein solches Verzeichnis ist etwa: J. Matzat: Wegweiser Selbsthilfegruppe. Gießen: Psychosozial-Verlag 1998. Die Interessen der Selbsthilfeverbände vertritt die Bundesarbeitsgemeinschaft „Hilfe für Behinderte", Kirchfeldstr. 149, 40215 Düsseldorf. Schließlich gibt es eine „Nationale Kontakt- und Informationsstelle zur Anregung und Unterstützung von Selbsthilfegruppen", Albrecht-Achilles-Str. 65, 10709 Berlin.

[34] Eine dieser Hilfen für den Umgang des Arztes mit der eigenen Kränkung in der Beziehung zu Selbsthilfegruppen stammt von dem Arzt M. L. Moeller in „Anders helfen, Selbsthilfegruppen und Fachleute arbeiten zusammen" (Frankfurt: Fischer-Taschenbuch 1992).

wissen, ob er bei seinem Heimverlegungswunsch oder seinem Tötungswunsch wirklich seinen eigenen Wunsch oder aber die Erwartung der Gesellschaft zum Ausdruck bringt. In dieser Hinsicht habe ich vor einiger Zeit von meiner Schwiegermutter gelernt: Als sie pflegebedürftig wurde, wünschte sie die Heimverlegung, um die Kinder nicht zu belasten, darin von ihrem – ungemein engagierten – Hausarzt heftig unterstützt. Meine Frau und ich haben gleichwohl das Selbstbestimmungsrecht der Schwiegermutter mit Füßen getreten und sie gezwungen, in unsere Wohnung einzuziehen, jeden – juristisch sicher gültigen – Widerspruch ignorierend; der Hausarzt lehnte dafür die Verantwortung ab. Erst nach vier Wochen konnte Schwiegermutter uns gestehen, daß diese Lösung natürlich stets in Wirklichkeit ihr heißer Wunsch gewesen sei. Sollte ich jetzt meine Beziehung zur Schwiegermutter und meine Verstehenshaltung den von mir gewählten Dimensionen zuordnen, müßte ich diese eindeutig als paternalistische Haltung bezeichnen, allerdings – das kann man

vielleicht der Beziehung abspüren, aber nie wissen – dem wahren Anspruch vom Anderen her gehorchend. Ich möchte dieses eine neopaternalistische Haltung[34a] nennen und bin mir ziemlich sicher, daß wir Ärzte in Zukunft vermehrt mit solchen moralischen Gemengelagen zu tun haben werden, wenn wir zunehmend auch gegen die Erwartungen der Gesellschaft verantwortliche und insofern gute Ärzte sein wollen. Anders und provozierend ausgedrückt: je kränker der Patient, desto eingeschränkter kann seine Wahrnehmung und desto größer kann deshalb die Verantwortung des Arztes werden, subjektive Wünsche und Präferenzen des Patienten einerseits und das Wohl und das „objektiv Gute"[34b] des Patienten andererseits zu unterscheiden und auszubalancieren.

In Bezug auf das Verstehen hat sich mir in diesem Sinne eine Faustregel bewährt: Als Arzt ist es nicht meine Aufgabe, den Anderen besser zu verstehen; vielmehr ist es meine Aufgabe, meine Beziehung vom Anderen her so zu gestalten, daß er sich besser versteht.

[34a] G. Feuerstein u. a. (ed.):Neopaternalistische Medizin. Bern: Huber 1999

[34b] M. C.Nussbaum hat in „Gerechtigkeit oder Das gute Leben" (Frankfurt: Suhrkamp 1999) diesen Unterschied auf der Basis einer aristotelischen Ethik scharf herausgearbeitet.

3 Handeln

Handeln entsteht aus Erfahrung und entwickelt aus sich selbst heraus einen Sinn und eine Ordnung, einen „Logos der praktischen Welt"[35]. Beiträge des Wissens und der Wissenschaften, so entscheidend sie für die einzelne Handlung sein mögen, kommen immer nur sekundär zu der Erfahrung hinzu. Wissen lernt man, Erfahrung macht man. Vorsichtshalber zur Erinnerung: Während die anderen medizinischen Lehrbücher beim Lernen von Wissen helfen, möchte dieses Lehrbuch – komplementär – der Frage dienen, wie man Erfahrungen macht und welche Grundhaltung dafür günstig ist. Wir handeln in der praktischen und damit der moralischen Welt, von der – nebenbei – „das Unbewußte" nur ein Ausschnitt ist, ausgeschnitten durch ein bestimmtes psychologisch-wissenschaftliches Konstrukt. Weil nun nach allgemeinem (Selbst-)Mißverständnis Ärzte Menschen sind, die pausenlos handeln – und zwar Tag und Nacht zwischen Leben und Tod –, ist es von buchstäblich vitaler Bedeutung für Arzt wie für Patient, sich für das aufmerksam zu machen und das zu kultivieren, was vor dem Handeln kommt, also für das Erfahrungmachen, für die Entwicklung der Grundhaltung, für das Reifen des

ethischen Urteils und für die Gestaltung der Beziehungen, in denen ich stehe, bevor ich handle.

Wenn ich als Arzt einen Fehler gemacht habe, stellt sich hinterher zwar nicht immer, aber doch wesentlich häufiger heraus, daß ich nicht zu wenig, sondern zu viel, nicht zu spät, sondern zu früh gehandelt habe. Je besser es mir gelingt, mein Handeln aus Erfahrung, Haltung und Beziehung zu entwickeln und zu begründen, desto kleiner mache ich dadurch denjenigen Teil meiner Handlung, der bei der prinzipiellen Unsicherheit der Voraussage der Folgen meines Tuns im konkreten Einzelfall mich der ebenso prinzipiellen Unvermeidbarkeit des Entscheidungsdilemmas aussetzt, der blinden technischen Endstrecke der Entscheidung, in der es für die Wahl keine Gründe mehr gibt oder in der ich hilfsweise äußere ethische Prinzipien zur Begründung heranziehen muß.

Natürlich gibt es keine einzelne, isolierte Handlung, sondern jede Handlung findet in einem Kontext, in einem Feld mehrerer Handlungen und Beziehungen statt. Ebenso natürlich ist es aber, daß auch die Kultivierung einer Beziehung aus Handlungen besteht. Das haben wir schon im Abschnitt über das Verstehen gesehen, wobei das Verstehen seinerseits auch schon als Handeln, insbeson-

---

[35] Waldenfels, a. a. O. S. 85

dere als Sprechhandeln, und insofern als potentiell gefährlicher Eingriff aufzufassen ist. Um deutlich zu machen, daß es in diesem Abschnitt um das noch konkretere Handeln geht, also sinngemäß um das Handeln mit den Händen, wie es in dem plastischen Begriff „Behandeln" zum Ausdruck kommt, gestatte ich mir auch zu Beginn dieses Abschnitts eine Anleihe bei der Pflegewissenschaft, aus der Elemente des Konzepts der „basalen Stimulation" für Ärzte eine ähnlich große Bedeutung haben sollten wie für Pflegende. Ich muß meine Hände – so Bienstein und Zegelin[36] – in ihrer Wirkung kennenlernen; denn mit ihnen kann ich Menschen ebenso öffnen wie schließen. „Hierzu müssen unsere Hände klar und deutlich ‚sprechen' können."[37] Zumal die Haut des Menschen sein größtes Organ ist, das Leib und Seele zusammenhält, zugleich ein Sinnesorgan, mit dem sich ein einzelnes Ereignis dem ganzen Menschen mitteilt, auch das einzige Organ, das wir in die Hand nehmen können, sind unsere Hände „Beziehungsvermittler", einerseits Sensoren für die leibliche und seelische Befindlichkeit des Anderen, andererseits Ausdruck meiner Haltung gegenüber dem Anderen. Meine Hände nehmen den palpatorischen Befund auf und signalisieren zugleich meine Berührbarkeit durch die Not des Anderen.

Es gibt Grundregeln für Berührungen: sie sollen mit Sprechen begleitet werden; mit der ganzen Hand erfolgen; langsam und klar sein; nicht punktuell, sondern stetig; einen festen Druck darstellen; und nach Möglichkeit zur selben Zeit immer nur von einer Person ausgehen, eine Person ausdrücken. Meine Hände vermitteln Körper-, Selbst- und Welterfahrung, über Schwingungen, Gleichgewicht und Rhythmus Raum- und Zeiterfahrung, sind somit entscheidend für Urvertrauen, worauf alle weiteren Sinneswahrnehmungen aufbauen. Die Bedeutung der Berührung durch meine Hände wächst mit der Not des Anderen, mit seiner Einbuße an eigener Beweglichkeit, eigener Wahrnehmungsfähigkeit und Bewußtheit. Gleichwohl gilt: Solange ein Mensch lebt, nimmt er wahr; ein Mensch kann nicht nicht wahrnehmen; es kommt nur darauf an, daß ich die Pforten des Anderen erspüre. Insofern gilt das Konzept der „Bewußtlosigkeit" (Ohnmacht, Wachkoma) nur für den Zuständigkeitsausschnitt der neurologischen Wissenschaft, nicht für den ganzen Menschen. Solange Menschen leben, sind sie bewußt, weil sie wahrnehmen, so krank oder behindert sie auch sein mögen. Zu stereotypen Schaukelbewegungen als Selbststimulation muß es nicht kommen, wenn es mir und meinen Händen gelingt, die Einbuße des Sich-selbst-Spürens durch meine Berührbarkeit, meine Berührung und meine Bewegungen zu ersetzen und so nicht nur den Patienten an gemeinsamen Erfahrungen teilnehmen zu lassen, sondern auch buchstäblich für ihn einzustehen, ihn verantwortend auch leiblich zu substituieren.

Was in diesem basalen Handeln, Behandeln meiner Hände noch weitgehend eine Einheit ist, tritt im weiteren Verlauf des Alltagshandelns in der Arzt-Patient-Beziehung in dem Sinne partiell ausein-

---

[36] Ch. Bienstein u. A. Zegelin (ed.): Handbuch Pflege. Düsseldorf: Verlag Selbstbestimmtes Leben 1995

[37] a. a. O., S. 154

ander, wie sich die Gegenstandswelt und die Lebenswelt voneinander unterscheiden. In ersterer, in der ich eine Krankheit diagnostisch definiere und therapeutisch angehe, ist der Widerstand des Gegenstandes im Frontal- oder Zangenangriff zu brechen, auf der Basis wissenschaftlich gesicherten und deshalb lernbaren Wissens und der sich daraus ergebenden Anwendung therapeutischer Techniken, schneidender, medikamentöser oder sonstiger Art. Diese Ordnung des Handelns lebt von den Grundsätzen der Intentionalität (Ziele festsetzen und begrenzen), der Regularität (etwas ist ein Fall eines Gesetzes oder einer Norm) und der Kausalität (die Wahrscheinlichkeit der Wirkung einer Ursache). Bei dieser Bewirkung von Heilung spricht man im Alltagsverständnis oft zu recht von der Wiederherstellung der alten – zwischenzeitlich gestörten – Ordnung: Ich werde „wieder" gesund.

Freilich ist schon dieses nur ein theoretischer Grenzfall. Denn einerseits sind die biologischen Gegebenheiten nach einer Erkrankung nicht mehr dieselben (z. B. Immunsystem). Andererseits führt eine Krankheit, wenn sie als Kränkung und mit Angst erlebt wird und meine Lebensgeschichte berührt, dazu, daß ich nach der Krankheit nicht mehr derselbe, ein anderer bin. Damit sind wir nicht mehr in der Gegenstands- sondern in der Lebenswelt, in die erstere auch deshalb schon einzubetten ist, weil ich zur Anwendung von allgemeinen Gesetzen oder Normen auf einen besonderen, konkreten Menschen in seiner Situation meiner Erfahrung, meiner Haltung und meiner Beziehungskultur bedarf. Schon Kant wies nach, daß es zur Anwendung einer Regel nicht wieder Regeln geben

kann. Hier geht es um Sorge, Verantwortung und Responsivität meines praktischen und damit moralischen Handelns. Daher beziehungsanthropologisch meine

❏ **Vierte These**: Menschen sind moralisch handelnde Subjekte nur, indem sie dem fremden Anspruch des Anderen Antwort geben, sich ihm als sein Objekt aussetzen. Nur im Schutz dieses Rahmens ist es gerechtfertigt, sie auch als Objekte, z. B. als biologische Materie, anzugehen, sie sich anzueignen, sie miteinander zu vergleichen und zu ändern. ❏

Zur Verdeutlichung noch einmal das Subjekt-Objekt-Schema wie in Kapitel III. 1 und 2, wobei ich für den Heilungsauftrag des Handelns den Begriff „ändern" wähle:

1. **Subjekt-Objekt-Dimension**:
   Da ich weiß, daß man nicht Menschen, wohl aber Sachen ändern kann und darf, fasse ich Dich als Objekt, als Sache auf und ändere Dich mit Hilfe meines Wissens und meiner Technik mit dem Ziel Deiner Heilung.

2. **Subjekt-Subjekt-Dimension:**
   a) Zum Schutz vor den Gefahren Deiner Objektivierung anerkenne ich Subjekt auch Dich als Subjekt, konstituiere so auf derselben Ebene ein Arbeitsbündnis zwischen uns, durch das wir unsere gleichsinnigen Interessen an der Bekämpfung der Krankheit koordinieren, wobei jeder von uns sein Handeln solange ändert, bis wir zum Konsens, zur Heilung gelangen. V. v. Weizsäcker würde formulieren,

daß hier der Arzt nicht mehr der „Bewirker", sondern der „Ermöglicher" sei.

b) Da unter a) noch die Gefahr bestand, daß Deine Subjektivität von meiner Anerkennung abhängt und somit das „Arbeitsbündnis" nur ein formales Konstrukt ist, in dessen Schutz ich meine Überlegenheit über Dich inhaltlich um so besser ausspielen kann, fasse ich Dich nicht nur als kooperierendes Subjekt auf, sondern auch als Gegner, respektiere so Deine Fremdheit bzw. Würde mit grundsätzlich unbekannten oder unterschiedlichen Interessen, weshalb ich davon ausgehe, daß ich mein Handeln solange zu ändern habe, bis Deine Heilung zustande kommt.

3. Objekt-Subjekt-Dimension:

Um Dich und mich auch vor den Gefahren des Formalismus von 2a und 2b zu schützen, beschränke ich mich darauf, mich von Dir berühren und anweisen zu lassen, mein Handeln, also mich, in Deinem Dienst solange zu ändern, bis Du nicht zur Wiederherstellung Deiner alten Ordnung, sondern zu einer neuen Ordnung als Deiner Heilung gefunden hast. Sprachgeschichtlich sei hier noch darauf hingewiesen, daß Therapie ursprünglich „Dienst" oder „Pflege" hieß und daß „heilen" eine doppelte Bedeutungsrichtung hat: sowohl „ich heile Dich" als auch „eine Wunde, eine Krankheit heilt".

Dieses Schema ist nur eine Krücke. Seine irreduzible und unvermeidbare Dreidimensionalität haben damit zu tun, daß – salopp gesagt – an jeder Krankheit ein nicht wegzurationalisierender Mensch hängt. In diesem Zusammenhang wurde Bateson[38] nicht müde zu wiederholen, daß im Umgang mit Menschen der Text sich nicht direkt, sondern aus seinem Kontext erschließt. Und ich werde nicht müde zu betonen, daß das Schema nicht der Abwertung, sondern umgekehrt der Ermöglichung, nämlich der Rechtfertigung der Anwendung medizinischer Techniken dient. So besteht vielleicht das stärkste Argument für die Begründung der ethischen Pflicht des Arztes, ständig seine wissenschaftliche und technische Kompetenz zu perfektionieren, nicht darin, daß er damit seinen Erfolg und seine Effizienz steigert; vielmehr bringt mich als Arzt erst die Optimierung meines Herrschaftswissens, meiner instrumentellen Vernunft, meines Könnens, meiner Techniken und damit der Beherrschung von Krankheiten zu derjenigen Freiheit nicht nur über sie, sondern auch von diesen Techniken, derer ich bedarf, um in der konkreten Situation in Berücksichtigung dieser doppelten Freiheit, d. h. aus dem gehörigen Abstand heraus, die richtige Entscheidung für das richtige Technik-Maß zu finden. Erst dies ist menschlich und funktional vollständige und damit verantwortliche ärztliche Praxis.

Gadamer hat das so ausgedrückt: „Je mehr einer sein Können beherrscht, er desto mehr Freiheit gegenüber diesem Können besitzt"; damit meint er, „daß diese Freiheit gegenüber dem eigenen Können erst für die Gesichtspunkte der eigentlichen Praxis freisetzt, die über die Kompetenz des Könnens hinausgeht

---

[38] G. Bateson: Ökologie des Geistes. Frankfurt: Suhrkamp 1983; insbesondere das Kapitel: „Die Kybernetik des ‚Selbst': eine Theorie des Alkoholismus", S. 400–436

– das, was Plato ‚das Gute‘ nennt, das unsere praktisch-politischen Entscheidungen determiniert."[39] Die Anwendung medizinischer Technik ist als „Körperreparatur", als „seelenlose Medizin" oft zu Unrecht kritisiert worden; sie ist vielmehr gerechtfertigt, solange sie sich aus dem Rahmen vollständiger ärztlicher Praxis heraus legitimiert. Anders ausgedrückt und auch auf die Mode des „Qualitätsmanagements" bezogen: Die fortschreitende Technisierung der Medizin führt zu zweckrationaler Komplexitätsreduktion, zur Beschleunigung meiner Handlungsabläufe und zur Zeitersparnis. Ich kann sie zur Steigerung meiner Effizienz, meines Profits bzw. zur Verbesserung der Wettbewerbsposition meines Unternehmens nutzen. Wenn nur dies, obwohl in sich gerechtfertigt, allein geschähe, wäre dies im Sinne unseres Schemas zu kritisieren; denn ich habe diese Zeitersparnis *auch* zu investieren in die Wiederherstellung einer neuen Komplexität des einzelnen Patienten und seiner lebensweltlichen Situation, also in die Verlangsamung meines Handelns, bezogen auf den Umgang mit dem einzelnen Patienten.

Zur Verdeutlichung dieser Überlegungen empfiehlt sich die Unterscheidung zweier Verantwortungsbegriffe. Einmal gibt es die funktionale Verantwortung, die ich habe, weil eine definierte Arztrolle sie mir zuschreibt und innerhalb derer ich in meiner Kompetenz – trotz allen Nichtwissens im Einzelfall – prinzipiell weiß, auf welche Anforderungen ich wie zu reagieren habe. Diese Verantwortung, die ich – wie gesagt – „habe", folgt begrenzten Zielsetzungen und Regeln einer Ordnung, die wiederherzustellen ist, meist in ei-

nem Behandlungsvertrag kommunikativ ausgehandelt. Sie ist prinzipiell zumutbar und übernehmbar, weil begrenzt, abschließbar, erfüllbar, stattet daher mein Selbst mit der nötigen Stärke und mit dem Selbstbewußtsein des Könnens aus. Dieser funktionalen Verantwortung, die Wiesing[40] mit ihren Zuständigkeiten und Grenzen beschrieben hat, muß ich gewiß sein, damit ich funktionsfähig bin und mir nicht nachts alle Patienten gleichzeitig aufs Bett kommen. Und dennoch kann ich die entlastende Wirkung dieser funktionalen Veranwortung nur genießen, wenn ich sie mit dem nötigen Abstand handhabe; und das kann ich wiederum nur dann, wenn ich weiß, daß sie als rollen- oder vertragstheoretisches, z. B. soziologisches Konstrukt nur ein Ausschnitt der existentiellen Gesamtverantwortung ist, der mich jeder einzelne Patient aussetzt.

Diese andere existentielle Verantwortung kann ich nie „haben", weil ich vom Anspruch des Anderen in sie eingesetzt werde. Allenfalls kann sie mich „haben". In ihr bin ich meiner selbst nie mächtig, stets unentschieden, insofern immer schon in Entscheidung. Diese Verantwortung ist nie erfüllbar, immer unvollständig, ich komme in ihr nie an ein Ende. Der Überschuß der Fremdheit im Anspruch des Anderen, der im Verantwortung-Haben als Selbst-Haben geleugnet wird, setzt mich einer unerträglichen Last aus, schon weil wir uns nicht in der gegebenen Ordnung bewegen, sondern in einem außer-ordentlichen Raum. Die Last ist auch unzu-

---

[39] H.-G. Gadamer: Über die Verborgenheit der Gesundheit. Frankfurt: Suhrkamp 1996, S. 38

[40] U. Wiesing: Zur Verantwortung des Arztes. Stuttgart: Frommann-Holzboog 1995

mutbar und unübernehmbar, eine Über-Forderung, weshalb ich sie nicht mit der Stärke des Könnens, sondern nur mit der Schwäche des Unterworfenen (subjectum), als Objekt des Anderen-Subjekts, als notwendige Kompensation meiner notwendigen Stärke zu übernehmen habe. Diese Verantwortung, in der ich nie weiß, worauf ich antworte, bedeutet für mich eine Fremdbestimmung meiner Selbstbestimmung, weil die Fremdheit des Anderen mein Selbst angeht, wodurch ich zu meiner moralischen Identität komme – in der Gelassenheit des Sich-vom-Anderen-Anweisen-Lassens, wie Thomé[41] beschreibt. Diese fremdbestimmte Gelassenheit ist notwendig, nicht nur weil sie mir den Abstand gibt, die den Genuß der Entlastung der funktionalen Verantwortung rechtfertigt, sondern auch weil sie davon ausgeht, daß ich stets in der Entscheidung stehe, schon bei der Kultivierung meiner Erfahrung, meiner Haltung und meiner Beziehung; Entscheidung entzerrt sich und verteilt sich sozusagen auf die gesamte Dauer der Beziehung, was verhindert, daß sie sich auf die letzte technische Endstrecke des Handelns kurz vor der Tat konzentriert, heißläuft und dadurch, häufiger als nötig, zum Entscheidungsdilemma führt oder zur Heranziehung äußerer ethischer Prinzipien nötigt. In dieser Gelassenheit kommt also die praktische Weisheit zum Zuge, wonach Entscheidungen immer schon vor der Entscheidung gefallen sind. Wenn Entscheidungen überwiegend während der Erfahrung und in der Gestaltung der Beziehung reifen, bedarf es um so seltener eines – ersatzweise – über Prinzipien und Regeln abgeleiteten „Entscheidungsbaums", bleibt im Entscheidungsprozeß häufiger nur noch ein rationaler Rest statt eines irrationalen Restes. Dies führt mich zu meiner letzten beziehungsanthropologischen These.

❐ **Fünfte These**: Menschen sind – gegenüber anderen Lebewesen – nichtfestgestellt (müssen selbst ihre Feststellungen erfinden); sie sind weltoffen (über die festgestellte Welt hinaus); sie sind mit einem mehr als funktionalen Antriebsüberschuß begabt (bewegen sich im außerordentlichen Raum, können Ordnungen wählen und überschreiten); sie leben nicht nur – wie Tiere – aus einem (Instinkt-)Zentrum, sondern sind auch exzentrisch (H. Plessner); d. h. sie sind darauf angewiesen, auf den Anspruch des exterioren Anderen und des außerordentlichen Fremden Antworten zu geben. Sie lassen sich – transzendierend – aus drei Richtungen fremd-anweisen: vom Anderen her (Verantwortung, Sorge), von der Welt her (Vergegenständlichung) und von der Zeit her (Tradition der Vergangenheit und Fernethik der Zukunft, H. Jonas). Diese drei Transzendierungsrichtungen haben bisher alle Kulturen als ihre Religion zusammengesehen. Nur im Schutz dieses heteronomen Angewiesenseins ist es gerechtfertigt, daß Menschen daraus ihren Sinn und ihren Halt gewinnen und daß sie nach möglichst rationaler Begründung ihres Handelns und nach Autonomie streben. ❐

Je mehr der Andere leidender Mensch ist, je ungeschützter und nackter sein Antlitz und je mehr der Patient krank, in

[41] M. Thomé: Existenz und Verantwortung. Würzburg: Königshausen u. Neumann 1998. Zur „Gelassenheit" s. auch das gleichnamige Buch von M. Heidegger, Pfullingen: Neske 1992

der Krise oder an der Grenze des Todes ist, desto ambivalenter, suggestibler und fremdbestimmungsgeneigter ist er, desto weniger lebt er in rationaler Selbstbestimmung, ist jede Einwilligung in ärztliches Handeln mutmaßlich. Im selben Maße bedeutet für mich als Arzt mein Rückzug auf das rationale Selbstbestimmungsrecht des Patienten Verrat an meiner Verantwortung für diesen Anderen und damit an meiner sittlichen Heteronomie durch ihn, bedeutet, ihn allein zu lassen. Statt dessen bedeutet meine Verantwortung für ihn – in Wahrung des unüberbrückbaren Abstandes zu ihm – Stellvertretung, Substitution; ich bin als Arzt Substitutionstherapeut für den Anderen – vor aller Intention, vor allem Handeln. Das nennt Waldenfels „responsive Rationalität".[42]

Wir haben schon gesehen, daß Krankheit der Fall aus der Gesundheit ist, also aus der Selbstvergessenheit und dem Weggegebensein an Anderes. In der Krankheit bin ich aus den Bezügen zu den Menschen und Dingen meiner Welt zurückgenommen, von ihnen entlastet, so daß nur noch ein Zustand der Selbstbezogenheit – gewissermaßen als Notstromaggregat – übrigbleibt. Damit stehen die Aufgaben fest, die mit meinem ärztlichen Handeln verbunden sind, wenn es die Gesundheit des Patienten anstrebt. Wir haben aber auch schon gesehen, daß dies in der Regel nicht als bloße Wiederherstellung der alten Ordnung des Handelns des Patienten erfolgen kann, wozu mein Handeln nur eine rein reproduktive Anwendung diagnostischer und therapeutischer Techniken sein müßte. Dies scheitert aus biologischen und biographischen Gründen gleichermaßen: nach einer Krankheit, wenn sie denn nennenswert

ist, bin ich ein anderer. Je schwerwiegender die Krankheit, desto weniger wird mein ärztliches Handeln reproduktiv und desto mehr produktiv (innovativ, kreativ) sein müssen.

Hier geht es um das Transzendieren der alten Ordnung, um das Sichaussetzen der Fremdheit des Außerordentlichen und das Suchen einer neuen Ordnung, das eigentlich nicht einmal ein Suchen ist, weil ich ja nicht wissen kann, was ich suche; erst nachdem ein Ereignis eingetreten oder ein Einfall gekommen ist, kann ich sie nachträglich einer neuen Ordnung zuordnen. Hier geht es nicht mehr nur um eine funktionale Rationalität, funktional auf eine gegebene Ordnung bezogen, sondern um eine responsive Rationalität, antwortend im offenen Raum auf etwas, das ich nicht kenne, weshalb dieses Antworten seinen Anfang nie bei mir, sondern „anderswo" hat und weshalb responsives Handeln im Nichthandeln gründet, wie responsives Reden im Schweigen, jedenfalls in dem Bereich, der nicht in unserer Hand liegt. Im Antworten auf den Anspruch des Fremden – auch das haben wir von Waldenfels gelernt – bin ich eben nicht Herr der Antwort, sondern folge einer responsiven Logik, die nicht ego-, nicht mal dia-, sondern alterologisch ist und die vor allem drei Handlungs-Kategorien folgt:

1. Nachträglichkeit des Handelns: „Was mich in Anspruch nimmt, läßt sich erst hinterdrein und also nie völlig fassen."[43] Im Gegensatz zur Reak-

---

[42] Die Beschreibung der „responsiven Rationalität" in den nächsten Absätzen folgt Waldenfels a. a. O., S. 85–141

[43] a. a. O., S. 96

tion auf einen Reiz, die ich vernünftigerweise beschleunigen kann, geht es hier um das Verzögern des Antwortens, um die Inkubationszeit, in der eine Handlung, eine Entscheidung sich vorbereitet: „Im Lichte der Antwort erscheint die Tat eher als Nachwort denn als Vorwort."[44]

2. Unausweichlichkeit: „Wenn es ethische Verpflichtungen gibt, beginnen sie hier ... mit dem fremden Anspruch, dem fremden Blick oder mit der Berührung ... und nicht erst dort, wo man sich Ziele setzt und Regeln beachtet."

3. Asymmetrie des Handelns: Das Fremde ermöglicht das Eigene. Beide sind nicht gegeneinander aufrechenbar, auch nicht vergleichbar, wozu nur ein Dritter in der Lage wäre. „Wer vergleicht, antwortet nicht, und wer antwortet, vergleicht nicht."[45] Wie eine Verfassung ein Gesetz ermöglicht, aber nicht Teil des Gesetzes sein kann, gilt: „Der Angelpunkt, um den die Ordnungen des Handelns sich drehen, findet innerhalb dieser Ordnungen keinen Platz. Auch der Konsens, der sich im Horizont einer gemeinsamen Ordnung bewegt, versagt hier. Responsives Handeln läßt sich daher niemals in ein kommunikatives Handeln integrieren."[46]

Es ist dem Nichtmediziner Waldenfels auch zu danken, daß er an den zu unrecht vergessenen Mediziner Karl Goldstein[47] erinnert, der schon in den 30er Jahren Gesundheit als Responsivität bestimmt, deren Einbuße daher Krankheit entspricht, wie sich auch schon aus der Selbstbezogenheit des Kranken ergibt. Da zudem der Gesundheit eine Differenz zwischen Anspruch und Antwort,

ein gewisser Anspruch-Überschuß eigen ist, während es zur Indifferenz, zum Gleichgewicht nur mit dem Tod kommt, eröffnet dieses für das therapeutische Handeln einen wichtigen Hinweis. Während einerseits körperlich-funktional eine Entlastung von Aufgaben angezeigt ist, damit der Kranke den gehörigen Schonraum hat, ist andererseits leiblich-responsiv innerhalb dieses Raums für möglichst hohe Milieuanforderungen, für eine kalkulierte Überforderung zu sorgen – sowohl zur Mobilisierung der gesunden Ressourcen als auch zum Erfinden der Antworten für die zu erreichende neue Ordnung.

Das ist auch anthropologisch (mehr als biologisch) zu begründen: „Was den Menschen auszeichnet, ist ein gewisses Maß an Ungleichgewicht, ein Zögern angesichts eines Abgrunds an Möglichkeiten ..., ein stolpernder Gang, der seinen Weg sucht und nicht schon hat, eine tastende Logik, die sich in der Erfindung von Antworten dokumentiert."[48] Da die Menschen immer noch von dem Glauben fasziniert sind, durch technische Neuerungen die Entlastung von Ansprüchen unbegrenzt voranzutreiben, um damit in gleichem Maße Gesundheit zu fördern, während in Wirklichkeit in vielen Bereichen längst das Gegenteil gilt, empfiehlt sich heute schon für die ärztliche Praxis die provozierende Gegenposition, auch wenn sie in ihrer Übertreibung falsch ist, gleichwohl im

---

44) a. a. O., S. 97

45) a. a. O., S. 97

46) a. a. O., S. 98

47) K. Goldstein: Der Aufbau des Organismus. Den Haag: Nijhoff 1934; auch von ihm konnte man in Deutschland ab 1933 nicht mehr profitieren.

48) Waldenfels, a. a. O., S. 141

Laufe der Zeit immer richtiger werden wird: Menschen werden seltener durch Überforderung bzw. Überlastung, häufiger durch Unterforderung bzw. Entlastung krank. – Nur wenn ich die Anwendung diagnostischer und therapeutischer Techniken und anderer Normalisierungsmaßnahmen in responsives Handeln einbette, dabei die weißen Flecken der Fremdheit nicht wegnormalisiere sowie dem allgemeinen Konsensdruck widerstehe, kann Technik segensreich bleiben, ohne daß es zur Medikalisierung des Lebens kommt.[49]

Als „Arzt vom Anderen her" vertrete ich Ausgang vom Anderen und von meiner Ausgesetztheit, meiner Schwäche und meiner Fragmentarität das Gegenteil vom Totalitätsanspruch einer ganzheitlichen Medizin. Unser Ansatz integriert gleichwohl die technisch-funktionale, aneignende Subjekt-Objekt-Medizin wie die Subjekt-Subjekt-Beziehungsmedizin. Er bevorzugt die Verantwortungsethik, weil sie gegenüber der normenorientierten Pflichtenethik besser der Unterschiedlichkeit des Anspruchs des je einzelnen konkreten Menschen und seiner einmaligen Situation entspricht, wie auch Wiesing[50] herausgearbeitet hat, nur daß die Verantwortlichkeit – vom Anderen her – mit dem Einzelnen zugleich die Menschheit betrifft, also umfassender ist, als dies die Grenzen der Rollen-Zuständigkeit vorgeben. Denn auch die Verantwortungsethik für den konkreten Anderen hat in meinem praktischen, sittlichen Urteil, das mein Handeln begründet, nicht nur partikular zu sein, sondern dem Universalisierungsprinzip standzuhalten. Dieses könnte man – mit Tödt – so formulieren:

❐ „Jeder Mensch sollte in dieser Situation und unter gleichen lebensgeschichtlichen Voraussetzungen sich so verhalten, wie es der in Aussicht genommene Urteilsentscheid gebietet; denn etwas, was uns unbedingt angeht, ist nicht dem Belieben des Individuums anheimgestellt, sondern realisiert den Bezug auf ein Maßgeblich-Letztes, welches zugleich die Einheit der Menschen in ihrer Menschlichkeit gewährleistet. Nicht aus der Vernunftnatur des Menschen ist dann freilich das Verbindliche, das unbedingt angeht, abzuleiten, sondern aus der zum konkreten Menschsein gehörigen Verantwortung".[51] ❐

Wie wir im ersten Kapitel gesehen haben, hat die Medizin als theoretische Wissenschaft sich im Laufe ihrer Modernisierung zunehmend entkernt, sich an die Theorien und Gesetze anderer Wissenschaften weggegeben. Als Handlungswissenschaft hingegen ist die Medizin um so mehr – so Gadamer – „Universalwissenschaft".[52] Denn in meine Antworten auf den Anspruch des einzelnen, konkreten Patienten geht das Wissen fast aller Wissenschaften ein: Naturwissenschaften, Recht, Ökonomie und Ökologie, Psychologie und Soziologie (Beziehung, Handeln), Geschichtswissenschaft (Geschichtlichkeit des Menschen), Geistes- und Literaturwissenschaften (Sprache), Kulturwissenschaft (Moral), Theologie (der Anruf des Anderen aus der Transzendenz) und Anthropologie.

49) a. a. O., S. 149
50) Wiesing, a. a. O., S. 86 f.
51) H. E. Tödt (ed.): Perspektiven theologischer Ethik. München: Piper 1988, S. 40
52) Gadamer, a. a. O., S. 147

Zwar ist die „Medizin vom Anderen her" gerade wegen der „Ab-solutheit" des An-spruchs des Anderen nie vollständig in der Realität abzubilden oder gar zu leben; diese Ebenen dürfen nicht verwechselt werden. Um so unverzichtbarer ist sie für die Gesamtmedizin als sie gegen ihre eigenen Gefahren schützender Rahmen. Gleichwohl finden sich für die Tragfähigkeit und Dichte dieses Rahmens in unserer Erfahrung beliebig viele Hinweise und Analogien, z. B. in meiner biographischen Entwicklung. Das beginnt bereits mit dem Antworten der Mutter auf die sprechenden Augen des Kindes. Als Kind entwickele ich mein Selbstbild durch Bilder von anderen Menschen (mein Selbst als ein Anderer). Und diese Abhängigkeit des Eigenen vom Fremden koppelt – nach Bischof – die Identitätskonstruktion des Adoleszenten an ein logisch schier unauflösbares Paradox: „Das Potential, selbständig zu werden, entstammt der Verwurzelung in genau dem, wovon man sich freimachen soll. Eine Identität, die sich nicht auf ein Ja zur eigenen Herkunft gründen würde, hätte gar nicht die Kraft, sich gegenüber dieser Herkunft zu verselbständigen".[53]

Gerade weil U. Beck die „Risikogesellschaft"[54] besonders überzeugend an der heutigen Medizin, die ihre eigenen Risiken selbst produziert, exemplifiziert, scheint mir die „Medizin vom Anderen her" eine geradezu notwendige Ausgleichschance zu sein. Die selbstproduzierten Risiken der Medizin betreffen zwar auch, aber keineswegs nur, die mit den gentechnischen Segnungen verbundenen Gefahren, die uns das Erlernen der noch ziemlich ungewohnten Kunst der „Fernethik" (Jonas)[55], also des Antwortens auf den Anspruch von

Menschen, die noch gar nicht leben, abverlangen. Vielmehr stehen wir schon in unserer ärztlichen Alltagspraxis unter einem von uns selbst verschuldeten gesellschaftlichen Erwartungsdruck, der für zunehmend mehr, tendenziell für alle Mißlichkeiten, Nöte und Leiden der Menschen von den Ärzten eine medizinische Problemlösung fordert. Dieser verselbständigt sich um so mehr gegenüber hilflosen ärztlichen Selbstbegrenzungsversuchen, je mehr das Gesundheitswesen – sachlich verfehlt – der marktwirtschaftlichen Organisation überlassen wird. Denn wenn ich mich am Markt auch nur halten will, bin ich zur ständigen Expansion meiner Leistungsangebote verurteilt, muß ich also stets darauf aus sein, immer weitere Segmente der menschlichen Lebenswelt künstlich in neue Bedürfnisse, neuen Bedarf und neue Nachfrage nach neuen Leistungen von mir umzudefinieren.

Das gilt für den einzelnen Arzt ebenso wie für die Gesamtmedizin. So werde ich, wenn ich Medikamente (z. B. Schlaf-, Beruhigungs- und Schmerzmittel) nur ein wenig zu unkritisch und unbegrenzt verschreibe, aus alltäglichen Schlafstörungen, Unruhe- und Schmerzzuständen chronische und damit finanziell dankbare Schlaflosigkeits-, Unruhe- und Schmerzkranke machen. Gerade in diesen Jahren erleben wir, wie mit der Angst als vornehmes Sinnesorgan, Gefühl und Existenzsignal

---

[53] N. Bischof: Das Kraftfeld der Mythen. München: Piper 1996, S. 593

[54] U. Beck: Risikogesellschaft. Frankfurt: Suhrkamp 1986, vor allem Kap. 8 „Subpolitik der Medizin – Eine Extremfallstudie" (S. 329–342)

[55] H. Jonas: Das Prinzip Verantwortung. Versuch einer Ethik für die technologische Zivilisation. Frankfurt: Suhrkamp 1984

ein besonders universeller Bereich menschlicher Lebenswelt pathologisiert und als neues riesiges Marktsegment medikalisiert wird. So berichten Provinzmedien[56], daß ein Universitätsprofessor wissenschaftlich nachgewiesen hat, daß 12 bis 16 % der Bevölkerung in Deutschland an der „Angsterkrankung" leiden, mit wohlklingenden und beeindruckenden diagnostischen Etiketten wie „soziale Phobie" oder „Panikattaken" die Betroffenen belohnend; das beginne oft schon in der Kindheit, und mehr als zwei Drittel werden chronisch angstkrank. Natürlich wird der Trost gleich mitgeliefert: Es gebe – ebenfalls wissenschaftlich erwiesen – wirksame medikamentöse und psychotherapeutische Heilverfahren. Wenn sich jemand mal den Spaß machen würde, sämtliche Millionenstatistiken über schwere Erkrankungen, Störungen, Süchte und Behinderungen zu addieren, würde auf jeden einzelnen von uns eine mit dem Leben kaum vereinbare Zahl erschreckender und behandlungsbedürftiger Leidenszustände statistisch entfallen. Dabei stecken in all diesen Statistiken auch wirklich behandlungsbedürftige Menschen; aber zugleich sind diese Statistiken ökonomisch interessengesteuert, quantitativ maßlos aufgebläht und damit für den „Arzt vom Anderen her" moralisch kriminell.

Eine andere Facette dieses makabren Gesellschaftsspiels wird allabendlich dem Fernsehzuschauer geboten, wenn die geretteten Opfer beliebiger Katastrophen mit und ohne Indikation, ob sie es wollen oder nicht, als erstes sofort ins Krankenhaus kommen sowie psychologische Betreuung erhalten; und

ein therapeutisch tätiger Experte wäre ein schlechter Experte, wenn er nicht eine Indikation für Trauma-Prävention finden würde – die beste Methode, das Leiden an einer Katastrophe auf Dauer zu stellen und chronisch werden zu lassen, vor allem wenn die hilflos-bedeutungsbedürftigen Opfer anschließend in eine der – nicht zuletzt aus Bettenerhaltungsgründen – aus dem Boden schießenden Traumatiker-Spezialstationen konzentriert werden. Die nächste Expansionswelle dieser marktwirtschaftlichen Bewegung besteht übrigens darin, daß nun auch die erschütterten Helfer sofortige psychologische Betreuung erhalten und wir Fernsehzuschauer empört sind, wenn diesem Anspruch nicht sofort abgeholfen wird. Wenn ich jetzt als Gegenposition formulieren würde: Nach einer Katastrophe habe jedes gerettete Opfer zunächst einen Anspruch darauf, mit sich selbst allein zu sein, dann, mit seinen Angehörigen oder einer Vertrauensperson allein zu sein, und erst danach stelle sich vielleicht die Frage nach einem Behandlungsexperten, würde eine solche Haltung als inhuman empfunden werden.

Vielleicht mag das eine Ahnung dafür vermitteln, daß Handeln im Nichthandeln und Reden im Schweigen gründet. Vielleicht sollten wir uns umstellen und die herkömmliche Reihenfolge der ärztlichen Aufgaben bzw. Aufträge, die mit dem „Heilen" beginnt, umkehren: dann wäre ich immer zunächst dafür da, hinhörend und hinsehend präsent zu sein und – für Sekunden oder auf Dauer – davon auszugehen, daß das angemessen ist (wie die Frau aus Verl es erwartet hat); immer könnte ich wohl auch lindern; seltener könnte ich bessern; und noch seltener würde mir Heilung

---

[56] Neue Westfälische vom 20. 11. 98

gelingen. Gegenüber dem grenzenlosen gesellschaftlichen Erwartungsdruck der Entlastung von allem und jedem, vor 100 Jahren noch berechtigt, bestünde meine heilende Tätigkeit, orientiert am erfüllten und guten Leben des konkreten Anderen, nach der Akut-Entlastung in der kalkulierten Überforderung, in der begleitenden Neusortierung der Lasten seiner Lebenswelt, bis zu einer gewissen Überlastung, wenn sein Leben Gewicht und Bedeutung haben soll. Nur so gelingt die Befreiung des Patienten aus seiner krankheitsbedingten Selbstbezogenheit; das Selbst ist wieder mit den Ansprüchen der konkreten Anderen anzureichern, aber auch vom gesellschaftlichen Erwartungsdruck der verallgemeinerten Anderen, von denen ich ja immer auch ein Teil bin, eher freizuhalten.

Wahrscheinlich mehr noch als früher kann ich nur dann ein guter Arzt sein, wenn meine Haltung von einer primären Selbstbegrenzung und Selbstrücknahme geprägt ist, wenn mir die Kunst eigen ist, etwa nicht zu tun, wenn ich mir die „Kunst des Indirekten" (Schernus)[57] zu eigen mache. Über-Therapie ist zumindest inzwischen die größere Gefahr gegenüber einer Unter-Therapie. Mit Bezug auf die Gentechnik fordert Honnefelder:[58] „Um die moderne Wissenschaft und ihre medizinische sowie biotechnologische Anwendung sinnvoll zu nutzen, brauchen wir ein bisher unbekanntes Maß an Selbstbegrenzung. ... Offensichtlich ist die Beibehaltung der

Heteronomie des genetischen Zufalls freiheitsbewahrender als die genetische Manipulation, die den zukünftig Betroffenen allemal den von einem Dritten gesetzten Zielen unterwirft und damit instrumentalisiert." Aber – wie gesagt – die Selbstbegrenzungsforderung geht über die Gentechnik und über das „technisch Machbare" weit hinaus, betrifft potentiell das Gesamtspektrum gesellschaftlicher Erwartungszwänge, die sich in der Alltagspraxis in jedem Patienten ausdrücken können, von ihm als Selbstbestimmungsrecht empfunden und vorgetragen, so daß er gar nicht merkt, daß von Selbstbestimmung in Wirklichkeit nicht die Rede sein kann.

Ist es denn nun aber fair, von mir zu fordern, daß ich wenigstens auf einen Teil an Über-Diagnostik und Über-Therapie verzichte, auch wenn ich damit meinen berechtigten ökonomischen Interessen schade, vielleicht die vorletzte Arzthelferin meiner Praxis entlassen muß? Ist es fair, diese tugendhafte Selbstbegrenzung von mir zu fordern, wenn ich damit Schadensersatzprozesse riskiere, weil ich auf defensivmedizinische Absicherung verzichte? Wäre es nicht statt dessen fair, wenn erst mal die Öffentlichkeit, die Gesellschaft und damit die potentiellen Patienten diese Diskussion führen und die doch allseits als notwendig anerkannte Selbstbeschränkung sich zu eigen machen? Ich fürchte, daß hier zwei Ebenen auseinander zu halten sind. Die eine Ebene ist die der gesundheits- und sozialpolitischen Auseinandersetzung, die Ebene des Diskurses, an dem alle Betroffenen teilnehmen, um – orientiert an den Prinzipien der Gerechtigkeit und der Fairneß – zu einem Konsens hinsichtlich der Prioritäten und damit auch der Verzichtslei-

57) R. Schernus: Abschied von der Kunst des Indirekten. In: J. Blume u. a. (ed.): Ökonomie ohne Menschen? Neumünster: Paranus 1997, S. 85–109

58) L. Honnefelder: Deutsches Ärzteblatt 1998; 95: 2976 ff.

stungen und Selbstbegrenzungen zu kommen. Auf dieser Ebene bin ich berechtigt, ja, verpflichtet, für meine Interessen zu kämpfen, die anderen Diskursteilnehmer zu überzeugen, was die anderen natürlich auch versuchen dürfen.

Auf der anderen Ebene befinden sich nur der Patient und ich, als Arzt vom Anderen her bin ich dem Anspruch seiner sprechenden Augen ausgesetzt, dem ich immer etwas schuldig bleibe und dessen Beantwortung immer unvollständig ausfallen wird. Aber so wenig ich mir den Anderen aneigne, so wenig bin ich ihm im Hinhören hörig, vielmehr bereit zur gegnerschaftlichen Auseinandersetzung mit ihm, an ihm den konkreten Anderen von dem verallgemeinerten Anderen und seinen Erwartungen unterscheidend und somit bereit zur Verweigerung und zum Besserwissen, im – wie immer auch fehlerhaften – Dienst nicht an seinen Wünschen, sondern an seinem Wohl. Auf dieser Ebene habe ich die politische Ebene meiner berechtigten ökonomischen Interessen und meiner berechtigten Absicherung zu ignorieren. Auf dieser Ebene komme ich um die verfluchte Einsamkeit nicht herum, in Vorleistung zu treten und nur diesem einen konkreten Patienten verantwortlich zu sein. Dies habe ich – wider Willen – zu wollen. Das ist nicht fair und nicht gerecht. Das ist vielmehr in höchstem Maße unfair und ungerecht. Aber wer, bitte, hätte auch behauptet, daß das Leben gerecht und fair sei?

Die Ebene der Arzt-Patient-Beziehung ist also weniger an Fairneß und Gerechtigkeit, statt dessen an Sorge und Verantwortung orientiert. Gleichwohl ist diese Ebene nicht nur „Privatvergnügen", sondern auch öffentlich und damit universell bedeutsam. Und deshalb zwingt mich die „Medizin vom Anderen her" zu dieser Schlußfolgerung: Nur wenn ich auf der Ebene der Arzt-Patient-Beziehung Fairneß und Gerechtigkeit hintanstelle und mich an Sorge und Verantwortung orientiere, bin ich berechtigt, auf der politischen Ebene Zunahme von Fairneß und Gerechtigkeit zu fordern. Oder: nur wenn ich auf der Ebene der Arzt-Patient-Beziehung meine ökonomischen Interessen und meine Absicherung hintanstelle, kann ich auf der politischen Ebene zur Zunahme der Berücksichtigung meiner ökonomischen Interessen und meiner Absicherung beitragen, wobei eines freilich feststehen dürfte: „ein bisher unbekanntes Maß an Selbstbegrenzung" der Medizin ist mit der zur Expansion verurteilten Marktwirtschaft – ungeachtet ihrer Vorzüge auf anderen Gebieten – nicht zu erreichen.

Arzt vom Letzten her

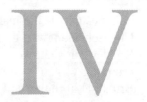

Sein höchstes ärztliches Wirken und Können setzt da ein,
wo die Heilbarkeit der Krankheit aufhört.
J. Klaesi[1]

Die Überforderungen, die in Titel und Motto dieses Kapitels zum Ausdruck kommen, sind eher neueren Datums. Noch bis ins 19. Jahrhundert haben die Regeln der ärztlichen Kunst empfohlen, daß der Arzt nicht nur im Falle des Sterbens, sondern auch schon im Falle der Unheilbarkeit eines Patienten sich zurückzuziehen habe; denn für diese Situationen waren die Familien, vielleicht die Nachbarschaften und allenfalls Pflegende zuständig. Während man noch um 1900 buchstäblich zum Sterben nach Hause ging, weshalb nur 5–10% im Krankenhaus starben, ist es erst in diesem Jahrhundert umgekehrt üblich geworden, zum Sterben ins Krankenhaus oder Heim zu gehen, wo dann auch heute 80–90% sterben. Diese dramatische Veränderung in kurzer Zeit, deren Folgen noch keineswegs hinreichend reflektiert sind, hat u. a. mit den heutigen technischen Möglichkeiten der Palliativ- und Intensivmedizin zu tun.

Daß Ärzte heute nicht nur für Sterbende, sondern auch für die „Unheilbaren", die Chronisch Kranken, Zuständigkeit beanspruchen, dafür ist noch ein anderer Umstand verantwortlich. Man kann die Erfolge der modernen Medizin – verkürzt – auf den Nenner bringen, daß ein großer Teil derer, die früher gestorben wären, heute „Überlebende"

sind, um den Preis der Umwandlung in Chronisch Kranke, also in Menschen, die den Rest ihres Lebens mit einer Erkrankung zu leben haben, ohne daß therapeutisch jetzt noch viel daran zu ändern wäre. Dadurch hat sich das Patientenpanorama völlig verändert: Heute sind Chronisch Kranke die Regel, Akutkranke die Ausnahme. In einer allgemeinärztlichen Praxis sind 70% der Patienten chronisch krank. Und von 1900 bis 1980 sank die Mortalität aufgrund akuter Krankheiten von 40% auf 1%, während die Sterblichkeit aufgrund chronischer Krankheiten von 46% auf 80% stieg.[2]

Nun ist es aber schon eine Frage des gesunden Menschenverstandes, daß ein Arzt die schnellen und oft wunderbaren Heilungserfolge bei akuten Erkrankungen mehr liebt als die undankbare und zermürbende Begleitung seiner Chronisch Kranken. Und je mehr die Medizin sich ökonomisieren läßt und Patienten in Kunden umdefiniert, desto mehr gilt derjenige als guter Kunde, bei dem Investitionen sich am schnellsten lohnen, bei dem mit geringem Aufwand das meiste zu erreichen ist. Gleichwohl

---

[1] J. Klaesi: Der unheilbare Kranke und seine Behandlung. Berner Rektoratsreden. Bern: Haupt 1950, S. 24

[2] U. Beck: Risikogesellschaft. Frankfurt: Suhrkamp 1986, S. 330

bringt es gerade die marktwirtschaftliche Unterscheidung von guten und schlechten Kunden mit sich, wenn es nicht zur Verurteilung wegen menschenverachtender Brutalität kommen soll, neben dem ökonomischen Bereich auch noch die davon unabhängige Existenz eines sozialen Bereichs vorzusehen, um dem zwingenden Prinzip der wenigstens formalen Gerechtigkeit für alle zu genügen.

Dieser Rechtfertigungszwang gilt nicht nur für das gesellschaftliche System, sondern auch für jeden einzelnen Arzt: Er muß vor sich und anderen mit Überzeugung sagen können, daß er für alle seine Patienten in gleicher Weise da sei. Das kann er aber nur, wenn er die formale Gerechtigkeit materiell in die Sorge- oder Verantwortungshaltung des Arztes vom Anderen her einbettet. Diese zwingt ihn zu der heillosen Überforderung, daß er sich für den schwächsten, hilflosesten, benachteiligtsten und Letzten seiner Patienten, bei dem es sich am wenigsten lohnt, am meisten engagiert, um ihm auch nur zur Chancengleichheit mit seinen besser gestellten Patienten zu verhelfen. Ich habe – kompensatorisch – mit dem Letzten zu beginnen; denn beginne ich mit dem Vorletzten, wird der schon so viel Mühe machen, daß ich zu dem Letzten nie mehr kommen werde, ihn endgültig abgeschrieben habe. Diese Haltung wird zudem – als Rechtfertigung – gerade dadurch erzwungen, daß ich mich auf der anderen Seite der für mich vorteilhaften marktwirtschaftlichen Prinzipien bediene. Denn beschränke ich mich auf die Patienten, bei denen es sich am meisten lohnt, gehe ich eben noch nicht vom Patienten als dem Anderen aus: Arzt vom Anderen her wird erst konkret als Arzt vom Letzten her.

Wenn nun Gerechtigkeit nicht formal bleiben, sondern, von Sorge und Verantwortung gesteuert, konkret werden soll, und wenn die von uns immer wieder gewählte Marktwirtschaft mit ihrem Prinzip „investieren, wo es sich am meisten lohnt" nicht nur zum Überleben der Stärksten führen, sondern ein ausgleichendes soziales Gegenprinzip finden soll, dann könnte eine Art kategorischer Imperativ, dem der Andere als der Letzte mich unterwirft, etwa so lauten: „Handle in deinem Verantwortungsbereich so, daß du mit dem Einsatz all deiner Ressourcen an Empfänglichkeit, Verwundbarkeit, Zeit, Kraft, Manpower, Aufmerksamkeit und Liebe immer beim jeweils Schwächsten, Letzten beginnst, bei dem es sich am wenigsten lohnt." – Natürlich kann kein Mensch zu Lebzeiten diese Überforderungsnorm erfüllen, schon gar nicht immer. Aber so wahr es zu dieser Norm keine Alternative gibt, wenn die Gesellschaft nicht in einen Kampf aller gegen alle verfallen will, so wahr ist es auch: Wenn nicht nur ich, sondern alle diese aus der Transzendenz des Anderen in mich einbrechende Norm im Hinterkopf haben und ihr nur, wenn sie gerade die Kraft dazu haben, vielleicht einmal am Tag – vorübergehend – folgen, dann reicht das vielleicht aus, um unsere Gesellschaft wenigstens einigermaßen im Gleichgewicht des Ökonomischen und des Sozialen zu halten.

Bevor wir an die Frage herangehen, wie ich das denn nun konkret machen soll, mir den Letzten zum Nächsten zu machen, muß das Gefährdungspotential für die Letzten, das gerade den jüngsten Fortschritten der ökonomisierten Medizin entstammt, die Gefahr des doch so zweckmäßigen Abkoppelns der Letzten, ihre Umwandlung in „Kieselsteine" (Sartre), noch dringlicher unter die Haut gehen. Ich wähle für diese Absicht einen verfassungsrechtlichen Ansatz von E. Picker.[3]

Dieser Jurist sieht insbesondere in den letzten zwanzig Jahren eine Entwikklung, derzufolge einerseits die Würde des Menschen (Art. 1 Grundgesetz) immer mehr verabsolutiert und zu etwas Esoterischem (das Menschliche schlechthin) idealisiert wird, wodurch sie an Schutzbedeutung für die konkreten Menschen verliert, während gerade dadurch vor allem das „Recht auf Leben und körperliche Unversehrtheit" (Art. 2.2 Grundgesetz) relativiert, durchlöchert und der Interessenabwägung ausgesetzt wird, vor allem durch einen neuen Schub an Forschungseuphorie der Medizin ausgelöst und genutzt. Für diesen Trend sieht er z. Z. folgende Belege mit Ausweitungsperspektive:

1. Eltern wird vom Bundesgerichtshof Anspruch auf Schadenersatz gewährt, wenn infolge eines ärztlichen Fehlers ein unerwünschtes Kind auf die Welt kommt; gegenüber den sonstigen Interessen der Eltern gilt das Kind als „Schaden".

2. Forderung nach vollständiger Abtreibungsfreiheit im vollen Entscheidungsbelieben der Mutter (mit dem pragmatischen Folgebegehren, das beim Abort anfallende „Humanmaterial" sinnvoll zu medizinischen Zwecken zu nutzen).

3. Die geplante Bioethikkonvention des Europarats will auch nichteinwilligungsfähige Menschen (z. B. Kinder oder Altersverwirrte) zur fremdnützigen Forschung freigeben.

4. Die emotionale und ökonomische Tragbarkeit alter und gebrechlicher Menschen wird unter dem Stichwort Sterbehilfe diskutiert.

5. Dasselbe gilt für behinderte Neugeborene – Abwägung gegenüber den Interessen „lebensberechtigter Dritter".

6. Utilitaristische Bioethiker weiten die Fraglichkeit des Lebensrechts auf alle Neugeborenen aus.

7. In derselben ethischen Sicht dürfen alle Menschen, denen durch Krankheit oder Alter bestimmte Eigenschaften (Zukunftsbewußtsein, Kommunikationsfähigkeit) und damit der so definierte Personenstatus abhanden gekommen ist, als potentiell lebensunwertes Leben betrachtet werden.

8. Auf dem Wege der Präimplantationsdiagnostik wird es technisch möglich, sich ein Kind mit Wunscheigenschaften aus anderen herauszuselektieren.

9. Schließlich zeichnet sich die Perspektive ab, nach, von welcher Interessengruppe auch immer, durchgesetztem Qualitätsstandard die ganze Gesellschaft oder die menschliche Gattung zu „verbessern".

Picker beobachtet, daß in all diesen Diskursen zunächst mit dem Mitleid mit den betroffenen Menschengruppen oder mit ihrem zugeschriebenen oder mutmaßlichen Selbstbestimmungsrecht argumentiert wird, bevor ebenso regelmä-

---

[3] E. Picker: Menschenwürde und Menschenleben. In: Festgabe für Werner Flume zum 90. Geburtstag. Heidelberg: Springer. 1998, S. 155–263

ßig ein ökonomisches Drittinteresse nachgeschoben wird. Ist auf diese Weise, weil nicht mehr durch die unwirksam gewordene Würde geschützt, zunächst nur das Lebensrecht der randständigen Letzten (am Lebensanfang oder -ende oder wegen fehlendem Personenstatus auch während des Lebens) infragegestellt, so zeigt Picker doch auf, daß schon die Bedrohung, Verfügbarkeit oder Kolonisierung des letzten Individuums oder der letzten Gruppe im Namen einer forschungseuphorischen „Zukunftsmedizin" auf die Dauer alle Menschen einer Gesellschaft bedroht und ihnen die existentielle Sicherheit nimmt: „Damit kann niemand sicher sein, daß er den Ansprüchen seiner Umwelt entspricht und daß dieser Zustand bejahendenfalls dauerhaft anhält. Jeder hat vielmehr jeden Moment zu befürchten, daß er vor dem Qualitätstest seiner Gesellschaft versagt, daß diese ihn deshalb als unerwünscht ablehnt oder aber zwecks ‚Optimierung' einer ‚meliorativen' Behandlung durch andere zuweist. ... Jeder wird folglich jedem zur permanenten Bedrohung."[4] Auf diesem Wege kann allein durch den nicht auf seine Folgen befragten medizinischen Fortschritt und ohne jede parlamentarische Willensbildung aus einer offenen, demokratischen Gesellschaft nach dem „Clubmodell" eine „Kooptationsgesellschaft" werden.

Um diese Gefahr abzuwehren und die medizinische Forschung wieder an die Verfassung zu binden, auf die sie nach Artikel 5.3 des Grundgesetzes verpflichtet ist, ist nach Picker eine „Revitalisierung der Würde als Bedingung einer menschenwürdigen Sozialexistenz" erforderlich. Würde hat sich zu ihrer transzendenten Werthaftigkeit zu bekennen, statt sich dies pragmatisch als unwissenschaftlich ausreden zu lassen. Sie besteht in einem Bewertungsverbot für Menschen und hat „die Sicherheit des Menschen in seinem körperlichen, seelischen und geistigen Sein" zu bewahren, für „Freiheit von Existenzangst" zu sorgen und eine „menschengerechte Existenzgrundlage" zu garantieren.[5]

Unabhängig davon, ob und wie ein Mensch in einen ihn vielleicht sogar verbessernden Eingriff, wirklich oder mutmaßlich selbstbestimmt, einwilligt, ist das Kriterium für mich als medizinischen Forscher für das, was ich darf oder nicht darf, die vorbehaltlose Hinnahme des Menschen in seinem Sosein, die Anerkennung des Menschen als Selbstzweck. Nicht nur als Arzt, sondern auch als Wissenschaftler habe ich mich an die Stelle des wie auch immer Schwachen oder Letzten, in jedem Fall unverfügbaren Anderen zu setzen und mein Tun von da aus bestimmen zu lassen. Ich kann meine Verantwortung nicht auf die Zustimmung des Anderen verschieben, ich habe und behalte sie vielmehr selbst als meine Grundhaltung, die mir die Grenze meines Handelns setzt. So sieht auch Picker das entscheidende Kriterium für den medizinischen „Eingreifer" in seiner „Haltung":

❏ „Das Kriterium, das Menschenwürde und Menschenleben wechselseitig voneinander abhängig macht, das damit beide Werte durch ein gemeinsames Schutzbedürfnis zu einer Interessenein-

---

[4] a.a.O., S. 261 f.
[5] a.a.O., S. 241: so die gültigen verfassungsrechtlichen Auslegungen der Menschenwürde.

heit verklammert, so daß die Bedrohung der Lebensgüter in diesen Fällen immer auch zu einer Bedrohung der ‚Würde‘ gerät – dieses Kriterium ist in der ‚Haltung‘ zu suchen, aus der heraus der Zugriff auf den anderen Menschen erfolgt. Es ergibt sich aus den Zielen und Zwecken, mithin aus den Motiven und Interessen, die den Eingriff finalisieren und tragen und die ihm seine Legitimation geben sollen. Das maßgebliche Moment, das den Eingriff in fremde Lebensgüter zugleich zu einer Verletzung der ‚Würde‘ qualifiziert, liegt folglich im Bereich des Mentalen: Es ergibt sich aus der ‚Einstellung‘ zu Sinn und Wert des menschlichen Lebens, die den Eingreifer beim Eingriff bestimmt und die die Gesellschaft bei dessen Bewertung leitet.“[6]

Im folgenden will ich zeigen, wie sich meine Grundhaltung im Umgang mit den letzten, schwächsten und damit gefährdetsten Anderen konkretisiert. Ich will das vor allem an den Chronisch Kranken (1. Abschnitt) deutlich machen, danach an Menschen mit Behinderung (2. Abschnitt) und schließlich an Menschen im Wachkoma (3. Abschnitt).

---

[6] a.a.O., S. 243

1 Chronisch Kranke – der ärztliche Regelfall

Wenn Ärzte im Alltag überwiegend – und weiterhin zunehmend – Chronisch Kranken begegnen, sollte man bei seriöser und selbstkritischer Wissenschaftlichkeit der Medizin annehmen, daß dieser epochale Paradigmenwechsel der Praxis sich auch in der Forschung und vor allem in der Lehre niederschlägt. So könnte man denken, daß es Lehrbücher gäbe, die die Darstellung der verschiedenen Krankheiten mit dem Regelfall des Chronisch Kranken beginnen und den selteneren akuten Verlauf erst danach schildern. Wie allgemein bekannt, ist dies nicht in Sicht. Chronisch Kranke sind und bleiben in Forschung und Lehre Stiefkinder. Ärzte und Pflegende werden nach wie vor nach der klassischen und wenigstens teilweise von der Wirklichkeit überholten Methode der Darstellung der Akuterkrankung unterrichtet und ausgebildet, während die chronischen Verläufe in der Regel nur als verschämtes Anhängsel oder als ungeliebter Abfall in den Lehrbüchern, Vorlesungen und Seminaren vorkommen. Diese Realitätsverleugnung ist aber nicht nur als bedauerliche wissenschaftliche Rückständigkeit zu sehen, sondern hat vor allem höchst gefährliche praktische Auswirkungen auf die davon betroffenen Patienten. Solange wir nämlich in unseren Köpfen noch die akute Erkrankung als typischen Fall und als Maßstab für die Wahrnehmung und Behandlung der Patienten aufrechterhalten und damit die Heilung als das höchste Gut und Ziel ärztlichen Tuns ansehen, sind wir in Gefahr, den Patienten mit chronischem Verlauf für etwas Minderwertigeres zu halten – zunächst nur im therapeutischen Sinne –, was sich aber – ob wir es wollen oder nicht – auch auf seine moralisch-sozial-ökonomische Einschätzung auswirkt, sekundär zwangsläufig auch auf seine Selbsteinschätzung. Auch ohne Worte lassen wir es sie spüren und tragen so zu ihrer Abwertung und Demoralisierung bei.[7]

Wenn ein Arzt von einem „hoffnungslosen Fall" spricht, meint er damit in der Regel nicht, daß man nichts mehr für ihn tun könne, vielmehr mißt er ihn damit am Maßstab des Therapieerfolges, der völligen Normalisierung, der Restitutio ad integrum, und spricht ihm

---

[7] Für die folgenden Absätze stütze ich mich vor allem auf F. Hartmann: Chronisch krank oder bedingt gesund? In: C. Hammer (ed.): Chronische Erkrankungen und ihre Bewältigung. Stuttgart: Schulz, 1993. Mehr noch war für mich hilfreich das faszinierende Buch: S. K. Toombs u. a. (ed.): Chronic Illness. Bloomington: Indiana Univ. Press, 1995. Die philosophische Führung meiner Gedanken verdanke ich vor allem E. Levinas: Jenseits des Seins oder anders als Sein geschieht. Freiburg: Alber 1992.

diesbezüglich alle Hoffnung ab. Diese technische und damit auch moralische Abwertung teilt sich dem Patienten schon atmosphärisch mit. Deshalb wage ich die Behauptung: Solange der exemplarische Typus des Akutkranken noch in unseren Köpfen herumspukt, werden wir die Chronisch Kranken auch an diesem für sie falschen Maßstab messen und entsprechend falsch mit ihnen umgehen. Dies aber dürfte zwar nicht die einzige, so doch die wichtigste Ursache für die häufigen und von uns lebhaft beklagten Fälle von Non-Compliance, für Behandlungsabbrüche und andere destruktive und gewaltsame Revolten, schließlich auch für Suizide von Chronisch Kranken sein. Während wir am liebsten dort helfen, wo es sich am schnellsten lohnt, und Chronisch Kranken am liebsten die Schuld für mangelhafte Zusammenarbeit zuweisen, liegt die Schuld eher bei uns, hätten wir es in der Hand, durch eine angemessene Grundhaltung ihnen gerecht zu werden und damit für die wichtigste Voraussetzung besserer Zusammenarbeit zu sorgen.

Das ist aber wahrlich nicht einfach; denn es bedürfte eines anderen Selbstverständnisses der Medizin insgesamt oder wenigstens als erstem Schritt auf diesem Wege neben der herkömmlichen Akut-Kranken-Medizin einer eigenständigen Chronisch-Kranken-Medizin – nach A. *Grundhaltung*, B. *Grundsätzen* und C. *Regeln*.

A) Nach der Grundhaltung hat der Chronisch Kranke (als vom Medizinfortschritt selbst bewirkter Regelfall der ärztlichen Praxis!) Anspruch auf den „Chronischen Arzt"[8], weniger heilend, dafür verläßlich begleitend, weni-

ger an der punktuellen Entscheidungsethik, dafür mehr an der zeitlich unbegrenzten Sorgeethik orientiert, weniger aktiv ändernd, dafür mehr passiv vom Anderen in seine Verantwortung eingesetzt. Der Arzt hat es – spätestens hier – nicht mit einer Krankheit zu tun, an der auch ein Mensch hängt, sondern mit einem Menschen, an dem auch eine Krankheit hängt. Der Arzt hat sich nicht nur als akut berührbar, sondern als immer schon selbst verwundet zu erweisen. Nur so ist er glaubwürdig, wenn er den Chronisch Kranken während der Begleitung selbst zu verwunden hat, etwa bei dem schmerzhaften Anpassungsprozeß an die (immer) enger werdenden Grenzen.

Der Arzt hat vom Letzten her zu hören, sich von ihm die Zeit und den Takt der Schritte vorgeben zu lassen, von ihm selbst das zu lernen, was er ihn zu lehren hat. Und weil die von ihm ausgehenden Vorschläge in der Regel unangemessen, falsch sein werden, hat er sie so zu machen, daß der Patient ihn als immer wieder korrekturbereit glaubhaft erlebt. Der Arzt vom Letzten her hat sich von ihm aus seinem gesunden Selbsterhaltungs-Selbst in einen nach vorne offenen, ungewissen Zeitraum herausreißen zu lassen, ohne die Erwartung, daß etwas von dem, was er antwortet, was er gibt, je wieder zu ihm zurückkommt. Der Arzt –und weil der Chronisch Kranke der Regelfall ist, jeder Arzt – hat „in der Dunkelheit des Siechtums heimisch zu sein", wie Klaesi[9] es ausdrückt. Die Einsicht der Chro-

---

[8] F. Hartmann: Krank oder bedingt gesund? In: Medizin, Mensch, Gesellschaft. Bd. 11, 1986, S. 179

[9] Klaesi a. a. O., S. 21

nisch-Kranken-Chronisch-Arzt-Beziehung: Hoffnung ist ohne vorherige Verzweiflung nicht zu haben; ihr anzustrebendes Ziel: „auf gesunde Weise krank zu sein" oder „bedingt gesund zu sein"[10], wie Hartmann es ausdrückt, der in Deutschland wie kein anderer die Medizin vom Chronisch Kranken her gedacht hat. – Wie weit wir noch von einer solchen Grundhaltung für die Chronisch Kranken entfernt sind, läßt sich aus der gesellschaftlichen Geringschätzung erahnen, soweit sie sich in der Gesetzgebung ausdrückt: auch heute noch sind wesentliche Teile der Rehabilitation lediglich im Armen-Fürsorgegesetz (Bundessozialhilfegesetz) geregelt – mit all den Erniedrigungen, die damit verbunden sind.[11]

Aber selbst die Wohltaten, die unsere Gesellschaft für Chronisch Kranke bereithält, wirken sich ähnlich fragwürdig aus: Ärzte schicken ihre zeitaufwendigen, lästigen und undankbaren Chronisch Kranken mit Vorliebe immer mal wieder „zur Kur"; dann sind sie sie eine Zeit lang los und tun ihnen zudem etwas Gutes. Nun hat Deutschland so viele Betten in solchen psychosomatischen oder Rehabilitations-Kurkliniken wie der gesamte Rest der Welt. Schon unsere nächsten Nachbarn, die Niederländer, kennen diesen Begriff der Kur gar nicht. Wie schon zu Kaiser Wilhelms Zeiten, sind wir auch heute noch diesbezüglich eine Welt-Lachnummer. Nun kann natürlich im Einzelfall eine Kur auch segensreich sein; doch dürfte überwiegend der Schaden größer als der Nutzen sein, wenn auch auffallender-

weise kritische Langzeitstudien fehlen, wozu die kurzfristigen Abschlußberichte, die fast immer große Stabilisierungserfolge melden, naturgemäß nichts beitragen können. Jedenfalls drängt sich – auch ohne Vergleich mit anderen Ländern – der Verdacht auf, daß die diversen Maßnahmen in den Kurkliniken – soweit sinnvoll – genauso gut oder besser im Alltagskontext der Chronisch Kranken ambulant und kommunal realisiert werden könnten. Es entfiele dann der potentiell schädigende Wirklichkeitsverlust durch Eintauchen in die esoterische Sumpfblüten-Schönheit einer „Zauberberg"-Atmosphäre, wo man sich gegenseitig in der Schwere seiner Erkrankung übertrifft und heute zudem noch lernt, daß man auch psychisch nicht richtig tickt, während die ohnehin bedrohliche Entfremdung von der Familie, den Freunden und den früheren Arbeitskollegen ungehindert fortschreiten kann. Da aber das Geld in den Kurkliniken stationär ausgegeben ist, fehlt es für die kostengünstigere und wirksamere professionelle ambulante Begleitung des Chronisch Kranken durch seine Alltagswirklichkeit. Eine solche System-Umstellung würde vermutlich die Hälfte der Kosten einsparen, was aber niemand zu bedenken und politisch durchzusetzen wagt, solange es keine Chronisch-Kranken-Medizin gibt.

B) Nach der Grundhaltung nun einige Grundsätze, die für den Umgang mit Chronisch Kranken und für eine Chronisch-Kranken-Medizin von Bedeutung sein könnten:

1. Die passiv-geduldige Selbstbegrenzung auf das Begleiten des Chronisch Kranken, das Hören auf das, was er

---

[10] Hartmann, a. a. O., S. 171
[11] H. Stadler: Ethische Grundfragen in der Rehabilitation. Rehabilitation 1993; 32:93–98

mich lehrt, erweitert meine Empfänglichkeit für seine Signale über seine klinisch-pathologischen Symptome hinaus im phänomenologischen Sinne auf die symbolische Bedeutung und den Sinn seiner Äußerungen, seiner Gestik und Mimik, seiner Worte, seiner Beziehungen und Handlungen. Nur dadurch wird der Chronisch Kranke für den Arzt wahrnehmbar als ein Mensch, dem der bisher stets verläßliche Boden unter den Füßen weggezogen ist, der nicht mehr erwarten darf, daß er nach seiner Erkrankung wieder der alte, derselbe sein wird, dessen bisherige Identität daher nichts mehr gilt, für den der moderne Krankheitsmythos der Heilbarkeit ungültig geworden ist, daß alles wieder gut wird, daß Leidensfreiheit normal und erreichbar ist, daß man nichts endlos ertragen muß. Der Körper, bisher unmerklich funktionierendes Medium für das selbstvergessene Weggegebensein an die Beziehungen zur Welt, zu den andern Menschen und zu mir selbst, ist zum nicht nur vorübergehenden, sondern dauerhaften Feind geworden, der all dies be- oder verhindert, der mein Bewußtseinsfeld penetrant besetzt und mich mit meiner Verletzbarkeit, Endlichkeit, mit Siechtum und mit meinem Tod konfrontiert.

Aber nicht nur Selbstachtung, Selbstbestimmung und die Kontrolle über meine Zukunftsentwürfe sind fraglich geworden; vielmehr bin ich auch in den Augen der Gesellschaft dauerhaft nutzlos und überflüssig geworden, einem Prozeß der Demoralisierung unterworfen, so daß ich mich fragen muß, ob ich für die Hilfen, die mir jetzt noch angeboten werden, nicht

zu teuer geworden bin, ob ich angesichts der gesellschaftlichen Idealisierung der Unabhängigkeit überhaupt abhängig, pflegebedürftig sein darf. Schon deshalb ist der Verweis auf die Selbstbestimmung beim Chronisch Kranken („er hat es ja so gewollt!") ethisch fragwürdig. Vor dem Hintergrund, daß krank als schlecht dem privaten Bereich und gesund als gut mehr dem öffentlichen Bereich zugeordnet wird, gibt es – gewissermaßen als Ausnahmeregelung – für den Akutkranken durchaus eine haltgebende und entschuldigende soziale Rolle mit öffentlich gültigen, definierten Verhaltenserwartungen vom Anfang bis zum Ende dieses Zustandes, während die Gesellschaft für den Chronisch Kranken keine solche Rolle vorgesehen hat, zumal für diesen Zustand nur der Tod als Ende abzusehen ist. Der Chronisch Kranke sieht sich daher einem sozialen und moralischen Niemandsland ausgesetzt, isoliert dem inneren Monolog mit sich selbst und damit der Hoffnungslosigkeit und Verzweiflung ausgeliefert.

2. Wenn der Arzt vom Letzten her den Chronisch Kranken durch solch phänomenologisch genaues und vollständiges Wahrnehmen in seiner Hoffnungslosigkeit und Verzweiflung sich konkret gemacht hat, ist er schon mal gegen seinen gefährlichsten Fehler einigermaßen immun: Er wird nicht mehr so leicht den Chronisch Kranken mit einem Akutkranken verwechseln. Er wird ihn dann auch nicht mehr schulterklopfend ermuntern, seine alten, für ihn ungültig gewordenen Hoffnungen aufrechtzuerhalten; denn diese oder andere Tröstungen

wären für den trostlosen, hoffnungslosen Chronisch Kranken eine Ver-
spottung, gegen die er sich nur durch
Aggressionen gegen sich oder Andere wehren könnte. Der Arzt hat vielmehr eine andere Richtung einzu-
schlagen, seinem Umgang mit dem
Chronisch Kranken eine andere Haltung zugrundezulegen: Er hat ihn
dort zu erreichen und dort abzuholen,
wo er ist – in seinem Sosein, in seiner
Verzweiflung, in seiner Position des
Letzten. Gerade das macht der Chronisch Kranke ihm jedoch oft nicht
leicht; denn er neigt dazu, seine Verzweiflung zu leugnen oder zu über-
spielen. Aber gerade dann hat der
Arzt die Verzweiflung, um sie mit
ihm zu teilen, anzusprechen, sie zu
unterstellen, ja, im Schutz eigener
Korrekturbereitschaft, auf ihr zu bestehen – was zum Schwierigsten gehört! Wie ist das möglich?

3. Während der Arzt gegenüber dem
Akutkranken – wie wir gesehen haben – wenigstens gelegentlich mit
Recht der Fiktion folgen kann, er habe den aktiven, der Patient den passiven Part und er könne sich technisch
der Krankheit des Patienten bemäch-
tigen, steht es im chronischen Regelfall von Anfang an fest, daß dem Arzt
die passive Grundhaltung zukommt,
einmal grundsätzlich, weil die Situation nichts anderes erlaubt, zudem
aber auch aus pragmatischen Gründen, weil ihm ein Verhalten obliegt,
durch das der Patient langfristig zu
einer neuen Aktivität findet. So ist es
ein Geschenk des Chronisch Kranken
an den Arzt, daß dieser durch ihn seiner grundsätzlichen Passivität inne
wird. Das gilt nun auch für den Anspruch des Chronisch Kranken, in

seiner Verzweiflung abgeholt zu werden: In den Augen des Letzten sprechen Verzweiflung und Schmerz.
Dem hat der Arzt sich auch bei ver-
balem Dementi auszusetzen, darauf
zu hören und zu antworten, wodurch
diese Augen ihn in seine Verantwortung einsetzen. Kein Mensch ist dazu
ständig in der Lage. Es reicht für die
Beziehungsstiftung völlig, wenn dem
Arzt das in der Realität nur gelegentlich, minutenweise, vielleicht nur für
einen einzigen, begnadeten Augenblick gelingt. Angesichts der Aus-
gangssituation, die den Chronisch
Kranken ständigen Fremd- und Selbst-
entwertungen sowie – noch schlimmer – Vertröstungen unterwirft, kann
es lebensrettend sein, daß wenigstens
ein Mensch ein Mal sich auf das Hören, Ernst- und Übernehmen und damit Teilen von Hoffnungslosigkeit
und Verzweiflung *beschränkt*. Durch
die Alterologik des Arztes kann die
monologische Isolation des Anderen
dialogisch werden.

4. Daraus ergibt sich als nächster
Schritt, daß der Arzt ein verläßlicher
Begleiter der Illusionen des Chronisch Kranken wird. Alle Menschen
brauchen ständig das Spiel der Ein-
bildungskraft, symbolische Fiktionen,
Wunschdenken, Illusionen, in verzweifelten Situationen um so mehr. Dies
schon deshalb, damit sie sich weder
total den deprimierenden Gegebenheiten der Realität überrealistisch
ausliefern noch sich andererseits in
eine autistische Wahnwelt zurückziehen. Illusionen liegen dazwischen,
sind spielerisch, kreativ, haben nicht
das Hohle von Vertröstungen, können
in kritischen Situationen hilfreich
sein. Nun sind die Illusionen Chro-

nisch Kranker, Unheilbarer, solange wir sie an dem für sie falschen Maßstab der Heilbaren messen, für unseren Alltag eher lästig, überflüssig, werden übergangen oder mit einem Stöhnen abgetan: Da quält jemand uns mit Extrawürsten und Sonderwünschen, regt sich über Kleinigkeiten auf. Da hat jemand von einem Wundermittel gehört oder will ein Naturheilmittel ausprobieren. Ein anderer schwört auf eine Wahrsagerin. Jeder hat seinen eigenen Illusionsstil. Alle kennen das aus dem Umgang mit Krebskranken, Aids-Kranken oder mit Alzheimer-Kranken bei Beginn ihrer Demenz.

Mit Illusionen schafft man sich aber diejenige Welt, an deren Existenz man glauben möchte. Illusionen sind erste Versuche, trotz der verzweifelten Auswegslosigkeit eines unbekannten Geländes dennoch Wege zu finden; diese müssen daher zunächst wilde und verrückte Umwege sein: Denn nur so dienen sie räumlich der ersten Erkundung der erschreckend fremden und neuen Situation und überbrücken sie zeitlich die Phase der verzweifelten Verunsicherung. Auch Illusionen können also lebensrettend sein; sie sind aber nur wirksam, wenn sie geteilt werden können. Daher wäre der übliche Versuch, einem Chronisch Kranken seine Illusionen ausreden zu wollen, ein gefährlicher Kunstfehler, würde ihn nur in noch schlimmere Fiktionen oder destruktives Verhalten hineintreiben.

Zum Teilen und Begleiten der Illusionen kommen aber nur der Arzt oder die Bezugspflegekraft – im Schutze ihrer Professionalität – in Frage; nur sie können den Patienten auf seinen verrückten Umwegen begleiten. Das liegt daran, daß die Angehörigen als Illusionsbegleiter ungeeignet sind; einmal wegen ihres fehlenden Abstands zum Chronisch Kranken, zum anderen und noch mehr, weil auch den Angehörigen zunächst der Boden unter den Füßen weggezogen ist, sie so verzweifelt sind wie der Patient und die Zukunft ihnen wie ein schwarzes Loch erscheint, weshalb sie der Zuwendung des Arztes oder der Pflegenden genauso bedürfen wie der Patient. Natürlich ist auch die Illusionsbegleitung eine Überforderung für den Arzt oder die Pflegenden, „weil wir schon mit der Realität genug zu tun haben". Niemand kann dieser Forderung in der ganzen alltäglichen Breite nachkommen, wohl aber gelegentlich und exemplarisch, und dann ist es ein – im übrigen langfristig zeitsparendes – Muß; denn zur Gesamtrealität gehört auch und gerade das, was über die Realität hinausgeht, sie transzendiert. Hierfür eignen sich die verrücktesten Illusionen oft am besten. So können Sie dem Chronisch Kranken etwa anbieten, ihn auf dem Weg zur Wahrsagerin zu begleiten, freilich nur dann, wenn Sie innerlich und äußerlich in der Lage sind, dies als den Weg des Patienten so zu akzeptieren, daß Ihnen ein abwertender Kommentar nichtmal in den Sinn kommt.

Schon eine solche gelungene Illusionsbegleitung signalisiert dem Patienten, daß Sie ihn nicht nur medizinisch, sondern auch als Mensch in seiner Verzweiflung ernst nehmen, daß die Beziehung mit ihm stimmt, daß Sie auch in anderen Fragen ein glaubwürdiger und verläßlicher Reisebegleiter sind. Nur dadurch findet der Unheilbare die Kraft, allmählich auf seine Illusionen auch wieder verzichten zu können, sich behutsam an die negative, fremde, unbekannte Realität heranzurobben. Nicht der Arzt hat den Anderen zu desillusionieren, sondern er hat sich selbst – eher im Widerstand gegen den Arzt – zu desillusionieren. Damit sind wir noch nicht bei der neuen Hoffnung, die nur der Verzweiflung abgerungen werden kann, wohl aber schon im Vorfeld einer neuen Hoffnung; denn mit Hilfe seiner Illusionen hat der Patient sich immerhin schon dem Paradox der Position des Letzten ausgesetzt, nämlich seine Begrenztheit, seine Endlichkeit, seinen Tod gleichzeitig zu akzeptieren und zu überschreiten, zu transzendieren. Zu seiner Wahrheit findet man selten direkt, eher über den Umweg der Unwahrheit, etwa über den Auf- und Abbau von Illusionen, wie das auch für Hoffnung, Gerechtigkeit, Güte oder Gott gilt: „Um sie zu erfahren, muß man unter ihrer Abwesenheit leiden". [12]

5. Wenn der Arzt sich auf diese Weise vom Chronisch Kranken in Dienst nehmen läßt, macht seine passive, hörende – nicht hörige – Grundhaltung ihn im nächsten Schritt zum Zuhörer für den Versuch des Patienten, seine Geschichte neu zu erzählen. Hier wird die Sorgeethik zur narrativen Ethik. Wieder gilt es, sich den leidvoll sprechenden Augen des Anderen auszusetzen, das Hadern mit dem Schicksal nicht wegzutrösten, aus Verzweiflung allmählich Trauer über den unwiederbringlichen Verlust der bisherigen Existenz werden zu lassen. Denn nur wenn ich dem Überschuß an Sinnlosigkeit des Leidens ins Gesicht sehe, kann ich dieser Sinnlosigkeit vielleicht hier und da Sinn abringen, kann ich von der Frage „Warum ich?" zu der Frage „Warum ich nicht?" kommen. Die zuhörende Haltung des Arztes macht ihn – professionell – zum Medium für das Abenteuer des Chronisch Kranken, ihm immer wieder neu sein Leben zu erzählen, aus seiner Krankengeschichte seine Lebensgeschichte neu zu entwerfen, die ihn begrenzende chronische Erkrankung in seinen Lebensentwurf zu integrieren, die Bedeutung der Unheilbarkeit immer neu zu erzählen.

Das geht nur durch „Rehistorisierung", also dadurch, zunächst die Vergangenheit im Lichte der gegenwärtigen Erkrankung neu wahrzunehmen; denn nur auf dem Hintergrund einer neuen Vergangenheitsgeschichte wird auch eine neue Zukunft, die die Gegenwart nicht mehr leugnet, werden neue Perspektiven denkbar und erzählfähig. Erst diese schmerzhafte Operation der Umordnung des ganzen Lebens ermöglicht die tastende und holprige Suche und die Erfindung einer neuen, noch unbekannten und gleichwohl tragfähigen Ordnung. Und erst dies ist die Wiedergeburt der Hoffnung aus der biographisch akzeptierten Verzweiflung und Hoffnungslosigkeit. Diese neue Hoffnung

---

[12] H. Blücher in: Hannah Arendt/Heinrich Blücher: Briefe 1963–1968. München: Piper 1996, S. 575; die hier formulierten „Grundsätze" sind eine Weiterentwicklung meines Vortrags „Hoffnung – Wie können wir helfen, daß chronisch Kranke sie aufrecht erhalten?", gehalten 1999 auf dem Berliner Kongreß des Europäischen Verbandes der Dialyse-Pflegekräfte.

kann ihre Herkunft aus der Verzweiflung nie verlieren, schöpft eher aus ihr die Kraft zum neuen „Leben als Fragment", in dem das meßbare Maß an Unvollständigkeit, Unvollkommenheit und Endlichkeit an Bedeutung verliert gegenüber dem Sinn fragmentarischer Beziehungen zur Welt, zum Anderen und zu sich selbst.[13] Es ist ein weiteres Geschenk der Chronisch Kranken, uns zu lehren, daß wir – auch im Umgang mit dem Akutkranken – vom Längsschnitt besser auf den Querschnitt als vom Querschnitt auf den Längsschnitt schließen können.

Dieses Abenteuer des Chronisch Kranken ist ein moralisches Unternehmen; denn es geht dabei um die Umwertung aller Werte. Die Haltung des Arztes, wenn der Patient ihm seine Geschichte neu erzählt und entwirft, hat zu beherzigen und auszudrücken, daß er jedes Mal einer Welturaufführung beiwohnt. Als für den Anderen einstehender Reisebegleiter und antwortender Zuhörer der Erzählversuche des Patienten ist der Arzt ethisch verantwortlich für die moralische Karriere des Patienten, worin ihn niemand ersetzen kann. Darin drückt sich seine narrative Ethik aus.

Was das bedeutet, kann man sich wieder am Unterschied zwischen Chronisch Krankem und Akutkrankem klarmachen, gerade auch wenn

der fiktive Charakter des Akutkranken als „theoretischer Grenzfall" inzwischen noch deutlicher geworden sein sollte: Bezogen auf den von der Medizinwissenschaft immer noch als typisch unterstellten Akutkranken gilt ethisch seit dem Nürnberger Ärztekodex von 1947 die Autonomie, das Selbstbestimmungsrecht des Patienten und der „informed consent" als oberstes Prinzip ärztlichen Handelns. Man sagt: „Du als Patient entscheidest, was ich als Arzt tue; aus Respekt vor deiner Autonomie mische ich mich nicht in deine Entscheidung ein". Wollte man diese bis heute nicht spezifisch ergänzte Haltung auf den Umgang mit Chronisch Kranken übertragen, wäre das Ergebnis nicht nur absurd, sondern auch in höchstem Maße inhuman, einfach weil man den feinen Unterschied, ob die Beziehung zu einer Krankheit oder zu einem Menschen haltungsprägend ist, ignoriert: Man würde den Chronisch Kranken, ohne sich einzumischen, ohne ihn zu begleiten, auf brutale Weise in seiner Isolation allein lassen. Das macht einmal mehr den schlimmen Denkfehler deutlich, den der begeht, der den Begriff der Autonomie oder der Selbstbestimmung als abstrakt-philosophischen oder als juristischen Begriff ohne weiteres auf den konkreten Menschen aus Fleisch und Blut in seiner Arzt-Patient-Beziehung anwendet, wodurch er – ohne nach den situativen Voraussetzungen zu fragen – dessen Sinngehalt gerade verfehlt. Um den Unterschied in einem Bild auszudrücken: Die Entscheidungsfreiheit des Akutkranken gleicht der Situation einer klar definierten Weggabelung, die des

---

[13] H. Luther: Leben als Fragment. Wege zum Menschen 1991; 43: 262–273, Vgl. auch meinen Vortrag mit demselben Titel auf dem Deutschen Evangelischen Kirchentag Stuttgart 1999, abgedruckt in: K. Dörner: Wege zum Menschen 2000; 52: 128–141

Chronisch Kranken den diffusen und unendlich vielen Möglichkeiten, einen Wald zu durchqueren, wobei man sich ohne Begleitung leicht verirren kann. Hier schaffen Begleitung, Beziehung, Einmischung, Sorge und Verantwortung erst die Voraussetzung dafür, daß jemand seinen Weg findet. Gerade in der Perspektive des Unheilbaren ist also die Autonomie-Ethik einzubetten in eine Ethik der Sorge und Verantwortung.

6. Da die Güte der Beziehung die Güte des Handelns bestimmt, ist zu fragen, wie sich die Arzt-Patient-Beziehung im Regelfall des Chronisch Kranken verstehen sollte? Da die Angehörigen meistens zunächst ausfallen, weil sie zwecks Neuorientierung selbst Anspruch auf mich als Arzt haben, und da für mich in einer familiären Beziehung zu wenig, jedoch in der Beziehung wie zu einem Akutkranken zu viel Abstand bestünde, ist die Bezeichnung „familienähnlich" (englisch: familiarity) oder „freundschaftlich" vielleicht am wenigsten falsch. So kann ich etwa sagen: Ich bin ein zeitlich befristeter Ersatzspieler für vorübergehend ausgefallene Familienangehörige, zeitlich unbefristet für die Bedeutung, die ein Freund hat. Da nun enge Angehörige ohnehin unersetzbar sind, trifft – wie schon früher erwähnt – die Analogie nur für die Rolle eines entfernteren Verwandten (Tante, Cousine, Nichte) zu, bei dem sich kritischer Abstand einerseits und Nähe und Sympathie andererseits die Waage halten, wodurch auch Professionalität und Liebe miteinander vereinbar werden, was vielleicht auch für den Begriff der Freundesliebe zutreffen mag. Dabei

habe ich das für Professionelle provozierende Wort „Liebe" mit Bedacht gewählt; denn es muß in meiner Beziehung mit dem Chronisch Kranken schon so etwas wie Liebe vorkommen, damit ich andererseits auch in der brutalen Härte glaubwürdig bin, mit der ich seine neuen engeren Grenzen, gegen die er revoltieren muß, zu repräsentieren habe. Jedenfalls reicht das der Professionalität zugebilligte übliche Maß an Nähe nicht aus, weil ich dann dem Chronisch Kranken zwar medizinisch-technisch etwas bedeuten kann, nicht aber in den existentiellen Fragen der Lebensführung, worin ich zu weit entfernt von ihm wäre und ihn somit in der Isolation allein lassen würde. Denn hier ist es mit „political correctness" nicht mehr getan; vielmehr komme ich um die Bereitschaft, mir die Finger schmutzig zu machen, nicht herum: Elemente der Unterstellung, der Erpressung, selbst der Gewaltanwendung finden – vielleicht – in so etwas wie Liebe Verzeihung und moralische Tragfähigkeit (Toleranz).

So bin ich – natürlich mit allen anderen Beteiligten – Mitglied einer moralischen Gemeinschaft, vielleicht in einer Art Freundesbeziehung oder als Familienehrenmitglied (Wahlverwandtschaft), zumindest solange, bis der Chronisch Kranke sich aus der moralischen Isolation des Niemandslandes hat befreien und sein beeinträchtigtes Leben von neuen sinnhaften Zielen her hat bestimmen können. (Die früher große Sinnhaftigkeit der Bezeichnung „Onkel Doktor" könnte sich nach ihrer zwischenzeitlichen Infantilisierung wiederbeleben, je mehr – auch jüngere – Chronisch Kranke wir haben.) Weil ich als Arzt aber in dieser moralischen Gemeinschaft vermutlich den größten Abstand habe, fällt mir nicht selten auch die moralische Letztverantwortlichkeit zu, so widerwillig und wenig begehrenswert das für mich sein mag. Diese schmerzliche Bürde wird für mich als Arzt vom Letzten her besonders im Umgang mit den Schmerzen des Chronisch Kranken spürbar, die immer eine Einheit von körperlichen und seelischen Schmerzen sind. Selbst wenn ich für die körperlichen Schmerzen geradestehe oder sie an einen schmerztherapeutischen Spezialisten verweise, während ich die seelischen Schmerzen an den Psychologen delegiere, ist das nur dann nicht riskant, wenn ich für die körperlich-seelische Einheit der Schmerzen moralisch letztverantwortlich bleibe; denn sonst kann der körperliche Schmerz seine seelische Bedeutung und der seelische Schmerz seinen physischen Ort verlieren.

Die andere große Herausforderung für meine „professionelle Liebe" ist die den Patienten entwürdigende und beschämende Situation seiner Abhängigkeit von mir oder den Pflegenden, sich von anderen Menschen pflegen zu lassen. Hier fühlt er sich als Objekt von mir als Subjekt. Darüber kann ich nicht einfach und scheinbar vernünftig hinweggehen, indem ich die Situation zwischen ihm und mir kurzerhand als Subjekt-Subjekt-Arbeitsbündnis umdefiniere. Das mag zwar das erstrebenswerte Ziel sein; doch habe ich dabei sein Erleben der Selbsterniedrigung nicht berücksichtigt, was sich leicht rächen kann. Um dieser Erfahrung der Selbsterniedrigung des Unheilbaren gerecht zu werden, bedarf es viel mehr meiner eigenen Selbsterniedrigung, zu der ich mich nur durch ihn befähigen lassen kann: Ich habe mich – zwecks Ausgleich – zum Objekt des Chronisch Kranken als Subjekt zu machen. Das geschieht etwa durch meine Verbalisierungen, daß ich mir vom Chronisch Kranken die Erlaubnis geben lasse, ihn pflegen zu dürfen, oder daß sein Vertrauensbeweis, sich von mir abhängig zu machen, für mich eine Ehre ist. Auch das geht nicht den ganzen Tag über. Es genügt, daß diese meine Grundhaltung einmal aufblitzt und ankommt.

Eine solche vertrauensvolle Beziehung mit dem Unheilbaren, die das Ziel hat, daß er seine Krankheit, seine Endlichkeit und Sterblichkeit sich aneignet, zu einer seiner Eigenschaften macht, läßt sich vielleicht am schlichtesten zum Abschluß in die narrativ-ethischen Worte fassen: „Wir sind eine Zeit lang gemeinsam ein Stück älter geworden." So ist es ein weiteres Geschenk der Chronisch Kranken, uns dramatischer, radikaler und deutlicher das zu lehren, was ohnehin unser aller tägliche Aufgabe ist: Unsere Fragmentarität, unsere Fehlerhaftigkeit und Selbstbegrenzungsfähigkeit uns zu eigen zu machen und unseren Tod in unser Leben hineinzunehmen, etwa wie es Friedrich Nietzsche vom Umgang mit seiner eigenen chronischen Erkrankung vielleicht am besten zum Ausdruck gebracht hat: „… daß ich mit einem äußerst schmerzhaften Leben doch auf ein Ziel zu steure, um dessentwillen es sich schon lohnt, hart und schwer zu leben."[14]

---

14) F. Hartmann: Chronisch krank oder bedingt gesund? a. a. O., S. 62 (hier zitiert H. Nietzsche ohne Fundstelle).

C) Nach der Grundhaltung und den Grundsätzen jetzt zu einigen Regeln des Umgangs oder der Beziehung mit Chronisch Kranken. Diese Regeln – so dürfte sich jetzt herausgestellt haben – sind zugleich Regeln für den Umgang mit den meisten Patienten überhaupt. Die folgende Regelsammlung[15] verdankt sich vor allem meinen eigenen beruflichen Erfahrungen und denen von Renate Schernus und ihrer „Kunst des Indirekten":[16]

1. Aus der wenn auch theoretischen Vergleichbarkeit von Akutkranken und Chronisch Kranken ergibt sich immerhin: Je akuter die Erkrankung eines Menschen, desto mehr wird der Umgang mit ihm geprägt von den typischen Merkmalen der jeweiligen Krankheit; je chronischer die Erkrankung eines Menschen, verlieren diese typischen Krankheitsmerkmale für den Umgang an Bedeutung und desto mehr werden die sonstigen persönlichen Bedingungen und Beziehungen des Menschen entscheidend. Die Chronisch-Kranken-Medizin ist wesentlich mehr ideographisch als nomothetisch. Anders ausgedrückt: Ich beziehe mich als Arzt beim Chronisch Kranken wesentlich mehr auf seine biographische Einzigartigkeit als auf seine Subsummierbarkeit als Fall von …

2. Mit einem Chronisch Kranken zu arbeiten, ist kurzfristig derart unbefriedigend, daß ich mir alle Fluchtwege abschneiden muß, damit nichts anderes übrig bleibt, als ihn – den Unheilbaren – wirklich zu wollen. Das heißt etwa, daß ich mir ein Verbot auferlegen muß, ihn heilen oder sonstwie ändern zu wollen oder ihn z. B. durch eine Kur oder eine Heimverlegung mir aus den Augen schaffen zu wollen. So bleibt mir als Arzt nur übrig, mich einerseits innerhalb der Beziehung zum Anderen selbst zu ändern, andererseits seinen äußeren Lebenskontext zu ändern, aber ihn selbst in seinem Sosein, so wie er ist, vorbehaltlos zu akzeptieren. Jenseits der Heilbarkeitsabsicht habe ich natürlich gleichwohl für die dennoch gebotenen diagnostischen und therapeutischen Maßnahmen geradezustehen, jedoch streng auf die Indikation zu beschränken, so sehr Erwartungen mich verführen mögen, etwas zu tun, „damit etwas geschieht": Es schadet dem Patienten, weil es die Heilssuche in die falsche Richtung lenkt!

3. Die Angehörigen haben denselben Anspruch auf Zeit, Aufmerksamkeit und Zuwendung von mir wie der Chronisch Kranke. Es wird sogar Zeiten geben, in denen sie mehr davon als der Patient beanspruchen können und müssen (Kap. V). Das kann sogar so weit gehen, daß dies auch für den Vermieter, den Nachbarn oder den Arbeitgeber gilt.

4. Da nun mal der Chronisch Kranke nicht begehrenswert ist und ich als Arzt vom Letzten her ihn nur wider Willen wollen und mich ihm aussetzen kann, kann es passieren, daß er mich so weit öffnen muß, daß er als der ganz Andere mir den Grund unter den Füßen wegreißt und mein Selbst-

---

[15] K. Dörner (ed.): Ende der Veranstaltung. Gütersloh: Jakob van Hoddis 1998

[16] R. Schernus: Abschied von der Kunst des Indirekten – oder: Umwege werden nicht bezahlt. In: J. Blume u. a. (ed.): Ökonomie ohne Menschen? Neumünster: Paranus 1997, S. 85–108

erhaltungs-Selbst stört. Dadurch kann er mich auch beschenken: Er rehabilitiert meine in Routine eingeschlafene Wachheit, meine Empfänglichkeit, meine Verwundbarkeit und Hörfähigkeit.

5. Ich schenke ihm Gehör, leihe ihm mein Ohr; mein Hören wird wesentlich wichtiger als mein Sehen. Das ist so bedeutsam, daß mein ganzes Regelwerk eine Art Hörgerät für den Leser sein soll. Denn nur wenn er sich auf meine unendliche Hörfähigkeit verlassen kann, kann er mir seine Verzweiflung zutrauen, kann er mir beibringen, was zu tun ist, kann er mir die ersten Entwürfe seiner neu zu erfindenden Lebensgeschichte erzählen, um zu einer neuen Ordnung zu kommen. Hierzu der Philosoph Odo Marquard:

❒ „Denn die Menschen: das sind ihre Geschichten. Geschichten aber muß man erzählen … und je mehr versachlicht wird, desto mehr – kompensatorisch – muß erzählt werden: sonst sterben die Menschen an narrativer Atrophie.“[17] ❒

6. Der Chronisch Kranke ist somit mein Lehrmeister, ich bin sein Schüler; in der Beziehung zwischen uns vermag ich nichts, es sei denn, ich lerne von Dir und Du lehrst mich.

7. Meine Hörfähigkeit hat so weit zu gehen, daß ich gut daran tue, davon auszugehen, daß mein Antworten, meine Vorschläge für zu tuende Schritte regelhaft unpassend und fehlerhaft sind. Meine Glaubwürdigkeit für den Anderen erweist sich daher in meiner Fähigkeit, mich vom Anderen korrigieren zu lassen. Meistens entstehen nur auf einem solchen Umweg brauchbare Schritte.

8. Zeit spielt keine Rolle. Wenn ich diese Erfahrungsregel beherzige, meine ich damit meine Zeit; denn nicht sie ist von Bedeutung, sondern die Zeit des Anderen. Er ist der Zeitgeber dafür, wann was zu sagen und zu tun ist. Paradoxerweise wird durch diese meine Verlangsamung unter dem ökonomischen Erfolgsaspekt Zeit gespart, denn der Chronisch Kranke muß dann nicht mehr den letzten Rest seiner Kraft und Selbstachtung im Widerstand gegen meine gutgemeinten, aber unzeitigen und daher falschen Vorschläge erschöpfen.

9. Nicht dem Patienten, sondern mir als Arzt obliegt also die Tugend der Geduld, der Langsamkeit, des Wartens auf den rechten Moment, wozu auch die Kunst des indirekten Drumherumredens und Drumherumhandelns gehört.

10. Gott schreibt auch auf krummen Zeilen gerade. Dieser Satz von Paul Claudel (aus „Der seidene Schuh") mag als Kürzel für die Erfahrungsregel gelten, daß Chronisch Kranke oft einen geradezu empörenden Luxus an Umwegen brauchen, die z. B. bis zu einer jahrelangen Verweigerung von Arbeit, Kontakten und anderem bestehen können. Nicht nur weil Menschen grundsätzlich immer in Entwicklung befindlich sind, erweisen sich diese Umwege im Nachhinein meistens als notwendig und sinnvoll. Vergesse ich meine Geduld, wozu es mir oft in den Fingern juckt, und definiere ich eine Momentaufnahme während eines solchen Um-

---

[17] zit. nach Schernus, a. a. O., S. 108

wegs als endgültigen Behinderten-
status, als Endzustand, bin ich es,
der die destruktiven Anteile am
Chronifizierungsprozeß fördert und
festschreibt.

11. Die Verordnung zielorientierten
Trainingsbedarfs (zur falschen Zeit)
kann das Wachwerden der Selbsthil-
fekräfte verhindern. Man kann Chronisch Kranke durch Rehabilitations-
erfolge zu Tode loben („Toll haben
Sie das gemacht, ab morgen versuchen Sie, noch etwas schneller zu arbeiten!")

12. Auf Sachen geht man gezielt, frontal, direkt zu; wenn Menschen nicht
mit Sachen verwechselt werden, ist
der Umgang mit Ihnen grundsätzlich
indirekt, umspielend, wie das Wort
Um-gang bereits ausdrückt.

13. Für Chronisch Kranke ist die Festle-
gung eines Zeitrahmens, innerhalb
dessen Erfolge zu registrieren sind,
oft kontraindiziert. Er verhindert Ei-
genentwicklung, die nur mit dem je
eigenen Entwicklungstempo stattfinden kann.

14. Wie die Entwicklung ist die Rehabi-
litations-, Wiedereingliederungs- und
Integrationsfähigkeit unabschließbar
nach vorn offen und ein ebenso un-
abschließbarer Rechtsanspruch. Daher wird Hilfe zur Wiedereingliede-
rung nie *vollständig* durch Hilfe zur
Pflege ersetzbar. Dieser Rechtsanspruch wird für den Chronisch Kranken aber nur wirksam, solange er
eingebettet ist in das ebenso unabschließbar nach vorn offene Begleiten von mir, des „Chronischen Arztes"; sonst verkommt das Pochen aufs
Recht – alleingelassen – zum Selbstzweck, zur Rechtsneurose. Integration, übrigens, darf nicht zu 100 % an-

gestrebt werden; sonst nimmt sie der
zur Eigenart, zur Persönlichkeitsei-
genschaft gewordenen Chronizität
ihr biographisches Eigenrecht.

15. Je chronischer ein Kranker, ein desto
schlechterer Kunde ist er, desto weniger Konsumentensouveränität ist
ihm eigen. Um so mehr bedarf er der
nicht-einspringenden, bloß präsenten
Nähe eines kritisch-sympathischen
Freundes, der sich ihm aussetzt.

16. Der subjektiv empfundene Fortschritt eines Chronisch Kranken, so
lächerlich über- oder untertrieben er
klingen mag, ist oft realistischer als
der objektiv gemessene Fortschritt –
peinlich für mich, da es den Mut von
mir verlangt, mich potentiell lächerlich zu machen.

17. Damit Chronisch Kranke Nähe zu
Angehörigen, Freunden, zu Arbeit
und Arbeitskollegen leben können,
müssen sie sicher sein, daß sie so
viel Zeit und Raum für das Experimentieren mit erträglicher Nähe und
notwendigem Abstand haben, wie
sie dies über ihre nur von ihnen zu
gehenden Umwege benötigen.

18. Die Beziehung zwischen dem Chronisch Kranken und dem Chronischen
Arzt ist in dem Maße professionell,
wie sie Koevolution ist, also sinnfällig wird, wie zwei Menschen sich eine Zeitlang aneinander entwickeln,
etwa wie zwischen entfernten Verwandten oder Freunden; dabei muß
der Distanzanteil der Beziehung den
Respekt vor der unüberbrückbaren
Fremdheit und Würde des Anderen
spüren lassen, während der Nähean-
teil zumindest so viel mit dienender
Liebe zu tun haben muß, wie erforderlich ist, damit ich auch beim
Widerstand gegenüber dem Protest

des Chronisch Kranken gegen seine enger gewordene Welt oder gegen sein fortschreitendes Siechtum nicht seiner Ablehnung verfalle.

19. Zwischen Leistungsanforderung und Leistungsfähigkeit darf kein Gleichgewicht bestehen, vielmehr habe ich für eine kalkulierte, kleine Überforderung zu sorgen, da nur sie mit lebendiger Entwicklung zu einer neu zu findenden Ordnung vereinbar ist. Zudem heißt Überforderung auch: dem Leben mit mehr Last auch mehr Gewicht und Bedeutung für sich und Andere geben, damit die Existenz auch wieder ich-fern gelebt werden kann.

20. Aus denselben Gründen muß die personelle Betreuung des Chronisch Kranken immer etwas geringer ausfallen, als man für notwendig halten würde: Nur so kann Selbstachtung sich halten und wachsen.

21. Krisen sind nicht nur Rückfälle oder Rückschritte; sie sind auch Lernchancen, die zu nutzen sind, nämlich Hinweise darauf, daß man einen Umstand bisher übersehen hatte oder einen Umweg zu wenig gegangen ist.

22. Meine Sprache hat immer in der Alltagssprache des Chronisch Kranken ihren Ausgang zu nehmen.

23. Wie es ein „Bilderverbot" für das Krankheits-„Bild" des Chronisch Kranken gibt, da er sich sonst den Gesetzen der Krankheit mehr als ohnehin unvermeidlich unterwerfen würde, so gilt für mich auch ein Bilderverbot für den Chronisch Kranken selbst und für die Ziele, die er erreichen könnte. Meine Begleitung hat ergebnisoffen und ohne Erwartungen zu sein; es sei denn, es handelte sich um eine sehr allgemeine Ebene, die so gut wie immer stimmt, wie z. B. Manfred Bleuler es einmal mit dem Bild der „tätigen Gemeinschaft" für das, was Chronisch Kranke brauchen, versucht hat. Hingegen darf ich unter dem formalen Verfahrensaspekt sehr wohl ein Zielbild haben: Es geht dann darum, den Patienten zwischen mehreren Möglichkeiten wahlfähig zu machen oder zu erhalten.

24. Ein guter Reisebegleiter für den Chronisch Kranken bin ich, wenn ich umfassend neugierig auf neue Menschen bin, die in mir selbst ein neues Organ erschließen; wenn ich meine Wachheit aufrecht erhalte, auf Gelegenheiten zu warten; und wenn ich die Wahrscheinlichkeit für das Auftreten von Gelegenheiten durch gemeinsame Tätigkeiten – und wenn es nur das gemeinsame Trinken einer Tasse Kaffee ist – auf indirekte und damit schonende Weise erhöhe.

25. Wenn ich den Chronisch Kranken wirklich wollen kann, hat es mich in der Regel auch in die Letztverantwortung für ihn eingesetzt. Damit bin ich – obwohl Arzt – auch für die Änderung des äußeren Kontextes zuständig, also etwa für angemessene Wohnbedingungen und für einen Arbeitsplatz. Denn bei einem müssen – vereinbart – alle Fäden zusammenlaufen, wenn auch die Gesamtlast möglichst gleichmäßig auf möglichst viele Schultern zu verteilen ist, um für alle erträglich zu bleiben.

26. Die meisten dieser Erfahrungsregeln – abschließend – sind gegenläufig zu meiner eigenen Verhaltenswahrscheinlichkeit, sind gegen den jeweils leichteren Weg gerichtet, ver-

langen daher ständig zusätzliche Energiezufuhr von mir. Die eigene Kraft und Motivation könnte hierfür niemals ausreichen. Mir würde die Puste ausgehen, und ich würde mich auf ein paar fürsorglich-besitzergreifende und dem Patienten die Ziele vorgebende Strategien beschränken. Nicht zuletzt dies ist der pragmatische Grund dafür, warum ich als Arzt vom Letzten her die Kraft vom Chronisch Kranken, vom Anderen beziehen muß, warum ich eine ethische Haltung benötige, die nicht in mir, sondern im Anderen ihren Anfang findet, der mich in Dienst nimmt und mir meine Verantwortlichkeit befiehlt. Natürlich werde ich diese Ethik immer wieder verraten und – entsprechend der Schwerkraft – in meine gewohntere und wahrscheinlichere Neigung zu fremdbestimmter Aneignung des Anderen zurückfallen. Dennoch ist diese ethische Erfahrung, die ihren Anfang im Anderen findet und die in diesem Regelwerk ausgedrückt ist, alternativlos; denn nur in Orientierung an ihr kann ich ohne Erwartungen sein, muß ich nicht mit Gegenseitigkeit, mit „Mitspielen" und noch weniger mit Dank rechnen, kann ich meine Neigung zum leichteren Weg wenigstens einigermaßen kontrollieren, ist das Handeln zwischen mir und dem (Chronisch) Kranken in eine Beziehung eingebettet.

2 Menschen mit Behinderung

Vielleicht entdecken wir dann in diesem wissenden Nicht-Wissen mit den …
(Behinderten) gemeinsam, welcher Weg entstehen möchte.
U. Haupt[18]

Man kann den ohnehin fragwürdigen Begriff der Behinderung zunächst mal ganz allgemein und unspezifisch benutzen. Dann meint man damit Menschen mit irgendeiner gravierenden körperlichen oder verhaltensmäßigen Benachteiligung, die fremder sind als andere, anders als andere, mit unerwünschten Eigenschaften, eher abgelehnt als wertgeschätzt, jedenfalls wenig begehrenswert.[18a] Wolfensberger[19] hat in seinem Buch „Der neue Genozid an den Benachteiligten, Alten und Behinderten" für die USA geschätzt, daß von der Gesamtgruppe all dieser Menschen, die so recht nicht als – vollwertige – Menschen gelten, jedes Jahr etwa 200 000 durch die Institutionen des Gesundheits- und Sozialwesens zu Tode gebracht werden. Wohlgemerkt: Nicht getötet, sondern durch Vernachlässigung, falschen Umgang mit ihnen, Ernährungsmängel, Ablehnung und Distanzierung, Ungeduld, Nichter-

kennen ihrer eigenwilligen Bedürfnisse, Übertherapie, insbesondere mit Psychopharmaka, so geschädigt, daß sich daraus eine Todesfolge ergibt. Er bezeichnet dieses nicht beabsichtigte, juristisch meist unschuldige Tun auch als „death making". Er unterteilt die Gesamtgruppe in 10 Risikogruppen: [20]

1. Die unerwünschten Ungeborenen (diese sind bei den 200 000 nicht mitgeschätzt).
2. Die unerwünschten Neugeborenen, besonders, wenn von Geburt an behindert.
3. Stark körperbehinderte Menschen.
4. Menschen mit geistiger Behinderung.
5. Menschen mit schweren und chronischen psychischen oder Verhaltensstörungen (z. B. Langzeitpatienten psychiatrischer Einrichtungen oder psychisch kranke Straftäter).
6. Die Nichtseßhaften, die oft auch Alkoholiker, geistig oder psychisch beeinträchtigt sind.

---

[18] U. Haupt: Kinder mit cerebralen Bewegungsstörungen im Spannungsfeld von eigenen Entwicklungsimpulsen und fremdbestimmter Anleitung. In: G. Dörr (ed.): Neue Perspektiven in der Sonderpädagogik. Düsseldorf: verlag selbstbestimmtes leben. 1998, S. 115

[18a] An dieser Stelle kritisiert mich mein körperbehinderter Freund Claudio Kürten, ich sei mal wieder – typisch Mediziner – unfähig, vom Anderen her zu denken; denn einmal könne er als Behinderter auch sagen, daß „Behinde-

rung" die nicht von ihm zu verantwortenden Hindernisse auf seinem Lebensweg seien, und zum anderen – noch wichtiger – seien Behinderungen bloße Konstruktionen, die nur entstünden, wenn er sich eine zu große Differenz zwischen seinem Können und Wollen leiste, was aber für alle gelten würde!

[19] W. Wolfensberger: Der neue Genozid an den Benachteiligten, Alten und Behinderten. Gütersloh: Jakob van Hoddis 1996

[20] a. a. O., S. 35 f.

7. Behinderte, die ohne Begleitung aus Institutionen entlassen und der Straßengewalt-Kultur verfallen sind.
8. Alte Menschen, besonders wenn sie dement, hilflos und arm sind.
9. Ernsthaft und chronisch körperkranke Menschen (etwa mit multipler Sklerose oder degenerativer Arthritis).
10. Sterbenskranke Menschen, vor allem im fortgeschrittenen Krebsstadium.

Die Zugehörigkeit zu mehreren Risikogruppen erhöht die Todes-Wahrscheinlichkeit – außerhalb jedes juristisch belangbaren Rahmens. Ein Beispiel, das wir alle kennen: Ein altersdementer Mensch, vielleicht noch mit Wahngedanken, wird gegen seinen Willen aus seiner Wohnung herausgeholt, weil es dort nicht mehr ging, in ein Krankenhaus gebracht, von dort in ein Pflegeheim verlegt, dort noch einmal auf eine für ihn günstigere Station verlegt, und stirbt kurz darauf an diesen mehrfachen Entwurzelungen, obwohl jeder einzelne, der daran beteiligt war, gute Gründe für sein Handeln hatte und das Beste für ihn gewollt hat. Wolfensberger beschreibt in seinem Buch Dutzende von solchen unbeabsichtigten Tötungswegen. Er beendet sein Buch mit Verhaltensvorschlägen für Familien von Behinderten, die ein solches Schicksal vor allem während eines Klinikaufenthaltes verhindern wollen. Diese Vorschläge laufen im wesentlichen darauf hinaus, daß ständig ein Mitglied der Familie oder des Freundeskreises am Bett sitzen und sich darauf beschränken solle, ein Übersetzer der Bedürfnisse des Behinderten zu sein und im übrigen verständnisvoll, freundlich und dankbar mit den Ärzten bzw. Pflegenden umzugehen.[21] – Ich habe bei der Lektüre dieses Buches, in dem Wolfensberger dazu kommt, daß

diese amerikanische Tötungsrate beeinträchtigter Menschen höher liege als selbst die der Nazis, immer hin- und hergeschwankt, dies für eine „typisch amerikanische" Übertreibung zu halten oder eben dies als meine Abwehr anzusehen und darüber zu erschrecken.

Greifen wir nun aus diesem Rahmen die „Menschen mit Behinderung" im engeren Wortsinne heraus, also die geistig Behinderten, die Körperbehinderten und die seelisch Behinderten, wobei ich letztere freilich eher zu den „Chronisch Kranken" rechnen würde. Jeder Arzt behandelt ständig viele Chronisch Kranke, aber nur wenige geistig oder körperlich Behinderte. Gleichwohl sind diese von besonderer Bedeutung für jeden Arzt, nicht nur weil er – auch für seine anderen Patienten – viel von ihnen lernen kann, sondern auch wegen des bis zur unabsichtlichen Tötung gehenden Risikos, das der Umgang mit Behinderten für jeden Arzt von selbst mit sich bringt. Das betrifft vor allem die Menschen mit geistiger Behinderung, denen wir uns jetzt zunächst zuwenden.

Ein geistig Behinderter kann mein sonst im Umgang mit Menschen übliches Tempo nicht mithalten, wird dadurch verwirrt und kann schließlich nur noch mit Rückzug oder Aggression darauf reagieren. Da er zudem seine äußeren und inneren Empfindungen, auch die des Schmerzes, nicht so zum Ausdruck bringt, wie ich das sonst bei Menschen gewohnt bin, gerate ich meinerseits in Verwirrung und Ungeduld, erhebe einen Befund, wo er nichts äußert, oder finde nichts, wo er vor Schmerzen schreit. Ich bin befremdet von seiner Indolenz oder seiner Simulation und weiß immer we-

---

[21] a. a. O., S. 110 ff.

niger mit ihm anzufangen. Fehldiagnosen und Fehltherapien sind die fast unvermeidliche Folge, und ich zweifele schließlich daran, ob es zwischen ihm einerseits und mir und meinesgleichen andererseits hinreichend viel Gemeinsamkeiten gibt, die uns beide als zur Gattung Mensch zugehörig ausweisen. Selbst die Sprache versagt, wo der Andere ihrer nicht mächtig ist. Er hat oder ist eine so eigene Art, daß ein zwölfjähriger Junge, als ihm das aufging, meinte, wir bräuchten eine „artgerechte Menschenhaltung".[22] Um dem geistig Behinderten seine Eigenart zuzubilligen, aber ihn dennoch nicht als Nicht-Mensch auszusondern, sondern meinem ärztlichen Auftrag gerecht zu werden, auch für ihn eine, wenn auch eigenartige, Arzt-Patient-Beziehung zu entwickeln, muß ich mich offenbar in meinem Verständnis, was der Mensch sei, zurücknehmen und auf die tieferen gemeinsamen Wurzeln besinnen, zunächst theoretisch, dann auch praktisch; und genau dieser An-Spruch des Anderen an mich ist eines der Geschenke, die der geistig Behinderte mir mitbringt, wodurch er mich zum Arzt vom Letzten her qualifiziert.

Der Schweizer Pädagoge Siegenthaler[23] hat eine solche anthropologische Reduktion versucht, um gerade vom schwerstgeschädigten geistig Behinderten, also vom Letzten aus, dem Menschen mit geistiger Behinderung dieselben vollen und gesunden Strukturen des Menschseins zuzuordnen wie dem Menschen ohne geistige Behinderung: Alle Menschen sind erstens dauernd sich wandelnde, in Entwicklung befindliche Wesen, sind zweitens angewiesen auf mitmenschliche Zuwendung, haben drittens Emotionalität als „Empfäng-

lichkeit für Stimmungsqualitäten", sind viertens eingebettet in die Zeitlichkeit, indem sie immer über „offen gebliebene Möglichkeiten" verfügen, wobei fünftens das, was sich empirisch zum Ausdruck bringt, immer über sich selbst hinaus weist. Das bedeutet, daß der Mensch mit geistiger Behinderung genauso eine Spielart, eine Existenzweise des Menschseins ist wie der Mensch ohne geistige Behinderung. Damit ist zudem geklärt, daß geistige Behinderung selbst keine Krankheit ist.

Dieser meiner theoretisch-anthropologischen Zurücknahme entspricht in der Praxis meine Zurücknahme in die eigene Leiblichkeit hinein. Lag der Schwerpunkt meiner sinnlichen Erfahrung beim Akutkranken im klinischen Blick meines Sehvermögens, so wanderte er zum Hören auf den Chronisch Kranken, um jetzt in der Beziehung mit den geistig Behinderten beim tastenden, berührenden Körperkontakt anzukommen. Über die averbalen Grundlagen der verbalen Sprache hinaus findet mein passives Mich-Aussetzen an den Anspruch des geistig Behinderten in Hautnähe statt, wobei meine Berührungsangst in der Regel größer sein dürfte als seine – für mich eine Lernchance. Wir werden mit der Nase darauf gestoßen, daß wir ohnehin uns nicht anders als über unseren Leib dem Anderen ausdrücken können. Stinkes[24] zitiert Nietzsche: „‚Ich' sagst Du und bist stolz auf

---

[22] A. Fröhlich: Auf der Suche nach dem Menschen. In G. Dörr a.a.O., S. 21

[23] H. Siegenthaler: Anthropologische Grundlagen zur Erziehung Geistig Schwerstbehinderter. Bern 1983

[24] U. Stinkes: Das verleiblichte Bewußtsein. In: Behinderte in Familie, Schule und Gesellschaft 1998; 6: 16

dieses Wort. Aber das Größere ist, woran Du nicht glauben willst, – Dein Leib und seine große Vernunft: die sagt nicht Ich, aber thut Ich."

So wie wir spätestens bei dieser Gelegenheit lernen, daß Menschen immer in Abhängigkeit von anderen Menschen leben, habe ich als Arzt, als Assistent, in Assistenz, im Dienst des geistig Behinderten zu beherzigen, daß er mehr körperliche Nähe braucht, um andere Menschen überhaupt wahrzunehmen, daß er sich über andere Ausdrucksmöglichkeiten als die Sprache verständigt, daß er mich braucht, um ihm die Umwelt und sich selbst für ihn verständlich nahezubringen, daß ich möglicherweise für seine Versorgung und Pflege, bis hin zu seiner Fortbewegung und Lageveränderung einzustehen habe.[25] Meine Verantwortung für ihn muß ihn durch seine Behinderung, nicht an ihr vorbei, zu erreichen suchen, darf ihn nur an sich selbst messen; denn sie ist er selbst, seine Existenz. Nur so kann er mich in die Pflicht nehmen, sonst würde ich ihn seines Eigenen berauben, ihn mir aneignen und dadurch an ihm scheitern. Menschliche Entwicklung erfolgt von innen heraus, und wenn jemand sein Inneres nicht oder nur eingeschränkt oder nur befremdlich zum Ausdruck bringen kann, neigen wir dazu, Vorschläge oder andere Impulse von außen an ihn heranzutragen, wodurch wir die eigene Entwicklung meist eher stören als fördern. Entwicklung kann man nicht eingeben. Angesagt ist vielmehr, sich auf die Förderung günstiger Bedingungen für Entwicklung und Äußerung zu beschränken, damit sie sich entfalten können, sich im übrigen dem Leben und seinen Bewegungen anzuvertrauen und gemeinsam koevolutiv in diesem wissenden Nichtwissen zu entdecken, „welcher Weg entstehen möchte".[26]

Die letzte kluge Formulierung macht noch einmal deutlich, daß es die Beziehung ist, die Wege entstehen läßt, freilich eine Beziehung, in der beide Seiten gemeinsam auch die Behinderung herstellen, da jede Seite ihre Art von Behinderung beisteuert:[27] Wie der geistig Behinderte daran gehindert ist, am Leben der Nicht-Behinderten teilzunehmen, so ist auch der Nicht-Behinderte daran gehindert, am Leben der Behinderten teilzunehmen; der Ausdrucksbehinderung auf der einen entspricht die Verstehensbehinderung auf der anderen Seite; und selbst die Integration ist kein einseitiges, sondern ein zweiseitiges Geschehen, Integration gibt es nur gegenseitig: Wenn die geistig Behinderten – wie dies in den letzten zwanzig Jahren zunehmend möglich wird – vermehrt nicht mehr in Heimen und Anstalten ausgegrenzt sind, sondern unter uns leben, kommunal integriert sind, dann ist das nur möglich, indem sie sich nicht nur mehr an uns anpassen, sondern wir uns auch an sie anpassen, Lernen gegenseitig erfolgt, beide Seiten die Eigenart der anderen Seite akzeptieren, wir auch die Besonderheit der geistig Behinderten, ihre Spontaneität, ihre Fröhlichkeit, ihr unmittelbares Nähebedürfnis nicht nur als befremdliche Distanzlosigkeit abwehren, sondern als Bereicherung unserer pluralistischen, multikulturellen Gesellschaft zu erfahren bereit sind.

Es versteht sich, daß im Rahmen dieser Beziehungskultivierung jeder Arzt

---

[25] Fröhlich, a. a. O., S. 24 f.
[26] Haupt a. a. O., S. 106–115
[27] J. Seim: Behindertsein als Menschsein. Evangelische Theologie 1981; 41: 338–351

auch über die Rechte der behinderten Menschen und ihrer Angehörigen informiert sein muß, am besten formuliert und ständig aktualisiert von der „Bundesarbeitsgemeinschaft Hilfe für Behinderte".[28] Im übrigen gelten für den Umgang mit Behinderten auch die meisten derjenigen Regeln, die wir für den Umgang mit Chronisch Kranken gefunden haben.

Jeder Arzt hat – mal mehr, mal weniger – in seiner Praxis oder auf seiner Station auch mit Körperbehinderten zu tun. Weil sie keine Schwierigkeiten haben, die Eigenart ihrer besonderen Seinsweise zum Ausdruck zu bringen, sind sie daher unsere eigentlichen Entwicklungshelfer für den Umgang mit behinderten Menschen überhaupt. Denn die Körperbehinderten haben bereits in den 50er Jahren in der BRD damit begonnen, sich zu Selbsthilfegruppen zusammenzuschließen und für ihre Belange selbst zu kämpfen, sowohl individuell als auch politisch für die Interessen der Menschen mit Behinderung allgemein.

Einer dieser Pioniere der ersten Stunde ist Fredi Saal, weil zusätzlich sprachbehindert als geistig behindert fehldiagnostiziert, der sich noch aus eigener Kraft aus seiner Anstalt befreien mußte, sich mit Hilfe der Volkshochschule Hannover eine umfassende philosophische Bildung aneignete, weshalb seine Schriften bis heute nicht nur der Integration der Behindertenbewegung dienen, sondern auch z. B. mir immer neue Schichten von Schuppen von den Augen holen, was meine Beziehung mit Behinderten angeht. Der Titel seiner Autobiographie „Warum sollte ich jemand anderes sein wollen?"[29] ist Programm. Mit dieser Frage beschreibt er

seinen lebenslangen Kampf mit uns Nicht-Behinderten: Immer wenn ich mit einem Nicht-Behinderten zusammenkomme, versucht er als erstes, mir irgendwie zu helfen, an mir herumzufummeln, mich zu ändern, zu einem anderen zu machen. Diese merkwürdigen Nicht-Behinderten kommen nicht mal auf die Idee, mich zunächst mal in meinem Sosein, in meiner Existenz, zu der meine Behinderung nun mal gehört wie meine sonstigen Eigenschaften, zu akzeptieren, obwohl ich sie doch auch in ihrem Nicht-Behindertsein akzeptiere. Dabei könnte man, wenn nur das grundsätzliche Akzeptieren erst einmal erfolgt wäre, sekundär gern über die eine oder andere Hilfe reden, da ja alle Menschen auch voneinander abhängig sind. – Treffender kann man den fundamentalen Fehler von Menschen im allgemeinen und Ärzten im besonderen nicht zum Ausdruck bringen, im Umgang mit dem Anderen sich sogleich hilfreich auf ihn zu stürzen, damit sich ihn anzueignen, statt sich zunächst mal um eine tragfähige Beziehung zu sorgen, die sekundär dann auch „hilfreich" sein könnte, was sie für alle erträglich, tragbar und vielleicht sogar ertragreich machen würde.

Von daher nimmt es nicht Wunder, daß die Körperbehinderten inzwischen auch unsere Medizinethik-Lehrmeister geworden sind. Wo wir allzu begeistert und kritiklos uns über die erweiterten Möglichkeiten der Medizin freuen, sind es gerade die Körperbehinderten, die

---

[28] Die Rechte behinderter Menschen und ihrer Angehörigen, ed. von der „Bundesarbeitsgemeinschaft Hilfe für Behinderte", 26. Auflage, Schriftenreihe Band 103, 1998

[29] F. Saal: Warum sollte ich jemand anderes sein wollen? Gütersloh: Jakob van Hoddis 1992

121

uns auf die ungeliebte Kehrseite der Medaille z. B. bei der Hirntodkonzeption, bei der fremdnützigen Forschung, bei der Bioethik-Konvention oder bei der Sterbehilfe hinweisen und uns die Augen öffnen für die allgemeinen und langfristigen Nachteile der kurzfristigen und individuellen Vorteile. Wer nun über die unfeine, zu Übertreibungen neigende und gelegentlich auch gewalttätige Form dieser Hinweise die Nase rümpft und sich empört, wozu – isoliert – auch Anlaß bestehen könnte, der vergißt die ungleiche Verteilung der Macht und der Waffen in diesem Kampf zwischen David und Goliath: Auf der einen Seite drei Rollstuhlfahrer, auf der anderen Seite die Repräsentanten des medizinisch-industriellen Komplexes. Auch wenn – wie stets in der Menschheitsge-schichte – zwischen Fortschrittseuphorie und Folgenphobie, zwischen Nutzen für den einzelnen und Auswirkungen für die zukünftige Gesamtgesellschaft immer wieder ein Kompromiß gefunden werden muß, besteht doch kein Zweifel daran, daß wir es insbesondere in den letzten Jahrzehnten der Selbsthilfebewegung der Körperbehinderten verdanken, daß wir sensibler an dieses schwierige Geschäft herangehen, daß wir eher beide Seiten wahrzunehmen bereit sind, daß wir die gefährliche Utopie der leidensfreien Gesellschaft zu bedenken in der Lage sind und daß wir zumindest hier und da besonnen auf technisch Machbares verzichten und uns zu Fortschritten in der schwierigen Kunst der Selbstbegrenzung durchringen.

3 Menschen im Wachkoma

In der Regel begegnet der Arzt Menschen im Wachkoma zwar nur selten. Da sie aber (vielleicht gemeinsam mit den „Hirntoten") buchstäblich die „Letzten" sind, von denen aus dieses Kapitel den Arzt Arzt sein lassen will, lehren sie uns vielleicht am abgründigsten, was der Mensch ist. Daß es sie nicht nur im Einzelfall, sondern als nennenswerte Gruppe gibt, so daß wir von der Eigenart einer Bevölkerungsgruppe mit der menschlichen Seinsweise des Wachkomas sprechen können wie von den Bevölkerungsgruppen und den menschlichen Seinsweisen der Altersdementen, der Behinderten, der Chronisch Kranken, der Rothaarigen, der Langnasigen oder der Radfahrer, verdankt sich ebenfalls dem medizintechnischen Fortschritt. Nur weil es ihn gibt, leben einige tausend Menschen für kürzere oder längere Zeit in der menschlichen Seinsweise des Wachkomas. Es sind Menschen mit einem schweren Hirntrauma (z. B. durch Verkehrsunfall oder Narkose-Zwischenfall), deren Organismus zunächst auf das Notstromaggregat des vollständigen Schlafkomas umgeschaltet hatte, als Schutzfunktion, um ganz bei sich selbst zu sein, sich ganz auf einen vegetativ-reflektorischen Kernzustand zurückzuziehen. Kommt es von da aus nicht zum Sterben, sondern stabilisiert sich der Zustand, geht die Entwicklung in Richtung auf die Wiedergewinnung der übrigen Lebensfunktionen, deren erstes Durchgangssyndrom das Wachkoma ist mit selbständiger Atmung und offenen Augen, vegetativen Äußerungen und angedeuteten Regungen der „großen Vernunft des Leibes."[30] Meine Enkeltochter Dorothea erreichte diesen Zustand nach einer Streptokokkensepsis 14 Tage nach der Geburt. Auf dieser Stufe bleibt man stehen, wenn die Kraft für die Wiedergewinnung der höheren Lebensfunktionen nicht reicht oder das Risiko hierfür zu groß ist – für Wochen, Monate oder auch viele Jahre, wobei man auch dann noch plötzlich oder allmählich zu Schritten ins vollständige, autonome Leben finden kann.

Während nun der geistig Behinderte in der Regel wenigstens noch durch die eine oder andere Äußerung Vermutungen über sein Innenleben erlaubt, verrät der Mensch im Wachkoma fast gar nichts über sein Inneres. Anders ausgedrückt: In der Beziehung zwischen mir und dem Anderen ist der unendliche, unerreichbare Abstand des Anderen zu

---

[30] Diese Darstellung folgt außer eigenen Erfahrungen vor allem A. Zieger: Grenzbereiche der Wahrnehmung – Über die ungewöhnliche Lebensform von Menschen im Koma und Wachkoma. Behinderte in Familie, Schule und Gesellschaft 1998; 6: 21–40

mir und die Absolutheit seiner Fremdheit und seiner Andersheit bei keinem
Menschen so rein verwirklicht wie beim
Menschen im Wachkoma. Er ist (fast)
vollständig außen im Verhältnis zu mir,
unerreichbar abständig, nicht zu erfassen,
nicht zu begreifen; sein Inneres ist Rätsel, Geheimnis, anders. Entsprechend
absolut ist die Dringlichkeit, mit der er
mich in die Pflicht nimmt, daß ich mich
ihm aussetze, Verantwortung für ihn
übernehme. Seine nicht fixierenden,
gleichwohl sprechenden Augen sagen,
befehlen „Du wirst mich nicht töten, Du
wirst mich nicht allein lassen". Nun ist es
natürlich ein leichtes, ihn gerade wegen
seiner absoluten Schutzlosigkeit allein
zu lassen und zu töten, ihm etwa die Ernährung zu verweigern oder ihm bei
den immer mal wieder anfallenden Lun-
genentzündungen die Antibiotika vorzu-
enthalten. Nirgends kommt die von Levinas gesehene Alternative – töten oder
dienen – radikaler zum Ausdruck.

In Europa war der Befehl der Menschen im Wachkoma „Du wirst mich
nicht töten" für einige Jahrzehnte wirksam, bis der Ethik-Diskurs sich etwa ab
1980 auf die utilitaristisch-rationalisti-
sche Bioethik einengte, insbesondere
von der medizintechnischen Forschung
interessenbedingt als zweckmäßig gefördert. Jetzt konnte es heißen: Was
nicht rational zu begreifen ist, ist nicht
anders, sondern nichts; Geheimnis und
Rätsel sind nicht rational, haben keine
Existenzberechtigung; vielleicht sei das
Innenleben der Menschen im Wachkoma ja auch ein unerträgliches Leiden,
das man mit Mitleid beenden sollte, ein
Argument, das – wie immer – die unerträglichen finanziellen Kosten zunächst
bemäntelte, dann nach sich zog. So ist
es heute in drei für ihre demokratische

Tradition prominenten Ländern Europas, in den Niederlanden, in England
und in der Schweiz erlaubt, Menschen
im Wachkoma unter bestimmten Bedingungen durch Nahrungs- bzw. Antibioti-
kaentzug zu töten. Der Lebensschutz
wurde auch hier relativiert, wie Picker
(s. S. 99) es aufgezeigt hat. Deutschland
hat sich diesem Trend nicht angeschlos-
sen. In den „Grundsätzen" zur Sterbebegleitung der Bundesärztekammer von
1998 wird dem Menschen im Wachkoma Ernährung und Behandlung uneingeschränkt zugebilligt, wenn auch in etwas mühseligen Formulierungen, weil
sich diese Position nur gegen starken
Widerstand durchsetzen ließ.

Wie ist diese – gewisse – ethische
Sensibilität und Wachsamkeit („im
Zweifel für das Leben") in Deutschland
gegen den ethischen „main stream" zu
verstehen? Einerseits sind sie ein Beleg
dafür, daß wir spätestens seit 1980 sehr
wohl aus dem Umgang der Nazis mit
„Ballastexistenzen", mit „lebensunwer-
tem Leben", gelernt haben. Das geht so
weit, daß die in den westeuropäischen
Ländern für Behinderte zuständigen Experten über ihre befreundeten deutschen
Kollegen z. B. von der „Lebenshilfe"
den Kopf schütteln: „Ist es in Deutschland schon wieder soweit, daß man
nicht mehr über alles reden kann? Wir
verstehen ja, daß Ihr in Deutschland
wegen der Nazi-Verbrechen immer
noch Schuldgefühle habt; aber man
kann es auch übertreiben; allmählich
solltet Ihr von Euren Skrupeln, Eurem
hohen Roß, wieder herunterkommen,
sonst geht Ihr in Deutschland schon
wieder einen – dieses mal ethischen –
Sonderweg!"

Andererseits ist es auch hier wieder
die Behindertenbewegung, die für die

Sensibilität und Empfänglichkeit für Menschen im Wachkoma verantwortlich ist. In diesem Fall sind es die Wachkoma-Angehörigen, die sich seit Ende der 80er Jahre zu einem Verband „Schädel-Hirn-Patienten in Not" zusammenschlossen, weil sie mit den Experten zunehmend unzufrieden wurden, die Wachkoma-Patienten zwar pflegen ließen, ansonsten aber für „hoffnungslos" hielten. Je mehr diese Angehörigen ihre Erfahrungen austauschten und sich gegenseitig ermutigten, ihre Familienmitglieder im Wachkoma lieber zu Hause zu begleiten, desto mehr fanden sie heraus:

1. Ärzte erfahren vom Innenleben der Menschen im Wachkoma am wenigsten, können kaum daran glauben, wohl schon wegen der jeweiligen Kürze der Zeit, in der sie sich ihnen aussetzen; Pflegende erfahren schon wesentlich mehr über die innere Befindlichkeit dieser Patienten; und Angehörige erfahren am meisten, entschlüsseln die meisten Signale, mit denen Menschen im Wachkoma ihr Inneres auszudrücken versuchen. Diese Reihenfolge gilt wenigstens dann, wenn die übrigen Bedingungen einigermaßen vergleichbar gehalten werden. Von unserer Dorothea lernten wir im Laufe einer langen Zeit, daß sie insbesondere über drei Zonen ihre Befindlichkeit mitzuteilen versuchte, die Finger der rechten Hand, den Mund und die Schultermuskeln. Wir lernten von ihr aber auch, daß sie sich gern füttern ließ, vorausgesetzt, man nahm sich für eine Mahlzeit eine Stunde Zeit und führte die zum Füttern nötige Kraft, die von innen fehlte, von außen zu, eine Kompetenz, die

bei jedem wegen einer Pneumonie notwendigen Klinikaufenthalt aufgrund fehlender Zeit der Pflegenden durch künstliche Ernährung ersetzt war und hinterher mühselig wieder gelernt werden mußte, aber auch konnte.

2. Die Angehörigen entdeckten, daß, je früher und je dichter die Ausdrucksmöglichkeiten des Wachkoma-Patienten wahrgenommen, beantwortet und verlebendigt wurden, desto größer die Wahrscheinlichkeit wurde, daß die Patienten weitere Schritte zum Aufwachen riskieren konnten.

3. Die Angehörigen machten ihr privates Anliegen zu einem öffentlichen und mischten sich in die Politik ein; innerhalb weniger Jahre erreichten sie es, daß es heute in allen Bundesländern Frührehabilitation für Menschen im Wachkoma gibt.

4. Die Angehörigen sind noch nicht hinreichend erfolgreich in ihrem Kampf um die Anerkennung der erforderlichen Bedingungen dafür, daß längerfristige Pflege und Begleitung der Wachkoma-Patienten in dem für sie besonders hilfreichen eigenen Familienkreis stattfinden kann, ohne alle Beteiligten zu überfordern. Dazu müßte die Familie als eine Art Sozialbetrieb anerkannt werden, in dem – notfalls im Schichtdienst – Angehörige und Professionelle sich so ergänzen, daß das optimale Milieu für die Wachkoma-Patienten entsteht und dennoch alle Beteiligten, auch die Angehörigen, ihre eigenen, individuellen Interessen hinreichend verfolgen können. Obwohl die Kosten hierfür in der Regel geringer wären als ein vollstationärer Heimaufenthalt, der ohne weiteres finanziert wird,

125

haben sich die Verantwortlichen dazu noch nicht recht durchringen können, was einmal mehr zeigt, daß Motive wie Macht, Prestige sowie institutionelles und professionelles Besserwissenwollen mächtiger sein können als selbst die ökonomische Rationalität.

Gleichwohl ist in kurzer Zeit nicht zuletzt durch diese Selbsthilfebewegung auch die professionelle und wissenschaftliche Sensibilität und Wertschätzung der Menschen im Wachkoma zum Leben erwacht. Immer mehr Ärzte und Pflegende können sich erniedrigen, in den Dienst der Wachkoma-Patienten und ihrer Angehörigen zu treten, von ihnen zu lernen und das Gelernte durch eigenes Wissen und durch eigene Erfahrungen zu erweitern, können sich soweit verantwortlich dem Anderen aussetzen, daß sie ihre Selbsterhaltungsidentität zugunsten ihrer moralischen Identität zurückstellen, können – ohne hörig zu werden – auf den Anderen hören und dabei Organe in sich erschließen, von deren Existenz sie bisher nichts geahnt hatten, können den Letzten ihren Lehrmeister sein lassen. Menschen wie dem Arzt A. Zieger, der Krankenschwester Ch. Bienstein und dem Pädagogen A. Fröhlich verdanken wir die Erfahrung, daß es im Umgang mit Wachkoma-Patienten um den „Aufbau eines tonisch-empathischen Dialogs"[31] geht, um die Begegnung der „großen Vernunft" (Nietzsche) von Leib zu Leib, um die Verfeinerung und Vertiefung der schon erwähnten „basalen Stimulation"[32], noch tiefer an die Wurzeln unserer Sinnlichkeit gehend als die Berührung, die bei geistig Behinderten schon eine große Rolle spielte, um meine Beziehung vor meinem Wissen, um eine vollständige Wahrnehmung aller Lebensäußerungen. Denn „Menschen im Koma und Wachkoma benötigen für ihre Entwicklung eine spürbare Rückmeldung über die Wirkung ihrer selbst in der Welt, und zwar durch einen körpernahen Dialog mit anderen Menschen."[33] Sie haben „die Fähigkeit, spontan und auf, unter Intervention, äußere Reizangebote ihr inneres Verhalten ‚covered behaviour' auszurichten und zu synchronisieren."[34] Sie können „Empfindungen und Bedürfnisse äußern und sich selbst aktualisieren, wenn für sie eine einfühlsame, strukturierte Umgebung geschaffen wird, in die es sich hinein zu entwickeln lohnt, weil sie emotional attraktiv und mit individuell bedeutsamen Reizangeboten angereichert ist."[35]

Unser Gehorsam, unser Hören auf den Befehl der Menschen im Wachkoma „Du wirst mich nicht töten" steht erst am Anfang. Wir wissen noch nicht, wie viele von ihnen dennoch sterben werden, gehen wollen, aber wir wissen schon, daß es weniger sein werden als selbst heute schon; denn wir wissen, daß das emotionale „Verhungernlassen", das „Alleinlassen", schon früher tödlich ist als das physische Verhungernlassen. Unser Gehorsam wird aber auch durch Geschenke der Menschen im Wachkoma belohnt – zur Frage nach dem Menschen, nach dem Leib, nach der Beziehung und damit nach der Medizin. Auch zur Frage nach dem Bewußtsein sind die Menschen im Wach-

---

[31] a. a. O., S. 21
[32] A. H. Bienstein u. A. Zegelin (ed.): Handbuch Pflege. Düsseldorf: verlag selbst-bestimmtes leben 1995
[33] Zieger a. a. O., S. 24
[34] a. a. O., S. 28
[35] a. a. O., S. 37

koma unsere Lehrmeister. Sprachen wir früher von „Bewußtseinsverlust", von „Bewußtlosigkeit", so wissen wir heute, daß dies – wie schon erwähnt – ein neurologisch-naturwissenschaftliches Konstrukt ist, das nur gilt, wenn ich zuvor die Subjektivität des Menschen weggedacht habe. Natürlich ist ein bestimmter Grad der Wachheit, den man vielleicht am besten als „Bewußtheit"[36] bezeichnet, an die Wirksamkeit bestimmter Hirnregionen gebunden. Aber so wie man auch einem schlafenden oder träumenden Menschen Bewußtsein nie absprechen würde, zeigt sich, daß Bewußtsein – in vitaler Vollständigkeit – eher ein geisteswissenschaftlich-philosophischer Begriff ist. Der Mensch ist bis zu seinem Tode selbst- und fremdbezüglich, ist vom Anderen her, lebt in Beziehungen, hat oder ist Bewußtsein.[37] Gerade wenn ich die Medizin vom Letzten her verstehe, ist sie primär Beziehungsmedizin.

[36] G. Feuser: Vom Bewußtsein und der Bewußtheit – eine lebensnotwendige Unterscheidung. Behinderte in Familie, Schule und Gesellschaft 1998; 6: S. 41–53

[37] K. Dörner: Leben mit Be-wußt-sein. In: Ch. Bienstein, A. Fröhlich (ed.): Bewußtlos – eine Herausforderung für Angehörige, Pflegende und Ärzte. Düsseldorf: verlag selbstbestimmtes leben 1994

Arzt vom Dritten her

V

Die Angehörigen wurden zu Ungehörigen.
A. Finzen[1]

W er gehofft hatte, die Grundhaltung für die Arzt-Patient-Beziehung sei nun vollständig beschrieben, nachdem wir sie aus der Perspektive der Sorge, der Verantwortung, des Anderen und des Letzten dargestellt haben, sieht sich getäuscht. Eine weitere – gemessen an der Tradition – große Provokation steht bevor. Sie lautet, in einem Satz zusammengefaßt: Jede ärztliche Situation umfaßt grundsätzlich nie nur zwei, sondern stets drei Menschen. Es sind dies einmal der Arzt, zum anderen der Patient und zum dritten die Angehörigen. (Wenn ich im folgenden häufiger von dem Angehörigen im Singular spreche, dann meine ich damit den Typus, die Figur des Angehörigen oder die jeweils wichtigste Bezugsperson für den Patienten.) Das nimmt weniger Bezug darauf, daß Familienangehörige gelegentlich bei der Entstehung einer Erkrankung eine Rolle spielen; mehr schon darauf, daß das Leben mit einer Krankheit sowie ihr Ausgang wesentlich von Einstellung und Verhalten der Angehörigen geprägt ist; vor allem aber darauf, daß unter einer schwereren, insbesondere chronischen Krankheit alle Mitglieder einer Familie zwar unterschiedlich, aber gleich viel leiden.

Abgesehen davon, daß es den Patienten als abstraktes Individuum ohnehin nicht gibt, wird er von vornherein als Bestandteil eines Familiensystems mit all seinen Traditionen und Eigeninteressen Träger einer Krankheit, versucht, sie in dieses System zu integrieren und mit ihr leben zu lernen Heute kann ich es nicht fassen, daß auch für mich während der ersten 10 Jahre meiner ärztlichen Tätigkeit kunstfehlerhaft exklusiv „der Patient im Mittelpunkt stand", während ich die Angehörigen nach Herzenslust ignorierte oder instrumentalisierte, bis sie mir hinreichend viele Schuppen von den Augen geholt hatten, um zu erkennen, daß Angehörige „auch" Menschen sind, wobei es noch länger dauerte, um dieses „auch" als weiteren, verfassungswidrigen Denkfehler wahrnehmen zu können, da eine Gesellschaft nicht aus „Menschen" und „Auch-Menschen" besteht. Heute noch rutscht mir gelegentlich ein Patient in den falschen, individuozentrischen Mittelpunkt zurück, während seine Angehörigen mir zu „Auch-Menschen" werden, einfach weil dies der herkömmlichen Wahrscheinlichkeits-Schwerkraft ärztlichen Denkens entspricht. Ich merke, daß ich fortlaufend zusätzliche Energie aufbringen muß, um die richtige, vollständige, aber

---

[1] A. Finzen: Familientherapie – Begegnung mit einer therapeutischen Mode? Psychiatrische Praxis 1979; 6: 100

eben immer noch unwahrscheinliche Sichtweise aufrechtzuerhalten und im Handeln zu beherzigen, daß jede ärztliche Situation nicht aus zwei, sondern aus mindestens drei Menschen besteht.

Um zu verstehen, wie die Angehörigen, besonders die Eltern und hier wieder vor allem die Mütter, in diese fatale Position geraten und damit zu Opfern des medizinischen Fortschritts werden konnten, zunächst eine historische Erinnerung. Wir hatten bereits angedeutet, daß Ärzte noch vor 200 Jahren buchstäblich Haus- und Familienärzte waren. Wer immer auch gerade krank war, alle Hausgenossen wurden in die diagnostischen und therapeutischen Maßnahmen des Arztes einbezogen; der Arzt sah sich in jedem Fall verantwortlich für die ganze Familie, besser noch, für den ganzen Haushalt, während die Angehörigen ohnehin handelnde Subjekte des Pflegens und des Heilens blieben. Diese Verhältnisse beschränkten sich zunächst auf die besser gestellten Kreise, also auf die Häuser der Aristokraten, der Bildungs- und Wirtschaftsbürger, während das Volk auf die Volksmedizin angewiesen war, von einigen Armenärzten abgesehen. Dies änderte sich im Laufe des 19. und 20. Jahrhunderts dramatisch. Einerseits wurde nicht nur durch den medizinischen Fortschritt, sondern auch durch den Demokratisierungsprozeß das „niedere" Volk sowohl in die sich dadurch ausdehnende bürgerliche Gesellschaft zunehmend integriert als auch über die Sozialversicherung zum Adressaten ärztlicher Tätigkeit. Es entstand der kassenärztliche Massenbetrieb in den Krankenhäusern und in der ärztlichen Praxis. Haus- und Familienverantwortlichkeit wurden dadurch immer unmöglicher. Andererseits

und durchaus im Zusammenhang damit schritt der Prozeß der Individualisierung und der Befreiung aus familiären und sonstigen traditionellen Bindungen fort. Erst dadurch konnte die individualisierte Sichtweise jedes einzelnen Menschen sich soweit realisieren, daß daraus die Arzt-Patient-Beziehung als Dyade immer mehr zum Regelfall wurde: Es entstand die „Sprechstunde" im „Sprechzimmer" – natürlich als emanzipatorischer Fortschritt empfunden.

All dies war aber auch Folge einer tiefgreifenderen gesellschaftlichen Umwälzung. Zwischen 1750 und 1850 vollzog sich in Europa die Umstellung von der haushaltsbezogenen Subsistenzwirtschaft (die Familien produzieren nur das, was sie auch konsumieren) auf die weiträumigere, tendentiell globale Marktwirtschaft (Austausch der Waren auf dem Markt nach Angebot und Nachfrage, nach dem Konkurrenzprinzip, ähnlich wie sich die Philosophie von Dogmatik-Ansprüchen zum Austausch von Argumenten auf dem öffentlichen Markt befreite). Und erst über diese Globalisierung wurde die serielle Herstellung von Gegenständen im Sinne einer industriellen Produktionsweise denkbar, technisch machbar, weil rentabel.

Erstmals dadurch entstand ein ungeheurer Bedarf an Arbeitskräften, der auch unmittelbar einleuchtete sowohl zur Mehrung des nationalen Reichtums („Nationalökonomie") als auch zur Hebung des individuellen Lebensstandards. Nun waren bis dahin die familiären Haushalte menschheitsgeschichtlich stets die Orte des gemeinsamen Wohnens *und Arbeitens*, der Kooperation von Starken und Schwachen, Gesunden und Kranken, Behinderten und Nicht-Behinderten, von Leistungsfähigen und

Leistungsunfähigen, verstärkt um die Ressourcen der jeweiligen Gemeinde, etwa über die Institution der Nachbarschaft, wenn im Einzelfall die Zahl der Schultern zum Tragen der Last nicht reichte. Um nun den Bedarf an Arbeitskräften zu befriedigen, mußten die Leistungsfähigen von ihren familiären Aufgaben entlastet und für die (industrielle) Arbeit freigesetzt werden. Für sie entstand der „Arbeitsweg": sie gehen seither morgens „zur Arbeit", ohne sich um die leistungsunfähigen Familienmitglieder noch – sozial – kümmern zu können.

So entstand das, was man „soziale Frage" nannte: „Was machen wir mit den kranken, schwachen, behinderten Überflüssigen, wenn sie nicht mehr in der Familie versorgt werden können; wofür sind sie überhaupt da; und was wollen wir sie uns kosten lassen?" Die Antwort auf diese Frage war damals die Schaffung flächendeckender Systeme spezialisierter sozialer Institutionen, d. h., Krankenhäuser, Pflegeheime, Irrenanstalten, Einrichtungen für geistig Behinderte, Krüppelheime, Altenheime, Waisenhäuser, Kindergärten und Gefängnisse, teils in staatlicher, teils in kirchlicher Trägerschaft. Man spaltete die Gesellschaft immer rigider in ein Wirtschaftssystem für die Leistungsfähigen und ein Sozialsystem für die Leistungsunfähigen, wobei man sich zudem fragen muß, ob man damit nicht auch die – menschheitsgeschichtlich, daher vielleicht anthropologisch – zusammengehörigen zwei Seiten im Inneren eines jeden Menschen spaltete, nämlich sowohl produktiv als auch sozial tätig sein zu wollen. Wie wir alle wissen, ging diese Rechnung für die Wirtschaft optimal auf, die Produkti-

vität ließ sich ins Unermeßliche steigern, und wir alle profitieren heute noch gern von den technischen Segnungen dieses gesellschaftlichen Kernspaltungsprozesses, über dessen Opfer wir allenfalls seit ein paar Jahrzehnten anfangen, uns Gedanken zu machen. Zu diesen Opfern gehören einerseits die Chronisch Kranken und Behinderten: Aus ihren Familien herausgerissen und potentiell lebenslänglich ausgegrenzt, leben sie in diesen sozialen Institutionen, denen man – vor allem bei kirchlicher Trägerschaft – einen familienähnlichen und gemeindeähnlichen Ersatzanstrich gab, sie etwa „Orte zum Leben" nannte.[2]

Andererseits gehören zu den Opfern aber eben auch die Familien: Befreit von der Sorge und Verantwortung für die Leistungsunfähigen, verloren sie mit dieser Last und Belastung zugleich an Gewicht, an gesellschaftlicher Funktion und Bedeutung, an Sinn und Autorität, was bis in die Glaubwürdigkeit der Kindererziehung bis heute spürbar geblieben ist. Die in den verschiedenen sozialen Institutionen und durch sie allmählich entstehenden Experten, von deren institutionsbeschränktem Erfahrungswissen die Wissenschaften der Medizin, Pädagogik, Psychologie und Soziologie wesentlich geprägt wurden, führten die Ursachen für die zunächst meist unbekannten chronischen Krankheiten und Behinderungen, zwar unwissenschaftlich, dafür mit Vorliebe, auf Fehler derjenigen Familien zurück, aus denen sie ihre Zöglinge, Bewohner oder Insassen bezogen hatten. Waren es im

---

[2] Dieser Zusammenhang ist ausführlicher dargestellt in: K. Dörner u. U. Plog: Irren ist menschlich. Bonn: Psychiatrie-Verlag 1996, S. 457 ff.

19. Jahrhundert zunächst eher pädagogische Defekte, die man den Familien anlastete (Erziehungsfehler, Ernährungsfehler, Lektürefehler), so traten um die Wende zum 20. Jahrhundert eher medizinische Theorien hinzu, die die Schuld an der Entstehung der Leistungsunfähigkeit den Familien zuschoben (Konstitution, Alkohol, psychopathische Minderwertigkeit und insbesondere Erblichkeit); und selbst die Psychoanalyse, zeitgleich den letzterwähnten Theorien kritisch gegenüber, machte die Schuld an diversen Krankheiten und Behinderungen an Fehlern der Eltern während der frühen Kindheit des Betroffenen fest, eine Tradition, die sich noch in den 60er Jahren dieses Jahrhunderts in dem absurden Konstrukt der „schizophrenogenen Mutter" fortgesetzt hat und möglicherweise auch heute noch in der sozialpsychiatrischen Theorie des emotionalen Überengagements („expressed emotions") fruchtbar ist.

Da alle medizinischen, pädagogischen und psychologischen Theorien, soweit sie das Verhalten von Menschen berühren, einige Zeit später auch in der allgemeinen Öffentlichkeit populär werden, ist es kein Wunder, wenn die darin enthaltenen Schuldhypothesen von allen Seiten oft als Vorwürfe an diejenigen Familien herangetragen werden, in denen es zu einer chronischen Erkrankung oder Behinderung gekommen ist. Und da auch die Mitglieder dieser Familien zu eben dieser Gesellschaft gehören, ist es noch weniger ein Wunder, wenn die Mütter, Väter, Ehepartner oder sonstigen Angehörigen, die sich ja ohnehin schon automatisch als erstes die Frage gestellt haben „Was habe ich falsch gemacht?", sich zusätzlich mit diesen sich häufig wissenschaftlich gebenden

Schuldzuweisungen zerfleischen und vollends handlungsunfähig machen. Die profund empfundene Abhängigkeit der Angehörigen von den jeweiligen Experten, die es ja per definitionem besser wissen müssen, tut ein Übriges, vor allem, wenn diese zusätzlich die Macht einer Institution im Rücken wissen.[3]

All diese wohletablierten Denk- und Verhaltenstraditionen sind auf skandalöse Weise heute noch wirksam, sind erniedrigender Alltag für die Angehörigen und sind dadurch indirekt vielleicht diejenigen Faktoren, die das Leben und die Aussichten von Chronisch Kranken und Behinderten am meisten beeinträchtigen. Gleichwohl scheint es, als ob heute endlich die Chancen der Angehörigen, als eigenständige Subjekte (wieder) anerkannt zu werden, größer werden. Einmal scheint uns der Ärzten unser blinder Fleck, unser Angehörigen-Skotom, allmählich belichtet zu werden, wozu ich hier einen Beitrag leisten möchte. Zum anderen ist die Selbsthilfebewegung der Chronisch Kranken und Behinderten dabei, die Beziehung zwischen Arzt und Patient von einer traditionell vertikalen auf eine mehr horizontale Ebene zu verschieben. Daran sind gerade auch die Angehörigen-Selbsthilfebewegungen wesentlich beteiligt – von Al-anon über die Lebenshilfe und die Angehörigen psychisch Kranker bis zu den Wachkoma-Angehörigen. Schließlich befindet sich auch die Wirtschaftsstruktur in einem tiefgreifenden Umbruch, von dem man freilich noch nicht erkennen kann, wie er sich insbesondere auf die Familien auswir-

---

[3] W. Wolfensberger: Der neue Genozid an den Benachteiligten, Alten und Behinderten. Gütersloh: Jakob van Hoddis 1996

ken wird. Immerhin kann man zumindest die Frage stellen, ob nicht die soziale Entlastung und die damit verbundene Entwertung der Familie zugunsten der Freisetzung der Leistungsfähigen für den Arbeitsmarkt wesentlich dazu beigetragen hat, daß unser Sozialsystem sich nun als immer weniger bezahlbar erweist. Zudem befindet sich die Wirtschaft in einem Entwicklungsstadium, in dem sie froh über jeden auch Leistungsfähigen ist, den sie nicht mehr beschäftigen muß, der nun aber auf irgend eine andere Weise seinem Leben Last, Gewicht und Bedeutung geben muß.

Wir wollen im folgenden den „Arzt vom Dritten her" aus drei Perspektiven beleuchten: Im 1. Abschnitt „Arzt-Angehörigen-Beziehung" geht es uns um den Angehörigen als den Anderen; im 2. Abschnitt „Familienmedizin" beschäftigen wir uns mit dem Angehörigen als dem Dritten; und im 3. Abschnitt „Trialogische Medizin" wollen wir noch umgreifender das Prinzip des Dritten in Äußerungsformen, die über die Angehörigen hinausgehen, in ihrer Bedeutung für die Medizin untersuchen.

1 Arzt-Angehörigen-Beziehung

Solange der Arzt die akute Krankheit als Paradigma der Medizin zugrunde legt, ist ihm die eigenständige Wahrnehmung des Chronisch Kranken versperrt und ist ihm noch mehr die eigenständige Wahrnehmung des Angehörigen unmöglich; solange ist der Angehörige bestenfalls ein Anhängsel des Patienten. Erst wenn der Arzt vom Chronisch Kranken als Paradigma der Medizin ausgeht (Kap. IV), hat er zumindest die Chance der Wahrnehmung auch des Angehörigen als eines eigenständigen Subjektes. Die chronische Erkrankung stellt neben dem Arzt und dem Patienten auch den Angehörigen erst her: alle drei Figuren finden zu ihrer Bedeutung, die sie handlungsfähig macht, nur dadurch, daß sie – getrennt voneinander – Nähe suchen und sich füreinander wahrnehmbar machen.

Wie der Arzt sich dem Patienten als dem Anderen aussetzt, sich von ihm leiten läßt und ihm dadurch gerecht werden kann, so hat der Arzt sich – getrennt davon – auch dem Angehörigen als dem Anderen in seiner Andersheit auszusetzen, sich von seinem nackten, leidenden Antlitz leiten zu lassen und findet erst dadurch zu seiner – jetzt vollständigen – moralischen Identität, zur jetzt erst vollständigen Freiheit seines Handelns. Er hat also in jedem Krankheitsfall zwei Beziehungen einzugehen und die unterschiedlichen Eigenarten dieser zwei Beziehungen zu pflegen und schließlich auch im Handeln zu nutzen; das ist nur möglich, wenn er alle Aufmerksamkeit darauf verwendet, auf den Unterschied, die Differenz dieser zwei Beziehungen zu achten. Er antwortet auf, er trägt Ver-Antwortung für den Patienten einerseits und – getrennt davon – für den Angehörigen andererseits. Weil dies gegenüber unseren dyadischen Denktraditionen noch lange Zeit unwahrscheinlich bleiben wird, bedarf es zusätzlicher Achtung und Aufmerksamkeitsenergie. Dieser Abschnitt will Hilfen dafür geben, den Angehörigen als den Anderen wahrnehmbar zu machen, indem er die Augen des Antlitzes des Angehörigen sprechen läßt.

Zunächst ist es hilfreich, sich daran zu erinnern, daß wir alle jederzeit Angehörige werden können. Das gilt einmal allgemein: Während vor 200 Jahren die Wahrscheinlichkeit zu sterben in jedem Lebensalter ziemlich gleich groß war, hat sich heute das Sterben mehr auf das höhere Lebensalter konzentriert; aber an die Stelle der früher Gestorbenen sind heute die Chronisch Kranken als Überlebende getreten. Während wir also in unserem Lebenslauf das Sterben als Familienereignis seltener erleben, können wir heute zu jedem Zeitpunkt unseres Lebens Angehörige eines chronisch kranken Familienmitglieds werden, was unsere Lebenspläne und Perspektiven mit einem Schlage empfindlich beeinträchtigen kann, vor allem – immer noch –, wenn wir Frauen sind. Über dieses allgemeine Risiko hinaus gibt es aber noch spezifische Risiken für die einzelnen Abschnitte unseres Lebens: Ab dem 20. Lebensjahr können wir Eltern eines geistig und/oder körperlich behinderten Kindes werden; ab dem 30. Lebensjahr können wir Angehörige eines alkoholkranken, depressiven oder psychosomatisch erkrankten Ehepartners werden; ab dem 40. Lebensjahr können wir Eltern eines schizophren gewordenen Jugendlichen werden; und wenn wir ab dem 50. Lebensjahr denken, wir hätten all solche Risiken glücklich umschifft, können wir Kinder unserer altersverwirrt oder pflegebedürftig gewordenen Eltern werden, was deshalb auch „filiale Reifeprüfung"[4] genannt worden ist.

Das Recht auf freie Entfaltung der Persönlichkeit und das Selbstbestimmungsrecht sind von der Verfassung jedem Individuum zugestanden. Da wir aber (fast) alle keine abstrakten Individuen, sondern Familienmitglieder und Angehörige sind, können diese Rechte schnell zu einem Witz werden. Als meine Tochter am Ende ihres Studiums stand und ihre Berufstätigkeit plante, bekam sie ihre Dorothea, und allen Plänen war der Boden entzogen. Natürlich können wir unsere Verantwortung der Pflicht oder Sorge für ein chronisch krank oder behindert gewordenes Familienmitglied mit plausiblen Gründen an andere An-

gehörige oder an eine soziale Institution abtreten. Aber zunächst mal sind wir der moralischen Forderung des Anderen in der Familie ausgesetzt, einer unmittelbaren und imperativen Forderung, der wir uns bestenfalls mit viel rationalem Aufwand entziehen können.

Daran hat sich auch heute in der post- oder spätmodernen Zeit, in der angeblich alles beliebig und möglich ist, nicht viel geändert, auch wenn wir unsere Biographie als einzigartiges Kunstwerk aus Optionsfragmenten zusammensetzen; auch wenn wir unseren Partner wegen der sonstigen Leere in Liebe verabsolutieren und ihn damit überfordern; auch wenn wir ein Kind zunächst als Individualisierungshindernis ablehnen, wenn es aber dann da ist, mit ihm einen übertriebenen Liebesaufwand treiben, weshalb die Kraft meist nur noch für ein Kind reicht; auch wenn unsere Eltern sich dagegen sträuben, sich von uns pflegen zu lassen. Denn unsere als einzigartig erlebte Lebensform bedarf dennoch der Anerkennung in unserem Beziehungsnetz. Gerade auf Grund der Bedeutung dieses Netzwerkes an Beziehungen hat sich aber doch etwas geändert: Der gewissen Entwertung der familiären Bindungen entspricht eine Aufwertung von „Wahlverwandten", von Freundeskreisen, bezogen auf die jeweiligen Lebensmilieus. Die Pflegebündnisse zwischen Familien, Freunden und Profis zur Begleitung eines sterbenden Aids-Kranken sind hier ein eindrucksvolles Beispiel und erinnern daran, wie in der Vormoderne die Schultern der Familie und der Gemeinde (Nachbarschaft) zusammenkamen, um etwas Unerträgliches tragbar zu machen.

Man kann sich der besonderen Seinsweise des Angehörigen auch über die

---

[4] J. Bruder: Wenn der Geist schwindet – senil Demente in der Familie. In: K. Dörner u. a. (ed.): Freispruch der Familie. Bonn: Psychiatrie-Verlag 1995, S. 55

unterschiedlichen Phasen ihrer Entstehung, seiner Karriere nähern.[5)]

Je schleichender eine chronische Krankheit oder eine Behinderung zustande kommt, desto länger und zermürbender ist die Phase der Ungewißheit für die Angehörigen. Man weiß nicht, woran man ist. Denn häufig zeigen die Symptome sich zunächst nicht als solche, sondern als ungewohnte Verhaltensweisen, z. B. Untätigkeit oder unruhige Hektik, Schlafbedürfnis oder Schlaflosigkeit, Appetitlosigkeit, Schwäche, Unregelmäßigkeiten, befremdliche Einfälle, Anspannung, merkwürdiges Mißtrauen oder eine auch dem Betroffenen nicht entschlüsselbare Angst. Obwohl ich als Angehöriger das Befinden und Verhalten meines Familienmitglieds doch selbst als merkwürdig empfinde, bekomme ich versteckte oder offene Signale aus der Umgebung „Dein Kind, Deine Frau oder Dein Vater ist so komisch, so anders als sonst, da mußt Du doch was tun!" Wie immer, wenn ich von außen auf etwas hingewiesen werde, was ich doch selbst weiß, verhalte ich mich den wohlmeinenden Hinweisen gegenüber abweisend und abwiegelnd. „Ich weiß gar nicht, was Ihr wollt, es ist doch nichts." oder „Es wird schon wieder." Je näher ich dem sich entfremdenden Familienmitglied stehe und je weniger Abstand ich habe, desto mehr und länger werde ich sein Verhalten „normalisieren" oder mit Überforderung und ähnlichem wegerklären. Je mehr ich bagatellisiere, desto mehr Konflikte in der Familie und gegenüber der Umwelt entstehen. Innerlich zerrissen, schwanke ich zwischen den Möglichkeiten „Will er nicht?" oder „Kann er nicht?"; die Engländer haben dafür den Ausdruck „bad or mad" gefunden.

Die zweite Phase ist die der Hilfesuche. Wenn mein innerlich ebenso verunsichertes Familienmitglied anfängt, meine Verläßlichkeit oder Solidarität – durchaus auch aggressiv – zu testen oder im Sinne einer Selbstbehandlung beginnt, mit Alkohol zu experimentieren, komme ich allmählich zu dem Ergebnis „So geht es nicht weiter." und suche nach Hilfe. Aber in welcher Richtung soll ich suchen? Verschiedene Vorschläge werden durchprobiert: Häusliche Entlastung, abwechslungsreiche Ablenkung oder ein Urlaub. Irgendwann fange ich an, um Rat zu fragen, möglicherweise hinter dem Rücken des Betroffenen, was mein Gewissen noch schlechter macht. Ich wende mich an meinen besten Freund bzw. Freundin, an den Pastor oder an verschiedene Ärzte, die auch noch nichts Genaues sagen können. Die Vorschläge häufen und verwirren sich: Diät, Erholung, Kur, eigene Verhaltensänderung, Naturheilmittel, psychologische Beratung. Jetzt bin ich schon so erschöpft, verunsichert und verwundbar, daß ich aus allen Vorschlägen wirkliche oder vermutete Vorwürfe heraushöre: „Da Du x, y, z bisher nicht gemacht hast, hast Du Fehler gemacht und bist selbst Schuld am Zustand des Betroffenen." Und dabei habe ich mich doch selbst schon so lange mit der Frage „Was hast Du falsch gemacht?" gequält.

Als dritte Phase folgt der Krankenhausaufenthalt. Ausgelaugt, wie ich inzwischen bin, wird dies nun vollends die Hölle für mich. Mein Kind, meine Mutter oder mein Mann gehört jetzt

---

[5)] hierzu P. Schulte-Wintrop: Irgendein Schamgefühl ist wohl da. Münster: Waxmann 1994, S. 13 ff.

nicht mehr mir, sondern ihnen, den Mitarbeitern der Station. Sie haben ihn sich angeeignet, ich bin nur noch Außenstehender. Während der Arzt und die Schwestern mit dem nunmehrigen Patienten in meiner Abwesenheit nach Herzenslust über mich reden (über mich herziehen), verweigert der Arzt ein Gespräch mit mir unter vier Augen in Abwesenheit des Patienten; denn „der Patient steht im Mittelpunkt". Ist das Gleichbehandlung? Da die Ärzte und Schwestern natürlich anfangs auch noch nicht wissen, was los ist, aber denken, unter meinem Erwartungsdruck zu stehen, daß sie als Profis es doch wissen müßten, neigen sie automatisch dazu, mit oder ohne Hilfe irgendwelcher Theorien Fehler, Schuld, Ursachen für den Zustand des Patienten mir zuzuweisen, wobei ich nicht mal mehr auseinanderhalten kann, ob das wirklich so ist oder ob ich mir das bloß einbilde – und wäre es auch bloß die Äußerung „Wären Sie doch mit Ihrem Patienten bloß früher zu uns gekommen!" oder wäre es bloß eine versteckte Andeutung bei der Erhebung der Fremdanamnese durch mich, übrigens der einzige Fall, wo die mich zu brauchen scheinen, wo ich einen Nutzwert für die habe.

Schlimmer noch ist, daß ich bei jedem Besuch auf der Station den Eindruck habe, daß ich ein Störer bin, nein, eigentlich nur eine Störung. Ich störe den eingefahrenen Betrieb, der bei immer viel zu geringem Personalstand ohnehin nur mühsam genug aufrecht zu erhalten ist. Ich empfinde, daß ich unerlaubterweise eine Festung betrete, eine feste Burg, die sich gegen alle Fremden abschottet, wo alle – außer mir – unter einer Decke stecken. Und unter dieser Decke steckt auch mein Familienmit-

glied. Entsprechend devot (auch mal ins Gegenteil umschlagend: auftrumpfend), jedenfalls verunsichert, linkisch, gar nicht so, wie ich sonst bin, benehme ich mich auf der Station, fühle mich bittstellerisch, abhängig, immer in der Angst, daß mein Familienmitglied ein schlechtes Benehmen von mir auszubaden hat. Die Folge ist, daß die vielsagenden Blicke, die die Stationsmitarbeiter sich zuwerfen, auszudrücken scheinen: „Merkwürdige Person! Kein Wunder, daß bei dieser komischen Figur der Patient so ist, wie er ist!" – Und dann kommt der Tag des Diagnose-Schocks! Mir wird mitgeteilt, daß mein Familienmitglied diese oder jene chronische Erkrankung habe, möglicherweise progredient fortschreitend. Man könne zwar dies und jenes tun, aber am Grundsätzlichen ändere dies nichts, man müsse lernen, damit zu leben. Wie ich das machen soll, wird mir freilich nicht verraten, da es ja nur um den Patienten geht. Monatelang, vielleicht jahrelang, hatte ich diese Möglichkeit geleugnet, die mir den Boden unter den Füßen wegreißt, die mich mit einem Schlage zwingt, mein Leben, meine beruflichen oder privaten Perspektiven zu ändern oder aufzugeben. Wie lange werde ich brauchen, um das akzeptieren zu können? Und erst danach wäre ich innerlich frei und offen genug, sachlichen Ratschlägen sachlich zuzuhören.

Kurz darauf – das ist dann die vierte Phase – wird mir eröffnet: „Morgen kommt Ihr Familienmitglied nach Hause, er kann entlassen werden." Natürlich keine Frage danach, ob auch ich jetzt schon wieder in der Lage bin, die nun völlig neuartige Beziehung mit meinem Familienmitglied zu leben. Ich werde vielleicht kurz in einige Pflegetechniken eingewiesen und mir wird eingebleut: „Bloß keine Über- und keine Unterforderung, alles muß immer im harmonischen Gleichgewicht sein, und nach Möglichkeit muß immer jemand im Hause sein." Und damit bin ich dann allein gelassen. Meine Schuldgefühle sind inzwischen so verselbständigt (ich kann mir 10 mal sagen, daß das unsinnig ist), daß ich alles für eine Wiedergutmachung tue. Ich bringe mich selbst zum Opfer und gehe selbstlos in der Fürsorge für mein Familienmitglied auf, so daß von mir selbst eigentlich nicht so recht noch was übrig bleibt, weshalb englische Forscher nachgewiesen haben, daß das emotionale Überengagement von mir und meinesgleichen (sowohl Überfürsorge als auch übermäßige Kritik) die Verselbständigung eines Familienmitglieds erheblich beeinträchtigt und seine Chancen vermindert.

Mit meinen Schuldgefühlen geht mein Schamgefühl einher: Ich und meine Familie sind stigmatisiert, es ist eine Schande für die Familie, daß eines ihrer Mitglieder ein so „hoffnungsloser" Fall geworden ist. Ich kann nicht mehr unterscheiden, ob dies mit Vorwürfen aus der Umgebung zusammenhängt oder ob dies meine Selbstvorwürfe angerichtet haben. Jedenfalls mache ich nun selbst meine Familie zu einer „festen Burg". Nach Möglichkeit verheimliche ich die Existenz eines solchen Schandflecks in unserer Familie. Ich gebe all meine Aktivitäten auf, für die ich ohnehin kaum noch Zeit habe, nehme keine Einladungen mehr an und lade auch niemanden mehr in unser Haus ein.[6] So kommt es allmählich zu einer vollständigen Isolation von mir und meinem chronisch kranken bzw. behinderten Familienmitglied, wobei ich den Eindruck habe, daß dies der einzige Weg ist, auf dem ich mit meinen Schuldgefühlen umgehen und mit dem ich die abwertenden Äußerungen der Umwelt beantworten kann.

Diese Darstellung der inneren Befindlichkeit, der besonderen Seinsweise des Angehörigen habe ich in der Ich-Form erzählt. Sie ist eine Verdichtung meiner mich oft beschämenden, bestenfalls mich demütig machenden Erfahrungen als Arzt in den zahlreichen Angehörigengruppen, an denen ich über 25 Jahre teilnehmen durfte und in denen die Angehörigen Entwicklungsarbeit an mir geleistet haben. Einige Erfahrungszuspitzungen verdanke ich freilich erst meiner Enkeltochter Dorothea, da sie mich erst selbst zum Angehörigen gemacht hat. (Nach der dramatischen durchwachten Nacht, an deren Ende feststand „Dorothea wird leben, aber schwerstbehindert bleiben", war ich auf der Heimfahrt von einem Gedanken erfüllt: „Jetzt gehöre auch ich und meine Familie *zur anderen Seite*, nicht mehr zu den normalen, sondern zu den anderen Familien!").

Auch wenn wir wissen, daß man nur Wissenserkenntnisse *lernen* kann, während man Erfahrungen *machen* muß (wofür ich erst im zweiten Abschnitt das für jeden Arzt unverzichtbare Erfahrungsmittel der Angehörigengruppe

---

[6] Irgendwann wird Tante Emma denken: „Wenn die es nicht mehr nötig haben zu kommen, werde ich sie auch nicht mehr einladen!" – In einer Angehörigengruppe habe ich einmal erlebt, wie die Angehörigen dreier Familien aus ein und demselben Mietshaus sich „outeten": sie wußten bis dahin nicht voneinander, daß es in diesen drei Familien ein chronisch krankes bzw. behindertes bzw. dementes Familienmitglied gab. Es entstand danach daraus eine lebendige, wechselseitige Hilfsgemeinschaft.

vorschlage), gebe ich mich der Hoffnung hin, daß es jetzt zumindest einleuchtet, daß das ärztliche Sich-Aussetzen dem Angehörigen und das Einstehen für ihn etwas grundsätzlich Anderes ist als meine Beziehung mit dem Patienten, jedoch von gleicher Notwendigkeit und Dringlichkeit, daß beides nur getrennt voneinander zu haben ist und daß ich nur dann, wenn mir das gelingt, meinem Auftrag als Arzt in jedem Einzelfall gerecht werden kann. Freilich waren diese Erfahrungen für die alten Haus- und Familienärzte Selbstverständlichkeiten, wobei ich das Glück hatte, von meinem Vater, der noch „praktischer Arzt und Geburtshelfer" war, Reste davon mitzubekommen. Wir heute haben diese Tradition nach einem 100jährigen Irrweg, auf dem nur „der Patient im Mittelpunkt stand", mühselig und nur auf dem Umweg der Reflexion wieder zum Leben zu erwecken. Hierzu abschließend noch ein paar Erfahrungsregeln, bei deren Formulierung ich gelegentlich das Stilmittel der Übertreibung anwende, um auf diese Weise unsere ganz natürlichen Widerstände gegen diese Sichtweise vielleicht brüchig zu machen und um die zusätzliche Energie, die wir aufzubringen haben, um für die sprechenden Augen der Angehörigen empfänglich zu werden, zu mobilisieren:

1. Wenn ich einem neuen Patienten in der Praxis oder auf der Station zur Begrüßung die Hand gebe, muß ich wissen, daß dies schon mein erster Irrtum ist. In Wirklichkeit gebe ich damit einer Familie die Hand, für die ich damit Zuständigkeit und Verantwortlichkeit in unterschiedlicher, aber noch unbekannter Intensitätsver-

teilung übernehme. Die Behandlungseinheit ist nicht der einzelne Patient, den es nur abstrakt gibt, sondern die Behandlungseinheit ist die Familie. Das gilt auch für Spezialärzte; denn (fast) alle sind auch an der langfristigen Begleitung Chronisch Kranker beteiligt.

2. Fast alle Patienten haben Angehörige. Wo dies nicht so aussieht, sind sie „auszugraben", wobei sich oft herausstellt, daß sie sich nur zurückgezogen hatten, weil sie zuvor von uns Behandelnden als störend oder „ungehörig" vergrault worden waren oder wir ihnen mehr zugemutet hatten, als sie leisten konnten, wir sie allein gelassen haben. (Häufig läßt sich der Ablauf rekonstruieren: Oberschwester: „Wenn es Ihnen hier nicht paßt, können Sie Ihren Patienten auch wieder mit nach Hause nehmen." Das hört man sich 10 mal an und zieht sich dann allmählich resigniert und verbittert zurück. Oberschwester: „Habe ich doch gleich gesagt, die wollten den Patienten bloß bei uns abschieben.")

3. Es kommt (fast) nicht vor, daß eine Familie ein krankes bzw. behindertes Familienmitglied *von sich aus* abschieben will. Wo es doch so aussieht, haben *wir* zuvor Fehler gemacht, vor allem die Familie in ihrer Isolation belassen und damit demoralisiert.

4. Hat doch einmal ein Patient wirklich keine Angehörigen, muß ich ersatzweise die Angehörigenrolle so lange mitspielen, bis ich in der Lebenswelt des Patienten geeignete „Wahlverwandte" gefunden habe; denn ein Patient, der sich nicht als Bestandteil einer Familie empfinden kann – und sei

es noch so symbolisch –, kann sich auch kaum als Person empfinden, mit der eine diagnostisch-therapeutische Beziehung verantwortlich möglich ist.

5. Zu einer Beziehung mit einem Angehörigen komme ich nur, wenn er glauben kann, daß er mich für ihn *selbst* empfänglich gemacht hat, daß ich wirklich *ihn* als Person meine und will, daß ich mich für seine Situation und sein Leiden interessiere, daß er mich angeht – *unabhängig* von meiner Beziehung mit dem Patienten.

6. Unter einer (chronischen) Krankheit bzw. Behinderung leiden alle Familienmitglieder gleich viel – im Zweifel die Angehörigen noch mehr als der Patient; denn während der Patient ein Teil seines Leidens in seinen Symptomen „abbinden" kann und durch sie Leidens-Erklärung, Anerkennung und Zuspruch findet, hat der Angehörige nichts zu bieten, woran sich Anerkennung festmachen ließe, muß zudem stets der Starke sein, hat keine Rechtfertigung für Schwächen, darf keine „Symptome" zeigen, da die Krankenrolle in der Familie besetzt ist, um so mehr, wenn diese gegenüber der Umwelt verheimlicht wird. Gerade bei besonders vitalen und perfekten Angehörigen findet man so etwas wie „symptomlose Depression", wenn man beziehungsmedizinisch auf so etwas achten kann.

7. Angehörige leiden in der Regel auch länger als der chronische Patient; denn während der Patient zumeist irgendwann zu einem neuen Gleichgewicht von Möglichkeiten und Grenzen findet, geht die Belastung und das Leiden der Angehörigen – gemessen an ihren Möglichkeiten – endlos weiter.

8. Daher leiden die Angehörigen meistens auch noch mehr unter der Isolation als der Patient: Während seine Isolation noch notdürftig mit der Realität seiner Erkrankung begründet werden kann, ist die Abschottung der Angehörigen nach außen eher gewählt als notwendig, gespeist durch unbegründbare und dennoch nicht abzuschüttelnde Schuldgefühle und durch Scham aufgrund realer oder vermeintlicher Verletzungen und Stigmatisierungen von außen.

9. Die Schuldgefühle führen zu Wiedergutmachungsbemühungen bis zur Selbstaufgabe des Angehörigen, die nichts besser, sondern alles noch schlimmer machen und wegen Erfolglosigkeit endlos fortgesetzt werden müssen, zumal der Angehörige irgendwann sich nicht mehr den eigenen Kopf, sondern nur noch den Kopf des Patienten zerbrechen kann, wobei er noch weniger wahrnehmen kann, daß es dem Patienten genauso geht.

10. Angehörige leiden unter ihrer unvermeidlichen Neigung zur Gewalt. Obwohl wir wissen können, daß erstens keine Beziehung gewaltfrei ist, daß zweitens dies für Familienbeziehungen wegen der Nähe noch mehr gilt, daß drittens Angehörige – z. B. gegenüber der Klinikstation – nicht für 8 Stunden, sondern potentiell für 24 Stunden im Dienst sind, daß sie viertens oft sachbezogene Gewalt anwenden müssen (dem dementen Vater die Tür verriegeln, die wegen ihrer Behinderung verzweifelte Tochter am Suizid hindern, dem alkoholkranken Ehepartner den Alkohol aus der Hand schlagen), daß sie fünftens manchmal vor Wut darüber

sich nicht halten können, daß der chronisch kranke Patient ihnen die eigenen Lebensperspektiven zerschlagen hat, und daß sechstens daher auch gelegentlich ungerechtfertigte Gewaltanwendungen gegen den Patienten, zumal bei Isolation, zwangsläufig sind, neigen Verwandtschaft, Nachbarschaft, Öffentlichkeit und auch wir Professionellen dazu, in einem konkreten Fall ungerechtfertigter Gewaltanwendung diesen gesamten Kontext, an dem wir oft selbst nicht schuldlos sind, zu ignorieren und die böse Tat gegenüber dem armen, kranken Patienten für sich allein zu bewerten und sie so dem Angehörigen vorzuwerfen, womit wir die Selbstvorwürfe der Angehörigen, die zudem wegen der finanziellen Sonderbelastungen oft bereits an der Grenze der Verarmung stehen, noch einmal verstärken, was die Wiederholung einer solchen Tat eher fördert als hemmt. Oft finden wir dann „nur" strukturelle Gewalt eines Heimes für den Patienten besser, weil rationaler, zumal wir unsere Verantwortung damit abgegeben haben.

2 Familienmedizin

Sollen also nicht nur der Arzt und der Patient, sondern auch der Angehörige moralisches Subjekt sein, habe ich für den Angehörigen als dem Anderen genauso wie für den Patienten als dem Anderen empfänglich zu sein und ihm zu antworten. Als Arzt unterziehe ich mich daher in jedem einzelnen Krankheitsfall zweier dyadischer Beziehungen, getrennt voneinander und parallel zu einander. Aber das ist nur die halbe Wahrheit. Die andere Hälfte der Wahrheit besteht darin, daß der Angehörige nicht nur der Andere ist, sondern auch der Dritte. Und das sprengt die Dyade, eröffnet eine neue Dimension. Ist die dyadische Beziehung linear, eindimensional, jedenfalls intim und privat, so ist die Dreierbeziehung zweidimensional, flächenhaft und jetzt erst im vollen Sinne sozial, öffentlich, politisch. Erst mit dem Auftreten des Dritten, des Angehörigen, verlasse ich als Arzt die zeugenlose Heimlichkeit der Vier-Augen-Sprechzimmerintimität, bewege ich mich im nicht mehr nur vertrauensvollen, sondern prinzipiell auch kontrollierbaren sozialen Raum. Erst mit dem Angehörigen wird meine ärztliche Beziehungsaufnahme vollständig, ist die ärztliche Situation vollständig, nämlich ein Teil der sozialen Wirklichkeit, was man von der dyadischen Beziehung noch nicht behaupten kann.

Jeder kennt das: Wenn ich als Patient mit meinem Arzt ein Gespräch über für mich ernsthafte Dinge führe und habe einen Angehörigen dabei, dann geschieht es in der Nachbesprechung fast regelmäßig, daß mich der Angehörige mit dem Vorteil des größeren Abstandes auf Aspekte aufmerksam macht, die ich, befangen in der Arzt-Patient-Dyade, gar nicht mitbekommen habe, was nicht selten dazu führt, daß ich meine ursprüngliche Entscheidung oder Vereinbarung mit dem Arzt noch einmal revidiere. Folglich habe ich als Arzt, wenn ich nur mit dem Patienten oder nur mit dem Angehörigen spreche, zu lernen, den jeweils Abwesenden hinzuzuphantasieren, wenn ich vollständig sein will. Übrigens hängt es damit zusammen, daß die meisten Patienten es bevorzugen würden, wenn bei einem wichtigen Arztgespräch auch ein Familienangehöriger (es kann im Einzelfall natürlich auch ein „Wahlverwandter" sein) anwesend wäre.[7] Das sind einige der Gründe dafür, weshalb beziehungsmedizinisch Medizin stets primär Familienmedizin zu sein hat, bevor sie situativ natürlich auch Individualmedizin werden darf und muß. Auch das gilt für die Allge-

---

[7] W. Himmel u. a.: Der familienmedizinische Ansatz in der Allgemeinmedizin. Dt. Ärztebl. 1995; 1998, 1321–24

meinmediziner wie für die Spezialärzte. Dem kommt entgegen, daß in über der Hälfte der Fälle alle Mitglieder einer Familie zu einem, zu „ihrem" Arzt gehen.[8]

Himmel hat hinsichtlich der familienmedizinischen Fundierung jeder ärztlichen Tätigkeit darauf hingewiesen, daß alle Familienmitglieder von einem Krankheitsfall betroffen sind, daß alle wechselseitig einen sozialisierenden Einfluß auf ihr Krankheits- und Gesundheitsverhalten ausüben und daß hinsichtlich der realistischen Zweckmäßigkeit einer ärztlichen Maßnahme auch zu erwägen ist, wieweit sie eine zu große Unterbrechung der häuslichen Gewohnheiten oder eine zu große Belastung für Ehepartner oder Kinder darstellt. Insbesondere hat er einen Indikationskatalog für Problemkonstellationen aufgestellt, in denen der familienmedizinische Ansatz von besonderer Wichtigkeit ist: Schwangerschaft, Wachstums- und Entwicklungsprobleme, Verdacht auf Kindesmißhandlung, Schulprobleme, pubertäre Fehlanpassung, Depression, chronische Erkrankung, Alkohol- und Drogenprobleme, massive Compliance-Probleme, hohe Konsultationshäufigkeit, Scheidung und terminale Erkrankung.[9] Diese Liste sollte man nach meiner Erfahrung durch folgende Situationen ergänzen: ein geistig behindertes oder körperbehindertes Familienmitglied, Schizophrenie, die Abnabelung eines Familienmitgliedes, hirntraumatische Veränderung und die Altersverwirrtheit oder Demenz eines Familienmitglieds. Die Lern- und Entwicklungsbedürftigkeit der Ärzte, auch heute noch aufgrund ihrer Dyadenverliebtheit, die auch ihre Machtausübung begünstigt, was die für sie ungewohnte familienme-

dizinische Basis ihres Denkens und Handelns und damit die Einbeziehung des Dritten angeht, hat Himmel mit eigenen Untersuchungen belegt: Ein so sensibles Thema wie die Möglichkeit einer ungewollten Kinderlosigkeit mochten selbst die Fachärzte für Allgemeinmedizin einer Region lieber nicht von sich aus ansprechen, warteten auf den ersten Schritt der Eheleute, während diese sich gerade diesen ersten Schritt wesentlich häufiger von ihren Ärzten gewünscht hätten.[10]

Die Bedeutung des Dritten geht freilich noch weit darüber hinaus, wie Levinas immer wieder gezeigt hat. Wenn ich dem Patienten oder dem Angehörigen als Anderem in der dyadischen Beziehung begegne, antworte ich dem Anderen als meinem Nächsten. Wenn ich jedoch im zweidimensionalen sozialen Beziehungsfeld den Angehörigen als Dritten neben den Patienten stelle, mache ich sie – obwohl unvergleichlich – zu Gleichen, antworte ihnen nicht mehr, sondern vergleiche sie, sind sie nicht mehr nur meine Nächsten. „Von diesem Augenblick an wird die Nähe problematisch: man muß vergleichen, abwägen, überlegen, man muß die Gerechtigkeit praktizieren, sie ist die Quelle der Theorie. Das ganze Wiedereinbringen der Institutionen und der Theorie … erfolgt meiner Ansicht nach aufgrund des Dritten: Das Wort ,Gerechtigkeit' ist in der Tat viel eher dort am Platze, wo nicht meine ,Unterordnung' unter den Anderen nötig ist, sondern die ,Billigkeit'. Wo die Billigkeit nötig ist, braucht man den Vergleich und die Gleichheit: die

---

[8] a. a. O.
[9] a. a. O., S. 1322
[10] a. a. O., S. 1324

Gleichheit zwischen dem, was sich nicht vergleichen läßt. Und infolgedessen ist das Wort ‚Gerechtigkeit' viel eher in der Beziehung mit dem Dritten angebracht, als in der Beziehung mit dem ‚Anderen'."[11] In der Perspektive auf den Angehörigen als dem Dritten geht es jetzt weniger um Verantwortung, sondern mehr um Gerechtigkeit, um vergleichende Verteilungsgerechtigkeit der Lasten, um das Abwägen, wie zwischen Patienten, Angehörigen und Professionellen die Lasten möglichst gerecht verteilt werden, damit nicht die einen Schultern privilegiert, die anderen Schultern benachteiligt sind. Die Unterscheidung zwischen dem Angehörigen als dem Anderen und als dem Dritten ist also einerseits von großer Bedeutung, wenn auch andererseits in der Lebenswirklichkeit beide Sichtweisen – und damit Verantwortung für den Anderen und Gerechtigkeit für alle – eng beieinander liegen und sich gegenseitig durchwirken.

Um all dies besser verstehen und in der Praxis lernen zu können, möchte ich jetzt das Instrument der „Angehörigengruppe" vorschlagen und vorstellen, das zum Basisangebot jeder allgemein- und familienmedizinischen Praxis zu gehören hätte, zumal sie zwar kurzfristig Zeit kostet, aber langfristig noch mehr Zeit spart. Wir haben die Angehörigengruppe seit 1972 in psychiatrische Klinikstationen, Tageskliniken und Ambulanzen eingeführt, wo sie sich so bewährt hat, daß man heute von einem Kunstfehler sprechen kann, wenn man nicht mit einem solchen Angebot oder seinen Äquivalenzen arbeitet. In der Zwischenzeit haben wir dieses Instrument auch an internistischen Stationen, neurologischen Stationen, Ambulanzen

sowie Alten- und Pflegeheimen so erfolgreich erprobt, daß für mich kein Zweifel daran besteht, daß es überall da einführbar ist und eingeführt werden sollte, wo Chronisch Kranke oder Behinderte behandelt, betreut und begleitet werden, gleichgültig ob stationär oder ambulant.

Klinikstationen wie Arztpraxen, die ihren Chronisch Kranken gerecht werden und sich daher familienmedizinisch fundieren wollen, sollten meinen Vorschlag zumindest ausprobieren: Sie werden bald nicht mehr ohne dieses Mittel auskommen wollen, zudem gibt es keine bessere, vielleicht keine andere Erfahrung, um sich radikal genug über die Eigenart, über die Andersheit der Angehörigen die Augen öffnen zu lassen. Mehr noch: sie ist als Methode, den Unterschied zwischen Zweier- und Dreierbeziehung sinnlich zu erfahren, geradezu zu erleiden, unersetzbar. Hier scheint der Psychiatrie, die sonst meistens der übrigen Medizin nacheifert, um – vergeblich – genauso medizinisch zu sein wie die übrigen medizinischen Disziplinen, etwas gelungen zu sein, womit sie die Gesamtmedizin befruchten kann, weshalb ich mich bei der folgenden Schilderung der Methode der Angehörigenguppe u. a. auf den programmatischen Klassiker „Freispruch der Familie"[12] stütze.

Die Angehörigengruppe ist ein etwa 2stündiges Gruppenangebot, zu dem ich als Arzt an einem möglichst neutralen Ort die Angehörigen – *nur* die Angehörigen, nicht die Patienten – derjenigen Chronisch Kranken einlade, die ich zur

---

[11] E. Levinas: Wenn Gott ins Denken einfällt. Freiburg: Alber 1999, S. 101
[12] K. Dörner u. a. (ed.): Freispruch der Familie. Bonn: Psychiatrie-Verlag 1995

Zeit – getrennt davon – behandele oder bis vor kurzem behandelt habe. Häufigkeitsfrequenz: wöchentlich, 14tägig, monatlich oder vierteljährlich – je nach der Dauer meines Engagements der Begleitung des Chronisch Kranken, jedenfalls für längere Zeit, weil sonst die Gruppe ihre Wirksamkeit schlecht entfalten kann. Die Gruppe findet an einem Wochentag in den Abendstunden statt, damit alle Angehörigen eine Chance haben. Die größte Schwierigkeit – man kann fast sagen: die einzige Schwierigkeit – ist die Frage, wie ich die Angehörigen motiviere, überhaupt das erste Mal zu kommen; waren sie erst zwei bis drei Mal da, haben sie den Sinn für sich selbst meist so intensiv verstanden, daß sie kaum noch wegzukriegen sind. Aber das erste Kommen ist schwer: Ihre Verbitterung, ihr langes Training der Selbstisolation und ihr Zwang, immer nur stark sein zu müssen, selbst nie hilfsbedürftig sein zu dürfen („Jetzt wollen die nicht nur den Patienten, sondern mich auch noch therapieren – ohne mich!"), machen ihnen das Kommen fast unmöglich. Zusätzlich mißtrauisch werden sie, wenn ich ihnen wahrheitsgemäß signalisiere, daß ich sie zur Angehörigengruppe einlade, weil ich mich für sie selbst als Personen interessiere, weil sie selbst mich angehen, weil ich sie wollen will (Begehren der Nicht-Begehrenswerten); sie können es nicht mehr mit sich vereinbaren, daß sie selbst persönlich als der Andere, nicht nur als der Dritte gemeint sein könnten. Bleibt eine normale – unbedingt schriftliche *und* mündliche – Einladung erfolglos, sind folgende Regeln wirksam:

Ich spiele 1. schamlos meine ärztliche Autorität aus. Die Arzt-Angehörigen-Beziehung als vornehmste Aufgabe ist ohnehin Chefsache, weshalb der jeweils ranghöchste Arzt einer der beiden Moderatoren der Angehörigengruppe (der zweite ist notwendig, damit der erste nicht unkontrolliert abhebt und die Gruppe manipuliert) über lange Zeit zu sein hat, zumindest so lange, bis der Stil der Koevolution der Patienten einerseits und der Angehörigen andererseits für meine Praxis, Station, Abteilung selbstverständlich geworden ist, was mir möglicherweise nie gelingen wird. 2. Moralische Erpressung: Es ist durchaus legitim, den Angehörigen zu erklären, daß ich den Patienten nicht (mit der erforderlichen Effizienz) behandeln könne, wenn es keine regelmäßige und verläßliche Arzt-Angehörigen-Beziehung gebe. Die 3. Regel ist die wichtigste und wirksamste, gegen die am häufigsten verstoßen wird, was die meisten Fehlschläge erklärt: Ich habe jeden Einzelkontakt mit Angehörigen brutal abzulehnen (natürlich von vitalen Indikationen abgesehen) und sie stur immer wieder auf die Angehörigengruppe zu verweisen. Das funktioniert nur, wenn auch alle Mitarbeiter die Regel verinnerlicht haben, was nicht leicht zu erreichen ist. Wenn dies aber einvernehmlicher Betriebsstil geworden ist, also alle Mitarbeiter die Angehörigen wirklich wollen, d.h. in ihrer Eigenheit akzeptieren können, ist einmal garantiert, daß (fast) alle Angehörigen kommen. Und zum anderen habe ich die Angehörigengruppe auch als Methode der Zeitersparnis verwirklicht; denn die diversen Einzelgespräche mit Angehörigen verbrauchen in der Regel ein Mehrfaches der Zeit, die ich für die Angehörigengruppe benötige. Die Angehörigengruppe kann also auch als betriebswirtschaftliches Erfordernis angesehen werden.

145

Nicht nur von Angehörigen wird die Angehörigengruppe gern mit der Familientherapie verwechselt und mißverstanden. Sie ist eher das Gegenteil davon. Zunächst ist die Angehörigengruppe ein Angebot der Basisversorgung, während die Familientherapie ein hochspezialisiertes Angebot der Maximalversorgung ist. Weiterhin haben die Ziele der Angehörigengruppe, wie wir noch genauer sehen werden, nichts zu tun mit dem modischen Boom der Psychologisierung, Psychosomatisierung und Psychotherapeutisierung chronischer Körperkrankheiten oder Behinderungen (Krebs ist hier ein besonders fatales Betätigungsfeld), ein Boom, der unter dem Strich eher Schaden als Nutzen stiftet, ohnehin Kranke mit einem weiteren Stigma behaften kann, viel Geld kostet und auch nichts gemein hat mit der integrierten Beziehungsmedizin, wie sie v. Uexküll und Wesiack[13] entworfen haben. Schließlich ist die Familientherapie immer auch mit der größeren Gefahr des Machtmißbrauchs verbunden, mit der Gefahr, daß ich jetzt nicht nur die Patienten, sondern auch die ganze Familie nach meiner theoretischen Pfeife tanzen lasse, sie mir aneigne, ohne daß der Patient einerseits und der Angehörige andererseits, getrennt voneinander, zu ihrer je eigenen Wahrheit finden können, während ich in der Angehörigengruppe nicht nur durch meinen Ko-Moderator kontrolliert werde, sondern auch durch die Angehörigen selbst, die in der Gruppe – erstmals – in der Mehrheit sind, was sie durchaus ausnutzen. Unabhängig davon ist gleichwohl die Angehörigengruppe das ideale Feld, aus dem ich in dem einen oder anderen Fall die Indikation zu einer Familientherapie mit Sinn und Verstand stellen kann. – Zusammenfassend sprechen meine Erfahrungen dafür, daß die Angehörigengruppe vielleicht die einzige, mit Sicherheit die beste Konstellation ist, in der ich als Arzt lernen kann, den Angehörigen zugleich und getrennt voneinander als den Anderen und als den Dritten zu erfahren und mich damit zugleich und getrennt voneinander sowohl für Verantwortung als auch für Gerechtigkeit ethisch empfänglich zu machen; in diesem Feld sind meine Beziehungen so privat wie öffentlich.

Um mit einer Angehörigengruppe zu beginnen, brauche ich keine vorherige Gruppenerfahrung, schon weil ich mich zunächst wenigstens auf die Dynamik verlassen kann, die die Angehörigen in der Regel alsbald entfalten. Angehörigengruppen sind daher im Gegenteil eine ideale Gelegenheit, kostengünstig Gruppenarbeit zu lernen. Und was die Zusammensetzung der Gruppe angeht: Je unterschiedlicher und bunter, desto besser. Abgesehen davon, daß ich mir die Zusammensetzung, um meinen Alltagsauftrag zu erfüllen, ohnehin nicht aussuchen kann und darf, ist es gut, wenn möglichst viele diagnostische Krankheitskonstellationen, möglichst alle Lebensalter und möglichst alle Familienrollen vertreten sind: Um so reichhaltiger sind die Erfahrungschancen für alle.

Im folgenden schildere ich den nach meinen Erfahrungen typischen Ablauf einer Angehörigengruppe in 8 Phasen, was natürlich nur schematisch gilt, im Einzelfall auch ganz anders erfolgen kann.

─────────────

[13] Th. v. Uexküll u. Wesiack: Theorie der Humanmedizin. München: Urban u. Schwarzenberg 1988

1. Die Anfangsunsicherheit wird gern damit überbrückt, daß man die Veranstaltung als Gelegenheit für Informationsfragen an den Experten auffaßt. (Was ist denn nun multiple Sklerose? Wie wirkt Medikament X? Ist Y wirklich unheilbar? Was mache ich, wenn Z?) Hier sind psycho-therapeutisch angehauchte Moderatoren im Nachteil, weil sie dazu neigen zu sagen: „Das gehört nicht hierher, hier geht es doch nur um Sie persönlich!" Ein solches Abwimmeln ist aber schlicht verboten: Jeder Angehörige hat das Recht auf jede Informationsfrage, die ich entweder nach bestem Wissen zu beantworten oder – genauso offen – als unbeantwortbar zu bezeichnen habe. Auch wenn eine Infofrage noch so vorgeschoben wirkt, ist sie ernstzunehmen; die Angehörigen finden eine Vorgeschobenheit ohnehin schneller heraus als ich.

2. Währenddessen haben einige Angehörige auch schon etwas von ihrer Situation erzählt, was über eine anfängliche Vorstellungsrunde natürlich zu fördern ist. Hierdurch wird schon das erste Wunder der Angehörigengruppe wirksam: Jeder einzelne ist fast zwangsläufig mit der Vorstellung gekommen, daß seine Situation die schlimmste, belastendste, verzweifeltste, kurz einzigartig ist, Ergebnis der Selbstisolation. Und nun hört er zu seiner Überraschung, daß er überhaupt nicht einmalig ist, daß alle eine vergleichbare Leidensgeschichte erzählen, ja, daß andere noch viel schlimmer dran sind als er selbst. Eine Zeitlang verteidigt jeder zwar noch seine Festung; dann aber läßt er allmählich die ungeheure Entlastung und Erleichterung zu, daß man doch nicht allein auf der Welt ist, daß man mit anderen Gemeinsames hat, was sich teilen läßt; eine Perspektive von Solidarität zeichnet sich ab.

3. Diese Solidarisierung kann sich in der nächsten Phase nicht nur euphorisierend auswirken, sondern macht regelmäßig auch dazu Mut, erstmals das auszusprechen, was man insgeheim immer gedacht, sich jedoch verboten hatte, d. h. erstmals nach Herzenslust über den Chronisch Kranken zu Hause herzuziehen und seine miesen Verhaltensweisen an den Tag zu zerren, daß er ein faules Schwein sei, gezielt das Essen verschüttet, das man ihm reicht, gerade dann ins Bett pinkelt, wenn man es frisch bezogen hat: „Natürlich ist er krank, aber das macht mir niemand weis, daß er sich nicht trotzdem besser benehmen könnte; er setzt sein Verhalten gezielt als Bosheit gegen mich ein; er kann nicht nur nicht, sondern er will auch nicht." Jahrelang aufgestaute Wut und Bitterkeit kann sich erstmals Luft machen, da es bisher nie erlaubt gewesen ist, über den „armen Kranken", der es ja so schwer hat, etwas anderes als Gutes zu sagen. Die Angehörigen überbieten sich gegenseitig, steigern sich in einen Rausch hinein, in dem auch Todes- und Tötungswünsche erlaubt sein müssen. Erstmals finden sie zu ihrer Wahrheit, zum unterdrückten Teil ihrer Wahrheit, gerade weil die Patienten nicht dabei sind, weshalb sie etwa auch in einer Familientherapie kaum zu diesem Teil ihrer Wahrheit kommen könnten. Als Moderator habe ich all das geschehen zu lassen, eher zu fördern, so einseitig und ungerecht das auch klingen mag; ich darf die Pa-

tienten nicht verteidigen. Das ist für mich schon nicht einfach, zumal ich die Patienten ja kenne.

Noch schwerer wird es freilich im zweiten Teil dieser Schimpfkanonade. Jetzt geht es nämlich gegen mich und meinesgleichen: Jetzt entlädt sich die jahrelang angestaute Wut über Ärzte, Schwestern, Stationen und Ämter, wie man sie nie richtig informiert habe, ihnen Wissen vorenthalten habe, ihnen die Schuld am schlechten Zustand des Patienten oder gar an der Krankheit selbst zugeschoben habe, sie wie dumme Jungens stehen ließ, das Gespräch mit ihnen abgelehnt, sie als Querulanten beschimpft habe, um sie dann mit all dem Elend wider besseren Wissens allein gelassen zu haben; Ärzte ließen sich verleugnen, schoben sie an andere Ärzte ab oder gaben ihnen falsche Empfehlungen; Schwestern wiesen sie ab oder behandelten sie als Störenfriede und Einbrecher; Ämter waren nie zuständig, schickten sie von Pontius zu Pilatus, um schließlich ihre Anträge doch abzulehnen. Diese Ausbrüche sind nur möglich, weil die Angehörigen bisher nur einzeln, bittstellerisch und abhängig, um den Patienten nicht zu schaden, den Bediensteten des Gesundheitswesens begegnet waren. In der Angehörigengruppe sind sie erstmals selbst in der Mehrzahl, in der Übermacht den beiden Moderatoren gegenüber. Auch dies habe ich geschehen zu lassen. Ich finde auch kaum Anlaß dazu; denn die plastisch geschilderten Situationen erinnern auch dann, wenn sie übertrieben klingen oder wenn sie mich aussparen, schmerzhaft an viele vergleichbare Fehler, die ich gemacht habe und die mir oft erstmals jetzt als Fehler bewußt werden. Immer wieder werde ich danach eine schlaflose Nacht haben. Das ist der Preis dafür, daß die Angehörigen mich auf diese Weise kostenlos einer Schocktherapie unterziehen, der Therapie meiner dyadischen Angehörigenblindheit. Ich habe bisher noch nie jemanden getroffen, dem es in dieser Situation besser gegangen sei als mir.

4. Damit ist der Prozeß aber keineswegs am Ende. Je freier sie sich auskotzen, ihren jahrelangen Frust veröffentlichen und damit sich als Familie freisprechen, desto eher richten sie ihr beißend gewordenes Kritikvermögen im nächsten Durchgang nun auch gegen sich selbst: „Jetzt haben wir uns allmählich genug ausgetobt, jetzt sollten wir uns mal mit uns selber beschäftigen; mir ist da, Frau Müller oder Herr Meier, aufgefallen, wie Sie Ihr Kind betüddeln, Ihren Ehemann schikanieren oder Ihre Mutter zwangsweise nudeln wie eine Gans, also ehrlich, das geht auf keine Kuhhaut, da kann ich die Widerborstigkeit Ihres Patienten verstehen, und ich weiß, wovon ich rede." Damit bringen die Angehörigen erstmals ihr eigenes Expertenwissen auf den Tisch, noch nicht gegen sich selbst, wohl aber gegen andere Angehörige gerichtet, und sie tun das mit einer Offenheit und Brutalität, weil sie eben wissen, wovon sie reden, zu der kein Professioneller in der Lage wäre, weder moralisch noch vom Wissen her. Es ist aber nur natürlich, daß man etwas zu Kritisierendes erstmal leichter beim Anderen entdecken kann als bei sich selbst.

5. Aber allein schon durch die Retourkutsche des Kritisierten, der ja ebenfalls Experte ist, „Sie aber auch" kommt jetzt allmählich eine Grundstimmung zustande, die es erlaubt, daß jeder Angehörige anfängt, Fehler bei sich selbst zu suchen und sich von den anderen dabei helfen zu lassen. So entsteht der Raum, in dem über den Umgang mit Schuld und Scham, mit Stärke und Schwäche, mit Isolation und Gewalt nachgedacht werden kann.

6. Dabei stellt sich insbesondere die Frage der Abgrenzung gegenüber dem Patienten und der Öffnung der Grenzen nach außen als Kernproblem heraus. Meistens stellt man fest, daß der einzelne Angehörige nicht zu wenig, sondern zu viel tut, sei es aus Schuldgefühlen, aus Liebe oder aus Mitleid, dabei in einer Endlosspirale den Patienten und sich selbst immer mehr einengt. Den wohlmeinenden Appellen, doch weniger für den Patienten zu tun, folgt oft der verzweifelte Aufschrei, insbesondere in der Eltern-Kind-Konstellation, daß die Liebe es einem unmöglich mache, für einen geliebten Menschen weniger zu tun. Mühsam wird daraus die Problemlösung entwickelt, daß man dann eben für sich selbst mehr tun müsse, so lange bis sich automatisch daraus ein Weniger für den Patienten ergibt. Dieser Aufruf zu mehr Härte gegenüber dem Patienten ist für alle höchst schmerzhaft, gleichwohl als notwendig eingesehen, um nicht um den Finger gewickelt zu werden und sich dadurch fortlaufend selbst zu entwerten. Nicht selten verschreibt die Gruppensolidarität solchen Angehörigen, bis zum nächsten Treffen

einmal abends im Kino gewesen zu sein oder zwei Tage in Urlaub zu fahren und den Patienten allein zu lassen oder andere Leute von außen – entferntere Verwandte, Freunde, Nachbarn, Professionelle – für diese Zeit die eigenen Schultern ersetzen und damit die Zahl der Schultern vergrößern zu lassen, was man bisher weit von sich gewiesen hat, weil man doch alles selber können muß oder weil man aus Scham keinem Fremden Einblick in die Familienschande gewähren wollte. Beim nächsten Treffen wird es dann, wenn dieser kleine Befreiungsschritt gelungen ist, Blumen oder Kuchen geben.

7. Aber auch die notwendige und heilsame Herstellung von mehr Abstand, die Härte der Auflösung der Symbiose, der Trennung des Clinches, die sowohl dem Patienten als auch dem Angehörigen ermöglicht, den jeweils Anderen auch wieder als Anderen zu erfahren, statt sich gegenseitig zu entwerten, ist noch nicht das Ende des Prozesses. Die schmerzlich von sich selbst abverlangte Härte verlangt nun zwingend als Ausgleich auch vermehrte Nähe. Aber wie kann die zustande kommen, ohne wieder in den früheren Clinch zurückzufallen, wo beide Seiten sich den Kopf des je anderen zerbrechen? Das ist vielleicht die schwerste Frage, wie für die neu angestrebte Beziehung, für die neue Ordnung, in der alle auch als sie selbst vorkommen, trennender Abstand und liebende Nähe gleichsinnig wachsen können? Hier gibt es nur individuell-biographisch unterschiedliche Wege. Da ist etwa der (oft männliche) Angehörige, dem nichts zuviel ist, der alles kann, im-

mer noch mehr nur auf seine Schultern vital und perfekt zu laden vermag, keine Schwäche und kein Hilfsbedürfnis kennt und nur noch davon lebt, von anderen als Märtyrer bewundert zu werden. Wenn er in der Gruppe zum ersten Mal weinend zusammenbricht und gesteht, eigentlich schon längst nicht mehr zu können und sich heimlich zu wünschen, sich auch mal von seiner kranken Frau in den Arm nehmen zu lassen, dann gibt es andere Angehörige, die, weil sie dasselbe von sich kennen, sagen können: „Nachdem Du endlich den Mut gefunden hast, wenigstens bei uns Dir und uns Deine Schwäche zuzugestehen, solltest Du morgen auch Deiner Frau sagen, daß Du am Ende bist; denn ich wette, daß Deine Frau genau darauf schon lange wartet und ein bißchen von Deiner Schwäche für sich zu Stärke machen kann."

Oder da ist die (oft weibliche) Angehörige, die zuerst nur in der Gruppe darüber nachdenken kann, was sie denn *wirklich* für ihr chronisch krankes Kind tun kann, und der mit Unterstützung einfällt, daß es eigentlich nicht mehr die vielen äußeren Handlungsweisen sind, mit denen sie sich aufreibt, sondern eigentlich nur noch ihre passive, liebevoll-präsente Beziehung. Sie bekommt dann von der Gruppe den Auftrag: „Nachdem Du uns gegenüber zu Deiner Ehrlichkeit gefunden hast, wirst Du morgen Deinem Kind sagen, daß Du ab sofort dies und jenes nicht mehr für es tun wirst, daß Du aber dafür um so mehr und jetzt erst recht als seine Mutter immer für es da bist und fest an es glauben kannst, was immer in seinem Leben noch geschehen wird; wir sind

nämlich sicher, daß nach diesem Schritt Dein Kind einen Tag später Dich zum ersten Mal fragen wird, wie es Dir eigentlich geht."

8. Wie die Angehörigengruppe zu Ende geht, ist sehr unterschiedlich. Die Angehörigen brauchen auch eine sehr verschieden lange Zeit, um zu einem neuen, erträglichen Gleichgewicht zu finden. Ein Teil von ihnen löst sich dann und versucht es alleine. Ein anderer Teil aber kommt zu dem Ergebnis: „Allein werden wir immer wieder rückfällig; wir brauchen die gegenseitige Außenkontrolle, solange wir mit unseren Kranken zusammen leben." Hier stellt sich die Frage, die Angehörigengruppe in eine Selbsthilfegruppe zu verselbständigen, in die ich dann gar nicht mehr oder nur selten bei Bedarf komme. Dies ist natürlich eine wünschenswerte Entwicklung, wobei ich nur auf eines zu achten habe: In Selbsthilfegruppen halten sich am besten die Privilegierten, die selbsthilfefähig sind; es gibt aber auch immer aus irgendeinem Grund unterprivilegierte Nicht-Selbsthilfefähige, die sich in einer Selbsthilfegruppe dauerhaft nicht halten können. Da ich auch bei den Angehörigen vom Letzten auszugehen habe, habe ich für sie für eine langfristige Profi-geleitete Gruppe Sorge zu tragen.

Meine Rolle als Moderator einer Angehörigengruppe ist nicht leicht zu beschreiben. Jedenfalls geht sie nicht in der Rolle des Therapeuten oder des Pädagogen auf. Sie enthält vielmehr Elemente des entfernten Verwandten (Onkel, Neffe), des Freundes und Nachbarns, auch des Ringrichters, wenn ich daran denke, daß ich Menschen, die sich in einem Clinch verfangen haben, wieder auf Abstand bringen muß, Menschen, die außer sich geraten sind, wieder zu sich selbst kommen lasse. Am besten gefällt mir noch das Bild der Erwachsenenbildung, in der erwachsene Menschen sich zusammensetzen, um auf derselben Ebene hinsichtlich eines Problems Erfahrungen auszutauschen, wobei ich als Moderator vor allem für den formalen Prozeß verantwortlich bin, während ich auf der inhaltlichen Ebene ebenfalls meine Erfahrungen als Angehöriger einbringe, wobei es – anders als in der Psychotherapie – nicht nur legitim, sondern auch notwendig ist, wie alle anderen Beispiele aus meiner Familie beizusteuern, was den profitablen Vorteil hat, daß ich auch reichlich für meine Beziehung mit meinem Familienangehörigen zu lernen Gelegenheit habe. Zur Frage, auf was ich als Moderator besonders zu achten habe, hier abschließend noch ein paar „Handwerksregeln":

1. Die Familie ist der natürliche Ort des Zusammenlebens mit einem Chronisch Kranken, natürlich nur insofern der Kranke aus Gründen des Alters oder der Pflegebedürftigkeit nicht allein leben kann. Sie ist daher auch der natürliche Ort des Leidens – sowohl in seiner entsetzlichsten Sinnlosigkeit als auch als Voraussetzung für das Gespräch und die Entwicklung von Menschen.

2. Es geht darum, die Grenze der Familie nach außen zu verschieben und durchlässig zu machen – für Verwandte, Freunde, Nachbarn, die Gemeinde und die Professionellen, soweit es für sie im Englischen den schönen Begriff „life space worker" gibt. Ziel ist immer, die Zahl der trag-

fähigen Schultern so zu vergrößern, daß sie ausreichen und dennoch alle Beteiligten als sie selbst vorkommen und ihr eigenes Leben leben können.

3. Ich brauche ein Modell für die lebenslangen Entwicklungsphasen des Menschen mit den für jede Phase spezifischen Lebensaufgaben[14], damit ich z. B. weiß, daß eine Tochter, die den Beistand der Mutter durch deren Erkrankung schon als Kind verloren hat, dies subjektiv gleichwohl als „böswilliges Verlassen" (objektiv zu Unrecht) interpretieren muß und daher zur Wiederannäherung an die Mutter erst dann wieder in der Lage ist, wenn sie selber Kinder hat. Auch kann ich mich mit Hilfe eines solchen Modells besser kontrollieren, wenn ich dazu neige, mich als Jüngerer – ungerecht – mit Jüngeren zu solidarisieren oder als Älterer mit Älteren.

4. Für die Bedeutung der Familie muß ich wissen, daß etwa auf der Basis des in ihr unterstellten Vertrauens es für ein jüngeres Mitglied erlaubt ist, Ältere als Trainingspartner zu „mißbrauchen", um wichtige Verhaltensweisen im Ernstfall „draußen" beherrschen zu können. Oder daß man ein jüngeres Mitglied erst aus dem Haus gehen läßt, wenn „alle Hühnchen" gerupft sind. Oder daß jedes Familienmitglied innerhalb und vor allem außerhalb der Familie einen höchst parteiischen Vertrauten braucht, dem es „blind" vertrauen kann. Oder daß ein Familienmitglied, das allein steht, nicht nur nicht geliebt, sondern auch nicht angegriffen werden kann.

---

[14] Ein Modell hierfür findet sich bei R. Kegan: Die Entwicklungsstufen des Selbst. München: Kindt 1986

Oder daß der scheinbar Stärkere möglicherweise die größere Hilfe braucht, wie z. B. der Vater, der davon ausgeht, daß sein Sohn mit 20 Jahren „aus dem Gröbsten" heraus ist, und plötzlich wegen dessen Erkrankung unerwartet wieder voll gefordert wird. Oder daß Eltern, die während der Erziehung ihrer Kinder in der Elternrolle voll aufgegangen sind, wenn die Kinder das Haus verlassen haben, erst wieder zu lernen haben, daß es für sie jetzt nur noch die Rolle der Ehepartner gibt, die sie 20 Jahre vernachlässigt hatten.

5. Es ist gut, wenn ich davon ausgehe, daß in einer Familie alle Mitglieder alles voneinander wissen, über ein telepathisches Wissen voneinander verfügen, was überraschenderweise sich vor allem dann bestätigt, wenn ein Familiengeheimnis angeblich wasserdicht verheimlicht worden sei.

6. Bei einer chronischen Erkrankung (egal ob ätiologisch klar oder unklar) sollte ich darauf bestehen, daß alle Familienangehörigen ihre Erklärung der Krankheit erzählen, auch wenn sie bei meinen ersten drei Anfragen behaupten, sie hätten keine Erklärung. Bei meiner vierten Anfrage werden sie schon mit ihrer Theorie herausrücken, was wichtig ist, da ihre Theorie ihr Verhalten beeinflußt. Ich kann mich auf meine Unterstellung getrost verlassen, da Menschen mit etwas Unerklärbarem nicht gut leben können und sich deshalb *immer* einen Erklärungsversuch ausdenken.

7. Weil das so ist, erleben Menschen und damit auch Angehörige eine schwere Erkrankung zwar als abgrundtief sinnlos, sind aber gerade deswegen nachgerade auch gezwun-

gen, ihr einen Sinn abzuringen, den sie für ihre Tragfähigkeit benötigen. Weil ein Sinn nicht zu wissen ist, ist er zu finden oder zu erfinden, ist er ein Rätsel, das gelöst werden will. In jeder Angehörigengruppe ist ein solches „Rätselraten" ein besonders bedeutsames Abenteuer: Es ist ungemein hilfreich, wenn alle Gruppenteilnehmer ihre Rätsellösungsvorschläge nebeneinanderstellen und wirken lassen, um den notwendigen Krankheitssinn in einer Familie zu finden und für eine Familie zu erfinden.

8. Ich habe davon auszugehen, daß die Familie der legitime Ort ist für die tiefste Liebe wie für den wildesten Haß; aber auch erstere ist fast nie frei von Elementen der Gewalt.

9. Schuld und Scham sind Gefühle, lassen sich daher nie restlos rationalisieren, wegerklären und noch weniger „überwinden"; die anzustrebende Umfangsform mit dem „Rest" ist daher eher, ihn zu akzeptieren und mit ihm zu leben.

10. Die quälend erlebte und ausweglose Alternative der Frage, ob jemand etwas nicht will oder nicht kann, ist – als Gruppenleistung – so aufzuheben, daß man sich etwa in der Mitte zwischen Können und Wollen trifft, wo ohnehin das Alltagsleben von Menschen überwiegend stattfindet. Dabei ist das Konzept der „Antilogik"[15] von V. v. Weizsäcker hilfreich.

11. Die Selbstlosigkeit, in der der Angehörige sich dem Patienten als Opfer bringt, macht ihn selbst-los, läßt ihn als Selbst verschwinden, macht ihn so für den Patienten bedeutungslos,

---

[15] V. v. Weizsäcker: Pathosophie. Göttingen: Vandenhoeck u. Ruprecht 1956

da dieser jetzt kein Gegenüber mehr hat. Dies läßt sich in der Gruppe etwa im Rollenspiel gut klären, wobei die Erinnerung an Levinas nutzt, wonach nur das Stück Brot als Gabe für den Anderen zählt, das ich mir und meinem eigenen Genuß – wider Willen – entreiße.

12. Dem Symptomgefängnis des Patienten versucht sich das soziale Isolationsgefängnis der Angehörigen anzuähnlen; diesen Zusammenhang gilt es, deutlich zu machen.

13. Ich kann getrost mit der Unterstellung arbeiten, daß wenn ein Angehöriger sich den Kopf des Patienten zerbricht und sich in Sorge um ihn verzehrt, in Wirklichkeit auch umgekehrt der Patient sich den Kopf des Angehörigen zerbricht und sich seinerseits in Sorge um ihn verzehrt, auch wenn dies in seinem Verhalten (fast) nicht sichtbar wird. Nicht selten sagen gerade unbeteiligte Angehörige dies einem gerade in Frage stehenden Angehörigen auf den Kopf zu, wecken damit erst seine Aufmerksamkeit dafür, weshalb er es später in der Regel bestätigen kann. Dies klärt über die Wechselseitigkeit, Reziprozität in der schlechten Gefängnisbeziehung auf und eröffnet die Perspektive, in der ich als Angehöriger meine neue, anzustrebende Beziehung, meine Antwort auf den Kranken als einseitige, asymmetrische, vorbehaltlose Gabe verstehe, ohne etwas als Gegenleistung zu erwarten, schon gar nicht Dankbarkeit.

14. Zu seiner vollen Wahrheit kommt der Angehörige nie in der Kommunikation mit dem Patienten, weil in ihr sowohl der Angehörige als auch der Patient nur immer wieder die Bausteine ihrer gemeinsamen Isolationsgefängnisbeziehung sich gegenseitig an den Kopf werfen und damit das gemeinsame Gefängnis noch ausbruchssicherer machen. Sehr wohl aber kann der Angehörige in der Angehörigengruppe seine volle Wahrheit erstmals wieder zur Sprache bringen, weil er hier unter seinesgleichen ist, was ihm die notwendige Selbstsicherheit wiedergibt: „Ich spüre, wie ich hier wieder ehrlich vor mir selbst werde." Hat er dies in der Gruppe lange genug geübt, kann er auch dem Kranken seine volle Wahrheit zumuten.

15. Jedes Mal, wenn im Schutz der Angehörigengruppe die vermeintliche Stärke eines Angehörigen zusammenbrechen und durch die Wahrheit des Bekenntnisses der wirklichen Schwäche ersetzt werden kann, ist dies auch für mich als Arzt eine Therapiechance: Ich kann ein solches Ereignis für mich zum Modell machen und – für die Angehörigen vielleicht zum ersten Mal glaubwürdig – mich zu meinem wirklichen Nichtwissen und Nichtkönnen bekennen, die Angehörigen dadurch von ihrem Heilsglauben an mich befreien, wodurch sie erst zum Glauben an ihr eigenes Selbsthilfepotential kommen können, weil es zu ihm keine Alternative mehr gibt. Gleichzeitig werde ich dadurch sensibel für die verlogenen Grenzüberschreitungen des Experten-Besserwissens von mir und meinesgleichen („ich habe es schließlich studiert, der Angehörige nicht"), auch für die feineren und moderneren Varianten dieses Gesellschaftsspiels. Denn heute spielen Gesundheits- und Sozialexperten ihr

Besserwissen gegenüber Angehörigen nicht mehr nur als Wissensüberlegenheit oder in Form von theoriegeleiteten Schuldvorwürfen aus, sondern auch, indem sie die Angehörigen so lange bewundern, bis sie am Boden liegen und sich dem Experten theoretisch wie praktisch ergeben.[16] Das klingt etwa so: „Das ist ja unglaublich, wie Sie das schaffen mit diesem chronisch kranken Familienmitglied zusammenzuleben oder so viel Kontakt zu ihm zu haben; das muß ja eine wahnsinnige Last für Sie sein; das ist ja unmenschlich oder übermenschlich; das muß ja unerträglich für Sie sein; das muß Sie völlig überfordern!"

Und wer hörte so etwas nicht gern, wenn er betroffen ist, vor allem heute, wo es modern ist und den gesellschaftlichen Erwartungen entspricht, daß man sich sehr schnell überfordert fühlt und sehr früh etwas unerträglich findet? Und wo alles eine überwältigende Last ist, eigentlich schon das Leben selbst, wo man ja dumm wäre, wenn man sich nicht davon entlasten würde, wo es doch fast für alles heute so tolle Entlastungsmöglichkeiten gibt. Und wer sich auch noch freiwillig belastet, obwohl er sich entlasten könnte, der ist selbst schuld, der paßt nicht in diese sowieso schon so schwere Zeit. Da muß ein Profi gar nicht mehr hinzufügen, daß es doch viel besser sei, wenn man ihm das Problem überläßt, weil er es eben besser und professioneller macht, die ambulante Pflege in seine Regie nimmt oder den Chronisch Kranken in sein qualitätsgesichertes Heim aufnimmt.

Sorgfältig getrennt davon, darf ein wirkliches Besserwissen als objektives Wissen nicht verleugnet werden; dies gibt es nämlich nicht nur auf der medizinischen Faktenebene, sondern auch auf der moralischen Ebene, z. B. dort, wo ich in diesen Handwerksregeln vom Operieren mit „Unterstellungen" gesprochen habe.

16. Zusammenfassend habe ich also mit der Angehörigengruppe ein vielfältig wirksames familienmedizinisches Basisinstrument. Da ich neben der Angehörigengruppe auch die zugehörigen Kranken behandele und begleite, habe ich die einmalige Chance, beide Seiten – getrennt voneinander – wieder zu ihrem moralischen Selbst finden zu lassen, sie wieder glaubwürdig für sich und Andere zu machen, wobei ich – anders als die Familientherapie – gerade im Schutz dieser Getrenntheit die direkte Interaktion zwischen den beiden Seiten der familiären Intimität überlassen kann.[17] Das Instrument ist auch dann wirksam, wenn die Familienmitglieder getrennt wohnen, wenn bei isolierten Patienten ein Freund, Nachbar, Arbeitskollege, Betreuer oder Vermieter der Angehörige ist, und selbst und manchmal gerade dann, wenn sich der Kranke längerfristig meiner Behandlung entzieht, etwa bei einem Diabetiker oder Alkoholiker; die Arbeit mit seinen Angehörigen in der Angehörigengruppe wird sich auch dann voll für die Angehörigen und manchmal gerade wegen der Indirektheit auch für den Kranken überraschend erfolgreich auszahlen.

---

16) K. Dörner: Und die Angehörigen? Soziale Psychiatrie 1998; 22. Jg., H. 3: 29
17) W. Bertram: Angehörigenarbeit. München: Psychologie Verlags Union 1986, z. B. S. 177

3 Trialogische Medizin

Die bloße Arzt-Patient-Beziehung hat also – so haben wir gesehen – wie alle anderen Beziehungen zwischen zwei Menschen zwar die Chance der größeren vertrauensvollen Intimität, des größeren Tiefgangs; ja, in ihr wird erst vom Anderen her mein moralisches Selbst konstituiert. Aber dennoch fehlen ihr Verbindlichkeit und Wirksamkeit, weil sie noch nicht im sozialen Raum stattfindet. Kommt hinzu, daß diese dyadische Beziehung leicht an ihrem stets prekären Nähe-Distanz-Gleichgewicht scheitern kann; entweder kann es zu einer symbiotischen Verschmelzung kommen, oder beide Seiten ziehen sich in ein autistisches oder narzißtisches Gehäuse zurück, wie es in der Beziehung zwischen Angehörigem und Patient, aber natürlich auch zwischen Arzt und Patient häufig passiert und zwischen Arzt und Angehörigem geradezu endemisch ist. Deshalb, so unsere These, kann ich Arzt nur sein unter Einbeziehung des Dritten, des Angehörigen, dürfen wir die ärztliche Situation nur noch als „Arzt-Patient-Angehörigen-Beziehung" bezeichnen; deshalb gibt es Medizin nur vom Dritten her; deshalb hat Medizin „trialogisch"[18] zu sein. Es gibt sie nur in drei nach Logik und Ethik unterschiedlichen Perspektiven. Wenn dabei nun auch die Figur des Anderen als des Dritten entscheidend ist, so hat das Prinzip des Dritten doch auch noch weitere Äußerungsformen, die es zusätzlich rechtfertigen, daß wir die Medizin nicht nur als Familienmedizin, sondern auch als trialogische Medizin bestimmen. Mit einigen dieser Äußerungsformen wollen wir uns jetzt beschäftigen.

So sagen zur Krisenanfälligkeit dyadischer Beziehungen Kipp u. a.: „Einen Ausweg aus dem Dilemma des dyadischen Konflikes zwischen Nähe und Distanz weist das Konzept der Triangulierung. Unter Triangulierung wird die Auflösung einer ungetrennten Zweierbeziehung in eine Dreierbeziehung verstanden. Der Dritte kann eine andere Person sein wie beispielsweise der Vater, der die Mutter-Kind-Symbiose trennt, es kann aber auch eine überindividuelle Regel sein, die ein Zweierverhältnis beeinflußt."[19] Danach sind wir ständig mit der Triangulierung, d. h. mit der sozialen Verortung und Stabilisierung unserer Beziehungen beschäftigt. Hierfür gibt es zahlreiche Beispiele: So etwa die Hinzuziehung der Bezugspfle-

---

[18] Der Begriff „Trialog" hat sich seit dem 14. Weltkongress für Sozial-psychiatrie in Hamburg allgemein durchgesetzt; vgl. Th. Bock u. a. (ed.): Abschied von Babylon. Bonn: Psychiatrie-Verlag 1995

[19] J. Kipp u. a.: Beziehung und Psychose. Stuttgart: Thieme 1996, S. 18

gekraft zu einem Arzt-Patient-Gespräch, die sich einschaltet, wenn es zu eng wird, die Beteiligung von Freunden des Patienten oder die Verlagerung des Zweiergesprächs in ein Gruppensetting. Oder der Umweg über die Körpersprache beim (gemeinsamen) Sport oder bei der (gemeinsamen) Arbeit. Oder die Vereinbarung eines Behandlungsplans, die Einführung überindividueller Regeln, über deren Gültigkeit sich beide Seiten einigen müssen, wie eine Stationsordnung, oder vereinbarte zeitliche und räumliche Rahmenbedingungen für ein Gespräch. Schließlich ist auch schon die Sprache ein überindividuelles Drittes, die die Nähe der Zweisamkeit unterbricht und Distanz schafft; ähnliches gilt für die Einführung von Theorien oder auch nur von Sprachbildern, in denen als einem Dritten sich beide Teilnehmer einer Beziehung treffen können, wenn sie etwas Kompliziertes oder Emotionales gemeinsam zum Ausdruck bringen wollen.[20]

Die systematische und ständige Aufmerksamkeit für die Angehörigen als „Dritten" öffnet nicht nur die Grenzen der Familien, sondern auch der medizinischen Institutionen und macht sie trialogisch. Wenn die Mitarbeiter der Krankenhausstationen, der Heime und der Praxen grundsätzlich die Angehörigen als Zugehörige erleben, etwas vermissen, wenn sie nicht da sind, wenn die Angehörigen den Geist der Institutionen prägen (Angehörige als Chefsache; Beiräte), dann haben diese sich auch schon dem Dritten geöffnet und damit auch dem Anderen, dem Fremden; damit sind sie fremdenfreundlich, gastlich geworden und haben ihren bisherigen gefährlichen Charakter der hermetisch nach außen abgeriegelten festen Burg, des il-

lusionären Nabels der Welt, der „totalen" Institution[21] aufgegeben, gehören sie zur offenen Gesellschaft und haben witzigerweise gleichzeitig wieder Anschluß an ihre Hospitalwurzeln im Mittelalter gefunden.

Hier und da haben medizinische Einrichtungen auch schon damit begonnen, diese Öffnung in Gestalt von trialogisch besetzten Beiräten (Vertreter der Patienten, der Angehörigen und des medizinischen Personals) zum Ausdruck zu bringen, von denen Empfehlungen für die weitere Entwicklung erwartet werden, die die Interessen aller Beteiligter berücksichtigen. Solche Beiräte sind auf der Ebene der einzelnen Stationen, der Fachabteilungen, der Klinik, der Gemeinde (Gesundheitsamt, Krankenhausdezernat) und des zuständigen Ministeriums denkbar und an manchen Stellen schon realisiert. Zudem ist eine Zunahme von solchen Fortbildungsveranstaltungen zu registrieren, in denen Fachgesellschaften, Krankenhäuser oder evangelische bzw. katholische Akademien einen medizinischen Problembereich – z. B. Brustkrebs – zum Thema machen und dies in Form eines „trialogischen" Forums[22] diskutieren lassen.

Ziehen wir einen noch weiteren konzentrischen Kreis, dann finden wir auch in der Gesellschaft einen Bereich des Dritten, der die zwischenmenschlichen Beziehungen mit sozialem Leben und Bewegung inspiriert. Es ist der Bereich der kommunalen, freien Selbsttätigkeit

---

[20] a. a. O., S. 19 f., 52, 56

[21] E. Goffman: Asyle. Frankfurt: Suhrkamp 1979

[22] „Trialogische Foren" als Orte der wechselseitigen Verständigung, als Instrumente krankheitsbezogener Dauerreflexion aller 3 Gruppen gibt es im Rahmen der Psychiatrieszenen in vielen Städten und Kreisen

von Bürgern, der zwischen der familiär-privaten Kultur und der staatlichen, öffentlich- rechtlichen Kultur liegt und uns genauer noch im Kapitel VI beschäftigen wird. Wenn wir davon ausgehen, daß die meisten von uns in irgendeiner Lebensform – nicht unbedingt formal, wohl aber inhaltlich – nach dem Prinzip der Familie und nach dem Prinzip der Ehe leben, dann verknüpft dieser zwischen dem Privaten und dem Öffentlichen liegende dritte Bereich Elemente beider Prinzipien miteinander. Was heißt das?[23] Während die Familie – als Prinzip – uns als eher geschlossene Veranstaltung nach geradezu physischen, naturnotwendigen Gesetzen vorschreibt, für wen zu sorgen und wen lieben zu müssen unsere *Pflicht* ist, woraus sich auch die Daseinsfürsorge der Gemeinde herleitet, ist die Ehe – als Prinzip – die dazugehörige *Kür*, in der in geradezu künstlerischer Freiheit zwei (oder mehrere) sich bisher Fremde sagen „Wir können lieben, wen wir wollen", sich wählen, sich zu Wahlverwandten machen, gleichwohl vereinbaren, daß jeder sich seine Freiheit vom Anderen schenken läßt, sich in seine Freiheit einsetzen läßt; insofern ist dies grundsätzlich eine offene Veranstaltung, ausgerichtet darauf, sich in einem gemeinsamen Werk als einem Dritten zu verwirklichen, was ein Kind, aber auch ein sportliches, ästhetisches, politisches, soziales oder ökonomisches Werk (etwa ein Betrieb) sein kann, also ein Prinzip, aus dem sich die Freiheiten der öffentlichen Bürger- und Menschenrechte für das herleiten, was wir Gesellschaft nennen. (Insofern ist die Angehörigengruppe auch als Veranstaltung dafür zu sehen, eine Familie, die davon bedroht ist, am Familienprinzip der Sorgepflicht des Liebenmüssens zu ersticken, auch wieder an das dazugehörige Eheprinzip des freien, kreativen Liebenwollens zu erinnern und dadurch wieder handlungsfähig zu machen.)

Aus diesem dritten Kulturbereich, zwischen dem Privaten und dem Öffentlichen liegend und von den beiden gerade erwähnten Prinzipien der Familie und Ehe (unabhängig von dessen Rechtsform!) durchwirkt, wählen wir drei Beispiele aus: die *Selbsthilfebewegung*, die *Angehörigen-Selbtshilfe* und die *freiwilligen Bürgerhelfer*.

Die **Selbsthilfebewegung**, die sich inzwischen in Selbsthilfeinitiativen für alle chronischen Krankheiten und Behinderungen ausformuliert hat und die seit einigen Jahrzehnten immer mächtiger geworden ist, hat ihren Charme und ihre Wirksamkeit vor allem einem semantischen Paradox zu verdanken. Da nämlich „Selbst" und die Tätigkeit des „Helfens", das immer auf einen Anderen ausgerichtet ist, sich geradezu gegenseitig ausschließen, bedeutet Selbsthilfegruppe für mich, daß ich mich zwar einer Mehrzahl von Menschen in ähnlicher Situation aussetze, insofern meine krankheitsbedingte Isolation aufgebe und mich somit resozialisiere, dabei aber mir von der Gruppe der „Anderen" sozusagen befehlen lasse, zunächst mal einem Anderen, vielleicht dem Schwächsten, zu helfen, woraus sich nur eventuell ergeben kann, daß auch ich von einem Anderen Hilfe empfange.

Hierzu der Witz der beiden rheinischen Heiligen Tünnes und Schäl: Tünnes: „Sag mal, was ist denn der Unter-

---

[23] Das folgende Konzept verdanke ich W.-E. Barkhoff: Wir können lieben, wen wir wollen. Stuttgart: Verlag Freies Geistesleben 1995

schied zwischen Himmel und Hölle?"
Schäl: „Ist doch ganz einfach: In der
Hölle, mußt Du Dir vorstellen, sitzen
viele Menschen um einen großen Topf
mit einem so wunderbaren Fleischge-
richt, daß allen das Wasser im Mund zu-
sammenläuft; alle haben auch einen
Löffel, bloß hat der einen zu langen
Stiel, sodaß sie trotz aller Anstrengung
das Essen nicht in den Mund bekommen; das geht jetzt schon seit Jahrhunderten so – es ist die reinste Hölle."
Tünnes: „Ja, und im Himmel?" Schäl:
„Na ja, im Prinzip dasselbe; dieselben
Menschen, derselbe köstlich duftende
Topf und dieselben viel zu langen Löffel. Bloß daß einer in seiner Verzweiflung irgendwann so verrückt, so selbst-
mörderisch geworden ist, daß er – ohne
mit der geringsten Garantie, daß er
irgendwas dafür zurückbekommen würde – angefangen hat, den Anderen, sein
Gegenüber, zu füttern."

Hier motivieren also „Experten in eigener Sache" ihre Hilfe für Andere aus
eigener Hilfsbedürftigkeit, was nur
möglich ist, wenn ein Überschuß an
Vertrauen, das nur im Privaten entstehen kann, in die Öffentlichkeit hinein
wirksam wird und diese strukturiert.
Wenn es anders wäre, könnte keinem
Selbsthilfeverein die Gemeinnützigkeit
zuerkannt werden, die früher nur für
Vereinigungen galt, in denen Menschen
– Bürger oder Professionelle – sich zusammengeschlossen hatten, um anderen
zu helfen. Jetzt hingegen können sich,
wie etwa bei der Krebshilfe, Profis und
Betroffene auf derselben Ebene begegnen, können „erlebte und erlernte Kompetenz", beide füreinander unersetzbar,
sinnvoll ergänzen. Bisher sind 2,6 Millionen Chronisch Kranke oder Behinderte in 70000 Selbsthilfegruppen bei 80

Dachorganisationen und 230 vermittelnden Kontaktstellen in der BRD
miteinander vernetzt.[24]

Bei **Angehörigen-Selbsthilfeinitiati-
ven** (z. B. Alzheimer-Gesellschaft, Lebenshilfe, Al-anon, Wachkoma-Ange-
hörige) stellt sich das Verhältnis
zwischen Hilfe für sich und für andere
nur scheinbar anders, in Wirklichkeit
ähnlich dar. Ein Beispiel: Ein Angehöri-
genverein hatte beschlossen, für seine
Chronisch Kranken durch Gründung einer Selbsthilfefirma Arbeitsplätze zu
schaffen. Monatelang gingen Gespräche
und Verhandlungen ergebnislos hin und
her, bis bei einem Treffen eine Angehörige sagte: „Jetzt weiß ich, warum wir
nicht weiterkommen: Jeder von uns
denkt bei unserem Plan nur an seinen
eigenen Kranken; ich werde von heute
an diesen Gedanken zurückstellen und
nur noch an Arbeitsplätze für unsere
Kranken allgemein denken!" Wenige
Wochen später stand die Selbsthilfefirma. Dies verweist deutlich auf die un-
umgängliche Priorität der Resozialisierung der Angehörigen, in diesem Fall
geradezu Repolitisierung, umgekehrt
aber auch darauf, wie privat entstande-
ner Vertrauensüberschuß öffentlich
wirksam werden kann.

Hier kommt freilich noch eine weitere familienbezogene Motivation dazu:
Wenn es richtig ist, daß kaum eine Familie wirklich freiwillig die Treue zu einem Kranken an eine Institution abgibt
(unabhängig davon, ob der Kranke noch
zu Hause wohnt oder nicht), und wenn
es weiterhin richtig ist, daß wir durch

[24] K. Dörrie u. a.: Krebsselbsthilfe in Deutschland. In: Diakonie Jubiläumsjahrbuch 1998.
Reutlingen: Diakonie-Verlag 1998, S. 195-
100

soziale Institutionen seit 200 Jahren die Familien fortlaufend zwar von Lasten entlasten, sie damit aber auch in ihrer sozialen Funktion und Bedeutung entwerten, womit das kommunale Prinzip gegenseitiger Bürgerhilfe wegprofessionalisiert und immer unbekannter wird, und daß auch dadurch unser Gesundheits- und Sozialwesen immer unbezahlbarer wird, dann stehen die Angehörigen in einem gesellschaftlich hochbedeutenden Kampf. Sie kämpfen darum, daß die Zahl der Schultern zum Tragen der Last (egal, ob Familienangehörige, Verwandte, Nachbarn, Freunde, Ehrenamtliche oder Profis) insgesamt vergrößert wird, daß die Last tragbar wird, aber alle Beteiligten dabei noch ihr eigenes Leben leben können, mit dem Ziel, grundsätzlich die familiäre Verantwortung zumindest partiell zu erhalten. Indem sie auf diese Weise Familienprinzip und Eheprinzip wieder miteinander verknüpfen, dabei freilich nicht mehr bereit sind, sich wie in der Vergangenheit den Profis zu unterwerfen, arbeiten sie an der zumindest partiellen Wiederbelastung der Familie, damit natürlich auch an ihrer sozialen Wiederaufwertung und gleichzeitig – gegen ihre eigenen egoistischen Interessen – an der kostenmäßigen Entlastung der Gesamtgesellschaft. Beispiel: Anerkennung einer Familie mit einem Chronisch Kranken bzw. Behinderten als Sozialbetrieb mit der Möglichkeit, Arbeitskräfte zu beschäftigen.[24a]

Die früher *ehrenamtlich genannten freiwilligen Helfer* oder *Bürgerhelfer* sind unter den Schlagworten „Zivilgesellschaft" oder „bürgerliches Engagement" zu einem Politikum geworden, nicht zuletzt die von der Arbeit freigesetzten, aber noch fitten jungen Alten.

Hier interessiert mich daran nur die Frage der Motivation zu sozialem Engagement. Dazu findet man überwiegend die Behauptung, daß ein angeblich früher vorhandener Altruismus (Ehre, karitative Mildtätigkeit) verlorengegangen sei, während heute eher nur noch egoistische Impulse (Spaß an der Sache, Selbstbestimmung, häufiger Wechsel, selbst etwas lernen können) wirksam seien.

Die Frage ist, ob hier nicht großräumige Gesellschaftstheorien auf die Befindlichkeit des einzelnen Bürger heruntergebrochen werden und ob nicht dadurch sowohl die Folie der Vergangenheitsverklärung als auch die ökonomistische Gegenwartsbeschreibung einseitig und damit falsch sind. In diesem Sinne schreibt Knopf wohl zu Recht: „In der Tat verdient jener ‚Zwischenbereich' des zivilen Engagements jenseits des Privaten und diesseits des Staatlichen unsere größte Aufmerksamkeit. In einer Gesellschaft, in der die Erwerbsarbeit wohl chronisch knapp bleiben wird, müssen unbedingt Tätigkeitsmöglichkeiten für Menschen gefunden, entwickelt und ausgebaut werden. ... Die Erfahrung, nützlich zu sein, für andere etwas Gutes und Anerkennenswertes leisten zu können, gehört in jeder Altersgruppe zu den Grundbedürfnissen. ... Selbstbezug und Orientierung auf andere, der Einsatz für andere, müssen also überhaupt kein Widerspruch sein. Anders formuliert: Selbstbezug und Gemeinwohlbezug stehen für unterschiedliche Gewichtungen und Perspek-

---

[24a] In Berlin z. B. ist dieses als Möglichkeit – nach dem Assistenzprinzip – anerkannt. Informationen hierzu: Forsett, Nelkenweg 5, 74673 Mulfingen.

tiven, aber stellen keinen prinzipiellen und unaufhebbaren Gegensatz dar."[25] Erst eine solch nüchterne, entideologisierte Sicht, so meine ich, ist den Chancen der dritten Kultur zwischen den Kulturen des Privaten und des Öffentlichen angemessen.

In einem noch weiter ausgreifenden konzentrischen Kreis, jetzt schon in einem globalen Zirkel, stellt das Dritte oder der Dritte uns in Gestalt der „Dritten Welt" in Frage. Daß dieser Begriff nicht nur eine numerische Zufälligkeit ist, sondern einen Sinnüberschuß bedeutet, der mich angeht, mag mit Levinas ausgedrückt sein:

❐ „Sein Seinsrecht zu verantworten haben, nicht in Bezug auf die Verallgemeinerung irgendeines anonymen Gesetzes, einer juristischen Abstraktion, sondern in der Furcht für die Anderen. Ist mein ‚In-der-Welt-Sein' oder mein ‚Platz an der Sonne', mein Zuhause, nicht bereits widerrechtliche Inbesitznahme von Lebensraum gewesen, der Anderen gehört, die ich schon unterdrückt oder ausgehungert, in eine Dritte Welt vertrieben habe: ein Zurückstoßen, ein Ausschließen, ein Heimatlos-Machen, ein Ausplündern, ein Töten? ‚Mein Platz an der Sonne' – hat Pascal gesagt – ‚Anfang und Urbild der widerrechtlichen Besitzergreifung der ganzen Erde'. Furcht um all das, was mein Dasein – trotz seiner intentionalen und bewußten Unschuld – an Gewalt und Mord begehen kann. Furcht, die von der Rückseite meines ‚Selbstbewußtseins' herkommt, welches auch immer die Wege sein mögen, auf denen das reine Beharren im Sein zum guten Gewissen zurückkehrt. Die Furcht, im Da meines Daseins den Platz irgendeines Menschen zu besetzen; Unfähigkeit, einen Ort zu haben, eine Utopie im tiefsten Sinne. Furcht, die mir vom Antlitz der Anderen her zukommt."[26] ❐

Niemand kann sich von diesem Geschehen, das sich täglich global vollzieht, vollständig freimachen: Im Fremden der Dritten Welt in das unschuldige Sein meines Selbst einbrechen, es aufstören, in Frage stellen und es in den immer schon schuldig gewordenen Anklagefall des Akkusativs setzen und mich dadurch – gerade durch mein schlechtes Gewissen – zu einer neuen, moralischen Identität befreien können. Machen es mir die Fremden aus der Dritten Welt nicht Jahr für Jahr schwerer und fragwürdiger, mein Seinsrecht als Arzt zu rechtfertigen, zu verantworten – „in der Furcht für die Anderen"? Steht mein widerrechtlicher ärztlicher „Platz an der Sonne" in Europa oder den USA nicht Jahr für Jahr in Frage, wenn ich bedenke, daß ich durch Selbstbegrenzung, durch den Verzicht auf die eine oder andere medizintechnische Innovation oder die ärztliche Befriedigung von Luxusbedürfnissen unzähligen Menschen der Dritten Welt das nackte, ungeschützte Leben erhalten könnte? Natürlich gibt es beliebig viele rationale Gründe dafür, mein ärztliches Seinsrecht zu rechtfertigen, Selbstbegrenzung abzulehnen und den medizini-

---

[25] D. Knopf: Selbstbestimmt aktiv – ehrenamtliches Engagement im Wandel, Betrifft: Betreuung. Zschr. des VormundschaftsGerichts-Tags 1999; 1: 37. Da „Zivilcourage" sich von coeur = Herz herleitet, bedeutet sie so etwas wie „Herzlichkeit der Gemeindegenossen" – fast dasselbe wie „Barmherzigkeit" = „Herz für Arme". Beide Begriffe stehen für eine leibliche Verausgabung.

[26] Levinas, a. a. O., S. 250

schen Fortschritt eher noch zu forcieren, da er – irgendwann – allen zugute komme. Aber das Nagen meines Gewissens wird lauter, unüberhörbarer, des Gewissens, das die „Stimme von vorne", die Stimme aus der Zukunft ist. Hier kann ich bestenfalls die Frage stellen, wie kann ich überhaupt – gleichwohl immer schon zu spät – auf den Weg kommen, ein guter Arzt zu sein? Jede mögliche Antwort auf diese Frage hätte mit dem Maß oder Unmaß meiner gastlichen Empfänglichkeit zu tun.

Der denkbar weiteste Zirkel schließlich ist die Unendlichkeit. Diese ist uns einmal begegnet im unendlichen Abstand, in der abgrundtiefen Trennung zwischen dem Anderen und mir, in der Fremdheit, Unverfügbarkeit und Würde des Anderen, Voraussetzung für jede Nähe zwischen ihm und mir und für den ethischen Befehl, den er für mich bedeutet. Zugleich ist die Unendlichkeit aber auch die Idee, in der Gott gedacht wird – und zwar insofern er kein Thema der Erkenntnis sein kann, unbekannter Gott, jenseits des Seins, ebenso wie der andere Mensch absolut außen ist, von da mich angehend, in mich einbrechend, aber nicht als Du anzusprechen, sondern nur als Er, in der dritten Person, als Dritter auszusprechen. Hierzu Levinas: „Un-bekannter Gott, der dem Thema und der reinen Geradlinigkeit des Du-Sagens entzogen ist, so als ob Er sich davon abheben oder sich in der dritten Person als Er transzendieren würde."[27]

Aber als Arzt habe ich zwar mit dem Anderen, jedoch nicht mit Gott zu tun. Der pluralistische Charakter unserer Gesellschaft, so sagt man, schreibe mir geradezu vor, mich Gottes und der Religion zu enthalten. Nun gab es freilich in Wirklichkeit nie eine Zeit, in der es nur eine Wertorientierung gab, selbst nicht im Mittelalter; alle Epochen und alle Gesellschaften waren und sind pluralistisch. Pluralistisch auch in dem Sinne, daß Wertvorstellungen ohne Gott ebenso wie mit Gott, die europäischen Denktraditionen der Griechen wie der Bibel, gleichermaßen bedeutsam sind. Wenn ich nun für alle Patienten Begleiter und Gesprächspartner sein will, muß mir auch möglich und eigen sein von Gott zu sprechen. Menschen altern, vergehen, leben auf den Tod hin. Kranke Menschen leiden, werden ihrer Sterblichkeit inne und sterben. Wo gilt mehr als im Bereich der Medizin: „In Zeiten des Schmerzes, der Krankheit und des Leidens taucht die Sinnfrage auf … Der Mensch erfährt auf der tiefsten Ebene seiner Existenz, daß er von einem sinnvollen Lebenskontext getragen wird und darauf ausgerichtet ist. In seiner Argumentation bezüglich dem, was in einer bestimmten Situation Menschenwürde ist, wird der Mensch häufig bewußt oder unbewußt die Grundlage seiner Existenz in Anspruch nehmen. Diese Grundlagen können mit dem einen oder anderen Gottesglauben in Beziehung stehen."[28] Wenn Patienten auch in solchen Situationen einen Anspruch auf mich als Gesprächspartner haben, dann auch den Anspruch darauf, daß ich mit den Sinn- und Gottesfragen genauso zu ringen verstehe wie sie; sonst bin ich bedeutungslos für sie.

Von Levinas inspiriert, haben sich in meiner Grundhaltung für den Umgang

---

27) a. a. O., S. 265
28) A. van der Arend u. a.: Ethik für Pflegende. Bern: Huber 1996, S. 101 f.

mit Patienten oder Angehörigen (und mit mir) ein paar Gedanken hierzu bewährt, die zur Anregung für eigene Wege taugen mögen:

1. Menschen quälen sich gern mit der ontologischen Gibt-es-Frage herum, ob es Gott gibt oder nicht. Dieser verbreitete abendländische Denkirrtum geht davon aus, daß eine Art „Kulturgott" in irgendwelchen Hinterwelten hause und prinzipiell der Seinserkenntnis zugänglich sei. Gegenüber dieser onto-theologischen Vorstellung hat Nietzsche recht, muß ich Atheist sein: diesen Gott gibt es nicht. Schon das kann ein befreiender Trost sein. Gott ist vielmehr nur (wie der andere Mensch) als außerhalb des Seins, anders als Sein zu denken, ist insofern nicht Thema der Erkenntnis, ist unbekannt, daher nur in der dritten Person, als Er in seiner „Er-haftigkeit" zu denken.

2. Der Tod, der unser Leben begleitet und auf den wir hinleben, immer zuerst erfahren als der Tod des Anderen, ist – ähnlich wie Gott – ebenfalls kein Gegenstand der Erkenntnis, ist nicht Sein, daher aber auch nicht Nichts, sondern – unbekannt; auch das kann tröstlich sein.[29]

3. In der Spur dieser Er-haftigkeit lassen sich der andere Mensch als der Andere und der dritte Mensch als der Dritte, die beide mir im Antlitz des Anderen begegnen, zusammendenken – und damit auch Verantwortung und Gerechtigkeit, Ethik und Politik. „Der Begriff der Illeität (diesen Levinas-Begriff habe ich mit Er-haftigkeit übersetzt, K. D.) versucht, in einem einzigen Begriff die Verbindung zwischen dem Anderen und dem Dritten zu erfassen, ohne die Unterscheidung zwischen dem Ethischen und dem Politischen preisgeben zu müssen."[30] In dieser Zusammenfassung konstituiert sich unser „Wir", die Brüderlichkeit aller Menschen – in der Isolation des Schmerzes, des Leidens und der Sterblichkeit vielleicht ebenfalls eine hilfreiche Idee.

4. Erfahren, auch sinnlich erfahren kann ich die Spur des unbekannten Gottes nur in der Offenheit des Antlitzes des anderen Menschen, des Anderen. Auch tröstlich?

---

[29] E. Levinas: Gott, der Tod und die Zeit. Wien: Passagen 1996

[30] R. Bernasconi: Wer ist der Dritte? Überkreuzung von Ethik und Politik bei Levinas. In: B. Waldenfels u. a. (ed.): Der Anspruch des Anderen. München: Fink 1998

Arzt von der Gemeinde her   VI

Jeder Mensch will notwendig sein.
E. Seyfried[1]

Jeder Mensch und damit auch jeder Patient lebt nicht nur als isoliertes Individuum, aber auch nicht nur als Mitglied einer Familie; vielmehr ist er auch auf vielfältige Weise in soziale Beziehungen mit einem Gemeinwesen verstrickt, angefangen von der lokalen Gemeinde über die Zugehörigkeit zu einem Staat, einer Nation bis zu globalen Zusammenhängen, deren wechselseitige Beeinflussungen heute stärker, zumindest bewußter sind als je zuvor. Insbesondere die Familie kann – wie in Kapitel V gesehen – ihre heute behinderte Wirksamkeit nur entfalten, wenn sie sich nicht nach außen abschottet, sondern sich zu einem Teil ihres sozialen Umfeldes macht und sich dadurch ergänzt, was oft bei einem zu abstrakten Familienbegriffs vergessen wird, wie Giddens betont: „Starke Familienbande können nur eine wirksame Quelle sozialen Zusammenhalts sein, wenn sie sich gleichzeitig nach außen und nach innen orientieren – das meine ich mit der in ihr soziales Umfeld eingebetteten Familie. Familienbeziehungen sind ein Teil des umfassenden Gewebes sozialer Beziehungen."[2] Das gilt natürlich auch für ökonomische Beziehungen. Überhaupt kann man die gesellschaftliche Entwicklung als einen ständigen Wettstreit zwischen zwei Dynamiken auffassen: der Ökonomisierung des Sozialen und der Sozialisierung des Ökonomischen, wobei es darum geht, daß keine der beiden Dynamiken sich verabsolutiert und daß statt dessen immer wieder neu ein für möglichst alle erträgliches Gleichgewicht auszuhandeln ist.

Vor diesem Hintergrund kann man daher auch sagen, daß jeder Mensch und damit jeder Patient in seinen sozialen wie in seinen ökonomischen Bezügen nicht nur frei, sondern auch notwendig sein will, nicht nur unabhängig, sondern auch abhängig, nicht nur selbstbestimmt, sondern auch gebraucht, nicht nur für sich, sondern auch für Andere, nicht nur entlastet, sondern auch belastet sein will. Auch hier geht es um das immer wieder neue Ausbalancieren eines bekömmlichen Gleichgewichts, jetzt auf den einzelnen Menschen bezogen. Diese Grundzüge der Lebenswelt der Menschen sind von Bedeutung für die Arzt-Patient-Angehörigen-Beziehung, wie wir sie von jetzt an nur noch nennen werden. Das gilt insbesondere für den typischen Fall der chronischen Er-

---

[1] Das Motto ist der Titel eines Tagungsbandes über die Wege, auf denen man zu *einem* Arbeitsmarkt für *alle* (noch so kranken und behinderten) Menschen kommt: K. Dörner (ed.): Jeder Mensch will notwendig sein. Gütersloh: Jakob v. Hoddis 1995, S. 8

[2] A. Giddens: Der dritte Weg. Frankfurt: Suhrkamp 1999, S. 116

163

krankung, wenn der Arzt weniger die Krankheit beeinflussen kann und um so mehr dafür Verantwortung trägt, daß der Patient mit seiner Krankheit zu leben lernt, was nur über die Beeinflussung seiner Lebenswelt zu erreichen ist, die aus sozialen Lebensbeziehungen sowie materiellen Lebensbedingungen besteht.

Denn wenn Krankheit mit verstärkter Einengung auf Selbstbezug einhergeht, dann hat der Arzt sich so zu verhalten, daß dieser Selbstbezug sich wieder in „selbstvergessenes Weggegebensein" an bedeutungsvolle Lebensbezüge umkehrt, wie wir von Gadamer[3] wissen; und dies kann nur durch Beeinflussung weniger der Krankheit oder der Person, sondern vor allem der Lebensbeziehungen und -bedingungen erfolgen, gleichgültig ob es sich dabei um die Resozialisierung der Familie, um soziale Verflechtungen mit Nachbarschaften und Freundschaften, um Arbeits- und Wohnbedingungen oder um kulturelle Integration handelt. Damit nun aber solche förderlichen, gesunden Beziehungen und Bedingungen dem einzelnen Patienten zugänglich werden, muß es das vitale Interesse des Arztes sein, für deren möglichst allgemeine, überindividuelle Verbreitung in der kommunalen Lebenswelt Sorge zu tragen. In diesem Sinne gehört „Gemeindemedizin" nicht zur spezialisierten Peripherie, sondern zum Kern des ärztlichen Auftrags. Das ist nicht neu; denn Virchow hatte schon um 1848 immer wieder Demokratisierung als Therapeutikum gegen Infektionskrankhei-

ten empfohlen, und Salomon Neumann schrieb 1847: „Die medizinische Wissenschaft ist in ihrem innersten Kern und Wesen eine soziale Wissenschaft".[4]

Wir haben uns also zu fragen, auf welche Weise jeder Arzt nun auch noch diese neuerliche Überforderung der Gemeindemedizin im Kernbereich seiner Grundhaltung und seiner Praxis unterbringen kann, ohne allein schon im Blick auf seine Arbeitszeit zu kapitulieren; ein Recht auf eine solche Kapitulation hätte er freilich ohnehin nicht, weil dazu seine soziale Bedeutung in seiner Kommune immer noch zu groß wäre. Der Antwort auf diese Frage können wir uns nur auf einem Umweg nähern. Die Kommune gehört nämlich – wie die Familie, die Religion und neuerdings auch die Nation – zu den Opfern der Rationalisierungsprozesse der Moderne in den letzten 200 Jahren: Das Arbeitsengagement der Bürger wurde seit der Trennung von Wohnort und Arbeitsort, von Wohnung und Firma industrialisiert und an die zunehmend globalen Strukturen der Marktwirtschaft entkommunalisiert; vom sozialen Engagement wurde die Gemeinde durch den Sozialstaat und die Institutionen der Wohlfahrtsverbände entlastet; und das Gefühlsengagement wurde ins öffentlich folgenlose Private weg-intimisiert. Deshalb spricht man auch von einer „Kolonialisierung der Lebenswelt". Mit den Auswirkungen dieser Prozesse auf das Kranksein und den Umgang mit ihm beschäftigt sich der 1. Abschnitt dieses Kapitels. Im 2. Abschnitt geht es um die zivilgesellschaftliche Gegenbewegung gegen den kommunalen Bedeutungsverlust. Und erst im 3. Abschnitt fragen wir uns, wie der Arzt Anschluß an diese Rekommunalisierungsbewegung finden kann.

---

[3] H.-G. Gadamer: Über die Verborgenheit der Gesundheit. Frankfurt: Suhrkamp 1996

[4] Dieser Text von S. Neumann ist abgedruckt in: H.-U. Deppe u. a. (ed.): Medizin, Gesellschaft, Geschichte. Frankfurt: Suhrkamp 1975, S. 164

1. Kommunale Lebenswelt und Krankheit

„Weil Du arm bist, mußt Du früher sterben." – Dieser Satz galt, solange es Medizin gibt, zumindest solange man diesem Zusammenhang Aufmerksamkeit geschenkt hat. Obwohl Deutschland seit Jahrzehnten eine stabile Wohlstandsgesellschaft ist, hat sich bis heute daran nicht viel geändert, wie Trabert[5] untersucht hat. Auch wenn man das zeitgemäße „Lebenslagekonzept" (Index aus Unterversorgung in Bereichen wie Wohnen, Bildung, Arbeit, Einkommen, technische und soziale Infrastruktur) dem Armutsbegriff zugrunde legt, haben Arme auch heute noch für fast alle großen Krankheitsbereiche eine höhere Morbidität und Mortalität. Diese Zahlen steigen proportional mit den Problemmerkmalen Armut, Arbeitslosigkeit, Langzeitarbeitslosigkeit und Wohnungslosigkeit. Während bei Erwachsenen mehr ein Selektionseffekt besteht (Krankheit erhöht das Armutsrisiko), ist bei der bedrohlich zunehmenden Kinderarmut eher ein Kausalitätszusammenhang gegeben (Armut in der Kindheit führt zu schlechterer Gesundheit im Erwachsenenalter).

Besonders schlechte Aussichten hat die wachsende Gruppe der Alleinerziehenden, zumeist Frauen: bei formal gleichem Zugang zum Gesundheitssystem fehlt es ihnen an Kraft, Zeit, Perspektive, so viel für ihre Gesundheit zu tun wie andere. Schlechter dran sind nur noch die Migranten, vor allem die Asylbewerber, für die nach den Asylbewerberleistungsgesetzen die Behandlung chronischer Krankheiten ausgeschlossen ist; die gerichtliche Untersagung einer lebensnotwendigen Lebertransplantation in einem Fall machte immerhin noch Schlagzeilen.[6] Will ich als Arzt also einem armen Patienten auch nur Chancengleichheit mit einem reichen Patienten einräumen, habe ich einen Mehraufwand an Empfänglichkeit, Sorge, Liebe, Zeit, Kraft und damit Geld für den Armen zu veranschlagen, also ausgerechnet für den, mit dem ich mich

---

[5] G. Trabert: Armut und Gesundheit – soziale Dimension von Krankheit vernachlässigt. Dt. Ärztebl. 1996; 530–33, 1999

[6] vgl. Meldung in: Mabuse 1997; 109: 10; ausführlicher dazu, daß Asylbewerber u. a. hinsichtlich der Gesundheitsversorgung inzwischen selbst unterhalb des untersten Auffangnetzes der Sozialhilfe verortet werden, s. Komitee für Grundrechte und Demokratie: Menschenrechte ohne Asyl in Deutschland, 1998, zu beziehen über Aquinostr. 7–11, 50670 Köln. Dies berechtigt zu der Frage, ob wir seit den alten Griechen trotz aller Demokratisierungsfortschritte schon einmal je eine Gesellschaft ohne jegliche ausgegrenzte Unterschicht gehabt haben, ob wir je schon einmal das Entwicklungsstadium der Sklavengesellschaft vollständig hinter uns gelassen haben?

ohnehin nicht so gut unterhalten kann, für einen Nichtbegehrenswerten.

Die Unterwerfung des Gesundheitswesens unter die neoliberalen Werte des Marktes mit seinem Ideal des selbstbestimmungsfähigen Kunden macht den formal freien und gleichen Zugang zu medizinischen Leistungen und damit den Wettbewerb zwischen dem Armen und dem Reichen inhaltlich zur Farce. Die betriebswirtschaftliche Perspektive honoriert die schnelle Leistung und bestraft langfristiges Engagement (für chronisch Kranke, für Prävention, für Krankenhausinvestitionen), wie sehr auch immer als Qualitätsmanagement bemäntelt. Die Arzt-Patient-Angehörigen-Beziehung, vom zeitraubenden Prozeß der Vertrauensbildung getragen, droht, sich zum kommerziellen Kaufvertrag zu verkürzen, wo die kaufkräftige Nachfrage und die kurzfristige Zufriedenheit zählen – zum Schaden aller –; denn die zu Kunden degenerierten Patienten bekommen eher nur noch, was sie wünschen, weniger was sie brauchen. Und wer auf die Selbstmedikation ausweicht, merkt oft nicht, daß die Präparate mit Suchtpotential dem Markt die Umsatz-liebsten sind.

Nun ist es hilfreich, sich daran zu erinnern, daß die Einführung der Sozialversicherung ebenso wie der Sozialhilfe und damit des Sozialstaats Ende des 19. Jahrhunderts in Deutschland wie in anderen Ländern nicht nur der nationalen Förderung der Marktwirtschaft und auch nicht nur der Gesundheit und dem sozialen Wohl aller Bürger diente. Vielmehr hatte dieser Prozeß, der die kommunale Kultur wechselseitiger Hilfe in Familie und Nachbarschaft weitgehend austrocknete, was die Bürger sich als Entlastung gefallen ließen, auch die politische Absicht, die sich solidarisierenden Industriearbeiter zu befrieden und in die bürgerliche Gesellschaft zu integrieren.[7] Daß dies inzwischen gelungen ist, stellt zumindest eines der Motive dar, weshalb der Staat sich nun aus dem sozialen Geschäft zunehmend zurückzieht und der marktwirtschaftlichen Ökonomisierung des Sozialen nicht nur das Gesundheitswesen, sondern auch das übrige Sozialwesen (die Armen-, Alten-, Behinderten-, Obdachlosen- und Jugendhilfe) aussetzt.

Die dabei oft genug sicher sinnvolle Mobilisierung von Rationalisierungsreserven läßt den Preis vergessen, der dafür bezahlt wird, nämlich die Zerstörung oder zumindest Gefährdung des Restes der aus den Kommunen in die Wohlfahrtsbürokratien abgewanderten Hilfsbereitschaft, für schwächere Andere da zu sein. Die Betroffenen geraten aus der bürokratischen Abhängigkeit der Wohlfahrtsverbände in die ökonomische Abhängigkeit der Marktanbieter, die nur dort investieren, wo es sich am meisten und am schnellsten lohnt: So werden aus Heimbewohnern oder Klienten Kunden, aus Helfern Anbieter von Dienstleistungen, aus persönlicher Zuwendung definierter Qualitätsstandard, aus selbstverständlicher Hilfe Punkte eines Abrechnungssystems, aus Opferbereitschaft Gewinnstreben, aus ganzheitlicher Hilfe quantitative Leistungsbemessung, aus Liebe Produkt, aus der Würdigung von Personen Wertung nach Funktionen, aus Dienstgemeinschaften Humankapital, aus kirchlichen Maßstäben ökonomische Richtlinien, aus der Gemeindeeinrichtung der Wohlfahrts-

---

[7] A. Gorz: Kritik der ökonomischen Vernunft. Berlin: Rotbuch 1989, S. 261 f.

konzern, der im Wettbewerb seine Konkurrenten zu unterbieten hat.[8]

Aber nicht nur der Umgang mit Armut, Arbeitslosigkeit oder Behinderung belegt die Verarmung der kommunalen Lebenswelt (und damit auch der Familie) an sinn- und haltgebenden Strukturen. Vielmehr wirken sich auch die Veränderungen in der Arbeitswelt gleichsinnig aus, insbesondere seit die Marktwirtschaft mit der sozialistischen Planwirtschaft ihren kontrollierenden Konkurrenten verloren hat, nun also das Monopol hat, ohne daß ein globales Kartellamt ihr das verbieten würde. Die Ökonomisierung des Sozialen inflationiert nun auch noch in der Ökonomie selbst. Niemand hat das besser auf den Begriff gebracht wie R. Sennett, etwa mit der These, „daß die materiellen Bedingungen die Arbeit entwerten. Flexible kurzfristige Arbeit bietet keinen Bezugspunkt mehr, um dauerhafte persönliche Vorhaben und einen Sinn für den Selbstwert zu definieren. Soziologisch betrachtet, eignet sich die Arbeit immer weniger als ein Forum für stabile gesellschaftsstiftende Beziehungen."[9] „Eindimensional auf den kurzfristigen Profit bezogen, gibt es keine bessere und rationalere Form der Unternehmensorganisation als die Flexibilisierung. Der Typus des netzartig organisierten Produktionssystems zerstört aber bei den Arbeitnehmern jedes Gefühl für Kontinuität."[10]

Besonders in seinem Buch „Der flexible Mensch – die Kultur des neuen Kapitalismus"[11] beschreibt Sennett, wie in heute erfolgreichen Betrieben einfach keine Zeit mehr bleibt, um Vertrauen, Loyalität, kollegiale Solidarität und eine sinnhaft erlebte Arbeitsbiographie wachsen zu lassen. Wenn die Arbeitnehmer nur dann sich erfolgreich halten können, wenn sie sich gegenüber Anderen völlig individualisieren, ständig in Bewegung bleiben, immer veränderungsbereit sind und sich somit maximal flexibilisieren, fragt Sennett sich und uns, wieviel Flexibilität das Rückrat eines Menschen vertragen kann, ohne sich in alle gewünschten Richtungen zu verbiegen, und von welchem Verbiegungsgrad an ein Mensch sich so etwas wie einen Charakter, der auf langfristige Ziele aus ist, im Kern unverwechselbar ist und aus der Kontroverse mit Anderen heraus sein Schicksal gestaltet, sich einfach nicht mehr leisten kann. Dies um so mehr, als an die Stelle des bisherigen Vorgesetzten, mit dem eine Streitkultur möglich war, für das moderne flexible Teammitglied eines Firmenprojektes zunehmend nur noch der Manager oder der Firmen-Berater zuständig ist, für den Sennett die zauberhaft schreckliche Formel gefunden hat, daß er jemand sei, der „Macht ausübt, ohne Verantwortung zu tragen"[12], was im Gesundheits- und Sozialwesen ähnlich für die Figur des „Supervisors" gelten dürfte.

---

[8] R. Turre: Diakonisches Handeln im Wertewandel der Gesellschaft. Zeichen der Zeit 1994; 48, H1: 2–12

[9] R. Sennett: Die neue politische Ökonomie und ihre Kultur. In: D. Ganzfried u. a. (ed.): Hannah Arendt, nach dem Totalitarismus. Hamburg: Europäische Verlagsanstalt 1997, S. 176 f.

[10] R. Sennett: Vom flexiblen Menschen in der Zivilgesellschaft. In: H. Eichel u. a. (ed.): Ende des Staates – Anfang der Bürgergesellschaft. Reinbek: Rowohlt 1999, S. 192

[11] R. Sennett: Der flexible Mensch. Berlin: Berlinverlag 1998

[12] a. a. O., S. 155

Vom Manager und inzwischen auch schon von der öffentlichen Meinung ständig angetrieben, sich immer noch mehr zu qualifizieren, immer selbständiger, unabhängiger und selbstbestimmter zu werden, erlebt der heutige Arbeitnehmer auch noch sein Scheitern, seine Kündigung als eigene Schuld: „Ich hätte mich noch mehr qualifizieren müssen, ich hätte noch unabhängiger im Sinne von flexibler sein müssen", ein Selbstvorwurf, der nie zu widerlegen ist. Dieses Ideal der flexiblen Individualisierung ist von der widerstands- und charakterfreien Kollektivierung der Menschen nicht mehr zu unterscheiden, zumal ein so trainierter Arbeitnehmer die Rolle von Macht und Herrschaft in den Arbeitsbeziehungen kaum noch wahrnehmen kann. Derart auf die Selbst-Flexibilisierung eingeschworen, ist der Arbeitnehmer so auf sich selbst bezogen, daß auch sein Versagen nur noch selbstverschuldet sein kann. Das Ideal der flexiblen Unabhängigkeit führt also einerseits zu verstärktem Selbstbezug, also zu der Befindlichkeit, in der – wie wir wissen – auch Krankheit erlebt wird, andererseits aber auch zum Gefühl der Ersetzbarkeit, Überflüssigkeit, Nutzlosigkeit und zum Zweifel daran, ob es jemanden gibt, von dem man gebraucht wird: „Menschen, die sich unabhängig fühlen, teilen das Empfinden, von anderen Menschen weniger gebraucht zu werden und daß ihr Leben in den Augen anderer wenig zählt."[13]

Wenn der heute kurzfristig agierende Kapitalismus den Charakter und insbesondere jene Charaktereigenschaften, die Menschen aneinander binden und dem einzelnen ein stabiles Selbstgefühl vermitteln, bedroht, dann hat auch das Auswirkungen auf die kommunale Lebenswelt und die Familie, weshalb Sennett fragt: „Wie lassen sich langfristige Ziele in einer auf Kurzfristigkeit angelegten Gesellschaft anstreben? Wie sind dauerhafte soziale Beziehungen aufrechtzuerhalten? Wie kann ein Mensch in einer Gesellschaft, die aus Episoden und Fragmenten besteht, seine Identität und Lebensgeschichte zu einer Erzählung bündeln? Die Bedingungen der neuen Wirtschaftsordnung befördern vielmehr eine Erfahrung, die in der Zeit, von Ort zu Ort und von Tätigkeit zu Tätigkeit driftet."[14]

Dieses „driften" verstärkt sicher das Ausmaß der Beweglichkeit, in der sich Menschen in der kommunalen Lebenswelt ohnehin mehr befinden als je zuvor. Walzer[15] unterscheidet vor allem vier Mobilitäten: die geographische (Wechsel von Ort zu Ort); die soziale (Wechsel der sozialen Schichtzugehörigkeit); die eheliche (Wechsel des Familienstatus); und die politische (Wechsel der Wahl von Parteien, Personen oder Verbänden). Dies wird freilich unterschiedlich bewertet. Die liberale Bewertung interpretiert dies als Zuwachs an Freiheit, Glück und „variabler Identität"[16], in der eine früher als krankhaft empfundene Labilität heute normal ist und jedem Menschen den Reichtum multipler Rollen zugängig macht. Dagegen steht die kommunitaristische Bewertung, die denselben Befund

---

13) ders.: Vom flexiblen Menschen, a. a. O., S. 195
14) ders.: Der flexible Mensch, a. a. O., S. 31
15) M. Walzer: Die kommunitaristische Kritik am Liberalismus. In: A. Honneth (ed.): Kommunitarismus – Eine Debatte über die moralischen Grundlagen moderner Gesellschaften. Frankfurt: Campus 1993, S. 164 f.
16) W. Welsch: Ästhetisches Denken. Stuttgart: Reclam 1990, S. 168–200

als bedrohliche Zunahme der Isolation der Menschen auffaßt und als Verlust an Vertrauen und Wertbindungen.

Ähnlich sind sich beide Sichtweisen, auf die wir noch genauer zu sprechen kommen, eher darin, daß lebensweltliche Beziehungen heute häufiger gewählt werden als vorgegeben sind, daß Beziehungen vermehrt aus der vertrauensvollen lokalen Interaktion „entbettet"[17] sowie räumlich und zeitlich erweiterten (bis globalen) Systemen wie Geld oder Expertenwissen überantwortet werden und daß Beziehungen vorzugsweise als symmetrisch, reziprok und nach dem Tauschprinzip vertragsartig („Marktfreundschaften")[18] und damit ökonomisch aufgefaßt und gestaltet werden, was von Gergen als „eine wichtige Vorstufe für eine höhere, besser entwickelte Art, als Beziehungs-Mensch zu leben"[19], gefeiert wird. Diese eher formale Sichtweise von Beziehungen vergißt freilich leicht, daß Beziehungen immer auch Machtbeziehungen sind und, weil sie in der Regel zwischen Stärkeren und Schwächeren stattfinden, dem Stärkeren – jenseits der formalen Gleichheit – im Ergebnis einen Vorteil garantieren, solange es geradezu verboten ist, von einem (kompensatorischen) Maßstab außerhalb der Beziehung auszugehen, der bei Levinas in der unverfügbaren Andersheit des Anderen gegeben ist.

Dieses Verbot, von einem transzendenten Maßstab, also von einer Substanzvorgabe auszugehen, hat Wagner zu einer Warnung veranlaßt: „Während der klassische Totalitarismus den politischen Raum durch die Auferlegung einer transzendentalen, auf Nation oder Klasse bezogenen Perspektive entleerte, so entsteht der neue Totalitarismus durch die Auflösung jeglicher Transzendenz, durch das faktische Verbot, substanzielle Fragen zu Themen politischer Beratung zu machen."[20] In dieser Perspektive ist zu fragen, ob der rechtsradikale Jugendprotest mit seinem Rückgriff auf Nation, Rasse und Fremdenfeindlichkeit nicht auch als verzweifeltes Aufbegehren aufzufassen ist gegen ein linksliberales Establishment mit seiner postmodern-fröhlich-wertfreien Beliebigkeit. In der immer mal wieder virulenten Diskussion um das Ladenschlußgesetz kommt dieses Problem, wenn auch meist nur verdeckt, zum Ausdruck: einerseits gibt es hier eine Mehrheitskoalition zwischen den großen Konzernen, die die kleinen Läden schlucken und mit dem Sonntag den letzten Konsum-Freiraum wegrationalisieren wollen und der Masse der Kunden, die das nur vernünftig und bequem finden; auf der anderen Seite stehen die Gewerkschaften und die Kirchen, deren Partialinteressen als rückständig und überholt bezeichnet werden; dazwischen steht – eher unartikuliert – die Frage einer kommunalen Kultur, die von Unterschieden und Rhythmen lebt und mit einer völlig ökonomiebedingten Entstrukturierung an ihr Ende käme, also die Frage, ob wir nicht wenigstens für Kernbereiche unserer kulturellen Tradition einen „Ernst" aufzubringen haben, auch wenn er nicht

---

[17] zum Begriff der „Entbettung" s. A. Giddens: Konsequenzen der Moderne. Frankfurt: Suhrkamp 1997, S. 33 ff.

[18] Walzer a. a. O., S. 162

[19] K. Gergen: Das überflutete Selbst. Heidelberg: Auer 1996, S. 36

[20] P. Wagner: Soziologie der Moderne. Frankfurt: Campus 1995, S. 274

so reibungslos zu begründen wäre wie das Gebot der ökonomischen Vernunft.

Zur Erinnerung sei noch einmal die Frage gestellt, warum all dies für den Arzt wichtig ist? Das Einstehen des Einen für den Anderen, des Stärkeren für den Schwächeren in allen denkbaren Notlagen ist der primäre Sinn des kommunalen Gemeinwesens, ausgehend von seinen familiären Wurzeln des Einstehens der Mutter für das Kind. Der Andere läßt mich zu meinem Selbst finden. Aber erst wenn auch dem Fremden über die Gastlichkeit des Hauses und der Gemeinde dieser Solidaritätsweg eröffnet wird, entsteht das Gemeinwesen auch im politischen Sinne mit einer eigenständigen Moral, mit der universalistischen Idee der Gerechtigkeit und mit demokratischen Institutionen, lange bevor sich daraus so etwas wie ein Staat oder eine eigene Volkswirtschaft entwickeln, all dies dem im guten egoistischen Sinne Genuß-, Aneignungs- und Freiheitsstreben abgerungen. Dessen große historische und global gestaltende Stunde kam mit dem Beginn der Moderne, also mit der Umstellung der Subsistenz- auf die Marktwirtschaft, der industriebedingten Trennung von Wohnung und Arbeitsplatz und der Entstehung des National- und später des Sozialstaats; denn die Bürger mußten möglichst weitgehend von ihrer Sorge, ihrem Einstehen für den Anderen in Notlagen entlastet werden, um sich möglichst weitgehend auf ihren Selbstbezug, auf ihr Selbstinteresse konzentrieren zu können – als Voraussetzung dafür, daß die Marktwirtschaft sich in ihren zivilisatorisch segensreichen Rationalisierungsschüben entfalten konnte. Selbstbezug, egoistischer Rückzug auf das Selbstinteresse ist nun aber auch

diejenige Art und Weise, in der ich als Kranker meine Krankheit erlebe, mich somit von anderen Lasten entlaste, ein Weg, den ich als Arzt zunächst zu fördern habe, aber im Interesse der Gesundung des Patienten danach um so mehr besorgt sein muß, ihn wieder zu belasten, ihn durch Belastung mit dem Anderen sein Selbst wieder vergessen zu lassen.

Die allgemein-gesellschaftliche Begünstigung der Sicht- und Erlebnisweise des Selbstbezugs, durch die Ökonomisierung auch des Sozialen gefördert, bringt es nun mit sich, daß der einzelne Mensch Zustände eines Unwohlseins häufiger und früher als in der Vormoderne als Krankheit empfindet und an den Arzt delegiert, was mindestens ebenso sehr zur Expansion der Krankheits-Definitionsmacht der Medizin geführt hat wie der wissenschaftliche Fortschritt.

Einen weiteren Aspekt der Zunahme des Selbstbezugs, der für den Arzt von Bedeutung ist, hat Sennett in „Verfall und Ende des öffentlichen Lebens. Die Tyrannei der Intimität"[21] herausgearbeitet. In der gesamten menschheitsgeschichtlichen Zeit bis zum Beginn der Moderne um 1800 herum sprach man nicht von der Familie, sondern vom Haushalt, vom Haus (oikos), insofern auch vom „Haus"-Arzt. Das Haus umfaßte nicht nur die Beziehungen, sondern auch die materiellen Lebensbedingungen von ziemlich vielen Menschen aus in der Regel drei Generationen mit fließenden Funktionsübergängen zur Nachbarschaft und anderen kommuna-

---

[21] R. Sennett: Verfall und Ende des öffentlichen Lebens. Die Tyrannei der Intimität. Frankfurt: Fischer 1991

len Strukturen. Und das Haus stellte nicht nur eine Kommunikations-, sondern auch eine Kooperationsgemeinschaft all dieser Menschen dar, da es der Ort nicht nur des Wohnens, sondern auch des Arbeitens war; denn in der Regel (landwirtschaftlich und handwerklich-gewerblich) gab es nur Heimarbeit, wobei auch die jeweils Schwächeren im Rahmen ihrer Möglichkeiten in die Arbeit einbezogen waren. Mit der Modernisierung (Vermarktwirtschaftlichung, Industrialisierung) ging ein dramatischer Funktions- und Bedeutungsverlust des vormodernen Hauses einher, weshalb man erst jetzt nur noch von Familie später Klein- oder Kernfamilie spricht.

Die Arbeit wurde zunehmend in Fabriken mit serieller Produktion für großräumige Märkte ausgelagert, wohin die Menschen täglich vom Haus weg hinzugehen hatten. Um möglichst alle leistungsfähigen Familienmitglieder dem jetzt erstmals grenzenlosen Bedarf an gesunden Arbeitskräften der Fabriken und später der Büros zuführen zu können, entlastete man die Familien von der Fürsorge für die schwächeren Mitglieder durch flächendeckende Netze sozialer Institutionen, auf die verschiedenen Notlagegruppen spezialisiert. So von ihrer ökonomischen wie von ihrer sozialen Bedeutung befreit, damit auch von der Begründung des Hauses auf der Natur des Menschen (Charakter) und von seiner bisherigen Autorität abgeschnitten, blieb jetzt der Familie, die sich hermetisch gegenüber der Umwelt abschloß, nur noch die Kultivierung der Gefühle und – nach der Schulpflicht – die Gefühlserziehung der Kinder zu einzigartigen Persönlichkeiten, verknüpft mit der spezifisch modernen Einengung und Unterdrückung der Frau: „Die Ge-

meinsamkeit von Gefühlsregungen und nicht gemeinsames Handeln definiert seit dem Ende des 19. Jahrhunderts das, was Gemeinschaft ausmacht – diese Gemeinsamkeit reicht nur soweit, wie der Spiegel das Bild des Selbst noch zurückspiegeln kann."[22]

Dieser Zuwachs an gefühlsmäßigem Selbstbezug in narzißtischer Spiegelung wurde gerade wegen der Entlastung der Familie von den Lasten der Arbeit und des Sozialen so enthusiastisch als Befreiung gefeiert, daß er auch den bisherigen Bereich der kommunalen und politischen Öffentlichkeit überschwemmte und das demokratisch strukturierende Spannungsverhältnis zwischen Privatbereich und Öffentlichkeit entspannte und damit partiell zerstörte. „Das Resultat dieser narzißtischen Realitätsdeutung ist eine Verkümmerung der expressiven Fähigkeiten bei den Erwachsenen. Sie können mit der Wirklichkeit nicht spielen, weil diese Wirklichkeit für sie nur insofern von Belang ist, als sie intime Bedürfnisse widerzuspiegeln verspricht."[23] So entsteht das, was Sennett die zeitgenössische „Tyrannei der Intimität" nennt. In der Suche nach den eigenen Gefühlen und der emotionalen Sinnsuche überbieten die Menschen sich darin, Konventionen, Traditionen und kulturelle Institutionen niederzureißen, um die Schranken zwischen den Menschen aufzuheben, mehr Nähe herzustellen, auch Herrschaftsstrukturen wegzupsychologisieren, ohne zu merken, daß sie als jetzt nur noch selbstgemachte Selbste immer ungeselliger werden. „Die Überzeugung, wahre zwischenmenschliche Beziehungen be-

22) a. a. O., S. 410
23) a. a. O., S. 410

171

stünden in Enthüllungen von Persönlichkeit zu Persönlichkeit"[24], hat dazu geführt, daß einmal die Strukturen der politischen, aber auch der urbanen Öffentlichkeit verfallen konnten und daß zum anderen wir gegenüber sozialen Zwängen unempfindlich geworden sind. „In diesem Sinne ist die Besessenheit von der Intimität das Kennzeichen einer unzivilisierten Gesellschaft."[25]

Dieser Zusammenhang läßt sich am Beispiel des Bedeutungswandels des Wortes „Mitleid" erschreckend einfach verständlich machen:[26] Das Wort wurde in früheren Jahrhunderten überwiegend als Tätigkeitswort benutzt ("mitleiden"), die Gemeinsamkeit des Leidens von mir mit Dir anzeigend, als Versuch, Leiden zu begleiten, tätig zu teilen. Im Laufe des 19. Jahrhunderts ist es immer üblicher geworden, das Wort als Hauptwort zu benutzen, das nun den Besitz eines Gefühls anzeigt, das ich in Ansehung eines von mir getrennten anderen Leidenden empfinde. Diese Form des Mitleids, auf die Emotionalität beschränkt, eignet sich nun aber auch als meine Waffe zur Distanzierung vom leidenden Anderen, den ich mir damit aus den Augen schaffen möchte („ich leide, weil ich es nicht mehr mit ansehen kann, wie Du leidest"). So ist im Sinne der Zunahme des Selbstbezugs unversehens aus Mitleid „Selbstmitleid" geworden, keineswegs immer leicht unter

dem immer noch moralisch ehrbaren Mitleid erkennbar. Wir finden diese subjektiv empfundene, dennoch den Anderen abwehrende Selbstmitleidsemotion aber sehr deutlich in den Schriften derer, die seit Ende des 19. Jahrhunderts die aktive Sterbehilfe verlangen, bei den NS-Euthanasieärzten, aber auch bei den Krankenhaus- und Heimmitarbeitern, denen in den letzten Jahrzehnten der Prozeß gemacht wurde, weil sie ihnen anvertraute pflegebedürftige Patienten umgebracht hatten.[27]

Zum Thema des emotionalen Selbstbezugs abschließend jetzt noch der Hinweis auf eine empirische Untersuchung von G. Schulze: „Die Erlebnis-Gesellschaft"[28], die allein schon pragmatisch für den Arzt von Bedeutung für die Frage ist, in welchen Erlebniswelten seine unterschiedlichen Patientengruppen sich aufhalten und wo sie daher abzuholen sind. Nach Schulzes Ergebnissen bezeichnen die 60er Jahre für die bundesdeutsche Gesellschaft den Umbruch aus der Not- in die Überflußgesellschaft, aus der Überlebens- in die Erlebnisgesellschaft und von der Vorgabe zur Wahl der Beziehungspartner. Auch wenn natürlich auch jetzt noch Armut und Reichtum eine Rolle spielen, sei das Empfinden und das Handeln der Menschen nun wesentlich mehr von dem emotional-ästhetischen Motto „Erlebe Dein Leben" geprägt, wobei der

---

[24] a. a. O., S. 427

[25] a. a. O., S. 427

[26] ausführlicher zur Geschichte des Mitleid-Begriffs in: K. Dörner: Tödliches Mitleid. Gütersloh: Jakob van Hoddis 1989

[27] hierzu viel empirisches Material (Daten und Geschichten) bei W. Wolfensberger: Der neue Genozid an den Benachteiligten, Alten und Behinderten. Gütersloh: J. v. Hoddis 1996.

Aber auch die weltweit erste empirische Untersuchung über Patiententötungen durch Mitarbeiter von Krankenhäusern und Heimen: K.-H. Beine: Sehen, Hören, Schweigen – Krankentötungen und aktive Sterbehilfe. Freiburg: Lambertus 1998

[28] G. Schulze: Die Erlebnis-Gesellschaft. Frankfurt: Campus 1992

Körper rezeptiv und expressiv jetzt mehr Erlebnismedium sei, als daß er Gebrauchswert habe, mehr der Sinn als das Leben bedroht sei, das Auskosten eines Genusses relevanter sei als die Abwehr einer Gefahr und der Andere eher als Partner oder als Gegenstand des Erlebens Bedeutung habe. Wenn nun auch die Unterscheidung der Bevölkerung nach sozioökonomischen Großgruppen (Klassen oder Schichten) heute weniger verhaltensprägend ist, so hat Schulze doch neue Großgruppen nach dem Erlebnisstil als wirksam gefunden, die er „Milieus" nennt.

Er unterscheidet fünf Milieus, denen er die Menschen nur nach zwei Kriterien zuordnet, einmal nach höherer und niedrigerer Bildung und zum anderen nach dem Lebensalter, wobei sein Befund sich mit meiner Erfahrung deckt, daß für die Menschen heute nur noch zwei Altersklassen erlebnisbedeutsam sind: Unter 40 ist man jünger, über 40 älter. Für die ältere Generation findet oder konstruiert er drei Milieus: 1. für die Menschen mit höherer Bildung das „Niveaumilieu", mit Bezug zu Hochkultur, Oper, Museum, Genußschema: Kontemplation; 2. das „Harmoniemilieu" für Menschen mit geringerer Bildung: Fernsehen, Trivialliteratur, Genußschema: Gemütlichkeit; und 3. das „Integrationsmilieu" für Menschen mit mittlerer Bildung, Status des unteren Angestellten und der jetzt nicht mehr verpönten Ehe von Kitsch und Kunst, mit der Wertschätzung von Durchschnittlichkeit. Für die jüngere Generation unterscheidet Schulze zwei Großgruppen: 1. das „Selbstverwirklichungsmilieu" für Menschen mit höherer Bildung, im Unterschied zu den Älteren mit mehr Ich- als Weltorientierung, mit als verletzbar erlebter Subjektivität, der Bevorzugung wechselnder „Trips" (darunter Psychotherapie) und an der Figur des Künstlers orientiertem Engagement für die neue oder alternative Kulturszene; und 2. das „Unterhaltungsmilieu", mit stärkerer Tendenz zur Familienbildung, Bevorzugung von Auto, Motorrad oder Sport, Genußschema: Action.

Für unser Selbstbezug-Thema sind die Menschen des Selbstverwirklichungsmilieus aus zwei Gründen besonders interessant. Einmal weil sie sich als besonders vulnerabel erleben:

❐ „Doch ist der Innere Kern empfindlich; seine Entwicklung kann leicht gestört werden. Fast immer ist das subjektive Modell des Inneren Kerns verbunden mit Vorstellungen seiner Beschädigung. Mit populärpsychologischen Schemata von Persönlichkeitsdiagnose und Kausalattribution werden die Beschädigungen als Realität konstruiert. Für ihre Entdeckung und Heilung wird Zeit und Energie aufgewendet. Viele Gespräche drehen sich vorwiegend um dieses Thema; Selbsterfahrungsgruppen sind … im Kursangebot von Volkshochschulen zur Routine geworden; Selbstdeutungsliteratur flutet mit immer neuen Bestsellern in die Bücherregale des Milieus. Viele entschließen sich nach einer Selbsterfahrungskarriere als Klient dazu, selbst Therapeut zu werden. Meditationsworkshops, kreatives Malen, Yoga, Tanztherapie und zahlreiche andere Formen der Beschäftigung mit sich selbst haben sich an die ursprünglich eng in psychoanalytischer Tradition definierte Psychotherapie angegliedert. Längst hat Psychotherapie das Stigma der Krankheitsintervention verloren. Diagnosebedürftigkeit und Therapiebedürftigkeit des Inneren Kerns sind nicht Abweichungen, sondern Normalzustand. Schädigungen des Inneren Kerns sind als Entschuldigung anerkannt, seine vermuteten Entwicklungstendenzen haben Priorität in der Lebensgestaltung … Im Gegensatz zur traditionellen Bedeutung von Kontemplation als Ichtranszendenz, als Versenkung und damit Aufhebung des Ichs in etwas Höherem …, wird Kontemplation im egozentrischen Wirklichkeitsmodell des Selbstverwirklichungsmilieus zur konzentrierten Selbsterfahrung. Nicht auf das, was schön an sich ist, richtet sich die Konzentration, sondern auf die Offenbarung des Inneren Kerns in seinen ästhetischen Schwingungen."[29] ❐

Nun würde man – und das ist der andere interessante Punkt – vermuten, daß die Menschen dieses Milieus sozial unwirksam in ihrer eigenen Nabelschau aufgehen. Das Gegenteil scheint der Fall zu sein: ausschließlich von Menschen des Selbstverwirklichungsmilieus kommen seit den 60er Jahren Impulse zur Schaffung neuer, zeitgemäßer sozialer Institutionen, die auch mehr oder weniger Bestand haben, z. B. Stadtteilzentren, Gesundheitsläden, soziale Bewegungen oder Selbsthilfegruppen. Die vertiefte Beschäftigung mit sich selbst und die Bereitschaft, sich dem Anderen auszusetzen, scheinen sich heute keineswegs auszuschließen, sich eher gegenseitig zu bedingen.

In kritischer Rückschau auf seine Befunde und damit auf die Art und Weise, wie Menschen heute leben, reflektiert Schulze den fragwürdigen Umstand, daß Menschen sich mehr an dem orientieren, was sie erleben, als an ihrem

wirklichen Tun, zumal man bei der Erlebnisempfindung, beim Erlebniskonsum nie sicher sein kann, ob das Erleben von innen oder von außen kommt: „Ob man einen psychischen Effekt tatsächlich hat, ob man ihn nur suggeriert bekommt, ob man ihn sich gar selbst suggeriert, ist nicht mit Sicherheit zu sagen."[30] Da zudem gilt: „das Gegenüber wird zum Nebenan; man beschäftigt sich beim Erlebniskonsum nicht miteinander, sondern parallel", ist die als befreiend gefeierte Individuierung des heutigen spätmodernen Menschen von der Kollektivierung seiner Erlebens- und Verhaltensstile kaum noch zu unterscheiden.[31]

Wenn man das emotionale Erleben als Nebenprodukt des eigentlichen Handelns zur Hauptsache macht, muß man sich über die Folgen nicht wundern: „Der Idealkonsument des Erlebnismarktes ist ein Kanal, durch den die Angebote hindurchströmen, nicht ein Behältnis, in dem sie sich sammeln. … Statt sich Befriedigung zu verschaffen, vergrößern die Nachfrager ihren Erlebnishunger um so mehr, je mehr sie ihn zu stillen versuchen."[32] Das verlangt einen kritischen Blick auf den boomenden Psychotherapiemarkt, dessen Expansion aus sich selbst heraus kein Ende finden kann: „Als handelte es sich um einen soziokulturellen Pflegefall, taucht das Publikum in der kulturpolitischen Diskussion überwiegend als therapiebedürftiges Objekt auf. … Unfähig, den Fernseher abzuschalten, Konsumreizen zu widerstehen, gedankliche Komple-

---

[29] a. a. O., S. 314 f.
[30] a. a. O., S. 426
[31] a. a. O., S. 459 f.
[32] a. a. O., S. 548

xität auszuhalten, sieht man das Publikum von Verdummung, Manipulation, Passivität und Vereinsamung bedroht. ... Die gegenwärtige Krise des Subjekts ist durch fürsorgliche Entmündigung je-doch nicht zu entschärfen. Wir, das Publikum, müssen erkennen, daß wir die Situation, in der wir uns befinden, nicht anders verdienen."[33]

---

[33] a. a. O., S. 549

2 Zivilgesellschaftliche Bewegungen

Für Menschen, die durch eine Krankheit – auch schon durchs bloße Altern – ohnehin auf sich zurückgeworfen sind, ist zusätzlicher Selbstbezug Gift, gleichgültig, ob über den Arbeits- oder den Erlebnisbereich. Vermutlich hängt es damit zusammen, daß Krankheit und Medizin im Leben der Menschen heute – gegenüber anderen Epochen – eine so überwertige Bedeutung haben. Diese Bedeutung würde schrumpfen und die Fähigkeit, „auf gesunde Weise krank zu sein" würde wachsen, wenn es gelänge, Menschen vom Selbstbezug zu entlasten und sie mit mehr Fremdbezug, sozialer Bezogenheit auf Andere oder vom Anderen her zu belasten, um ihrem Leben mehr Gewicht zu geben, den seit 200 Jahren zunächst begrüßten, dann beklagten Gemeinschaftsschwund so behutsam zu kompensieren, daß er nicht in bloßen Freiheitsschwund umschlüge.

Daher ist es kein Wunder, daß es seit einiger Zeit – komplementär zu den diversen Globalisierungen z. B. des Börsenkapitals, der Handelsmärkte oder der Kommunikationstechnologie – eine Renaissance der Aufmerksamkeit für Gemeinschaftsaktivitäten der Bürger in der jeweils lokalen kommunalen Lebenswelt jenseits von Staat und Markt gibt, unter Begriffen wie „Zivilgesellschaft", „Bürgergesellschaft" oder „Wohlfahrts-

gesellschaft". Wie mühsam diese Erinnerungsarbeit ist, die der Erfolgsstory der Moderne abzutrotzen ist, zeigt der merkwürdige Umstand, daß dieser Bereich „dritte Säule", „dritter Sektor" oder „dritter Weg" genannt wird, obwohl jeder weiß, daß Kommune und Familie die erste Quelle sämtlicher sozialer und ökonomischer Aktivitäten gewesen sind. J. Rifken bezeichnet die Gesellschaft denn auch als einen „dreibeinigen Hocker", bestehend aus sozialgemeinnützigem Bereich, Staat und Markt: „Neue Jobs im gemeinnützigen Bereich werden aber Geld kosten. Man müßte daher auf den Wohlstand, der in der neuen Cyberspace-Ökonomie erwirtschaftet wird, eine geringe Steuer erheben, die so gewonnenen Mittel in die Stadtteile und Gemeinden, in die Schaffung von Arbeitsplätzen und den Aufbau des sozialen Gemeinwesens umleiten. Das gäbe uns eine neue Agenda und eine kraftvolle Vision von der Gesellschaft des 21. Jahrhunderts."[34]

Die tiefgreifenden grundsätzlichen Probleme, die damit zusammenhängen, werden seit 20 Jahren weltweit in der „Liberalismus-Kommunitarismus-Debatte" heiß diskutiert. Man kann die beiden

---

[34] J. Rifkin: Die Dritte Säule der neuen Gesellschaft. Die Zeit, 2. Mai 1997

Positionen vereinfacht in einem fiktiven Gespräch darstellen:[35]

❐ „Der Liberale sagte, er sei davon überzeugt, daß das Individuum seinen sozialen Verhältnissen vorausgehe. Es könne daher die Werte und Ziele, die diese Verhältnisse bestimmen, frei und rational wählen. Oberstes Prinzip des sozialen Verkehrs unabhängiger Einzelner müsse Gerechtigkeit sein; das allerwichtigste sei, daß allen die gleichen Rechte zukommen. Andernfalls drohte die Konkurrenz von Einzelinteressen zum katastrophalen Dauerkonflikt oder zur repressiven Herrschaft des mächtigsten Einzelinteresses zu verkommen.

Der Kommunitarist wendete dagegen ein, daß das Individuum keineswegs seiner Gemeinschaft vorausgehe, sondern im Gegenteil von ihr abhänge. Die gemeinschaftlichen Werte und Ziele bestimmten nämlich sein Selbstverständnis und damit seine Identität. Es könne diese Werte und Ziele nicht frei wählen, sondern fände sie in der historisch-kontingenten Tradition seiner Gemeinschaft immer schon vor. Da sich Individuum und Gemeinschaft nicht voneinander trennen ließen, sei es nicht ratsam, den konkreten, gemeinsamen Werten ein abstraktes Gerechtigkeitsprinzip voranzustellen. Das gemeinschaftlich-kulturelle Gute, das inhaltlich bestimmt, weil vom leidenschaftlichen Interesse am guten Leben hervorgebracht, und partikular, weil je kontextgebunden ist – dieses gemeinschaftliche Gute habe den Vorrang vor einem gesellschaftlichen Gerechten, das formal, neutral und universell ist." ❐

Inzwischen ist man sich weitgehend einig, daß beide Positionen – Liberalismus wie Kommunitarismus – zum Verständnis der moralischen Grundlagen moderner Gesellschaften notwendig sind, wenn auch in unterschiedlichen Mischungsverhältnissen. Das klingt dann etwa so: Da die Epoche der Moderne einen gleichsinnigen Zuwachs an Freiheit wie an (Selbst)-Disziplin oder an Autonomie wie Ordnung gebracht hat, sind die gesellschaftlichen Verhältnisse heute so komplex-ambivalent, daß die formal entgegengesetzten Positionen in Wirklichkeit zueinander komplementär sind:[36] das deontologische und universalistische Prinzip der Gerechtigkeit für alle einerseits und die Orientierung jedes Bürgers an dem, was für ihn gutes Leben ist, andererseits;[37] die Teilnahme an der idealen, herrschaftsfreien Kommunikationsgemeinschaft und die Liebe zur jeweils besonderen, realen Gemeinschaft („Patriotismus")[38]; moralischer Universalismus des „Gemeinsinns der Menschheit" und Sorge um Freunde und Familienangehörige;[39] allgemeine Prinzipien und lokaler und historischer Kontext bzw. Selbstsorge und Verantwortung für Andere;[40] Symmetrie und Asymmetrie von Beziehungen;[41] Intersubjektivität und Subjektivität einerseits, Zugehörigkeit und

---

[36] Wagner a. a. O.

[37] A. Etzioni: Die Verantwortungsgesellschaft. Frankfurt: Campus 1997

[38] K.-O. Apel: Das Anliegen des anglo-amerikanischen „Kommunitarismus" in der Sicht der Diskursethik. In: Brumlik a. a. O., S. 149–172

[39] S. Benhabib: Demokratie und Differenz. In: Brumlik a. a. O., S. 97–116

[40] A. Wellmer: Bedingungen einer demokratischen Kultur. In: Brumlik a. a. O., S. 179–195

[41] A. Honneth: Posttraditionale Gemeinschaften. In: Brumlik a. a. O., S. 268

---

[35] H. Fink-Eitel: Gemeinschaft als Macht. In: M. Brumlik u. a. (ed.): Gemeinschaft und Gerechtigkeit. Frankfurt: Fischer 1993, S. 306

Unersetzlichkeit des Menschen andererseits;[42] Dissoziation und Assoziation von Gemeinschaften bzw. Vereinigungen.[43]

Aus dieser Komplementarität ergibt sich, daß eine Gesellschaft im demokratischen Sinne nur dann lebendig ist, wenn nicht nur Familien und kleine, persönliche Gemeinschaften miteinander solidarisch sind, die größeren Kooperationsverhältnisse jedoch nur durch Kontrollmechanismen wie Geld, Macht oder Recht geregelt bleiben. Sondern vielmehr wäre das Demokratiekriterium die Fähigkeit auch zur „Solidarität unter Fremden"[44]. Solidarität aber entsteht aus Vertrauen, mehr noch aus dem zwar kalkulierten, aber rational nicht vollständig begründbaren Vertrauensvorschuß; denn dieser geht über das letztlich ökonomische, nutzenorientierte Tauschgeschäft der Wechselseitigkeit von Interessen hinaus.[45] Solches Vertrauen wird nun aber zunächst nur in Kleingruppen mit Formen der persönlichen, intensiven und häufigen Begegnung erworben, also etwa in Familien, Freundschaften oder freiwilligen, nicht profitorientierten, lokalen Vereinigungen. Das hier erworbene „soziale Kapital" des Vertrauens, das ohnehin von seinem impliziten Überschuß lebt, kann um so besser übergreifend die anderen Gesellschaftsbereiche durchwirken, je mehr es davon gibt, je intensiver die Wirksamkeit ist und je größer die gesamtgesellschaftliche Anerkennung sowie ideelle und materielle Förderung ist: „Der Gehalt eines Vertrauensaktes schießt über das konkret Begründbare hinaus; deswegen nimmt das Vertrauen in die demokratische Kooperationsbereitschaft anderer Bezug auf das Ideal einer inklusiven Kooperationsgemeinschaft, aus der niemand ausgeschlossen wird."[46] So entsteht ein Weg, auf dem eine demokratische Gesellschaft sich der auch materiellen Verwirklichung der zunächst mal nur formalen Norm „Solidarität unter Fremden" nähern kann.

Da wir uns mit der Familie in Kapitel V beschäftigt haben, konzentrieren wir uns hier auf die freie Kombination von Familien- und Eheprinzip, also auf die „dritte Säule", auf die freiwilligen, lokal-kommunalen Vereinigungen, wenn wir auch nicht vergessen sollten, daß wir von der sozialen und damit auch vertrauensbildenden Wirksamkeit der Familie nur in dem Maße sprechen können, wie sie selbst in andere soziale, kommunale Strukturen verflochten ist. Diese freiwilligen, i. d. R. gemeinnützigen Vereinigungen sind der Kern von dem, was man als zivil- oder bürgerschaftliche Bewegungen die dritte Kraft zwischen Staat und Markt nennt, obwohl – wie schon erwähnt – solche basalen, kommunalen Aktivitäten der Bürger immer schon der Ursprung sämtlicher sozialer, ökonomischer und politischer Strukturbildungen aller Ge-

---

[42] M. Frank: Wider den apriorischen Intersubjektivismus. In: Brumlik a. a. O., S. 281–284

[43] M. Walzer, a. a. O., S. 180

[44] H. Brunkhorst: Wieviel Tugend braucht die Republik? In: G. Iben (ed.): Demokratie und Ethik wohin? Münster: LIT, 1997; ausführlich entfaltet Brunkhorst diesen Begriff in: Solidarität unter Fremden. Frankfurt: Fischer 1997

[45] St. Mosès: Gerechtigkeit und Gemeinschaft bei Emmanuel Levinas. In: Brumlik a. a. O., S. 367

[46] M. Hartmann: Vertrauen unter Fremden – eine soziale Ressource allerersten Ranges. Frankfurter Rundschau 20. Juli 1999

sellschaften gewesen sind. Ihre neue und zunehmende, die kommunale Lebenswelt wieder betonende Bedeutung verdanken sie vermutlich vor allem der Schwächung des National- und des Sozialstaates einerseits sowie der Globalisierung des Marktes und der damit einhergehenden Zerstörung der über 200 Jahre geltenden Strukturen der Erwerbswirtschaft andererseits. Mit anderen Worten: Immer mehr Bürger engagieren sich dafür, daß all die Aufgaben und Tätigkeiten, die aufgrund der durchaus zweckrationalen Prozesse der Moderne aus ihrem kommunalen Boden herausgerissen, „entbettet" und in raumzeitlicher Ausdehnung zu größeren und mächtigeren Institutionen verselbständigt worden sind, zur Frage ihrer kommunalen Rückbettung und Revitalisierung auf den Prüfstand gestellt werden.

Natürlich ist dies eine Bewegung mit offenem Ausgang, von dem nur eins feststehen dürfte: für kein Thema wird eine solche Rekommunalisierung gelingen, wenn sie defensiv mit der Absicht der Wiederherstellung früherer, vormoderner Zustände verbunden ist; vielmehr besteht nur dort eine Aussicht auf Erfolg, wo durch die heutigen Gegebenheiten hindurch eine neue Ordnung angestrebt wird, die dem Kriterium von mehr „Solidarität unter Fremden" genügen muß. Damit sei gleich auch schon auf eine Gefahr dieser Bewegung hingewiesen: Wenn die Bürger ihre Gemeinde auf diese Weise wieder autark und damit zu einer Fluchtburg umgestalten wollen, wenn sie ihr neues Wir-Gefühl zu stark an partikulare Werte binden, also zu einseitig kommunitaristisch denken und dabei den Pluralismus und den Universalismus der Orientierung an Gerechtigkeit für alle

vernachlässigen, dürfen sie sich über die Kritik nicht wundern, daß sie auf diese Weise zur Fremdenfeindlichkeit beitragen können.[47] Aber es lauert auch eine andere Gefahr: Wenn die Bürger zu einseitig und zu elitär die Gestaltung ihrer Gemeinde an der postmodern genannten Befreiung der Kombination wechselnder und fließender Identitäten orientieren, an der autonomen Herstellung ihrer ungebundenen, wertfreien Individualität und so ihre Selbstverwirklichung feiern, dann mag ihnen das vielleicht zwar gelingen; aber sie schließen damit die vielen Bürger aus, die dazu nicht fähig sind oder denen die materiellen Bedingungen dafür fehlen; auch auf diesem Wege können Menschen sich genötigt sehen, Zuflucht in Fremdenfeindlichkeit zu suchen. Und der Ernst in dem Satz „Jeder Mensch will notwendig sein" läßt sich auch nicht dadurch weg-ironisieren, daß man mit der eigenen Ambivalenz auch die eigene Überflüssigkeit zu feiern versucht.

Zwischen solchen Gefahren liegt das breite Feld gelingender Formen bürgerschaftlichen Engagements, selbst demokratischen Ursprungs und zugleich in Orientierung am Kriterium der „Solidarität unter Fremden" weitere Demokratisierung bewirkend. Das gilt zunächst quantitativ: die zivilgesellschaftlichen Bewegungen (wegen ihrer Heterogenität wähle ich lieber den Plural) berühren und bewegen einen beträchtlichen Teil der Bevölkerung. 40% der US-Amerikaner treffen sich regelmäßig in mindestens einer Kleingruppe, verfolgen auf diese Weise ein Gemeinwesenorientiertes Anliegen und zwar in wenig

---

[47] Wagner a. a. O., S. 250

zerbrechlichen, eher langfristigen Beziehungen. In England sind 160 000 karitative Gruppen eingetragen, von jüngeren nicht weniger als von älteren Mitgliedern betrieben.[48] Und in Deutschland wirken derzeit 300 000 gemeinnützige freiwillige Vereinigungen, freilich nicht nur in den Bereichen Soziales und Gesundheit, sondern auch auf den Gebieten Erziehung, Umwelt, Politik, Religion, Kunst, Forschung und Sport. Deren politische Bedeutung ergibt sich schon aus der Fiktion, alle zivilgesellschaftlich tätigen Menschen würden einen Verband, ein Parlament oder eine Partei gründen. Selbst auf der globalen Ebene des „Gemeinsinns der Menschheit" wirkt sich das zivilgesellschaftliche Engagement inzwischen aus: hier ist etwa zu denken an die zunehmende Bedeutung der Nichtregierungsorganisationen (NGOs) bei UNO-Veranstaltungen, insbesondere wenn es um die Menschenrechte geht, etwa im Einsatz gegen die Instrumentalisierung des Menschen durch Eugenik (Produktion von Übermenschen), Artenkreuzung (Untermenschen) oder Klonen und damit für die gemeinsame Grenze der Menschheitsfamilie, die trotz oder gerade wegen des Pluralismus nicht überschritten werden soll, um nicht nur der physischen, sondern auch der „metaphysischen Vernichtung" des Menschen zu wehren, also der „Negation der Anstrengungen, durch die der Mensch seine eigene Menschlichkeit konstruiert".[49]

Wenn Bürger zunehmend Anteile der ursprünglichen kommunalen Selbstverwaltung wieder in die eigenen Hände nehmen, für die Migrantenintegration die kommunale Gastlichkeit wiederbeleben, sich angesichts Wohnungs- und Arbeitslosigkeit um die menschlichen Grundbedürfnisse kümmern, sich um die Erlebnisfähigkeit demokratischer Öffentlichkeit in der Gemeinde sorgen oder ein kulturelles Wir-Gefühl herzustellen suchen, ist das Verhältnis von Zivilgesellschaft zu Staat und Markt, das Verhältnis von sozialem Kapital zu öffentlichem und privatem Kapital auf komplizierte Weise immer wieder neu auszuhandeln, wie es Giddens[50] in seinem „Dritten Weg" beschreibt. Der Staat steht einerseits noch in der 200jährigen Tradition, den Bürger – insbesondere seiner Marktverfügbarkeit wegen – von möglichst vielen kommunalen und sozialen Aktivitäten zu entlasten und professionelle Expertensysteme zu entwickeln, die ohnehin alles besser können als die Bürger-Laien – bis hin zum Umgang mit dem Sterben.

So lange hat also der Staat die Bürger nicht nur entlastet, sondern damit auch entwöhnt und entmutigt, kommunale Angelegenheiten selbst gestalten zu können, Gelegenheiten für Zivilcourage systematisch abgeschafft. Andererseits hat eben dies den Staat immer unbezahlbarer werden lassen; und zusammen mit der globalisierungsbedingten Schwächung seiner Macht verstärkt das die Neigung des Staates, Aufgaben an profitorientierte Unternehmen zu privatisieren und den weniger profitablen Rest dem darauf gar nicht vorbereiteten Bürger plötzlich zuzumuten. Das führt zwangsläufig zu einer negativen Sicht, zu Widerstand und Abwehr; denn der Durchblick, daß die letzten 2 Jahrhun-

---

[48] A. Giddens: Der dritte Weg a. a. O., S. 97 f.

[49] M. Delmas-Marty: Die Eroberung der Menschenrechte. Frankfurter Rundschau 16. August 1999

[50] A. Giddens, a. a. O., S. 94 ff.

derte nicht das Normale, sondern – gemessen an der Menschheitsgeschichte – eher etwas Abnormes gewesen sind, und damit die positive Sicht der gegebenen Lage als einer Chance brauchen Zeit. Daher werden wir noch längere Zeit benötigen, um zu lernen, daß individuelle Autonomie und Gemeinsinn eine falsche Alternative sind, vielmehr durchaus zur Deckung kommen können, daß ich zu meiner moralischen Identität gerade dadurch finden kann, daß ich mich dem Anderen aussetze, und daß daher auch das Private von öffentlicher und politischer Bedeutung sein kann.

Gleichwohl findet man auch heute schon zunehmend Beispiele dafür, daß der Staat in seine neue Rolle findet, in der er den Bürger für sein Engagement nicht mehr ent-, sondern ermutigt. Und dies eben nicht mehr nur mit Worten und moralischen Appellen, sondern mit finanziellen Starthilfen oder steuerlichen Vergünstigungen für einzelne Projekte, mit Erleichterungen für die Gründung einer gemeinnützigen Stiftung und mit direkt oder indirekt wirksamen materiellen Anreizen; so gibt es etwa in manchen Gegenden der USA den „Zeit-Dollar", mit dem mir die Stundenzahl meines freiwilligen zivilen Engagements gutgeschrieben wird und mit dem ich z. B. meine Krankenkassenbeiträge reduzieren kann.

Davon abgesehen haben inzwischen alle Parteien Modelle auch dafür entwickelt, daß das Einkommen aller Bürger von der Erwerbsarbeit ganz oder teilweise, jedenfalls von der Menge der Erwerbsarbeitszeit, abgekoppelt wird. Dieses Bürgergeld, garantiertes Mindesteinkommen oder dieser „zweite Scheck", den ich für mein soziales Engagement beziehe, haben vor allem eine

Bedeutung: kein Bürger, auch nicht der Schwächste, soll sich in Zukunft noch entwürdigen müssen, durch bürokratische Prüfung sich als Ausnahme von dem (längst nicht mehr normalen) Erwerbsbürger anerkennen zu lassen, um Almosenempfänger für Sozial- oder Arbeitslosenhilfe zu werden; vielmehr soll jeder Bürger durch sein Bürgerrecht auf das Bürgergeld von vornherein gleicher und in verantwortlicher Solidarität moralisch freier Bürger sein und unter allen Umständen auch bleiben, um den zunächst als Überforderung erlebten Preis, nicht nur für sich, sondern auch für Andere einzustehen. Auf diese Weise kann der Wohlfahrtsstaat, wie Giddens sagt, zur Wohlfahrtsgesellschaft werden, freilich nur mit Hilfe der Förderung und des Schutzes des Staates, der so wieder zu seinen eigentlichen Aufgaben findet. Der staatliche Schutz ist schließlich auch gegenüber den mächtigeren Interessen der markt- und profitorientierten Unternehmen notwendig, schon weil die zivilgesellschaftlichen Initiativen definitionsgemäß ihr „soziales Kapital" nicht über Macht, sondern über Vertrauen zu verwirklichen haben, schon damit sie nicht über Macht ein institutionelles Eigeninteresse entwickeln und sich auf diese Weise selbst verbürokratisieren.

Wenn ich recht sehe, hat in Deutschland das Land Baden-Württemberg mehr als alle anderen Bundesländer seit vielen Jahren den Bürgersinn systematisch ermutigt. Das „Landesnetzwerk Bürgerschaftliches Engagement" hat, eingebettet ins Landessozialministerium, an mehr als 100 Orten überaus kreativen Bürgerinitiativen zum Leben verholfen – vom Bürgerbüro bis zur Seniorengenossenschaft. Wenn man sich an das Ministerium bzw. an die Geschäftsstelle des „Landesnetzwerks" wendet, kann man sich jährlich über den Entwicklungsstand und über die neuesten, phantasievollen Ideen dieses „schwäbischen Kommunitarismus" informieren, von dem die Verantwortlichen sagen, daß er seinen Weg „zwischen dem glückspendenden Versorgungs- und dem sich zurückziehenden Nachtwächter- oder Hoheitsstaat" suche.[51]

Der analoge Lernprozeß für das zweite Bein des „dreibeinigen Hokkers", also für den Markt, ist sicher noch schwieriger als für den Staat, jedoch gleichermaßen notwendig. Gleichwohl öffnet sich schon jetzt ein breites Lernfeld zwischen den privatwirtschaftlichen Betrieben des Marktes und der ständig wachsenden Zahl der gemeinnützigen Firmen für Langzeitarbeitslose, chronisch Kranke oder Menschen mit Behinderung. In dem Buch „Jeder Mensch will notwendig sein"[52] zeichnet sich für manche schon jetzt als langfristig realisierbare Perspektive das Ziel ab: „Ein Arbeitsmarkt für alle." Das würde bedeuten, daß die zweiten und dritten Arbeitsmärkte für Menschen mit Handikaps verschwinden und mit den Betrieben des bisherigen ersten Arbeitsmarktes fusionieren, und zwar zunächst so randständig organisiert, daß die Produktivität nicht wie in den ehemals sozialistischen Ländern darunter leidet, was durchaus möglich ist. Trotz der dafür erforderlichen flankierenden Hilfe durch den Staat würden auf diese Weise so viele Behinderten-Bürokratien überflüssig, daß sich daraus sogar noch eine Steuerermäßigung ergäbe. Zudem besteht vielleicht ein weiterer Anreiz für den Markt, in das zivilgesellschaftliche Boot zu steigen, darin, daß die Verlebendigung der Kommunen und die Wiederherstellung von Räumen bürgerlicher Öffentlichkeit die nachhaltigste und wirksamste Methode der Verbrechensbekämpfung darstellen, wie Giddens[53] plausibel macht.

Mit dem städteplanerischen Aspekt wechseln wir auf ein letztes Feld zivilgesellschaftlichen Engagements. Im Rahmen der „new agora"-Bewegung der Architekten beschreibt Sennett[54] einige empirisch bewährte Strategien, die über die Wiederbelebung der Städte zur Befreiung von der „Tyrannei der Intimität" und zur Selbstbelastung mit kommunalen Aufgaben als Kompensation der verbiegenden Flexibilität am Arbeitsplatz beitragen können:

1. Wenn die kommunal Verantwortlichen die Gemeinde nicht defensiv zu einer Fluchtburg machen, sondern konfliktfreudig und machtbewußt die Auseinandersetzung mit Kräften von außen suchen, können sie z. B. beim Ansiedlungswunsch einer Firma günstige Bedingungen etwa für Langzeitarbeitslose oder für ältere Menschen aushandeln.

2. Wenn die Stadtplanung die bisher Wohnviertel trennenden Grenzen zu stimulierenden Zonen der Interaktion und der Begegnung zwischen verschiedenen Gruppen umbaut oder verschiedene Funktionen sich über-

[51] Anschrift: Dr. Konrad Hummel, Geschäftsstelle „Bürgerschaftliches Engagement", Sozialministerium Baden-Württemberg, Schellingstr. 15, 70174 Stuttgart
[52] Dörner: Jeder Mensch will notwendig sein, a. a. O.
[53] Giddens, a. a. O., S. 103–106
[54] Sennett: Die neue politische Ökonomie und ihre Kultur, a. a. O.

lappen läßt, etwa Kliniken in Geschäftsvierteln oder Leichtindustrie in Fußgängerzonen ansiedelt, kommt es im konstruktiven Sinne zum „Spiel der Differenzen", zum belebenden Austausch unterschiedlicher Erfahrungen, zur durchaus auch konfliktträchtigen Begegnung von sich fremden Menschen und Gruppen.

3. Wenn Zonen der Öffentlichkeit, Plätze und Märkte so gestaltet werden, daß Menschen im Schutz der Unpersönlichkeit und Anonymität sich aus sich heraustrauen, ihre Identitätsbürden – ob arm oder reich – hinter sich lassen und ihre einengende Selbstbezogenheit vergessen, erleben sie „dichte Formen der Bürgergesellschaft", erfahren sie sich als Gleiche, genießen sie die Allgemeinheit jenseits jeder vereinfachten Definition des Selbst, eine Entlastung von ihren Beschädigungen, die Andersheit des Anderen, praktizieren sie Demokratie. „‚Eine Erfahrung des Flüchtigen und Fragmentierten' – so lautet die berühmte Definition Baudelaires der Moderne. Das Leben in seinen unverbundenen Teilen anzunehmen, dies ist eine reife Freiheitserfahrung. Aber noch müssen diese Teile irgendwo untergebracht und eingebettet werden, an einem Ort, der es ihnen erlaubt zu wachsen und von Dauer zu sein."[55]

---

[55] a. a. O., S. 191

3 Gemeindeverantwortung des Arztes

Ich habe versucht, das Verhältnis von kommunaler Lebenswelt und Krankheit sowie die selbstentlastenden und sozialisierenden Auswirkungen zivilgesellschaftlichen Engagements so darzustellen, daß sich daraus von selbst ergibt: Als guter Arzt habe ich mich auf die Beziehungen und Bedingungen der kommunalen Lebenswelt der Menschen im allgemeinen so einzulassen und sie so mitzugestalten, daß sich dies für jeden einzelnen meiner Patienten gesundheitsfördernd auswirkt. In diesem Sinne habe ich Gemeindemediziner, Arzt von der Gemeinde her, zu sein und zwar nicht als zusätzliche Spezialität und an der Peripherie, sondern im Kern meines Arztseins. Denn auf diese Weise kann ich dazu beitragen, daß die sich mir anvertrauenden Patienten häufiger in dauerhaften Beziehungen Halt finden, sich mit mehr qualitativen Unterschiedserfahrungen anreichern, mehr Loyalität erleben und sich dem Fremden aussetzen, wodurch sie sich von ihrer krankheits-, arbeits- und erlebnisbedingten Selbstbezogenheit befreien, Entlastung von nicht einzulösender Selbstschuld und Selbstbestimmung erleben, ich-bezogene Isolation und homogene Gruppenidentität hinter sich lassen, sich zu langfristigen Zielen aufmachen, sich der Andersheit des Anderen aussetzen, ihre Schultern eher mit der Last Anderer wiederbelasten und – über all dieses – mehr Vertrauen wagen, also an Gesundheit als „selbstvergessenem Weggegebensein" zunehmen. In diesem Sinne bedeutet Vertrauen ein Sich-selbst-Verlassen und zwar als ein Sich-Verlassen-auf-jemand-Anderen. Ein nicht durch die Bürde des egoistischen Selbst eingeengtes, sondern ein befreiendes und moralisches Selbstvertrauen kann ich nur auf dem Umweg darüber, mich (auf einen Anderen) zu verlassen, einem Anderen zu vertrauen, finden. Dabei lebt dieses Vertrauen von einem nicht vollständig rational begründbaren Vorschuß oder Überschuß – und zwar sowohl als einzelner Vertrauensakt als auch als überindividuelle überschießende Ausstrahlung in den kommunalen, gesellschaftlichen und menschheitlichen Raum.

Wie kann man diese großen Worte so klein machen und portionieren, daß Motivation zu gemeindemedizinischem Handeln daraus wird? Daß dieser Radius der Verpflichtung gegenüber dem Allgemeinen gerade dem Arzt nicht leichtfällt, zumindest zur Selbstverständlichkeit erst werden muß, liegt nicht nur an seiner obersten Norm der primären Verpflichtung gegenüber dem Besonderen, dem konkreten Anderen, dem jeweils einzelnen Menschen (selbst in der Prävention), sondern auch an Schwierigkeiten der gegenwärtigen Situation des Arztes, die sich freilich gerade durch die gemeindemedizinische Perspektive in Chancen verwandeln lassen:

1. Ärzte haben entweder – im Krankenhaus – eine einseitige Angestelltenmentalität oder – als Niedergelassener in der Praxis – eine einseitige Unternehmermentalität. In der Gemeindemedizin, insbesondere im zivilgesellschaftlichen Engagement, etwa in einem Verein, braucht man aber von beidem etwas, weil dies dem Angestellten- und dem Unternehmerstatus vorgelagert ist. Ärzte können also dort gerade diejenige Mentalität lernen, die ihnen im sonstigen Alltag erfahrungsfremd bleibt.

2. Ärzte sind durch die – nicht mehr nur in der Praxis, sondern auch in der Klinik – dominante Ökonomisierung der Medizin dazu verurteilt, oft ihr betriebswirtschaftliches, institutionsegoistisches Interesse über das Patienteninteresse zu stellen. Zivilgesellschaftlich orientierte Gemeindemedizin, die dem Interesse des Gemeinwesens und des Patienten verpflichtet ist, lehrt die Ärzte dagegen, wie heilende und gesundheitsfördernde Wirkungen auch ohne Interessenseinengung möglich sind. Da Gemeindemedizin zudem in der Regel mit Deinstitutionalisierung, also dem Abbau von etablierten Institutionselementen durch Bürger- und Selbsthilfe einhergeht, machen Ärzte hier auch die Erfahrung, wie sich volkswirtschaftliche Kostenersparnis und bürgerlicher Freiheitsgewinn gleichsinnig entwickeln lassen.

3. Ärzte erleben das propagierte formale Selbstbestimmungsrecht des Patienten in ihren Institutionen, etwa im Aufklärungsgespräch oder in vitalen Grenzsituationen, oft als faktische Überforderung des Patienten und damit als ideologisches „Autonomieplacebo".[56] Hingegen erfahren sie als Teilnehmer, Partner oder – im konstruktiven Sinne – Gegner der zivilgesellschaftlichen Selbsthilfekultur, wie Selbstbestimmung sich inhaltlich aus sich selbst heraus entwickeln, wachsen und innerlich und äußerlich glaubwürdig wirksam werden kann.

4. Ärzte sehen sich der zunehmenden Verrechtlichung der Medizin ohnmächtig (warum eigentlich?) ausgeliefert; dadurch werden sie in ihrem Handeln befangen und unfrei, werden zu einer defensiven Absicherungs-Antimedizin gezwungen, machen unter Angstdruck vermehrt Fehler und wagen es immer weniger, vom Vertrauen als Basis der Arzt-Patient-Angehörigen-Beziehung auszugehen. Hingegen erfahren sie in der Gemeindemedizin, daß zivilgesellschaftliche Initiativen vom Vertrauen leben und Vertrauensüberschuß in weitere gesellschaftliche Bereiche ausstrahlen. Ihr kreativer Charme besteht nicht zuletzt darin, daß sie so tun, als ob es gar kein Recht gebe; sie knüpfen mit Vorliebe an der vorrechtlichen Unmittelbarkeit menschlicher Bedürfnisse an; sie folgen weniger bestehendem Recht, sondern machen lieber Recht überflüssig oder bereiten neues Recht vor.

5. Da ihre Arbeit sich nicht in gesetzlich garantierte Arbeitszeiten eingrenzen läßt, neigen Ärzte in ihrer nichtge-

---

[56] J. in der Schmitten: Die individuelle Vorausverfügung. Z. Allg. Med. 1997;73: 420–26

bundenen, freien Zeit zur „Abschottung vor kritischer privater Lebendigkeit"[57], beschränkt auf Erholung von Erschöpfung. Im zivilgesellschaftlichen Engagement erfahren sie, daß man den Zwängen der gebundenen, abhängigen Arbeitszeit nur dann nicht resignierend erliegt, wenn man einen Teil der freien Zeit in frei-soziale Arbeitszeit verwandelt, sich vielleicht mit denselben Problemen wie im Dienst herumschlägt, jedoch als freier, unabhängiger Bürger, etwa in einem Verein, und erlebt, daß man auf diese Weise etwas erreicht, wovor man in der Haupttätigkeit resigniert hat. Damit beherzigt man die anthropologische Weisheit, daß der Mensch ein „exzentrisches" Wesen ist oder daß man zum Gehen ein Standbein, aber auch ein Spielbein braucht. So wird Erholung aus einer anfallsartigen Nicht-Arbeit zum Anderen von Arbeit, veralltäglicht und dadurch dauerhaft wirksam. Wirksame Erholung heißt nicht weniger tun, sondern Anderes oder Dasselbe anders tun. Noch anders ausgedrückt: während die reine Entlastung von einer Last deren Lastcharakter („Lästigkeit") noch stärker empfinden läßt, führt die zusätzliche Belastung mit einer anderen Last, die jetzt aber Gewicht und Bedeutung vermittelt, zu einer wirklich befreienden Entlastung – ein Selbstversuch, den der Arzt dringend braucht, schon um seine Patienten nicht auf Irrwege zu führen.

6. Ärzte – meist ohne politische Erfahrung – neigen dazu, institutionellen Zwängen sich entweder anzupassen oder sie zu verteufeln. In der zivilgesellschaftlich orientierten Gemeindemedizin erfahren sie, was Giddens „utopischen Realismus"[58] genannt hat: bürgerschaftliche Initiativen sind nur dann klug und können dann auch Utopisches, Unmögliches erreichen, wenn sie davon ausgehen, daß die Keime des Zukünftigen schon dem Gegenwärtigen abzugewinnen sind, wenn sie die institutionelle Macht von Staat und Markt nicht einfach ignorieren, sondern darin immer auch enthaltene zukunftsfähige Elemente aufgreifen und sich dafür Staat oder Markt dienstbar machen, also nicht etwas ändern, sondern eher etwas realistisch – politisch – weiterentwickeln, zumal die Zahl der Gegner dann kleiner sein wird.

7. Ärzte – mangels sozialwissenschaftlicher Ausbildung – haben Schwierigkeiten damit, ihr jeweiliges Fach nicht am Rand, sondern im Kern als soziales Fach wahrzunehmen und dennoch bei der Priorität für den Einzelnen zu bleiben. Zwecks Nachhilfe empfiehlt sich – außer Levinas – das Studium kulturwissenschaftlicher Schriften, etwa der Methode der „dichten Beschreibung" von Geertz,[59] zumal diese Methode u. a. aus der Untersuchung des diagnostisch-therapeutischen Vorgehens des Arztes gewonnen wurde: immer wieder vom Nullpunkt aus, geht es um die Auseinandersetzung mit der Fremdheit der je einzelnen Gegebenheit in ihrem jeweiligen Kontext, um unsere Auslegung, wie Menschen ihr Tun

---

[57] D. Saynisch: Arzt und Patient: Die bedrohte Beziehung. Münster: agenda 1997; S. 12

[58] Giddens: Konsequenzen der Moderne, a.a.O., S. 190

[59] C. Geertz: Dichte Beschreibung, Beiträge zum Verstehen kultureller Systeme. Frankfurt: Suhrkamp 1995

auslegen und sich in Zeichen ausdrücken, um die stets unvollständige Suche nach deren Bedeutung, mehr um die Eigengesetzlichkeit des Einzelfalles als um Verallgemeinerungen. Nicht anders kommt in der zivilgesellschaftlichen Praxis ein Projekt zustande, z. B. daß in einer Region, wo viele alte Menschen wohnen, so viele Bänke aufgestellt werden, daß die Alten sich nicht mehr in ihren Wohnungen isolieren müssen.

8. Der Medizinbetrieb fördert es, daß Ärzte mehr auf die mobilen, flexiblen, stabilen, gebildeten, besitzenden, therapeutisch hoffnungsvollen, akutkranken Patienten mit der Aussicht auf einen schnellen Erfolg eingestellt sind, ohne daß es wirkungsvoll oder auch nur fair wäre, dem einzelnen Arzt daraus einen Vorwurf zu machen. Von zivilgesellschaftlichem Engagement kann man aber nur sprechen, soweit es sich gerade auf die Bedürfnisse der Anderen konzentriert, derer, die durch die Maschen des etablierten Systems fallen, im Ideal und erstaunlich oft auch in der Wirklichkeit vom jeweils schwächsten Einzelfall, vom Letzten, ausgehend, unermüdlich um einen Weg bemüht, auf dem gerade ihm – gegen alle vergleichend-rational-ökonomischen Wahrscheinlichkeiten – zur Befriedigung seiner besonderen Art von Bedürfnissen verholfen werden kann. Der Arzt von der Gemeinde her, der sich daran beteiligt, erfährt zwangsläufig eine Erweiterung seines Blickwinkels.

Natürlich gibt es nicht wenige Ärzte, die in diesem Sinne gemeindemedizinisch immer schon tätig sind. Doch von den Ärzten im allgemeinen kann man

das sicher nicht sagen, weder in der Praxis noch in der Lehre noch in der Forschung.[60] Warum ist hier eine Änderung dringlich? Nicht nur daß nach einem 20jährigen biologischen Genetik-Boom das Pendel der Medizinentwicklung sich nun wieder vermehrt auf die sozial- und damit gemeindemedizinischen Grundlagen zu besinnen hätte. Vielmehr wird es auch Zeit, daß die Medizin in der Breite den Anschluß an die zivilgesellschaftlichen Bewegungen nicht verpaßt, zumal die Chance nicht beliebig lange besteht. Insofern dienen meine acht Punkte nicht nur der Entwicklungshilfe der Medizin und der Motivation der Ärzte, sich einen zukunftsfähigen Profit nicht entgehen zu lassen, sondern – da all diese Punkte auch Aspekte der ärztlichen Grundhaltung betreffen – sie haben auch einen normativen Gehalt: Ich kann mich schwerlich, von besonderen Bedingungen abgesehen, einen guten Arzt nennen, wenn ich nicht fortlaufend an einem gemeindemedizinischen Projekt beteiligt bin. Oder: Ich kann dann als Arzt nicht gesund sein; denn Gadamers „selbstvergessenes Weggegebensein an langfristige Ziele" gilt natürlich auch für den Arzt.[61]

Bevor ich zu meinem konkreten Umsetzungsvorschlag komme, noch ein paar Bemerkungen zu den gemeindemedizinischen Zielsetzungen, deren

---

[60] Eine Ausnahme ist die „Gemeindepsychiatrie", die nach Praxis, Lehre und Forschung ein ziemlich gut ausgearbeitetes Paradigma darstellt. Dessen Studium könnte die Entwicklung einer Gemeinde-Chirurgie-Neurologie-Orthopädie usw. erleichtern.

[61] Eine Untersuchung darüber wäre sinnvoll, aus welchen Gründen unter den Blutspendern die Ärzte die seltenste Berufsgruppe sind.

Schwerpunkte freilich immer in Bewegung sind, morgen schon andere sein können als heute. Ein schon vorhandenes und lehrreiches Paradigma liefert die Umweltmedizin, weil sie – auch methodisch – in mehrfacher Hinsicht ökologisch ist. Einmal löst sie den Gegenstand des Interesses nicht analytisch – wie sonst oft in der Medizin – aus seinem Zusammenhang, sondern betrachtet ihn synthetisch in seinem Kontext. Zum anderen sieht sie nicht die Familie als Einheit, sondern – eine alte medizinische Denktradition wiederbelebend – den Haushalt (oikos), in Beziehungen und Bedingungen mit der Umwelt verwoben. Schließlich sieht sie, in ihrer Beschäftigung mit den Auswirkungen chemischer, physikalischer und organismischer Produkte pathogene Kultur- und Zivilisationsschäden zusammen mit den Machtmöglichkeiten von Staat und Markt und wirkt auf sie ein.

Das andere bereits existierende medizinische Paradigma ist – nicht zuletzt seit Albert Schweitzer – das Engagement zahlreicher Ärzteorganisationen in der Dritten Welt. Denn es geht universalistisch von der Einheit der Menschheitsfamilie, vom „Gemeinsinn der Menschheit" aus, orientiert sich am Fremden als dem Letzten, Verletzbarsten und vereinheitlicht den Blick des allgemeinen Anderen und den des konkreten Anderen: besteht der Appell der gesamten Moderne darin, Erlösung nur von mir selbst zu erwarten, so wird dieser Appell dadurch ergänzt, eingebettet, fundiert, ersetzt, daß es das nackte, ungeschützte Antlitz des kranken, hungernden, sterbenden Kindes in Somalia, Nicaragua oder Kambodscha ist, das mich erlöst. Die Gabe des Anderen ist – physisch wie metaphysisch – die Be-

freiung von der „Selbstomanie", also davon, daß ich eine Intention, Beziehung oder Handlungsweise nur dadurch für mich ernst und wichtig machen zu können glaube, daß ich sie „verselbste", daß ich sie einengend, einseitig auf mein egozentrisches Selbst konzentriere, schon indem ich die Vorsilbe „Selbst" davorsetze: Selbsterfahrung, Selbstverwirklichung usw. bis zur Selbsterlösung. Die Sorge um den Tod des Anderen geht der Sorge um den eigenen Tod voraus; denn der erste Tod ist immer der Tod des Anderen, und primäre Verantwortung gründet in der primären, passiv-sinnlichen Verletzbarkeit durch den Anderen; nur dadurch kann sie auch Selbstverantwortung werden, wobei die Vorsilbe „Selbst" eben dadurch um so überflüssiger wird.

Von diesen Paradigmen läßt sich für eine zivilgesellschaftliche Gemeindemedizin für die eigene Gesellschaft und Kommune gut lernen; denn sie geben die gültigen, fremd-solidarischen Kategorien vor. Ich orientiere mich dafür im folgenden ein Stück weit an dem älteren, noch aus der deutschen Nachkriegszeit vertrauten Bild des „Lastenausgleichs". Dieser Begriff geht von der Fragwürdigkeit der Beziehung zweier Gruppen aus, der Überlasteten und der Unterlasteten; freilich meint „Last" in der heutigen, spätmodernen Erlebnisgesellschaft nicht mehr nur materielle Lebensbedingungen, sondern auch Last als Gewicht, Sinn und Bedeutung des Lebens, eine Antwort auf die Frage: Wer braucht mich?

Zunächst zu den Unterprivilegierten, den weniger Mobilen und Flexiblen, den Armen, den Nichtqualifizierbaren, den Chronisch Kranken und Behinderten, den Arbeits- und Wohnungslosen, den Migranten. All diese Gruppen, bei denen man weniger Probleme der Selbsterfahrung oder der Selbstverwirklichung findet, haben – mal mehr, mal weniger – die Tendenz, sich in Selbsthilfeinitiativen zu organisieren, wobei an die Paradoxie zu erinnern ist, daß Helfen eine Tätigkeit ist, die sich nur auf andere Menschen beziehen kann, also sozialisierend ist, weshalb man nur auf diesem Umweg und nur vielleicht auch für sich etwas bekommt – eine Erfahrung, die in der typischen Professionellenformel von der „Hilfe zur Selbsthilfe" gar nicht erst in den Blick kommt. (Einschränkend ist daran zu erinnern, daß gerade die Schwächsten und Verletzbarsten der jeweiligen Gruppe an deren Selbsthilfeinitiative nur schwer oder gar nicht Anschluß finden, jedenfalls nicht ohne daß man auf sie zugeht und für sie advokatorisch, verantwortlich einsteht. Wie es nun mal Nichtqualifizierbare gibt, die man mit allen Qualifizierungsoffensiven nur verhöhnt und sie ausgrenzend abschreibt, statt von ihnen auszugehen, so gibt es nun mal auch Nicht-Selbsthilfefähige, jedenfalls für eine bestimmte, konkrete Lebensphase.)

Der Markt interessiert sich für die Unterprivilegierten nur als Ausmusterungskandidaten. Lediglich von der Beschäftigung Behinderter kaufen sich die Firmen durch eine „Ausgleichsabgabe" frei. Dabei wissen wir längst, daß eine wie auch immer beschränkte Teilnahme an der Erwerbswirtschaft und Identifizierung mit „meinem" Betrieb für Gesundheit und Krankheits-Tragfähigkeit der Menschen dieser benachteiligten Gruppen von noch vitalerer Bedeutung ist als für die „normalen" Erwerbsfähigen. Hier liegt daher ein besonders

wichtiger, freilich auch schwieriger Schwerpunkt zivilgesellschaftlich-gemeindemedizinischen Engagements.

Auch in Zusammenhang mit der Selbsthilfebewegung macht der Staat bei den Unterprivilegierten Unterschiede. Im Zuge des Abbaus des Sozialstaats werden die Hilfen für die Selbsthilfefähigen auf Start- und Flankierungshilfe beschränkt, während die volle Unterstützung nur noch die Selbsthilfeunfähigen („die wirklich Bedürftigen") erhalten. Nach 200 Jahren ständiger Entlastung der Bürger von sozialer Verantwortung, erfolgt nun deren Wiederbelastung. Daher soll aus dem Wohlfahrtsstaat wieder die Wohlfahrts*gesellschaft* werden, was natürlich nur möglich ist, wenn der derzeitige Trend der Ökonomisierung des Sozialen gestoppt wird, weshalb die meisten europäischen Regierungen auch erklären: Wir wollen sehr wohl eine Marktwirtschaft, nicht aber eine Marktgesellschaft. Giddens beschreibt die Veränderungen der Rolle des Staates so: Während mit der Einführung des Prinzips des Sozial- und Wohlfahrtsstaats vor 130 Jahren in rein negativer Perspektive der „Not, Krankheit, Unwissenheit, Elend und Faulheit" der Krieg erklärt wurde, würden in der heute angemessenen „positiven Wohlfahrt" die negativen durch positive Begriffe ersetzt: „Selbstbestimmung statt Not; nicht Krankheit, sondern aktive Gesundheitsvorsorge; Bildung als lebensbegleitend anstelle von Unwissenheit; Wohlergehen für Elend; und Initiative anstatt Faulheit".[62]

Wenn Staat und Markt also vermehrt die Benachteiligten der Gesellschaft

---

[62] Giddens: Der dritte Weg, a. a. O., S. 136 u. 149

189

überantworten („Gesellschaft" – was ist das: sie ist immer ich, Du und vielleicht noch ein Dritter!) und die Medizin bis heute klaglos die höhere Morbidität und Mortalität der Benachteiligten in Kauf genommen hat, wären im Sinne des Lasten- und Chancenausgleichs Konsequenzen in zivilgesellschaftlich-gemeindemedizinischer Perspektive zu ziehen,[63] wobei man eigentlich nur der Ottawa-Charta der Weltgesundheitsorganisation von 1987 folgen müßte: z. B. niedrigschwellige Sprechstunden dort, wo die Benachteiligten sind, in Verbindung von Sozialarbeit und Medizin, nicht in Komm-, sondern in Geh-Struktur, etwa in sozialen Beratungsstellen, in sozialen Brennpunkten, in Kindergärten und Grundschulen; neue Formen der Zusammenarbeit von sozialen Treffpunkten mit Arztpraxen, Krankenhäusern und Gesundheitsämtern; die Befähigung, sich von Selbsthilfegruppen für diejenigen Menschen in Dienst nehmen zu lassen, die diese nicht erreichen. Gleichwohl ist bei alledem die nüchterne Klugheit praktischer Vernunft gefragt, damit man nicht in zivilgesellschaftlicher Begeisterung dem Wunschdenken verfällt, sich in die Tasche lügt und ein VorzeigeProjekt als Alibi für das Ganze hält: Die Bürger sind sozial so entwöhnt, daß im neoliberalen Klima der bisherigen Ökonomisierung des Sozialen neue Not und neues Elend erst buchstäblich auf der Straße liegen und zum Himmel schreien müssen, damit der – wie wir wissen – an sich vorhandene Bürgersinn sich mobilisieren läßt, was vermutlich z. T. nur mit finanziellen und geldwerten Anreizen systematisch gelingen kann.

---

[63] hierzu Trabert, a. a. O., S. 533

Nun zu den Überprivilegierten, den Mobilen, Flexiblen, Qualifizierbaren, Besitzenden, die einen Arbeitsplatz und – im Sinne von Selbsterfahrung und Selbstverwirklichung – ein Selbst besitzen oder sich zumindest auf die Suche nach ihm konzentrieren und einengen. Wie wir im letzten Abschnitt von Sennett und Schulze gelernt haben, geschieht letzteres um so mehr, je weniger die betrieblichen Bedingungen der Erwerbsarbeit mit ihrem stets befristeten Job- oder Projektcharakter es erlauben, langfristige (berufliche) Ziele zu haben, eine Laufbahn zu entwerfen, kollegiale Solidarität zu erfahren, Loyalität zu Vorgesetzten (statt zu Managern oder Beratern) oder Identifizierung mit dem Betrieb zu erleben. Das ständige Training in Flexibilität und Unabhängigkeit im Arbeitsverhalten macht mich auch austauschbar, überflüssig, läßt mich die Schuld bei einer Kündigung bei mir selbst suchen und läßt mich bei der ständigen Suche nach meinem Selbst, das ich auf diese Weise gar nicht finden kann, wegen ihres ins Leere gehenden Suchtcharakters permanent psychotherapiebedürftig werden.

Das Ergebnis ist ebenso merkwürdig wie erhellend für die Gemeindemedizin: an *beiden* Enden einer gedachten Privilegierungsskala, bei den Unter- wie bei den Überprivilegierten, finden wir eine verstärkte Tendenz zur „Verselbstung", das eine mal durch Not, Elend, Isolation oder chronische Erkrankung, das andere mal durch die heutigen Bedingungen der Erwerbsarbeit, nach beiden Seiten hin durch die Erfahrung von persönlichem Überflüssigsein, Fehlen langfristiger Perspektiven und Mangel an Vertrauen zu Anderen gekennzeichnet, kompensiert durch vermehrten

Selbstbezug von der Art, wie er durch Fehlen des Bezugs auf Andere egologisch und gefängnisartig macht, wie er als Reaktion auf chronisches Kranksein bekannt ist und insofern pathogen oder zumindest ungesund ist. In *beiden* Fällen stellt sich mit zunehmender Dringlichkeit die Frage: Wer braucht mich? Dem entspricht exakt der Befund von Giddens, wonach an beiden Enden der Privilegierungsskala Ausgrenzung, Asozialisierung, Exklusion stattfindet:

❏ „Zwei Formen der Exklusion zeichnen sich in modernen Gesellschaften immer deutlicher ab. Eine ist der Ausschluß derer am unteren Ende, die vom Gros der von der Gesellschaft angebotenen Chancen abgeschnitten sind. Am oberen Ende findet sich die zweite Form, ein freiwilliger Ausschluß: Die ‚Revolte der Eliten' besteht im Rückzug reicherer Gruppen aus den öffentlichen Institutionen und einem vom Rest der Gesellschaft abgeschirmten Leben. Privilegierte Teile der Bevölkerung verschanzen sich in ihren Lebensbereichen und ziehen sich aus dem öffentlichen Bildungs- und Gesundheitssystem zurück."[64] ❏

Die Exklusion am oberen Ende drückt sich also nicht nur darin aus, daß kaum noch Steuern gezahlt werden, sondern auch umfassender als „Macht ohne Verantwortung"[65] und macht die Forderung verständlich, daß es einen regelmäßigen Armuts- *und* Reichtumsbericht geben müsse.

Daraus leitet Giddens seine Forderung nach Inklusion und damit Gleichheit aller, also auch der beiden exkludierten Gesellschaftsgruppen ab: „Die neue Politik bestimmt Gleichheit als In-

klusion und Ungleichheit als Exklusion. … Inklusion meint in seiner allgemeinsten Bedeutung die bürgerlichen und politischen Rechte und Pflichten, die jedes Mitglied der Gesellschaft nicht nur formal, sondern in seiner Lebenswirklichkeit haben sollte. Sie erstreckt sich auch auf Chancengleichheit und öffentliche Mitsprache."[66] Und insofern mit Exklusion und Selbstbezug dasselbe gemeint ist, leite ich daraus die vielleicht vornehmste therapeutische Strategie für den Arzt von der Gemeinde her: Der Selbstbezug, mein egologischer Bezug auf mein Selbst ist alterologisch so weit durch den Bezug nicht auf den Anderen hin, sondern vom Anderen her zu ersetzen, darin einzubetten, zu begründen, wie manche Leute sagen zu „verandern", bis die einengende Selbsterhaltungsidentität zur befreienden moralischen Identität wird, bis die Freiheit des Anderen nicht mehr in der meinen ihren Anfang findet, wie wir bei Levinas[67] gelesen haben oder wie es der Buchtitel von Ricoeur[68] „Das Selbst als ein Anderer" ausdrückt.

Diese therapeutische Strategie der Gemeindemedizin bedeutet für die Menschen am unteren Ende der Privilegierungsskala, daß ich mich so zu verhalten habe, daß sie selbsthilfefähig werden und sich in Selbsthilfeinitiativen organisieren, notfalls, um vom Letzten auszugehen, von einer zivilge-

---

[64] Giddens, a. a. O., S. 121

[65] C. H. Lasch: Die blinde Elite. Macht ohne Verantwortung. Hamburg: Hoffmann und Campe 1995

[66] Giddens, a. a. O., S. 120

[67] E. Levinas: Jenseits des Seins oder anders als Sein geschieht. Freiburg: Alber 1992, S. 40

[68] P. Ricoeur: Das Selbst als ein Anderer. München: Fink 1996

sellschaftlichen Initiative flankiert. Für die Menschen am oberen Ende der Privilegierungsskala bedeutet das, daß ich dafür Sorge zu tragen habe, daß sie neben ihrem Job sich in wenigstens einer zivilgesellschaftlichen Initiative engagieren, auf diese Weise vom Anderen her beziehungsfähig werden, das Standbein vom Spielbein her bestimmen lassen, sich so erlösen lassen und sich die Frage beantworten können: Wer braucht mich?

In der gemeindemedizinischen Praxis gibt es dazwischen natürlich alle möglichen Mischungsverhältnisse, wenn sie nur dem Kriterium „Solidarität unter Fremden" genügen, d. h. „das einzige und für alle verpflichtende Gute in der Verwirklichung liberaler und demokratischer Prinzipien" sehen, also zur Verlebendigung der kommunalen Lebenswelt durch freiwillige Vereinigungen bzw. Assoziationen beitragen, ohne die universalistische Menschheitsperspektive zu vernachlässigen; denn „die Welt-Bürger-Gesellschaft (ist) die einzige Perspektive, in der das kommunitaristische Motiv sich in gerechter Weise für alle retten ließe. Sie bezeichnet einen Zustand, in dem das Prinzip der freiwilligen Assoziation gleichsam universell geworden wäre."[69]

Wenn ich diese notwendig globale politische Perspektive wieder herunterbreche auf die konkrete gemeindemedizinische Interaktion zwischen dem einzelnen Arzt und dem einzelnen Patienten, heißt das schlicht: Da gibt es am oberen Ende wie am unteren Ende der erwähnten Skala Menschen, die trotz extrem unterschiedlicher Konstel-

lation gleichermaßen unter dem Vertrauensverlust, der Isolation und Leere ihres einengenden Selbstbezugs somatisch, psychosomatisch oder soziosomatisch leiden und stöhnen. Sie empfinden diesen Zustand als unerträgliche Last, als Überlastung und erwarten daher vom Arzt, wie sie es gewohnt sind, (ego)logischerweise. Entlastung in irgendeiner Form (Medikamente, Psychotherapie, Kur usw.). Statt dessen aber komme ich als Arzt nun gemeindemedizinisch daher und empfehle nicht etwa eine Maßnahme der Entlastung, sondern umgekehrt – auf die empfundene Überlastung noch drauf – eine zusätzliche Belastung: nämlich für die Menschen am unteren Ende den Anschluß an eine Selbsthilfeinitiative und für die Menschen am oberen Ende den Anschluß an eine zivilgesellschaftliche Initiative.

Meine Begründung, die meist nicht theoretisch vorweg geglaubt, sondern erst praktisch, nach dem von mir – notfalls autoritär – dringlich gemachten Ausprobieren, nachvollzogen werden kann, klingt etwa so: „Was Du als Überlastung empfindest, ist in Wahrheit eine Unterlastung, bedingt durch den Mangel Deines Selbsts an Orientierung vom Anderen her, weshalb es Deinem Leben an langfristigen Perspektiven fehlt, an Vertrauen, an Sinn, Bedeutung, Gewicht – Gewicht im Sinne von Ballast,[70] Last, sozialer Belastung, sozialer Erdung; ganz zu schweigen davon (wir sprachen bereits darüber), daß Du als biologisches Wesen von Dir als historischem Wesen überformt wirst, Dein Wohlergehen also nicht so sehr ein Gleichgewicht zwischen Anforderung und Antwort, sondern vielmehr eine gewisse Überforderung benötigt. Nur so kannst Du Dir

[69] Wellmer, a. a. O., S. 194 f.

die Frage beantworten: Wer braucht mich?"

Um den „modernen Kapitalismus zu zähmen", so hatte Sennett schon gesagt, ist „eine zivile Ordnung herzustellen, in der die Menschen wieder lernen, daß sie aufeinander angewiesen sind und daß sie einander brauchen. Man könnte dies auch als erweiterten Wohlfahrtsbegriff definieren, der über die soziale Absicherung Hilfsbedürftiger hinausgeht. Man kann keine Gemeinschaft formen, ohne daß die Menschen in dem Bewußtsein leben, sich aufeinander verlassen zu können. ... Menschen, die sich unabhängig fühlen, teilen das Empfinden, von anderen Menschen weniger gebraucht zu werden und daß ihr Leben in den Augen anderer wenig zählt. ... Wenn andere Menschen genauso verfahren, so hat dies im Umkehrschluß zur Folge, daß man einander immer weniger bedeutet."[71] Daher lebt die therapeutische Strategie der Gemeindemedizin in der Tat von der Entlastung vom Selbstbezug der Menschen durch Belastung mit dem Anderen; denn nur so komme ich dazu, Autor einer schwergewichtigen Lebensgeschichte, ja, eines schweren Schicksals zu werden, das erzählenswert ist, weil es durch gewolltes Aufsu-

chen und Austragen von Konflikten bei der „Solidarität unter Fremden" angekommen ist. Gemeindemedizin ist somit „Lastenausgleich"; mit der möglichst gleichmäßigen Verteilung aller Lasten auf alle Schultern werden nicht nur die Lasten erträglich, sondern ist auch allen gleichermaßen gesundheitlich am besten gedient. Dem Staat kommt es dabei zu, durch seine institutionellen und rechtlichen Regelungen solch solidarisches Handeln des Bürgers nicht mehr – wie bisher – zu entmutigen, sondern es zu ermutigen.[72]

Abschließend auch hier wieder ein praktischer Umsetzungsvorschlag: In jedem Landkreis, jeder Stadt oder jedem Großstadtbezirk gibt es ca. 300 Ärzte. Diese werden vom örtlichen Ärzteverein zum Thema „Gemeindemedizin" oder unter einem ähnlichen Titel eingeladen. Da es in jeder Region bereits einige Ärzte gibt, die zivilgesellschaftlich tätig sind, berichten sie auf dieser Veranstaltung von dieser Arbeit. In der Diskussion, später durch schriftliche Umfrage ergänzt, entsteht eine Problemsammlung, zu der jeder Arzt beitragen kann, indem er von kommunalen Notlagen aus seiner eigenen Praxis erzählt. Aus jeder Notlage läßt sich

---

[70] Seit Ende des 19. Jahrhunderts war „Ballastexistenz" ein Lieblingsbild all derer, die durch negative oder positive Eugenik oder durch selektionswirksame Benachteiligung oder Vernichtung sich von dem „überflüssigen" Teil der Bevölkerung befreien oder erlösen wollten, obwohl schon aus der Seefahrt oder der damals neuen Luftschiffahrt, von wo das Sprachbild stammt, die schlimmen Folgen der Trennung von allem Ballast klar sein mußte. Ähnlich nachdenklich mag die Idee machen, ich würde mich für mein Leben oder das Leben meiner Gesellschaft von dem trennen, was mir die größte Last ist, mich am meisten belastet oder belästigt; fange ich einmal damit

an, wird unvermeidlich ein endloser Prozeß daraus, da jede Vakanz gleich wieder vom nächsten Last-Kandidaten besetzt wird. Um einem solchen persönlichen oder sozialen Selbstzerstörungsprozeß, der verführerisch genug ist, nicht ungebremst ausgesetzt zu sein, war es mir wichtig, mit Ballast oder Last immer auch Gewicht, Bedeutung und Sinn zu assoziieren. All dies gilt auch für meine Kommune und für die Idee einer Gemeindemedizin.

[71] Sennett: Vom flexiblen Menschen in der Zivilgesellschaft, a. a. O., S. 196 u. 195

[72] H. Dubiel: Aufklärung und Gemeinsinn – von welchen Ressourcen leben wir? Universitas 1995; 8

ein kommunaler Problemlösungsvorschlag entwickeln, für dessen Verwirklichung man eine Initiative, eine kleine Gruppe engagierter Bürger braucht (bloß nicht zuviele!). In der Regel wird man die Vereinsform wählen. Dabei kann man sich entweder einem schon existierenden Verein anschließen oder einen eigenen Verein (sieben Bürger) gründen, was sich wegen der z. T. neuen gemeindemedizinischen Perspektive nicht selten empfehlen dürfte.

Nun werden alle Ärzte auf dieser oder erst auf einer zweiten Veranstaltung aufgefordert und nachfolgend werden auf schriftlichem Wege natürlich sämtliche 300 Ärzte ersucht, sich als Teilnehmer, Promotor oder Initialzünder einer dieser Notlageninitiativen zur Verfügung zu stellen. Dafür investiert man anfangs einen Abend in der Woche, später, wenn die Sache läuft, nur noch einen Abend im Monat oder noch weniger. Erfolgreich ist man auch dann, wenn nicht gleich alle Ärzte mitmachen, sondern vielleicht nur die Hälfte, ein Viertel oder auch nur ein Zwanzigstel; und so viele erreicht man immer. Also ist der Erfolg garantiert. Eine Warnung aus eigener Erfahrung: Wer einmal selbst eine Initiative ins Leben gerufen hat, wird die Finger nicht mehr davon lassen können; so groß ist – auch unabhängig vom Erfolg in der Sache – der persönliche Profit für mich selbst. Ganz nüchtern gilt aber auch, daß die Autorität des Arztberufes es oft erleichtert, bei den kommunal Verantwortlichen oder anderen zuständigen Instanzen, bei Banken oder Firmen des freien Marktes Finanzierungsanteile oder andere Hilfen für die jeweilige Initiative durchzusetzen. Aber auch, wo die ärztliche Autorität geschwunden ist – und sie

schwindet ziemlich allgemein –, läßt sich umgekehrt auf diese Weise einiges davon wiederherstellen. Für die Erfolgsgarantie muß eigentlich nur eine Bedingung erfüllt sein: massive Öffentlichkeitsarbeit. Über alle Stadien der einzelnen Initiative muß in allen lokalen Medien der Tageszeitungen, des Rundfunks und des Fernsehens regelmäßig berichtet werden. Für mich ist es immer noch erstaunlich, wie gut die demokratische Kerninstitution der Öffentlichkeit funktioniert, wenn man nur die auch immer mögliche Beschimpfung ihrer Vertreter ausläßt und stattdessen aufmerksam, problemorientiert und liebevoll mit ihnen umgeht.

Nun noch ein paar Beispiele für zivilgesellschaftliche Initiativen mit gemeindemedizinischer Perspektive, vor allem für Unterprivilegierte, insbesondere in Kombination mit chronischen Krankheiten oder Behinderungen. Die Beispiele stammen aus unterschiedlichen Bereichen und haben keinen Anspruch auf irgendeine Systematik, dies schon deshalb nicht, weil die kommunalen Notlagen und Bedürfnisse nach Ort und Zeit variabel sind.

1. Für manche chronischen Krankheiten gibt es vor Ort noch keine Selbsthilfegruppe. Für eine Starthilfe kann ein Arzt wertvoll sein. Hier besteht die Kunst freilich darin, daß der Arzt sich auch wieder zurückziehen und überflüssig machen kann. Dies ist notwendig, da sonst der Selbsthilfecharakter der Gruppe nicht zum Tragen kommt.

2. Die mächtige Selbsthilfebewegung der Suchtkranken verträgt an ihrem Rand den einen oder anderen Arzt, spezialisiert auf den schwierigen

Transfer zwischen Selbsthilfe- und Medizinsystem, vor allem für die chronisch Suchtkranken.

3. Ähnlich ist es mit den unterschiedlichen Gruppen der Migranten, die nicht nur der sprachlichen Übersetzung bedürfen, sondern auch der Dienstleistung eines auf die jeweilige Kultur spezialisierten Arztes, um deren Besonderheiten mit der professionellen Medizin kompatibel zu machen.

4. Einzelne Ärzte können mit einer Angehörigengruppe in ihrer Praxis oder ihrer Krankenhausstation beginnen oder, jetzt wieder auf eine spezielle chronische Erkrankung bezogen und arbeitsplatzübergreifend, den „Trialog" wagen, schon um die gegenseitige Hörfähigkeit zu verbessern.

5. Jeweils ein Arzt könnte – mit oder ohne Vereinsform – ungemein hilfreich sein, um die Familien von Alzheimer-Kranken, Wachkoma-Patienten oder verhaltensgestörten und dissozialen Kindern und Jugendlichen kennenzulernen, sie miteinander ins Gespräch zu bringen und selbsthilfefähig zu machen, um die hier besonders bedrohliche Isolation zu überwinden.

6. Ähnlich steht es mit den Alleinerziehenden, zumal die gesundheitliche Gefährdung sowohl der (in der Regel) Mutter als auch der Kinder bekannt ist. Hier kann Zusammenschluß und kontinuierliche ärztliche Beratung von vitaler Bedeutung sein.

7. Bei den zunehmend wirksamen Verbraucherschutz-Vereinigungen wird eine ärztliche Mitwirkung immer dringlicher.

8. Immer mehr Kommunen realisieren die kommunale Agenda 21 zur Umsetzung der UNO-Beschlüsse von Rio.

Ärztliche Mitwirkung ist auch schon deshalb angezeigt, weil hier sinnvollerweise die Sensibilisierung für Umweltfragen an die Lösung von Gesundheits-, Armuts- und Arbeitslosigkeitsproblemen als Voraussetzung geknüpft wird.

9. Zum kommunalen Standard gehört heute schon beinahe ein vor allem ambulantes, dann auch stationäres Hospiz, weshalb es hierfür heute auch am leichtesten ist, freiwillige Helfer zu finden. Der ärztliche Beitrag bei der Sterbebegleitung versteht sich von selbst.

10. Beinahe schon ähnlich anerkannt ist die Notwendigkeit eines kommunalen psychosozialen Krisendienstes, da für suizidale, gewalt- oder alkoholbedingte Krisen sowie für vital bedrohliche Krisen der Interaktion in Familien und Nachbarschaften der ärztliche Notdienst ohne eine spezielle Erfahrung leicht überfordert ist, ähnlich auch für Krisen zunehmend selbständig lebender Behinderter.

11. Besonders kreativ und phantasieanregend ist das Konzept des Münchner Vereins „Weiße Feder": Hier werden jüngere psychisch Kranke in die Pflege altersverwirrter oder behinderter Menschen eingearbeitet, so daß hier Angehörige zweier unterprivilegierter Gruppen einander Nutzen, Sinn und Gewicht geben, eine Idee, die sicher auch auf andere Gruppenpaarungen übertragbar ist.

12. Einige Ärzte sollten sich zusammentun und sich für die allgemeinen Rechte und Bedürfnisse der Bewohner von Alten- und Behindertenheimen spezialisieren. Denn obwohl Menschen im Heim ohnehin den

schwächsten und fremdbestimmtesten Status aller Bürger einer Kommune haben, werden sie zudem immer noch oft in ein Heim weit entfernt von ihrer Heimat ausgegrenzt, kommen viele außerdem unnötig ins Heim, nur weil die Indikation unprofessionell und ohne Kenntnis von Alternativen gestellt wird, gibt es kaum ein geregeltes Beschwerdewesen im Heim und wird ein Bürger gesetzeswidrig nicht vom ersten Tag seiner Heimaufnahme auch mit dem Ziel gefördert, daß er dieses wieder verlassen kann.

13. Die beiden Basisbedürfnisse aller Menschen und damit auch der Unterprivilegierten und chronisch Kranken sind das Wohnen und das Arbeiten. Hier zunächst zum Wohnen: Daß alle Bürger eine zu ihrer chronischen Erkrankung, ihrer Behinderung oder ihren sonstigen Besonderheiten passende Wohnung haben, ist einerseits für ihre Gesundheit oft entscheidend, andererseits eine so große Aufgabe, daß kein Arzt allein von seiner Praxis oder Klinik aus sich darauf spezialisieren kann. Für diese Vermittlung geeigneten Wohnraums bedarf es eines Vereins, wegen dessen Professionalität Wohnungsbesitzer dann auch überraschend gerne mit ihm zusammenarbeiten. Natürlich kann der Arzt nicht die Hauptarbeit leisten, doch kann ein Attest, ein Gutachten oder ein Telefonanruf von ihm Wunder wirken. Professonell ist ein solcher Verein freilich nur unter einer Bedingung, gegen die oft verstoßen wird: Er darf nicht nur parteiisch für den vermittelten chronisch kranken Bewohner sein, sondern er muß im

Konfliktfall auch parteiisch für den Vermieter oder den Nachbarn sein können; sonst ist die langfristige Glaubwürdigkeit nicht zu erreichen. Ein solcher Verein hätte der Kommunalverwaltung gegenüber auch für den Kredit zu sorgen, daß es zur Wohnungslosigkeit gar nicht erst kommen kann.

14. Unterprivilegierte, chronisch Kranke, Behinderte und andere Langzeitarbeitslose, selbst Bürger, die eine gute Rente haben, haben in der Regel aber auch sowohl den Wunsch als auch die Fähigkeit, in einem beschränkten Umfang an der Erwerbsarbeit teilzunehmen. Obwohl sie auf dem freien Arbeitsmarkt nicht die geringste Chance haben, haben Arbeitsloseninitiativen sowie die Bewegung der Selbsthilfefirmen für psychisch Kranke gezeigt, daß es bei hinreichender Hartnäckigkeit und Professionalität möglich ist, dem freien Markt in hinreichendem Umfang Arbeitsaufträge abzutrotzen und dadurch Gesundheit und Selbstachtung der Betroffenen so zu heben, daß die Krankheitsauswirkungen erheblich verringert werden können. Solche Selbsthilfefirmen oder Integrationsfirmen werden als Verein oder als GmbH gemeinnützig betrieben und in der Regel von Sozialarbeitern, Krankenschwestern, Pädagogen usw. geleitet. Neben solchen Sozialberuflern wären gerade in eigener Praxis unternehmerisch tätige Ärzte eine unschätzbare Hilfe, weil sie die – auch – stimulierende Wirkung des Existenzrisikos von sich selbst her kennen, zumal sie für ihre eigenen Patienten davon profitieren würden. Von den reinen Selbsthilfe-

firmen, in denen die kranken Mitarbeiter ihr Einkommen voll erwirtschaften können, muß man die vielleicht noch wichtigeren Zuverdienstfirmen unterscheiden, weil diese auch noch dem Schwächsten die Chance bieten, über vielleicht nur ein oder zwei Stunden Arbeit am Tag als Zuverdienst zu seiner Rente oder Sozialhilfe Leistungen für ihm unbekannte Dritte zu erbringen, sich mit seinem Betrieb, der marktabhängig immer in existentieller Gefahr ist, zu identifizieren und so für seine Selbstachtung und Gesundheit mehr zu erreichen, als dies in der traditionellen, überwiegend fremdfinanzierten und daher krisensicheren „Werkstatt für Behinderte" möglich wäre. Wer je einmal am Aufbau einer solchen Firma mitgewirkt und das Wachsen der kranken Mitarbeiter, die zuvor als die letzten Chaoten galten, erlebt hat, ist nachhaltig fasziniert davon, welche Selbstheilungskräfte noch dem verletztesten Bürger eigen sind und wie man durch Bündelung der Kräfte des Marktes und des Staates jedem Bürger eine Chance geben und die kommunale Lebenswelt verlebendigen kann.[73]

15. Das Krankenhaus einer Gemeinde kann durch Kombination seiner besonderen mit den kommunal-allgemeinen Aufgaben von seinen Mitarbeitern zu einem kulturellen Begegnungs- und Integrationszentrum vieler Gruppen weiterentwickelt werden.

16. Einige Ärzte können sich zusammenschließen und eine gemeinnützige Stiftung gründen, um mit deren Erträgen die anderen zivilgesellschaftlich-gemeindemedizinischen Initiativen mitzufinanzieren. Nicht zuletzt über bürgerschaftlich wirksame Veranstaltungen, etwa Benefiz-Konzerte, Kollekten der Kirchengemeinden oder Marathonläufe und Radrennen mit bekannten Sportlern, hat man in wenigen Jahren die erste Million zusammen, von welchem Zeitpunkt an man wirksam werden kann. Man kann z. B. auch jedes Jahr einen Sozial-Oscar an denjenigen Unternehmer des freien Marktes verleihen, der sich am meisten für chronisch Kranke verdient gemacht hat.

17. Ärzte können schließlich auch die Initiative dafür ergreifen, daß die Jugendlichen schon früh in die zivilgesellschaftlich-gemeindemedizinischen Aktivitäten verstrickt werden. So kann man in Zusammenarbeit mit den Schulen z. B. dafür sorgen, daß jeder Schüler einmal in seiner Schulkarriere an geeigneten Orten mit chronisch Kranken, Behinderten und alten Menschen ein gemeinsames praktisches Begegnungsprojekt mitmacht. Man kann aber auch mit den Lehrern aushandeln, daß darüber hinaus einmal im Jahr die Schüler aller Schulen sich zu einem Sponsorenlauf treffen, wobei jeder Schüler mit etwa 5 Sponsoren (Angehörige, Nachbarn, Bekannte) pro gelaufener

---

[73] In einem staatlichen Regelwerk für den Umgang mit Heimbewohnern aus England fand ich die Norm, daß auch Heimbewohner ein „Recht auf Risiko" hätten. Hierin steckt der kostbare Gedanke, daß wir bei allen Hilfen, die wir für kranke Menschen organisieren, oft vergessen, daß zu einem einigermaßen „normalen" Leben ebenso dringlich gehört, daß man auch in einem bestimmten Ausmaß einem existentiellen Risiko ausgesetzt ist; dem Leben, das nur von seinen Hilfen her erlebt wird, fehlt es an Gewicht.

Runde einen bestimmten Betrag vereinbart, die Jüngeren also ihre Muskelkraft und die Älteren ihre Finanzen so miteinander bündeln, daß ein bestimmtes soziales Projekt oder auch die Stiftung damit gefördert wird – ein zivilgesellschaftliches Unternehmen, an dem fast die gesamte Kommune ihren Bürgersinn zum Ausdruck bringen kann.[74]

Damit auch hier wieder die Angst vor der Überforderung in Grenzen gehalten werden kann: In fast allen hier vorgeschlagenen Initiativen sollen und dürfen Ärzte mitnichten alles selbst tun; sie sollen vielmehr lediglich die dringlichsten kommunalen Notlagen kennen, die Initiative ergreifen und im übrigen nur mitwirken. Je mehr Ärzte sich beteiligen, desto mehr profitieren alle von allen – persönlich sowieso, aber auch in ihrer Haupttätigkeit.

---

[74] Kirchlich orientierte Ärzte können sich an die Arbeit machen, die destruktiven und lähmenden Grenzen zwischen Diakonie bzw. Caritas einerseits und der kommunalen Kirchengemeinde andererseits aufzuheben: die Wiedervereinigung der sozialen Profis der kirchlichen Wohlfahrtskonzerne und der ehrenamtlichen Bürgerhelfer der Kirchengemeinden auf kommunaler Ebene würde beiden Institutionen wieder soziales und religiöses Leben einhauchen und zugleich ein beträchtliches zivilgesellschaftliches Potential erschließen. Gegenüber den erheblichen zweckrationalen Widerständen hiergegen bedarf der Heilige Geist offenbar unseres Beistands.

Ärztliche Selbstbegrenzung vom Anderen her

VII

Als Konsequenz des Übermaßes all der guten Dinge, die die moderne Medizin in der Lage ist anzubieten, ist sie heute schon prinzipiell unbezahlbar, ... wird das Gesundheitswesen unersättlich.

M. Carstensen[1]

Den Herausforderungen des Arztes zur Sorge, zur Verantwortung, sich vom Anderen, Letzten, Dritten, von der Gemeinde in Dienst nehmen zu lassen folgt eine weitere Überforderung – eine Art Rahmen-Herausforderung; denn nichts kommt wohl dem Wesen des Arztes so nahe wie seine Disposition zur Selbstbegrenzung, zur inneren und äußeren Deinstitutionalisierung: Als Arzt habe ich in allen Richtungen meines Denkens, meines Handelns und meiner Institutionalisierung zugleich immer auch darauf aus zu sein, mich überflüssig zu machen. Für meine innere Seite, das Gespräch mit mir selbst, liegt darin eine tröstliche Botschaft: nicht umsonst haben wir in den vorangehenden Kapiteln immer wieder betont, daß die dort behandelten Grundhaltungsaspekte so überfordernd sind, daß sie nur höchst eingeschränkt – eben selbstbegrenzt – zu leben sind, vorübergehend, nur wenn ich gerade die Kraft habe, wenn es besonders wichtig ist, exemplarisch und auf Stunden, Minuten oder auch nur Sekunden meines realen Arbeitsalltags bezogen, wenn auch immer präsent.

In diesem Kapitel aber geht es mehr um die äußeren Seiten, die Institutionalisierungen der ärztlichen Tätigkeit, wenn auch hier Selbstbegrenzung und „Abrüstungsbereitschaft" nicht ohne innere Disposition zu haben sind. Das fängt schon mit der Einsicht an, daß – im Unterschied zu den meisten anderen Berufen – „es für den Arzt kein ... vorweisbares Werk (gibt). Die Gesundheit des Patienten kann nicht als ein solches gelten. Obwohl sie natürlich das Ziel der ärztlichen Tätigkeit ist, wird sie nicht eigentlich von ihm ‚gemacht'."[2] Selbstbegrenzung ist also schon angesagt bei der bloßen Benennung von etwas als „Gesundheit", aber ebenso schon bei der Benennung von etwas als „Krankheit"; denn wenn sich das Spektrum der Befindlichkeitsstörungen ständig ausweitet, das von der Bevölkerung der Institution Medizin zugewiesen und unter die Frage „krank oder gesund!" gestellt wird, dann hätte ich von den vielen Menschen, die das erste Mal in meine Praxis kommen, einige zu ermuntern, daß sie ihr Problem am besten allein lösen könnten; andere hätte ich auf Familie oder Freunde zu verweisen; wieder anderen hätte ich zu raten, sich an einen Psychologen, Seelsorger, an eine Selbsthilfegruppe oder einen Verein zu wenden, vielleicht unter Zuhilfenahme eines Präparats aus der Apotheke;

---

[1] M. Carstensen: Ethik und Ökonomie. In: Patienten oder Kunden. Akademie f. Ethik i. d. Med., Göttingen 1998, S. 32

[2] H.-G. Gadamer: Über die Verborgenheit der Gesundheit. Frankfurt: Suhrkamp 1996, S. 36

oder ich hätte jemandem bei der Wohnungs- oder Arbeitsvermittlung behilflich zu sein. Jedenfalls wäre dies ein größerer Teil meiner Klientel, als ich mir dies zeitlich und ökonomisch leisten könnte.[3]

Wenn schon Gesundheit aus einem Mittel des Lebens zu seinem Zweck, zum höchsten gesellschaftlichen Wert, zur „Alltagsreligion"[4] der Menschen geworden ist, die dadurch jede Abweichung vom völligen Wohlbefinden als Krankheit deuten können, wie sollte ich – gegen meine eigenen Interessen – dieser Flut an Heilserwartungen widerstehen, zumal selbst die Krankenkassen anfangen, sich „Gesundheitskassen" zu nennen, die Krankenhäuser „Gesundheitszentren" sein wollen? Die Menschen wollen doch, daß ich sie alle mir „aneigne"! Aber auch dann, wenn ich einen Patienten unter einem legitimen diagnostischen Etikett zu „meinem" Patienten gemacht habe, hat mein Handeln darauf gerichtet zu sein, daß er möglichst schnell – geheilt – wieder verschwindet, und zwar nach dem präventiven Ideal so nachhaltig, daß er möglichst nie wiederkommt, was ebenfalls betriebswirtschaftlich kaum zu wollen ist. Mein Selbstbegrenzungsdispositiv steht also von Anfang an in einem unauflöslichen Spannungsfeld mit diversen Wachstumsimperativen.

Was für den einzelnen Arzt gilt, trifft auch für die gesamte Medizin zu: Sie hat ständig darauf hinzuwirken, sich überflüssig zu machen, nicht nur indem sie Krankheiten besiegt und ausrottet, sondern auch indem sie – nach der Präventionsutopie – Krankheiten gar nicht mehr entstehen läßt und damit eines Tages verschwunden sein müßte. So lesen wir ja auch täglich von Erfolgen auf dem Weg zu diesem idealen Ziel. Die Wirklichkeit spricht eine andere Sprache, scheint sich in die entgegengesetzte Richtung zu entwickeln, nicht in Richtung auf Selbstbegrenzung, sondern auf entgrenzte, unendliche Unersättlichkeit. Und das – über die beschriebene Expansion der Definitionsmacht der Medizin für immer mehr menschliche Befindlichkeiten hinaus – auf mindestens drei weiteren Ebenen. So verläuft der wissenschaftliche ebenso wie der technische Fortschritt der Medizin eher als ein entgrenzender, akkumulativer Prozeß. Täglich kommen neue und bessere Erkenntnisse – empirisch gesicherte Befunde und theoretische Modelle – hinzu, werden neue und bessere Präparate und Geräte an die Front der Krankheitsbekämpfung und -verhinderung geworfen, ohne daß in gleichem Maße die alten und schlechteren Erkenntnisse, Präparate und Geräte abgeschmolzen werden. Dabei wird die Halbwertszeit der Innovationen in der Regel nicht etwa länger, was man bei einem inhaltlichen, substantiellen Fortschritt erwarten müßte, sondern vielmehr kürzer, wodurch unerwartete Nebenfolgen schneller sichtbar und zum Anlaß für weitere expansive Erkenntnis-, Präparate- und Gerätefortschritte werden.

Ist dies auf der **wissenschaftstheoretischen Ebene** einigermaßen durch die ungebremste Reflexivität der spätmodernen Gesellschaft zu erklären, so wirkt sich auf der zweiten **soziologischen Ebene** die fortschreitende Institutionalisierung der Medizin gleichsin-

[3] H.-U. Deppe: Wettbewerb heißt Selektion. Frankfurter Rundschau 16. 3. 1998
[4] H. Keupp: Ermutigung zum aufrechten Gang. Tübingen: DGVT-Verlag 1997, S. 35 ff.

nig aus. Kliniken, Praxen und andere medizinische Institutionen können gar nicht anders, als immer mehr und bessere Leistungen erbringen zu wollen. Damit expandieren sie in der Regel nicht nur quantitativ; sie müssen sich vielmehr auch fortlaufend differenzieren, etwa sich der Endlosspirale der immer feineren Spezialisierung unterwerfen. Dadurch wird aber das jeder Institution eigene Gleichgewicht zwischen (patientenbezogenem) Zweck und institutionellem Selbstzweck immer mehr zugunsten des letzten Faktors verschoben. Die Institutionen sind zwar nie nur, jedoch immer mehr um ihrer selbst willen da. Von Selbstbegrenzung oder hier besser Deinstitutionalisierung keine Spur. Dieser entgrenzende Prozeß wird nicht mal mehr – wie in früheren Zeiten – durch einen Krieg unterbrochen, der, einmal von all seinem Elend abgesehen, zumindest den Vorteil mit sich brachte, daß ein institutionelles System mit einem Schlage auf einen Nullpunkt zurückschrumpfte, von dem aus man wieder „klein anfangen" konnte. Da wir uns Kriege nicht mehr leisten können und wollen, müßte jetzt schon die Einsicht aller Gesellschaftsmitglieder so weit reichen, daß man beschlösse, künstlich das Gesundheitswesen zurückzufahren, um der Gnade eines Nullpunktes teilhaftig zu werden. Das meint vermutlich auch Huber, wenn er zu einer „Kulturrevolution der Medizin"[5] aufruft, die freilich dann zweckmäßigerweise auch gleich eine „permanente Revolution" sein müßte. Wer aber könnte schon diese Einsicht im Interesse des Ganzen

aufbringen, wenn er damit riskieren müßte, überflüssig zu werden? Denn billiger wäre so etwas nicht zu haben.

Damit wären wir auf der dritten, der **ökonomischen Ebene**. Praxen und Kliniken sind Betriebe, daher betriebswirtschaftlich zu betreiben. Da dies seit 200 Jahren im Rahmen der Marktwirtschaft geschieht, gilt das Konkurrenzprinzip, stehen Praxen und Kliniken im Wettbewerb miteinander, sollen sie auf diese Weise die Kosten in Grenzen halten und sollen sie wachsen, schon um so im Existenzkampf ihre Existenzberechtigung zu sichern. Gute Betriebe sind grundsätzlich nur wachsende Betriebe, die immer mehr, immer bessere und immer spezialisiertere Leistungen anbieten. Gegenüber diesen Notwendigkeiten, denen niemand sich entziehen kann, hat das ebenso notwendige Selbstbegrenzungsgebot wenig Chancen, und über die berufsständische Beschränkung der Eigenwerbung kann das Wettbewerbsprinzip nur lachen. Mein Vater, als „praktischer Arzt" Kleinunternehmer, hatte schlaflose Nächte und sah seine Familie am Bettelstab, wenn sein benachbarter Kollege (und Freund) sich ein neues Gerät zugelegt hatte, und fand erst nach Anschaffung eines mindestens ebenso eindrucksvollen Apparates wieder Ruhe. Er schalt sich einen Narren und konnte dennoch nie von diesem närrischen Treiben ablassen. Dies ist betriebswirtschaftlicher Systemzwang, Zwang zum Wachstum, mühsam von den Kostenträgern in Grenzen gehalten. Dies ging gut, solange das gesamtgesellschaftliche Bruttosozialprodukt ebenfalls wuchs und endlos zu wachsen schien, somit die Ökonomie und das Soziale sich noch eine relative Eigenständigkeit gegenseitig zubilligen

---

5) E. Huber, in: M. Knoche u. a. (ed.): Soziale und ökologische Gesundheitspolitik. Frankfurt: Mabuse 1998

konnten und die beiden Steuerungsprinzipien der Ökonomisierung des Sozialen und der Sozialisierung der Ökonomische einigermaßen ausgeglichen waren.

Eben dies gehört heute wohl für lange Zeit oder für immer der Vergangenheit an: Strukturelle Arbeitslosigkeit, geringes gesamtwirtschaftliches Wachstum, globales Scheitern der Planwirtschaft als alternatives Modell zur Marktwirtschaft und globalisierungsbedingte Schwächung des Staates zum bloßen Resonanzmedium des Marktes[6] bei immer noch wachsendem, technologiebedingtem Erwartungsdruck der Bevölkerung haben das obige Steuerungsgleichgewicht zusammenbrechen lassen. Mit der Achtung der relativen Eigenständigkeit des Sozialen ist es vorbei, und an die Stelle ist die einseitige, gnadenlose und verabsolutierte Ökonomisierung des Sozialen getreten. Dabei hat die kurzfristige betriebswirtschaftliche noch Vorrang vor der längerfristigen volkswirtschaftlichen Perspektive. Die Autoindustrie wird zum Modell auch der Klinik- und Praxisbetriebe mit der Umschichtung menschlicher Arbeit auf billigere Technik, mit Qualitätssicherungsoffensiven und mit der Umwandlung des Patienten zum Kunden.

Wenn dieser Prozeß sicher auch wünschenswerte Ergebnisse zeitigt, etwa die Mobilisierung von Rationalisierungsreserven, so trifft doch gerade die Kundenorientierung, mit der Verbesserung des Selbstbestimmungsrechts der Patienten begründet und als Fortschritt gefeiert, die Medizin vielleicht nicht in den Kopf, wohl aber ins Herz. Denn im Wesen des „Kunden" liegt es, daß es gute und schlechte Kunden gibt und daß man sich den guten Kunden zu- und von den schlechten Kunden abwendet,

dies natürlich auch im Falle etwa notwendig werdender Rationierungen. Der gute Kunde ist der rentable, schnelle Patient, bei dem man in kurzer Zeit möglichst viele, gut honorierte Leistungen mit kurzfristigem Erfolg erwirtschaften kann, wobei man gut daran tut, die subjektiven, möglicherweise kurzsichtigen Wünsche des guten Kunden zu erfüllen, selbst, wenn das für ihn und für die Allgemeinheit langfristig nachteilig ist; anderenfalls wäre der eigene Betrieb bedroht.[7] Carstensen[8] hat dies am Beispiel des vermehrten Wunsches nach einer Kaiserschnitt-Entbindung deutlich gemacht, die – ungeachtet vermehrter Risiken für die Patientin – betriebswirtschaftlich auch noch mehr Geld bringt als eine normale Geburt.

Die Arzt-Patient-Angehörigen-Beziehung (wie wir seit Kapitel V diese Beziehung immer nennen werden, weil sie erst dann vollständig benannt ist) wird zum Schauplatz des Kampfes um ökonomische Macht, wobei die schlechten Kunden, also die chronisch Kranken, die Alten und die sonstwie Benachteiligten, die Letzten, auf der Strecke bleiben, der wettbewerbsbedingten Selektion zum Opfer fallen. Es droht die Gefahr einer Selbstbegrenzung des Arztes auf den profitabelsten zu Lasten des

---

[6] H. Baier: Kundenorientierung statt Rationierung. Dt. Ärztebl. 1996; 93: 1895–1896

[7] Deppe a. a. O. u. Huber a. a. O.: Als ich in den letzten Jahren alle 350 000 Ärzte in Deutschland anschrieb und um eine Spende für die Finanzierung einer erstmaligen Edition der Dokumente des Nürnberger Ärzteprozesses bat, war dies zwar überraschend erfolgreich; dennoch erhielt ich nicht wenige Briefe vor allem von niedergelassenen Ärzten der folgenden Art „Gestern habe ich meine vorletzte Arzthelferin entlassen müssen".

[8] Carstensen, a. a. O., S. 28–37

letzten Patienten, wobei man freilich daran erinnern kann, daß wir dann lediglich auf dem Wege der Wiederherstellung der privatisierten Verhältnisse aus vormodernen Zeiten wären, als den Ärzten eine solche standes- oder klassenspezifische Einschränkung ihres die Massen ausschließenden Verantwortungsverständnisses noch einigermaßen selbstverständlich war.

Ich habe hier bewußt von Gefahren gesprochen, die zwar ernst zu nehmen sind, zumal sie sich im Bündnis mit dem gesamtgesellschaftlichen Entwicklungstrend befinden. Aber zugleich nimmt die Zahl derer zu, die gefahrensensibel sind und zwar quer zu den traditionellen politischen Lagern. Kernthema dürfte die Verteilung des Geldes für Ärzte (und andere Sozialberufler) sein. Zunehmend ist man sich darin einig, daß das jetzige Honorierungssystem nicht mehr zu retten ist. Es ist ebenso ungerecht wie unethisch, zwingt oder verführt zum Betrug an Patienten wie an der Allgemeinheit und fördert gleichwohl die Unbezahlbarkeit. Auch noch weiter verschärfte bürokratische Kontrollen der Kostenträger können daran nichts ändern; sie fördern lediglich die Erfindung immer neuer destruktiver Schlupflöcher und den Prozeß des Vertrauensverlustes. Daher werden vermehrt Geldverteilungsmodelle, die weniger marktabhängig sind, in die Diskussion eingebracht wie „Zeithonorar", „Gehalt", oder „Kopfpauschale", wobei es sicher darauf ankommen wird, wenigstens Elemente der freien Berufsausübung zu erhalten und die Marktabhängigkeit nicht durch andere Abhängigkeiten einfach zu ersetzen. Wie das Match ausgeht, ist offen und hängt von unser aller Alltagshandeln ab.

Wie sehr diese Probleme heute auch in einem globalen Kontext zu sehen sind, dazu zwei Beispiele. Zum einen hat Helmut Schmidt[9] mit seinem Klub ehemaliger Staatschefs zum 50. Jahrestag der Menschenrechte der Vereinten Nationen vorgeschlagen, die Menschenrechte durch einen Katalog der Menschenpflichten zu ergänzen, was er nicht nur damit begründet, daß die östlichen Kulturen die Gemeinschaftswerte stärker gewichten als der Westen mit seiner Betonung individueller Freiheitsrechte, sondern auch damit, daß heute – im Unterschied zu früheren Zeiten – vom Markt größere Gefahren ausgehen als von den (geschwächten) Nationalstaaten. Zum anderen läßt sich auch das lähmende Totschlagargument der Globalisierung[10] allmählich wieder auf die Bedeutung eines, wenn auch wichtigen Einflußfaktors entmythologisieren: Denn da die Welt begrenzt ist, kommen auch die globalen Wachstumsmechanismen des Marktes irgendwann an ihr Ende, wenn sie nämlich den Globus umfaßt haben, wozu sie mindestens seit Kants Weltbürgeridee, also seit 200 Jahren unterwegs sind; wenn aber die Ökonomie quantitativ nicht mehr weiter wachsen kann, muß sie sich, um überhaupt weiter expandieren zu können, auf qualitative Wachstumsexperimente und durchaus auch auf den sozialen Chancenausgleich umstellen, was zwar keine Garantie, wohl aber eine Option ist.

Abschließend ist noch eine – insgesamt – vierte Ebene zu erwähnen, auf der sich für Ärzte der Konflikt zwischen den Werten des Wachstums und der

---

[9] H. Schmidt, Die Zeit 3. 10. 1997
[10] H. Wiesenthal. Frankfurter Rundschau 17. 7. 1996

Selbstbegrenzung abspielt, die Ebene der **Grenzüberschreitungen medizinischer Forschung**. Ich stelle diese Ebene weniger in den Mittelpunkt, weil sie einerseits in der Öffentlichkeit ohnehin am heftigsten diskutiert wird und andererseits, weil das Ethos des medizinischen Forschers im Grundsatz, wenn auch prekärer, dasselbe ist wie das Ethos des handelnden Arztes in seiner Alltagsarbeit. Gleichwohl sind die potentiellen Grenzüberschreitungen heutiger Medizintechnik und Forschung atemberaubend genug; stellen sie doch unser Bild des Menschen, insbesondere am Anfang und Ende des menschlichen Lebens, in Frage, und damit auch unsere Kultur. Auf verschiedene Beispiele hierfür sind wir bereits zu sprechen gekommen, u. a. mit Honnefelder[11] über die besondere Schwierigkeit, aber auch Notwendigkeit der Selbstbegrenzung anläßlich des Keimbahn-Transfers und des Klonens. Da es hierbei nicht einmal nur um die Selbstbegrenzungsaufgabe geht, ob wir auf eine im Einzelfall vielleicht segensreiche Maßnahme um der Allgemeinheit willen verzichten wollen, sondern auch um die Frage, ob wir Entwicklungen einleiten dürfen, deren Folgen wir vermutlich höchstens im Einzelfall, unsere Enkel aber als Regelfall begegnen würden, möchte ich hierzu Hans Jonas, der uns als erster Medizinphilosoph mit der uns allen noch ungewohnten Notwendigkeit einer „Fernethik" konfrontiert hat, das Wort geben: „Unsere so völlig enttabuisierte Welt muß angesichts ihrer neuen Macharten freiwillig neue Tabus aufrichten. Wir müssen wissen, daß wir uns zu weit vorgewagt haben, und wieder wissen lernen, daß es ein Zuweit gibt. Das Zuweit beginnt bei der Integrität des Menschenbildes, das für uns unantastbar sein sollte. … Wir müssen wieder Furcht und Zittern lernen und, selbst ohne Gott, die Scheu vor dem Heiligen. Diesseits der Grenze, die es setzt, bleiben Aufgaben genug."[12]

Was es mit der Fähigkeit der Selbstbegrenzung und ihrer konkreten Umsetzung auf sich hat, möchte ich im folgenden an den Beispielen des Krankenhauses (1. Abschnitt), der Praxis (2. Abschnitt) und der ärztlichen Selbstverwaltung (3. Abschnitt) diskutieren.

---

[11] L. Honnefelder, Dt. Ärztebl. 1998; 95: 2976

[12] H. Jonas, in: R. Flöhl (ed.): Genforschung – Fluch oder Segen? Frankfurt: Schweitzer 1985, S. 119

1 Krankenhaus

Ich kann von meiner Selbstbegrenzungspflicht noch so überzeugt gewesen sein – an dem Tag, an dem ich meine Arbeit in einem Krankenhaus aufnehme, ist das wie weggeblasen, hat der Hospitalismus von mir Besitz ergriffen, fühle ich mich als Kern eines Machtzentrums, als Spinne im Netz, bin ich der Nabel einer neuen Welt, die mit mir erst angefangen hat zu existieren, spreche ich zu einem Patienten im Namen eines „Wir", womit ich die Kompetenz, aber auch die Macht und die Selbstsicherheit von z. B. 400 Mitarbeitern gegen ihn ausspiele, gehe ich davon aus, daß der Patient (oder Angehörige) erst mit dem Tag seiner Beziehungsaufnahme zu mir so recht eigentlich zu leben begonnen hat und daß sein Lebenszentrum das Krankenhaus, nicht etwa die eigene Wohnung ist, verliert die Welt um die Klinik herum an Bedeutung, bin ich mit einem Schlage Expansionist, um das Wohlergehen, also das Wachsen, Blühen und Gedeihen der Klinik, der Institution besorgt und bemüht. Auf die kürzeste Formel gebracht, lautet der schwerwiegende Denk- und Wahrnehmungsfehler, dem sich niemand, der in eine Institution und damit auch in eine Klinik eintritt, ganz entziehen kann: Ich denke, daß die Institution eine Institution ist, die Klinik eine Klinik ist oder das Heim ein Heim ist; ich kann nicht mehr vom Fremden, Anderen, Dritten, von der Gemeinde, von der Welt her denken, sondern nur noch aus der Institution und aus mir heraus, beides miteinander identifizierend und alles andere mir anzueignen bestrebt. Es spricht ja auch erstmal alles dafür, daß es so ist, und nichts dagegen. Und weil dies so ist, gibt es überhaupt Institutionen, entfalten sie ihren auch haltgebenden, auch notwendigen Sinn. Doppelt schlimm und folgenschwer für die Anderen ist es, wenn ich als Leiter einer Klinik mir diese innere Mentalität – eine Klinik ist eine Klinik – zu eigen mache und aus ihr heraus – unreflektiert – zu handeln beginne.

Reflexion – relativierende, kritische Selbsthinterfragung, mir selbst von außen, aus der Transzendenz über die Schulter zu gucken – ist daher die Methode, mit der wir innerhalb einer Institution die Haltung der Selbstbegrenzung (nur teilweise) wiedergewinnen können. Nur durch sie können wir den Wirklichkeitsverlust, die derealisierende Hospitalismus-Schädigung der Institutionsmitarbeiter, über die Goffman[13] uns aufgeklärt hat, kompensieren oder in Grenzen halten. Das Dilemma liegt auf der Hand: Die Behandlung je einzelner Patienten kann so aufwendig und

---

[13] E. Goffman: Asyle. Frankfurt: Suhrkamp 1979

zugleich so gleichartig sein, daß es zweckmäßig und ökonomisch ist, hierfür eine Institution (Krankenhaus, Heim, Kurklinik) zu schaffen, wohin ich die Patienten konzentriere. Mit dieser zweckrational vorteilhaften Problemlösung nehme ich zwei unvermeidbare Nachteile in Kauf: einmal ist und bleibt sie eine Ersatzlösung mit zusätzlichen Risiken für die Patienten; zum anderen neigt jede Institution dazu, sich zum Selbstzweck zu machen, gegenüber dem der ursprüngliche ärztliche Behandlungszweck in den Hintergrund treten kann.

Daher bin ich nur dann ethisch legitimiert, ärztliche Beziehungen und Handlungen zu institutionalisieren und in einer Institution zu arbeiten, wenn ich kompensatorisch gleichzeitig ständig durch innere Einstellung und äußeres Handeln bestrebt bin, im Sinne der inneren und äußeren Deinstitutionalisierung einmal den Vorrang des ursprünglichen ärztlichen Behandlungszwecks auch um den Preis der Institutionsschädigung zu verteidigen und zum anderen die Institution wieder überflüssig zu machen, sie – wenn auch meist nur in Teilfunktionen – aufzulösen und die Behandlung wieder an ihren natürlichen Ort (Patientenwohnung oder Praxis) zurückzubringen, was immer mein Ziel sein muß und wozu es aufgrund medizinischer, technischer oder sozialer Fortschritte auch jederzeit neue Gelegenheiten geben kann, damit die ärztliche Behandlung möglichst wieder von Anfang bis Ende in einer Hand und in einer Arzt-Patient-Angehörigen-Beziehung bleiben kann, wie das Antlitz des Anderen es mir befielt.

Um für diese Chancen der Deinstitutionalisierung permanent wach zu bleiben, statt mich von meiner Institutionalisierung einschläfern zu lassen, bedarf ich einer beträchtlichen Selbstbegrenzungsenergie. Hierfür ist – wie immer – die zeitlich-historische und die räumlich-soziale Reflexion hilfreich. Dazu ein paar Stichworte. Während das Hospital des Mittelalters für Fremde von außen und innen, für Ausländer und Ausgesetzte, offen war – etwa wie man sich das Wirtshaus aus dem Gleichnis des barmherzigen Samariters vorzustellen hat –, erfolgten zu Beginn der Neuzeit (um 1500) die ersten institutionellen Differenzierungen. Insbesondere mit dem damals erstmals als bedrohlich empfundenen Armutsproblem erfolgte die Aufspaltung in mehr pädagogisch orientierte Zuchthäuser für die „schlechten", weil gesund-arbeitsfähigen Armen und die mehr medizinisch orientierten Krankenhäuser für die „guten", weil krank-arbeitsunfähigen Armen. Mit Beginn der Moderne (um 1800) fand geradezu ein Differenzierungsboom statt, in dessen Folge neben den bisherigen Armen auch die wegen der Industrialisierung zu Hause nicht mehr tragbaren „Unvernünftigen" (z. B. Behinderten) sehr viel genauer nach der Art ihrer Krankheit, Behinderung oder Störung sortiert und für jede Sorte eigene Institutionstypen geschaffen wurden. Im Zusammenhang damit begann auch der bis heute nicht abgeschlossene Prozeß der immer feineren Spezialisierung nach medizinischen Fachdisziplinen.

Entscheidend ist, was meist übersehen wird, daß auch das ganze 19. Jahrhundert hindurch die nun zunehmend trennungsschärfer nur noch für somatisch Kranke zuständigen Krankenhäuser im wesentlichen für die Armen reserviert blieben. Bessergestellte Bürger wurden nach wie vor von ihren Hausärzten zu Hause aufgesucht und behandelt. Man wäre auch deshalb nicht in die als Armenhäuser empfundenen Krankenhäuser gegangen, weil man wußte, daß diese nicht nur Stätten der Barmherzigkeit für idealistische Armenärzte waren, sondern zunehmend auch Forschungsstätten für wissenschaftlich interessierte Ärzte wurden. Die jetzt federführende Methode des naturwissenschaftlichen Experiments fand hier ideale Bedingungen: nirgends sonst fand man so große Mengen von Menschen, sortierbar nach gleichartigen Krankheiten, beliebig nach Einflußfaktoren und in ihrem Verhalten kontrollierbar, die sich willig den je gewünschten Regimes unterwarfen, gerade weil sie – als Arme – keine Wahl, sondern dankbar zu sein hatten, so daß die Wissenschaftler über lange Zeit gar nicht auf den Gedanken kommen konnten, daß Zustimmung oder andere ethisch geregelte Rechte für solche unter-bürgerliche Versuchspersonen in Betracht kommen könnten. Im übrigen ist es gerade dieses heroische Milieu der Beziehung des Arztes zu der Masse der Armen (Letzten), in dem sich das Bild von der ärztlichen Allmacht, dem „Halbgott in Weiß", der unbefragten ärztlichen Autorität (nach Max Weber gemessen als „Chance, für einen Befehl Gehorsam zu finden") entwickeln konnte, später zu Unrecht auf den gesamten Ärztestand aller Zeiten verallgemeinert.

Damit hängt als nächste einschneidende Veränderung Ende des 19. Jahrhunderts die Bismarck'sche Sozialgesetzgebung zusammen, deren Ziel zwar auch soziale Gerechtigkeit, vor allem aber die politische Integration der Arbeiterklasse war. Einerseits lernten Ärzte jetzt, daß man nicht nur durch die Behandlung weniger Bessergestellter, sondern auch einer Masse Schlechtergestellter kassenfinanziert (oder durch eine bekömmliche Mischung aus beidem) in der Praxis ein angemessenes Einkommen erwirtschaften konnte. Andererseits hatte das jedoch zur Folge, daß der Arzt für den einzelnen Patienten und insbesondere in dessen Haus oder Wohnung nicht mehr so viel Zeit aufbringen konnte. Bei schwereren Erkrankungen mußte er daher seinen Patienten zunehmend das Krankenhaus schmackhaft machen, was ihm zunächst bei den Arbeiter- später auch bei den Angestellten-Kassenpatienten gelang, während das gehobene Bürgertum sich dieser gleichmacherischen demokratischen Umerziehung am längsten widersetzte. Doch das änderte sich ab 1900 dramatisch – und zwar mit Hilfe der Erfolgsstory der medizinischen Technik. Angefangen vom ersten Röntgengerät wurden immer neue Wellen von Diagnostik- und Therapiegeräten produziert, die regelmäßig a) in der Anschaffung so teuer, b) in der Form so groß und immobil, c) in der Anwendung so aufwendig und d) im Gebrauch so risikoträchtig waren, daß der Beginn der Entfaltung ihrer segensreichen Wirksamkeit nur im Krankenhaus stattfinden konnte, ein Prozeß, der in der Intensivstation, also der Bündelung sehr vieler aufwendiger Geräte und Praktiken, Mitte des 20. Jh. den oder zumindest einen Höhepunkt fand. Im selben Maße wurde das Krankenhaus für alle Bürger, also endlich auch für die Bessergestellten, immer attraktiver. Insofern also die Entwicklung des Krankenhauses plastisch die Integration immer neuer Gruppen in die bürgerliche Gesellschaft spiegelt, kann es nicht verwundern, daß die Strukturierung des Krankenhauses nach Pflegeklassen, als Folge der Zuständigkeit nun für alle gesellschaftlichen Klassen, erst mit Beginn des 20. Jahrhunderts allgemein üblich wurde.

Doch, wie wir wissen, ist damit der Integrationsprozeß noch nicht am Ende. Vorbereitet durch die beiden Weltkriege, gefördert durch Wirtschaftswunder und Vollbeschäftigung, also durch die Beteiligung aller am allgemeinen Reichtum, kommt es zur allmählichen Einschmelzung der durch Besitz, Wahlrecht usw. definierten Klassen des 19. Jahrhunderts. So war es der Landrat von Hanau, der in den 60er Jahren stolz das bundesweit erste „klassenlose Krankenhaus" ausrief. Diese Zeit ist es aber auch, für die Soziologen wie Schulze[14] feststellen, daß die Menschen jetzt sich nicht mehr so sehr nach ökonomischen Klassen, sondern mehr nach kulturellen Milieus und nach Lebensführungs-Stilen unterscheiden, was freilich nicht die Differenzierung nach Reichtum und Armut und ebensowenig für das Krankenhaus die Bedeutung von Privatstationen aufhebt.

Während bis hierhin die Beschreibung der Krankenhausentwicklung als gesichert gelten kann, sind Aussagen über die Gegenwart und mehr noch über die Zukunft naturgemäß unsicherer. Unter diesem Vorbehalt will ich dennoch einige Trendaussagen aus der Geschichte abzuleiten riskieren, zumal dies für unsere heutige Deinstitutionalisierungspflicht gewagt werden muß. Einmal

geht unstrittig die Schere zwischen Armut und Reichtum, wenn auch auf einem immer noch relativ hohen Wohlstandsniveau, wieder stärker auseinander. Zum anderen stehen wiederum neue Bevölkerungsgruppen zur Integration an, die z. T. mit bedrohlichem inneren oder äußeren Fremdheitspotential erlebt werden. Es sind dies (nach den Flüchtlingen aus den ehemaligen deutschen Ostgebieten) erstens Gastarbeiter, Rücksiedler und Asylsuchende, zweitens körperlich, geistig oder seelisch Behinderte – als Folge der teilweise schon vollzogenen Deinstitutionalisierung der im 19. Jahrhundert speziell für sie geschaffenen Institutionen und drittens die zunehmende Zahl der chronisch Kranken und der Altersverwirrten, bei abnehmender Tragfähigkeit der Familien. Angesichts der außerordentlichen Vielfalt und damit Schwierigkeit dieser Integrationsaufgaben teile ich nicht die sonst übliche negative Bewertung dieses Prozesses, da sie von einem zu idealen und daher fiktiv-verlogenen, moralistischen Maßstab aus gewonnen wird. Vielmehr spricht die relative Seltenheit fremdenfeindlicher Aktivitäten, ohne eine einzelne für sich verteidigen zu wollen, eher für eine erstaunlich große Integrationsmoral der Bevölkerung.

Schließlich ist nach der Reichtums-Armuts-Schere und nach der Integrationsproblematik noch von neueren Folgen des medizinischen Fortschritts zu sprechen. Die überlebenswichtigen diagnostischen und therapeutischen Geräte und Praktiken werden in der Anschaffung billiger, in der Form kleiner und transportabler, in der Anwendung weniger aufwendig, zunehmend selbst von Patienten- und Angehörigen-Laien zu bedienen und im Gebrauch weniger risi-

---

[14] G. Schulze: Die Erlebnis-Gesellschaft. Frankfurt: Campus 1992; zum „Hanauer klassenlosen Krankenhaus" vgl. H. See: Die Gesellschaft und ihre Kranken. Reinbek: Rowohlt 1973

kobehaftet. Das aber bedeutet, daß auch hochkomplexe medizinische Techniken und Praktiken entweder sofort oder schon nach einer kürzeren Zeit wieder in den ambulanten Bereich zurückverlagert werden können, sei es in die Praxis des niedergelassenen Arztes oder sei es in die Wohnung des Patienten. Häusliche Dialyse, künstliche Ernährung oder gar Beatmung in der eigenen Wohnung und die „Onko-mobile", die Krebskranke auch im Endstadium mit anspruchsvollster Medizintechnik zu Hause versorgen, sind nur einige von unzähligen Beispielen.[15] Darüber hinaus können auch komplizierte Spezialtherapien – anders als früher – statt im Krankenhaus im ambulanten Bereich wahrgenommen werden. Die Folge ist, daß das Krankenhaus wieder an Attraktivität verliert, nicht zuletzt durch dieselbe Technik, der es vor 50 bis 100 Jahren seine Attraktivität verdankt hat. Die Annahme liegt nahe, daß von diesen neuen Möglichkeiten zunächst vorrangig die Bes-

sergestellten Gebrauch machen, weil sie diejenigen sind, die in der Regel geistig, kulturell, sozial und finanziell mobiler und flexibler sind als andere und weil sie sich schon immer am wenigsten gern institutionalisieren ließen.

Aus all diesen Gründen gibt es in den USA bereits den Slogan: „Das Krankenhaus der Zukunft wird das Krankenhaus ohne Adresse sein", also ein Zentrum zur Belieferung mit hochkomplexer Medizintechnik frei Haus. Natürlich ist das eine Projektion, die noch lange nicht, vielleicht auch nie, ihre volle Verwirklichung finden wird. Und in Deutschland (und Europa) wird dies eine noch längere Zeit in Anspruch nehmen. Denn die stärkere Einbindung des Krankenhauses in das soziale Sicherungssystem bei uns wird eher zur Folge haben, daß es zu einer neuerlichen Konzentration der Schlechtergestellten kommt, insbesondere der neuen Armen und der zur Integration anstehenden Bevölkerungsgruppen, also der Menschen,

---

[15] Weitere Beispiele: Viele – fast alle – chronisch Kranke, chronisch psychisch Kranke, körperlich und geistig Behinderte, die früher wegen Unselbständigkeit und Alltagsuntauglichkeit dauerhaft in Institutionen untergebracht waren, können heute mit Gewinn und Genuß in einer eigenen Wohnung leben, weil die viel geschmähte Haushaltstechnik ihnen dies erleichtert: Wer z. B. mit dem Kochen überfordert ist, greift zu Konserven oder Fertiggerichten; wer zwischenmenschlich zu ängstlich oder unbeholfen ist, holt sich einen Teil der täglich notwendigen Kontaktmenge durch Fernseh-„Berieselung" ins Haus, was – in Grenzen – möglich ist. Auf technischen Hilfen baut auch das zukunftsweisende Assistenz- oder „Arbeitgebermodell" auf: insbesondere Körperbehinderte stellen – als Arbeitgeber – selbst die Hilfskräfte ein, die sie benötigen. So war und ist gerade in der Behindertenhilfe ein dramatischer Deinstitutionalisierungsprozeß möglich: das klassische Heim gehört der Ver-

gangenheit an, kann nur noch durch Machtmißbrauch („Geiselnahme") der Träger künstlich als bequeme Einnahmequelle eine Zeitlang am Leben gehalten werden. – Ein weiterer dramatischer Deinstitutionalisierungsprozeß steht noch an: Nach Schätzungen – an genauen Zahlen ist bisher niemand interessiert – hat Deutschland so viele psychosomatische Rehabilitations- und Kurklinikbetten wie der ganze Rest der Welt. Mit diesem mächtigen Zopf aus der Zeit der Wilhelminischen Befriedungspolitik sind wir fragwürdig für alle anderen Länder, die weitgehend ohne diesen „Zauberberg"-Effekt auskommen, der – unter dem Strich – den meisten Patienten vermutlich mehr Schaden als Nutzen bringt. Wenn wir diesen Bereich nur auf internationales Normalmaß zurückschrumpfen ließen und die vielen, im einzelnen sinnvollen Rehabilitationsangebote für die Patienten ambulant und kommunal organisieren würden (Ambulantisierung der Rehabilitation), gäbe es im Gesundheitswesen wesentlich weniger Finanzierungsprobleme.

denen es, wenigstens zunächst mal, an den häuslichen Voraussetzungen für die Anwendung ambulanter Medizintechnik fehlt. Daran wird auch eine noch so ökonomistische und daher verfehlte Vermarktwirtschaftlichung des Krankenhauses zwar etwas, aber nicht viel ändern, so sehr man auch argumentieren wird, daß das Krankenhaus schließlich kein Asyl sei. Die historische Tatsache der Herkunft unseres Krankenhauses aus dem Armenasyl, vor gerade mal 100 Jahren noch in Kraft, hat so viel Gewicht, daß sie sich nicht so schnell wegrationalisieren läßt.

Fazit: Zukünftig werden Ärzte im Krankenhaus wieder mehr Ärzte vom Fremden, vom Anderen, vom Letzten her zu sein Gelegenheit haben, mehr von der Samariter-„Barmherzigkeit" her, deren hebräische Bedeutung die sinnliche Erfahrung meint, in der sich mir in Ansehung eines Anderen die „Eingeweide um und um drehen", gerade auch in der Herausforderung, auch für Fremde die Voraussetzungen der Anwendung jeder notwendigen modernen Medizintechnik zu schaffen. Das andere Fazit: Es ist heute leichter als früher und es macht mehr Spaß, der ethischen Legitimation des Arbeitens im Krankenhaus zu entsprechen, d. h. während man in ihm arbeitet, zugleich auch an seiner eigenen „Verüberflüssigung", an seiner Deinstitutionalisierung zu arbeiten, da sich diese Intention heute gleichsinnig medizintechnisch und

fachlich, politisch-moralisch, medizinethisch und philosophisch und selbst auch ökonomisch begründen läßt.[16]

Das einzige, was meinen Spaß an einer gerade erfolgreichen Deinstitutionalisierungsarbeit beeinträchtigen kann, ist die Möglichkeit, genau dadurch auch mich, meinen eigenen Arbeitsplatz überflüssig zu machen. Doch das habe ich im Vorrang der Interessen des Patienten vor den meinen ohnehin in Kauf zu nehmen, wenn ich Arzt werden oder sein will und wenn daher Selbstbegrenzung meine vornehmste Fähigkeit sein soll; denn wenn ich diesen Beruf wähle, muß ich wissen, daß ich stets – wider Willen – zu wollen habe, mich überflüssig zu machen – sowohl dem einzelnen Patienten gegenüber als auch mit meiner medizinischen Institution, natürlich nicht als masochistischer Selbstzweck, sondern in der Perspektive des Patientenwohls. Fachliche Aufrüstung rechtfertigt sich durch Streben nach institutioneller Abrüstung.

Wegen dieses „Anti-Wachstum-Hormons" des Arztes hat er einen medizinischen Betrieb anti-betriebswirtschaftlich zu leiten oder: die Krankenhaus-Betriebswirtschaft folgt anderen, weniger marktorientierten Gesetzen als die zum Wachstum verurteilte Betriebswirtschaft der Warenproduktion. Ein guter (wachstumsorientierter) Betriebswirt als Leiter einer Klinik ist daher kostentreibend, ein guter (selbstbegrenzender) Arzt als Leiter kostensenkend. Aus die-

---

[16] Solange ich im Krankenhaus gearbeitet habe, habe ich vor allem meine ärztlichen Mitarbeiter stets gern mit folgender Intuition provoziert und für ihre dienende Deinstitutionalisierungspflicht zu sensibilisieren versucht: „Wenn ein niedergelassener Arzt einen Patienten in unsere Klinik einweist, dann handelt es sich dabei gewissermaßen um eine ‚befristete Leihgabe', von der der ambulante Kollege erwartet, daß Ihr pfleglich mit ihr umgeht und sie ihm in wenigstens gleichem, wenn nicht besserem Zustand möglichst schnell zurückgebt." Die rechtliche und die moralische Bedeutung dieser Intuition verlaufen gleichsinnig.

sem Grund kann Letzterer auch besser als Ersterer die fehlerhaft von der Autoindustrie auf medizinische, aber auch soziale und pädagogische Institutionen übertragene Qualitätssicherungsoffensive als – wachstumsfördernden und kostentreibenden Selbstbetrug erkennen. Bisher bestanden ärztliche wie andere sozial-professionelle Beziehungen zwischen Menschen stets aus meß- und bezahlbaren quantitativen und aus nichtmeßbaren und unbezahlbaren qualitativen Zeit- und Wirksamkeitsanteilen. Im Zuge der falschen, weil restlosen Ökonomisierung des Sozialen zählt Qualität nur noch, wenn sie sicherbar, kontrollierbar, meßbar, also in Quantität umgewandelt, somit positiv oder negativ bewertbar und daher bei Bedarf wegrationalisierbar ist. Nicht-meßbare, d. h. eigentliche Qualität existiert dann einfach nicht und entfällt als unersetzbarer Wirksamkeitsanteil ärztlicher, pflegender (bzw. sozialer) Beziehung und Handlung.[17]

Das Ergebnis ist ähnlich wie bei einer übermäßigen Ersetzung von Vertrauen durch Kontrolle. Der stolze Spareffekt des Fortfalls der Bezahlung des Unbezahlbaren, der nicht meßbaren Qualitätsanteile verschlechtert drastisch die Wirksamkeit der Gesamtbemühungen, was man durch zwar erfolglose, aber verteuernde Aufstockung von bezahl- und quantifizierbaren Leistungen auszugleichen sucht. Lebensgefährlich

wird dieses Konzept, wenn es als „Lebensqualität" auf die Qualitäten von Menschen angewandt wird. Während eigentlich Dinge einen Wert, Menschen aber Würde haben und der Mensch allenfalls im Spannungsfeld zwischen Wert und Würde steht, kritisiert das Lebensqualitätskonzept verfassungswidrig den Schutz menschlichen Lebens und die Würde des Menschen als unbegründet und metaphysisch, erklärt beides für überflüssig: Da nicht die Würde, wohl aber der Wert des Menschen positiv oder negativ ausfallen kann, der Wert als Lebensqualität aber – etwa durch Tests – meßbar und quantifizierbar wird, bedarf es nur noch eines Abwägungsprozesses, um im negativen Fall weitere Bemühungen um ein solchermaßen lebensunwertes Leben einzustellen, ein Rationalisierungserfolg, der notfalls auch einem betroffenen Menschen zu seiner eigenen subjektiven Sicht seines Lebens, weil rational begründet, gemacht werden kann. Je größer ein solcher gesellschaftlicher Erwartungsdruck, desto eher werde ich – vernünftig – einsehen, daß meine Lebensqualität unwert geworden ist.

Dieser Zusammenhang macht noch einmal auf die Gefahren aufmerksam, die entstehen, wenn Ärzte sich philosophisch und ethisch für so minderwertig halten (wie z. B. aus einer Befragung von Neonatologen ersichtlich), daß sie sich damit begnügen, die für sie gültige Ethik von außenstehenden Ethikexperten importieren zu lassen. Müller[18] hat dieses Selbstverständnis – also ethischneutrale Fachlichkeit, die durch Experten von außen ethisch fremdbefruchtet wird, – sogar als „medizinisches Modell" bezeichnet und es – mit Recht – etwa für die Situation der „Beratung"

---

[17] Eine erschreckend kluge und materialreiche Analyse der „Plastikwörter" (Uwe Pörksen) „Qualität" und „Lebensqualität" in der Medizin findet man in: BioSkop-Rundbrief, Denkzettel Nr. 3, 1997, zu beziehen über BioSkop-Forum, Bochumer Landstr. 144a, 45276 Essen. Auch die beliebten „Leitlinien" verschlechtern, wenn man an sie „glaubt", die Chancen für den einmaligen Einzelfall.

schon aus dem Grunde abgelehnt, daß sie „Beziehungsarbeit" sei. Aus demselben Grund haben wir in diesem Buch ärztliches Handeln in der Medizin als einer Beziehungswissenschaft begegründet.

Das Gegenargument dagegen lautet: man begehe damit den Denkirrtum des „naturalistischen Fehlschlusses", so etwa Wiesing;[19] d. h. man dürfe nicht aus dem Sein das Sollen, aus der Deskription die Präskription, aus der empirischen Beziehungstätigkeit Normen ableiten. Dagegen haben freilich inzwischen so unterschiedliche Philosophen wie Nussbaum und Williams[20] eingewandt, daß lebendige ethische Konzepte selbst schon nicht zuletzt aus den Beziehungen von Menschen und ihrer Beschreibung bestehen, von Aristoteles ganz abgesehen, der zwischen Tatsachen und Werten so recht keinen Unterschied sehen konnte. Deshalb ist mir hier auch die Beschreibung des institutionellen Kontextes ärztlichen Tuns im Krankenhaus so wichtig. Sie sollte deutlich gemacht haben, daß es dem Arzt nicht erlaubt ist, Ethik primär anderen Berufsgruppen zu überlassen; denn die gegenwärtige Ökonomisierungswelle mit der zugehörigen besonderen Bedeutung der Betriebswirtschaft vergrößert auch den Einfluß dazu passender – in diesem Fall am ehesten utilitaristischer – Philosophien, abzulesen an der „Qualitätsoffensive" oder der „Lebensqualität", Konzepte, deren Verführungspotential so groß ist, weil Qualität etwas ist, wovon alle endlos immer mehr haben wollen.

Aus diesen Gründen habe ich als Arzt aus meiner eigenen Empirie, meinen Beziehungen, meinem Handeln, meiner Medizinphilosophie meine ärztliche Ethik primär selbst zu entwickeln, in diesem Prozeß freilich stets offen und lernbereit für Beiträge von anderen Philosophen und aus anderen Fachgebieten. Da dies so ist und da Institutionen die fatale Neigung haben, wichtige Aspekte in Spezialangebote einzukapseln, um ihre potentielle Sprengkraft für das Ganze unschädlich zu machen, bin ich freilich auch skeptisch gegenüber den zahlreichen, sicher wohlmeinenden Vorschlägen der Schaffung ethischer Konsiliardienste,[21] Ethik-Kommitees, Ethik-Kommissionen oder Patientenberater.[22] All zu leicht könnte ich mich dadurch als „normaler" Arzt von meiner eigenen Ethikentwicklung, ein „verwundeter" Heiler zu sein, entlasten, mich auf die ohnehin schon schwierige ständige Verbesserung meiner Fachlichkeit beschränken und das ethische Geschäft den Spezialisten überlassen. Diese Gefahr ist insbesondere auch bei dem Trend zu beachten, an allen Universitätskliniken Institute für Medizinethik

---

[18] B. Müller: Professionalität und Ethik in Beratung und Supervision. Wege zum Menschen 1997; 49: 179–188. Die im vorangehenden Satz erwähnte Neonatologenbefragung findet man mit ihren Ergebnissen bei: M. Zimmermann u. a.: Die Behandlungspraxis bei schwerstgeschädigten Neugeborenen und Frühgeborenen an deutschen Kliniken. Eth. i. d. Med. 1997; 9: 56–77

[19] U. Wiesing: Zur Verantwortung des Arztes. Stuttgart: Frommann-Holzboog 1995

[20] M. C. Nussbaum: Gerechtigkeit oder Das gute Leben. Frankfurt: Suhrkamp 1999 bzw. B. Williams: Ethik und die Grenzen der Philosophie. Hamburg: Rotbuch 1999

[21] J. Vollmann: Der klinische Ethiker – ein Konzept mit Zukunft? Eth. i. d. Med. 1995; 7: 181–192

[22] F. Heubel: Impulsreferat „Patienten oder Kunden". In: Patienten oder Kunden, a. a. O.

zu gründen, so sehr ich auch verstehe, daß die wenigen Ärzte – und andere Berufsangehörige[23] – die sich bisher zumeist als Einzelkämpfer um die medizinethische Reflexion verdient gemacht haben, schließlich auch Institutsdirektoren werden wollen. Was leicht als Erfolg für die Ethik gefeiert werden kann, daß in Zukunft alle Medizinstudenten nicht nur in Orthopädie, sondern auch in Ethik ausgebildet und geprüft sind, etwa – unkritisch – den „naturalistischen Fehlschluß" gelernt haben, könnte sich – von den Patienten und den Angehörigen her gesehen – schnell ins Gegenteil verkehren.

Da wir gerade mal wieder bei der Perspektive der Angehörigen und Patienten sind, nun – nach der historischen Reflexion der Selbstbegrenzung und Deinstitutionalisierung – noch eine soziale Reflexion ihrer Krankenhausinstitutionalisierung. Wie schon erwähnt, hat insbesondere Goffman[24] uns die Augen dafür geöffnet. Von ihm stammt das Konstrukt „totale Institution", das es in der Wirklichkeit – von Extremen abgesehen z. B. KZ – nicht gibt, womit er aber eine Denkkategorie für Gefahren geschaffen hat, die jeder Institution eigen sind. Danach ist eine Institution um so mehr „total" und die Menschen in ihr um so mehr einer entfremdenden „strukturellen Gewalt" unterworfen, je mehr sie, nach gleichen Merkmalen sortiert, einem Regime ausgesetzt sind, das

alle ihre Bedürfnisse unter einem Dach befriedigt und einer ihnen fremden Autorität untersteht. Dies trifft in etwa auch für das Krankenhaus zu, aber es kommt noch einiges hinzu, etwa so: Wenn ich in ein Krankenhaus gehe, geschieht das zwar formal freiwillig, faktisch jedoch unfreiwillig, woran in der Regel nicht das Krankenhaus, sondern die Krankheit und die Anderen (der Arzt, die Angehörigen) Schuld sind. Erst ab einer beträchtlichen Angst um meine Gesundheit und mein Leben kann ich mich zum Krankenhaus verstehen, wirklich freiwillig – nie.

Dort treffe ich auf Leute, denen es ähnlich geht; ich bin nun Bestandteil eines Kollektivs, in dem sich die gesteigerte Lebensangst einer ganzen Region konzentriert. Voraussetzung für die Aufnahme ist nicht nur das Merkmal Krankheit; vielmehr werde ich noch einmal nach der Krankheitsart oder dem befallenen Körperteil sortiert und treffe auf der jeweiligen Station nur noch auf insofern Gleiche, ein mehrfach künstliches Milieu, der mir gewohnten gewissen Normalverteilung der Unterschiedlichkeit von Menschen entfremdet. Diese fremd-definierte Homogenität verringert die Chancen lebendigen Austauschs und des Spektrums möglicher Bedeutsamkeit füreinander.[25] Solche Uniformierung und Gleichschaltung verschärft sich zur fremdgesteuerten Normierung meines Verhaltens und

---

[23] Etwa Psychologen, Pädagogen, Philosophen, Theologen, Juristen

[24] Goffman, a. a. O.

[25] In psychiatrischen Abteilungen an Allgemeinkrankenhäusern hat sich gezeigt, daß die Mischung von Patienten mit allen denkbaren Diagnosen auf einer Station dazu führt, daß die Beziehungen der Patienten untereinander viel lebendiger sind: Weil sie Unterschiedliches „haben", haben sie sich auch mehr zu erzählen; und da sie sich tagsüber in unterschiedlichen therapeutischen Settings aufhalten, ist der Austausch am Abend um so ergiebiger. Ergebnis: Mehr Hilfsbereitschaft, weniger Gewaltbereitschaft und daher weniger geschlossene Türen, weniger Fixierungen und weniger Psychopharmaka.

meiner Bedürfnisbefriedigung, indem ich der Stationsordnung und diversen anderen Regeln unterworfen bin, was überwiegend geeignet ist, meine Verletzbarkeit und Hilfsbedürftigkeit noch mehr bloß zu legen und mich dem Vertrauen der Mitarbeiter auszuliefern. Die zentrale Bedeutung des Bettes, ob ich es benötige oder nicht, tut ein Übriges.

All dies ist zwangsläufig, weil sonst die Institution ihren Zweck nicht erfüllen kann. Dieser labilisierende Ausnahmezustand, in dem einige Grundrechte wie die freie Entfaltung der Persönlichkeit, die freie Beweglichkeit und – wenn man die strafrechtlich sanktionierte Eingriffserlaubnis des Arztes hinzunimmt – die körperliche Unversehrtheit zumindest erheblich eingeschränkt sind, läßt sich unter die Rechtsfigur des „besonderen Gewaltverhältnisses" fassen; denn mit meiner Krankheit soll ja nicht nur eine persönliche Störung, sondern auch eine soziale Störung für andere (Familie, Arbeitgeber) behoben werden. In diesem Kontext, der durch die Klinikmitarbeiter hergestellt, aufrecht erhalten und kontrolliert wird, bin ich in einem mir sonst unbekannten Ausmaß in meiner Selbstsicherheit infragegestellt und suggestibel, nicht selten geradezu kritiklos dankbar für alle haltgebenden und richtungsweisenden Außenreize. Dies ist aber auch zugleich der Kontext, in dem vor jeder ärztlichen Maßnahme mein Recht auf aufgeklärte Selbstbestimmung abgefragt wird, wofür die Voraussetzungen ungünstiger nicht sein könnten; denn in Wirklichkeit bin ich eher zu allen möglichen unerwachsenen regressiven oder aggressiven jedenfalls Angst-imprägnierten Reaktionen disponiert.

Wenn ich jetzt wieder die Perspektive der Krankenhausärzte (und der Pflegenden) einnehme, mag sinnfällig werden, wie leicht Helfen und Herrschen ununterscheidbar wird, wie schmal der Grat ist zwischen Aneignung des Anderen und der Grundhaltung, sich vom Anderen in Dienst nehmen zu lassen, zwischen zweckrational gut begründeter Autorität und die Selbstbegrenzung vergessendem Machtmißbrauch, um so mehr, je mehr der Patient zu den chronisch Kranken, Altersdementen, Pflegebedürftigen, Letzten gehört. Auch von dieser sozialen Reflexion her komme ich also zu dem Fazit, daß ich gerade als Mitarbeiter dieser Institution verpflichtet bin, über die Vermeidung einer Krankenhausinfektion hinaus für jede Möglichkeit aufmerksam zu sein, die geeignet ist, eine diagnostische oder therapeutische Maßnahme aus dem Krankenhaus wieder in den ambulanten Bereich zurückzugeben, jede Chance der Deinstitutionalisierung zu nutzen. Dies wahrlich nicht, weil es im ambulanten Bereich diese Gefahren struktureller Gewalt nicht gibt, sondern nur weil sie dort geringer sind, weil dort der Grat zwischen Helfen und Herrschen nicht so schmal ist. Doch wenn auch der Kernbereich des Krankenhauses weiterhin schmelzen wird, werden wir es dennoch auf lange Zeit noch als sich zwar reduzierende, aber unersetzbare und segensreiche Einrichtung brauchen.

Daher stellt sich als letzte Frage dieses Abschnitts: Was kann jeder von uns tun, um innerhalb der Institution Krankenhaus deren Segen zu mehren und deren immanente Gefahren – auch: deinstitutionalisierend – zu mindern? Als Antwort auf diese Frage berichte ich von den Ergebnissen eines – weiß Gott! – unfreiwilligen Experimentes. Im Dezember 1990 wurde bekannt, daß in der internistischen Abteilung des von mir geleiteten Krankenhauses in Gütersloh ein (allgemein eher geschätzter) Krankenpfleger etwa 14 Patienten vorwiegend durch Luftinjektion getötet hat – keine sterbenden, sondern alte, chronisch kranke, pflegebedürftige Patienten. Wie in fast allen weltweit vergleichbaren anderen Fällen[26] mußten ich und die übrigen Betriebsleitungsmitglieder uns im Nachhinein sagen, daß wir Frühwarnsignale hätten vorher erkennen können, sie aber – innerlich institutionalisiert – nicht wahrhaben wollten („das kann doch nicht wahr sein, doch nicht in unserem Krankenhaus!").

Unter den vielen rationalen und irrationalen Reaktionen auf dieses schlimmste Ereignis, das ein Krankenhaus treffen kann, war auch das Zusammentreten eines 10köpfigen, berufsübergreifenden Mitarbeiterkreises, der sich über ein Jahr wöchentlich traf und verabredete, die unzähligen Gedanken und Vorschläge der Mitarbeiter, wie man ein solches Ereignis unwahrscheinlicher machen könnte, systematisch zu sammeln und auszuwerten. Im Laufe der Zeit haben wir methodisch hierzu auch eine spezifische Frage entwickelt, die wir die GAU-Frage (größter anzunehmender Unfall) nannten: „Was würden Sie heute tun, wenn Sie wüßten, daß in einem Vierteljahr ein Mitarbeiter Ihrer Arbeitseinheit (Station, Abteilung) Patienten töten wird?" Die Mitarbeiter, durch die brutalen Tatsachen gezwungen, sich mit dieser sonst stets weggewünschten Möglichkeit auseinanderzusetzen, haben eine mich immer noch beeindruckende Sammlung von Vorschlägen zusammengetragen, teils alltagsnah und sofort umsetzbar, teils aus-

greifend-utopisch, aber durch die Eröffnung von Phantasieräumen genauso nützlich. Dabei war ihnen eines gemeinsam: Ein solches Ereignis kann man nicht verhindern. Aber wenn und nur wenn ich diesen schlimmsten Fall („Du wirst mich töten!") jeder Zeit für möglich halte, fallen mir heute mögliche Veränderungen und Sensibilisierungen für die Alltagsrealität der Station oder Abteilung ein, die nicht nur diesen schlimmsten Fall, sondern auch alle anderen Gefahren struktureller Gewalt in Institutionen unwahrscheinlicher machen. Auf diesem Wege ist ein realitätsnahes Deinstitutionalisierungsprogramm entstanden, und nur deswegen gebe ich es an dieser Stelle auszugsweise wieder:[27]

1. Abschaffen aller übergreifender Dienstpläne und Lernen von der freien Wirtschaft, daß jede Station oder andere Einheit eines Krankenhauses (oder Heims) zwar eine genaue Bestimmung ihres Jahresauftrags bekommt, daß sie aber völlige Freiheit hat, wie sie diesen Auftrag erfüllen will, weil nur diese Zeitsouveränität – etwa mit einem Jahresstundenbudget jedes Mitarbeiters – das Selbstwertgefühl und die Verantwortlichkeit jedes Mitarbeiters optimal zur Entfaltung kommen läßt. Nur

[26] Eine der Reaktionen auf das Gütersloher Ereignis war, daß dankenswerterweise die erste systematische Untersuchung von „Krankentötungen" überhaupt zustande kam: K.-H. Beine: Sehen, Hören, Schweigen – Krankentötungen und aktive Sterbehilfe. Freiburg: Lambertus 1998

[27] C. Kürten u. K. Dörner: Erfolgreich behandeln – armselig sterben, Macht und Ohnmacht im Krankenhaus und Heim. Gütersloh: Jakob van Hoddis 1993

dann kann man z. B. zu einem Mitarbeiter sagen: „Du fühlst Dich nicht gut oder solltest Dich erstmal auf Deine privaten Probleme konzentrieren; daher bleibst Du erstmal, ohne zur Krankschreibung oder zum Urlaub greifen zu müssen, für ein paar Tage zu Hause."

2. Jedes Vierteljahr geht jede Einheit eines Krankenhauses für einen halben Tag (für 2 Stunden, für einen Abend) an einen anderen Ort in Klausur, nur um darüber nachzudenken, ob das Alltagshandeln noch in Übereinstimmung steht mit dem, was man sich mal vorgenommen hat, ob alle Mitarbeiter damit noch in Beziehung stehen oder etwa in die innere Emigration gegangen sind, und um künstlich den Abstand herzustellen, der Voraussetzung für die sonst immer zu kurz kommende Reflexion des eigenen Alltagshandelns ist. Auch für diese Reflexion eignet sich die GAU-Frage.

3. Jedes Jahr lädt jedes Team die jeweilige Nachbareinheit ein, um deren Fremdbild neben das eigene Selbstbild zu setzen, da nur Nachbarn das richtige Gleichgewicht zwischen Nähe und Distanz haben. Weil die Voraussetzung für den Erfolg dieses Vorschlags schonungslose Offenheit ist, wird diese durch das Versprechen derselben Dienstleistung in Form eines Gegenbesuchs erleichtert.

4. Je wohler ich mich gerade in einem „guten" Team fühle – und dafür ist ein Team ja auch da –, desto mehr wird die Verantwortung jedes einzelnen eingeschläfert, versteckt er sich hinter „Teambeschlüssen". Während es für Teamarbeit reichlich Fortbildung gibt, wäre Fortbildung für die

andere Frage noch wichtiger, wie ich es lerne, meine persönliche, hundsmiserabel-einsame Verantwortung – auch gegen das Team – wahrzunehmen. Ein Team ist gut, wenn es die Unterschiede (der Charaktere, Fähigkeiten, Beiträge) mehr als die Gemeinsamkeiten der Mitglieder schätzt, wenn es aus unheilbaren Individualisten besteht.[28]

Ähnlich offen hat jede Arbeitseinheit immer wieder das Dilemma anzusprechen, daß man einerseits ein fast blindes Vertrauen untereinander zu pflegen hat, schon weil man nur so funktionsfähig ist, daß es aber andererseits auch eines immer wachen, parallel-mitlaufenden Mißtrauens jedes einzelnen gegen sich und die anderen bedarf. Jeder muß jedem jederzeit alles, selbst den GAU, zutrauen können. Gütekriterium eines Teams ist daher auch der Grad der empfundenen Schmerzhaftigkeit dieses Spagats.

5. Wir haben uns in regelmäßigen Abständen für den Modetrend zu sensibilisieren, Vorgesetzte grundsätzlich für untauglich und führungsschwach zu halten, was bis dahin geht, daß Vorgesetzte nicht mehr glauben, führen zu dürfen. Führung ist ein wechselseitiger Prozeß, der auch von so etwas lebt wie der „Fürsorgepflicht der Untergebenen für die Vorgesetzten", ihre Bereitschaft, notfalls die Vorgesetzten in ihre Verantwortung hineinzuboxen. Fatal ist dagegen die Neigung, *diese* Schwäche durch Supervision kompensieren zu wollen.

---

[28] Vgl. hierzu das Kapitel über Team-Arbeit in K. Dörner, U. Plog: Irren ist menschlich. Bonn: Psychiatrie-Verlag 1996, S. 25–63

Supervision kann für Ausnahmesituationen sinnvoll sein. Auf den Arbeitsalltag angewandt ist sie eher destruktiv; denn sie übt Macht aus, ohne Verantwortung zu übernehmen.

6. Das Reden von den „helfenden Berufen" ist gefährlich; denn da Helfen eine der vornehmsten anthropologischen Eigenschaften jedes Menschen ist und bleibt, kann ich nicht fürs Helfen, sondern nur für meine fachlich-berufliche Kompetenz bezahlt werden, darf hierfür auch auf die Straße gehen und kämpfen, während Helfen nicht professionalisierbar ist. Schon die Redeweise „Ich arbeite gern mit Menschen" verwechselt leicht Menschen mit Sachen. Hilfe-Berufe gibt es gerade mal erst seit 200 Jahren, um den Preis der „modernen" Leugnung, daß Helfen nicht ohne – allerdings freies – „Dienen" zu haben ist; denn „Dienen" hat sich nur dadurch diskreditiert, daß es unausgesprochenen Herrschaftsinteressen dienen sollte und befohlen war. Aus diesen Gründen kann Dienen nicht durch Verdienen ausgeglichen werden; beides verläuft getrennt voneinander. Für das sozial-professionelle Selbstwertgefühl, ist daher der zunächst absurd scheinende Satz hilfreich: „Ich bin unbezahlbar, ich arbeite nicht für Geld"[29].

7. Ich habe mit meinem höchsten Aufwand an Aufmerksamkeit, Engagement und Zeit bei dem jeweils schwierigsten, hoffnungslosesten, unerträglichsten, letzten Patienten anzufangen, eben um meine ohnehin viel wahrscheinlichere umgekehrte Neigung zu kontrollieren, wie unvollkommen ich das auch im Alltag zu realisieren vermag.[30]

8. „Ganzheitlichkeit" ist leider immer noch ein beliebtes Ausbildungsziel zu allen medizinischen und sozialen Berufen. Folge: Nach der Ausbildung scheitere ich an diesem Ideal in der Praxis, falle dem „Praxisschock" zum Opfer, steige aus oder – was das Gefährlichere ist – werde zynisch. Das mit „Ganzheitlichkeit" Gemeinte ist in zwei unterschiedliche Richtungen aufzulösen: Einmal ist der damit verbundene nicht moralische, sondern moralistische Anspruch, der nur zu lähmenden Schuldgefühlen führen kann, als ideologisch zu streichen, weil er die ebenso unmögliche wie unerlaubte totalitäre Inbesitznahme, Aneignung eines ganzen Anderen bedeutet. Um überhaupt in der Medizin „mit Menschen arbeiten" zu können, brauche ich die Entlastung, den Freispruch von diesem Ganzheitlichkeitsanspruch, stattdessen die Zubilligung grundsätzlicher Fehlbarkeit und damit des Angewiesenseins auf Vergebung. Hier ist „Leben als Fragment"[31] eine heilsame Lektüre. Zum anderen ist das Konstruktive dieses Konzeptes, nämlich die nichts vergessende Aufmerksamkeit für den gesamten Kontext eines Menschen, zwar immer noch eine unerträgliche Überforderung etwa für ein Stationsteam. Das Team kann jedoch verein-

---

29) Gedanken hierzu bei A. Gorz: Kritik der ökonomischen Vernunft. Berlin: Rotbuch 1989

30) Aus dieser Mitarbeiteridee ist mein in diesem Buch mehrfach zitierter „kategorischer Imperativ" entstanden.

31) H. Luther: Leben als Fragment. Wege zum Menschen 1991; 43: 262–273. Vgl. meinen gleichlautenden Beitrag. In: K. v. Bonin u. a. (ed.): Deutscher Evang. Kirchentag Stuttgart 1999. Gütersloh: Gütersloher Verlagshaus 1999, S. 555–566

baren, mit *dieser* ganzheitlichen Aufmerksamkeit sich auf einen Patienten zu beschränken, natürlich auf den jeweils Letzten, bei dem es sich am wenigsten lohnt bzw. der es am dringlichsten braucht; denn das und nur das ist im Alltag machbar. Wenn das gelungen ist, kann man sich auf diese Weise dem Vorletzten zuwenden usw.

9. Alle schwächsten und pflegeaufwendigsten Patienten eines Krankenhauses oder Heims, die daher der Gefahr der Vernachlässigung, Mißachtung und Mißhandlung bis zur Tötung am meisten ausgesetzt sind, sind über alle Stationen dieser Einrichtung gleichmäßig zu verteilen, weil dies nicht nur den Wirbelsäulen und dem Krankenstand der Pflegenden guttut, sondern weil es auch lebensrettend ist, freilich die zweckrationale Funktionalität der Patientenverteilung nach diagnostischen Merkmalen beeinträchtigt. Je mehr ich hingegen die Schwächsten aus dem lebendigen Milieu unterschiedlicher Menschen herausnehme, sie homogenisiere und irgendwo konzentriere, entwerte ich ihren Kontext und damit sie selbst und ihre Würde. Nur durch eine solche „unschuldige" organisatorische Konzentrationsmaßnahme, fördere ich es, daß der einzelne Mitarbeiter weniger wertschätzend – eben kontextgemäß – mit ihnen umgeht, ohne es überhaupt zu merken und als Schuld erleben zu können. Dies ist strukturelle Gewalt.

Aus denselben Gründen und vielleicht noch wichtiger gilt: alle Sterbenden sind so gleichmäßig über alle Stationen zu verteilen, daß auf einer Station zur selben Zeit immer nur ein Patient im Sterben liegt; denn meine

innere und äußere Zeit, meine Verlangsamungsfähigkeit, reichen höchstens für *eine* Sterbebegleitung. Unabhängig davon gilt: Da jeder Mensch in seinen eigenen vier Wänden sterben will, da man früher ohnehin zum Sterben aus dem Krankenhaus nach Hause ging und da inzwischen das Krankenhaus – zu Recht – sich immer noch mehr technisiert hat, kann das Krankenhaus beim besten Willen kein guter Ort zum Sterben werden. Man kann es nicht gleichzeitig be- und entschleunigen. Die beliebten Vorwürfe mangelnder Sterbekultur („in die Besenkammer abgeschoben") gegen die Krankenhausmitarbeiter sind daher grundsätzlich ungerechtfertigt. Sie haben sich von Schuldgefühlen hierfür freizusprechen. Das Sterben wieder an die Familie, die Gemeinde, ein Hospiz zunehmend zurückzugeben, gehört daher, auch wenn es zunächst noch nicht oft möglich ist, zu den langfristig notwendigen Deinstitutionalisierungszielen.

10. Das fortschrittlich klingende Motto „ambulant gut, stationär schlecht" ist zu streichen, weil es die unverschuldete Mehrbelastung der stationären Mitarbeiter auch noch verhöhnt. Jeder ältere Krankenhaus- oder Heimmitarbeiter wird heute sagen: „Wie war das doch vor 20 Jahren so schön, da hatten wir eine gesunde Mischung aus schweren und leichten Kranken, aus jüngeren und älteren; jetzt sind wir nur noch für die ganz Kaputten da, für die Drecksarbeit, während die ambulanten Kollegen sich die Erfolge an den Hut stecken; das ist unerträglich, nur noch zum Weglaufen." Da in der Tat schon die

bisherige Deinstitutionalisierung die Behandlungs- und Betreuungsmöglichkeiten des ambulanten Systems erheblich verbessert hat, befinden wir uns in einem gefährlichen Zwischenstadium, das stationäre Mitarbeiter als ungerechte Lastenverteilung empfinden und mit Verbitterung beantworten. Da wir aber das Rad der Geschichte nicht zurückdrehen können, bleibt uns nichts übrig, als die Deinstitutionalisierung zu radikalisieren, d. h. das ambulante System auch für die Kränkeren, Älteren, Hoffnungsloseren, die Menschen mit zusätzlichen soziokulturellen Handikaps, damit sie sich im Krankenhaus nicht konzentrieren, immer tragfähiger zu machen.

11. Die umgekehrte Dynamik, also die Ambulantisierung der Krankenhausarbeit, ist vielleicht noch wichtiger: Jeder Stationsmitarbeiter eines Krankenhauses oder Heims hat, wenn auch zeitlich erstmal noch so geringfügig, auch im ambulanten Bereich zu arbeiten. Nur so verhindert er seine eigene gefährliche Hospitalisierung, behält ein Stand- und ein Spielbein, kann sein stationäres Ich von außen durch sein ambulantes Ich kontrollieren, verliert die „Nabel der Welt"-Mentalität. Das Arsenal der Möglichkeiten hierfür ist jetzt schon groß, muß noch erweitert werden: z. B. Hausbesuch bei einem Patienten, stundenweise Tätigkeit in der Krankenhausambulanz oder -tagesklinik, Urlaubsvertretung für oder Austausch mit einem ambulanten Kollegen, Stundenvertrag mit einer ambulanten Einrichtung im Hauptamt oder als Nebentätigkeit, schließlich zivilgesellschaftliche Aktivität in einem Verein.

Noch wichtiger, technisch leichter, psychisch schwerer ist: Damit ein Team seine Station nicht zur festen Burg macht, sich hermetisch gegen die feindliche Außenwelt abschottet und das Machtbewußtsein seines geheimnisvollen, unkontrollierbaren Innenlebens sich nicht verselbständigt und größenwahnsinnig wird, hat das Team einen Prozeß aktiv zu fördern, der das Ziel hat, daß zu jeder Zeit auf der Station auch Fremde sind, die als Fremde begrüßt werden. Dies können Angehörige, Freunde der Patienten, Praktikanten, grüne Damen, Bürgerhelfer, Schüler oder Vertreter von Selbsthilfegruppen usw. sein. Das hat zudem den großen Vorteil, daß diese Fremden durch ihre „dummen Fragen" zu ständigen und unbezahlten Supervisoren werden. Es gibt durchaus bereits Stationen und Abteilungen mit Patienten – und/oder Angehörigenbeiräten.

12. Schließlich Teilnahme jedes Teammitgliedes an kommunalen Gremien oder kommunalen Veranstaltungen, die das Gesundheits- und Sozialwesen der Gemeinde betreffen. Nur so kann sich das Bewußtsein jedes einzelnen entwickeln, selbst Teil eines kommunalen Gesamtversorgungsauftrages zu sein, einen kleinen wichtigen Beitrag dazu zu leisten, Freude daran zu empfinden, durch seine Arbeit das jeweilige Solidaritätsnetz zwischen Stärkeren und Schwächeren zu verbessern und damit das für jeden vital wichtige Gefühl auf Dauer zu stillen, stets zu neuen Ufern unterwegs zu sein.

2 Praxis

Viele Überlegungen zum Krankenhausarzt gelten auch für den niedergelassenen Arzt. Gegenüber der heutigen Ökonomisierung der Krankenhäuser ist er als mittelständischer Kleinunternehmer schon wesentlich länger, vor allem unmittelbarer den Marktgesetzen ausgesetzt gewesen, dem Konkurrenzprinzip und den Wachstumsschwankungen unterworfen, als Kassenarzt der Industrie-analogen seriellen Massenproduktionsweise (5-Minuten-Medizin). Will er gut schlafen, braucht er das Wissen um das Wachstum der Zahl seiner Scheine, Geräte und Angestellten, zumindest im Gleichklang mit seinen benachbarten Kollegen bzw. Konkurrenten; sonst sieht er sein Ansehen in den Augen der Bürger bzw. Patienten sinken. Damit der Wachstumsimperativ zwar bedient wird, sich aber nicht zum Selbstzweck verselbständigt und der niedergelassene Arzt zum unterschiedslos alles fressenden „Kassenlöwen" verkommt, ist es um so notwendiger, daß er seine Befähigung zur Selbstbegrenzung kultiviert.[32]

Nur so muß er nicht alles können oder tun, was man von ihm erwartet, was für den Spezialarzt einfacher ist als für den Allgemeinarzt. Nur so muß er nicht alles machen, was er kann, sondern kann sich darauf beschränken, den Weg, den der Patient, dem er sich aussetzt, mit seiner Hilfe findet, zu flankieren. Nur so kann er jedem einzelnen Patienten jedes mal wieder aufs Neue das Gefühl geben, als einzigartige Person sein einziger Patient zu sein, und den 5 Minuten, die er für ihn hat, für sich und ihn die Dauer der Unendlichkeit zu verleihen. Nur so kann er doch noch riskieren, einen Teil der Patienten, die er oft noch vor Krankheitsbeginn im allgemeinen Kranksein trifft, zu ermutigen, der Selbsthilfe zu vertrauen, einen anderen Teil an Familie oder Freunde zu verweisen, einem nächsten Teil die Selbsthilfegruppe zu empfehlen, wieder andere einem anderen Spezialisten zu überweisen und nur mit dem Rest in das gemeinsame Abenteuer der Auseinandersetzung mit der Krankheit einzutreten. Nur so weiterhin kann er mit einem Patienten, dessen Krankheit weit fortgeschritten ist, und seinen Angehörigen vereinbaren, daß die Zeit der Therapieversuche nun vorbei sei, daß aber an diese Stelle nicht nichts trete, vielmehr die Beziehung zwischen ihnen für den Lebensrest ohne das technische Medium der Therapie von noch unmittelbarerer Präsenz sein werde. Und nur so kann er in seiner äußeren ebenso wie in

---

[32] Die folgenden Überlegungen verdanke ich nicht zuletzt E. Hesse: Hausarzt und Selbsthilfegruppen. Fortschr. d. Med. 1987; 105: 443–446 sowie 460–463

seiner inneren Ökonomie Aufrüstung und Abrüstung im Gleichgewicht halten. Durch all das rechtfertigt er den Wesensunterschied zwischen Arztpraxis und anderen Wirtschaftsbetrieben.

Was aber ist nun mit der Deinstitutionalisierung, dieser inneren, vor allem aber auch organisationsspezifischen Äußerungsform der Selbstbegrenzung? Ist dieses Konzept auf die Praxis so anwendbar wie auf das Krankenhaus? Unmittelbar sicher nicht; denn z. B. Goffmans Kriterien treffen auf die Arztpraxis eher nicht zu. Gleichwohl gehört natürlich auch der Typus der Arztpraxis zu den gesellschaftlichen Institutionen im allgemeinen Sinne. Daher mag auch hier eine sozial-historische Reflexion für die Ausformulierung einer der heutigen Zeit angemessenen Grundhaltung hilfreich sein.

Bis zum Beginn der Moderne war der Arzt der Hausarzt relativ weniger Bürger- und Adelshäuser, zugespitzt in dem 1:1-Verhältnis des Leibarztes eines Fürsten oder Königs. Das ärztliche Tun war daher eingebettet und damit auch kontrolliert in meist langjährigen und vertrauensvollen zwischenmenschlichen Beziehungen von freundschaftlichem Charakter. Die Einrichtung einer eigenen Praxis war nur von sekundärer Bedeutung, da in der Regel die diagnostischen und therapeutischen Maßnahmen – schon gar das Sprechen – in den Häusern der Patienten stattfanden. Dies war auch noch so zur Zeit Hufelands, dessen beschwörende Ethik freilich fast prophetisch viele der kommenden Gefahren vorwegnahm. Während des 19. Jahrhunderts entwickelten sich im Zuge der Verwissenschaftlichung der Medizin von den Krankenhäusern aus die ersten spezialärztlichen Praxen. Die Zäsur findet auch hier mit der Einführung der Sozialversicherung statt, also mit der Integrations-Eintrittskarte der arbeitenden Bevölkerung in die bürgerliche Gesellschaft. Seither konnten die Ärzte auch ambulant an den ehemals Armen, zumindest an den erwerbstätigen Arbeitern und Angestellten verdienen, um den Preis der bis heute stets bekämpften Fremdbestimmung durch die Krankenkassen und der Massenpraxis.

Unter diesen Bedingungen mußte der Kassenarzt seine Praxis gänzlich anders organisieren: Notwendig waren jetzt Beschäftigung von Angestellten, tayloristisch-arbeitsteilige, zeitökonomische Abläufe, möglichste Vermeidung zeitaufwendiger Hausbesuche, das Sprechzimmer mit der Sprechstunde (später -minute) und in der Folge Ausbreitung eines Geräteparks. Das größte Problem aber war das der Autorität. Wie sollten die Massen der eben noch unterbürgerlichen „Untermenschen" (ein damals gängiges Wort), ungebildet, störrisch, aufmüpfig, jedenfalls unvernünftig, wie sie waren, beherrscht werden, wo man nicht einmal dieselbe Sprache sprach? Wechselseitige freundschaftliche Kritik auf derselben Ebene – wie mit den Bürgern in der Vormoderne – war schon zahlenmäßig undenkbar. In dieser Klemme entstand der Typ des Arztes als „Halbgott in Weiß", als eine Patientenmasse objektivierende, autoritär dressierende und aneignende Mixtur aus Standesdünkel der Feudalzeit, militaristischem Drill und wissenschaftlicher Fortschrittsgläubigkeit, mit Instrumenten notfalls drastischer Sanktionen, ein Typ, den es so vorher nicht gab und heute längst nicht mehr gibt, der damals zumindest die Chance, für einen Befehl Gehorsam zu finden, erheblich vergrö-

221

ßerte, der aber auch die Schwelle zu den Verbrechen der NS-Ärzte an „Minderwertigen" (Menschenversuche, Zwangssterilisationen, Leidenserlösung durch Hungersterben[33] und Gas [34]) wenigstens niedriger gemacht hat, wenn man z. B. bedenkt, daß sieben Finanzierungsanträge für Auschwitz-Menschenversuchsprojekte von Mengele durch den dafür zuständigen Geheimrat Sauerbruch bewilligt wurden.[35]

Je mehr nun die Kassenarztpraxis zum Normalfall wurde, je mehr die unteren Klassen sich in die bürgerliche Gesellschaft integrierten und je mehr damit die Klassenunterschiede sich nivellierten, desto mehr überlebte sich diese Form der Arztautorität, wurde lächerlich, verlor an Akzeptanz, wurde durch die Patienten ebenso wie durch die Ärzte selbst deinstitutionalisiert. Auch hier ist der Umschlag insbesondere in den antiautoritären 60er Jahren des 20. Jahrhunderts öffentlichkeitswirksam erkennbar. Zumindest fand dieser viel langfristigere Prozeß in dieser Zeit seine besondere Verdichtung. 1969 erschien eine Untersuchung von Kaupen-Haas[36] zur Frage des Autoritätsverzichts von Ärzten gegenüber Patienten bzw. über ihre Bereitschaft, sich von ihren Patienten partiell kontrollieren zu lassen, und zwar einmal hinsichtlich ihrer fachlichen Kompetenz (etwa die Bereitschaft, eine Diagnose von einem anderen Arzt kontrollieren zu lassen), zum anderen hinsichtlich zwischenmenschlicher Kompetenz (etwa die Bereitschaft zur Krankschreibung ohne medizinischen Grund). Ergebnis: Schon damals waren fast 60 % der niedergelassenen Ärzte bereit, sich auf die eine oder andere Weise von ihren Patienten in Frage stellen zu lassen, die Spezialärzte

mehr in fachlicher, die Allgemeinärzte eher in zwischenmenschlicher Hinsicht. Da zudem eine Minderheit der Ärzte von 13 % bereit war, sich in jeglicher Weise von ihren Patienten kontrollieren zu lassen, ergab sich schon damals daraus die Überlegung, daß die zuvor schier absolute Autorität des Arztes auch in ihr Gegenteil umschlagen könne, nämlich sich den Wünschen der Patienten eher widerstandslos, dafür marktgerecht zu unterwerfen. Es wäre aufschlußreich, diese Untersuchung heute zu wiederholen.

Nun war der seinerzeit neue Typ der Kassen-Massen-Praxis von Beginn an nicht nur von der beschriebenen Verabsolutierung ärztlicher Autorität geprägt, sondern in eins damit auch von der Ausdifferenzierung in immer mehr spezialärztliche Praxen (bei Abwertung des Hausarztes), damit auch von der naturwissenschaftlichen Verengung des ärztlichen Gesichtsfeldes, also von der Überlagerung des „ärztlichen Blicks" durch den „medizinischen Blick"[37] und schließlich auch von der Mentalität des Arztes als des heroischen „Einzelkämpfers". Seither sind nicht nur die Autorität, sondern auch all diese anderen Merkmale Gegenstand eines Deinstitutionalisierungsprozesses, der auf einigen Gebieten schon früh einsetzte und der in unserer heutigen Spätmoderne möglicherweise zu einem gewissen Ab-

---

33) H. Faulstich: Hungersterben in der Psychiatrie, 1914–1949. Freiburg: Lambertus 1998

34) K. Dörner: Tödliches Mitleid. Gütersloh: Jakob van Hoddis 1993

35) E. Klee: Auschwitz, die NS-Medizin und ihre Opfer. Frankfurt: Fischer 1997; S. 458

36) H. Kaupen-Haas: Stabilität und Wandel ärztlicher Autorität. Stuttgart: Enke 1969

37) R. Wettreck: Arzt sein – Mensch bleiben, Münster 1999

schluß, einer systematischen Neuordnung der ambulant-ärztlichen Versorgungslandschaft drängt, wobei man in manchen Aspekten schon darauf achten muß, daß er nicht durch Umschlagen in das formale Gegenextrem sein im Sinne der Patienten und Angehörigen sinnvolles Ziel verfehlt. Ein besonders wichtiges Kriterium für die Gültigkeit und Tragfähigkeit der neuen Stilelemente der gegenwärtigen ärztlichen Praxis besteht dabei sicher in ihrer zwar sinnvollerweise leicht überfordernden, aber grundsätzlichen Vereinbarkeit mit der Art der Lebensführung der gegenwärtigen Bevölkerung, von der wir z. B. durch Schulze[38] und Keupp[39] wissen, daß sie etwa durch Individualisierung, Bedeutung subjektiver Erlebnisqualitäten und Selbstbestimmungsrechte, Vernetzung von Selbsthilfeinitiativen, Aushalten von Ambivalenzen und Bevorzugung von horizontalen gegenüber vertikalen Beziehungen geprägt ist; im Kontrast zu der angeblich dazu passenden Abnahme ihrer sozialen Verantwortung wird gern vergessen, daß die Menschen heute z. B. nicht weniger, sondern mehr Beziehungen als früher pflegen.[40]

So hat der Ab- oder besser Umbau der ärztlichen Autorität, die Selbstbegrenzung aneignender Objektivierung des Patienten und die Bereitschaft des Arztes, sich als Teil eines Beziehungsnetzes zu sehen, sicher mit der Neigung der heutigen Bevölkerung zu tun, sich selbst ebenso zu sehen und darüber hinaus Problemlösungen nicht hinzunehmen, sondern auszuhandeln. Gefördert wird all dies auch dadurch, daß die Zahl der Ärzte pro Kopf der Bevölkerung dramatisch gewachsen ist. Daher hat der Arzt zumindest eine größere Chance, seine Patienten auch wieder individuell wahr- und ernstzunehmen und die sicher nicht völlig verschwundenen Elemente aneignender Autorität wieder mehr einzubetten in Elemente partner- oder freundschaftlicher und gegnerschaftlich-kritischer Wechselseitigkeit. Dem logisch nächsten Entwicklungsschritt der Beziehungskultivierung entspricht die Kern-Herausforderung dieses Buches: die Nutzung des objektiven Machtgefälles und der nicht nur formalen, sondern auch inhaltlichen Wechselseitigkeit einzubetten und zu rechtfertigen durch eine Grundhaltungsvertiefung, durch die ich mich dem Patienten aussetze, mich von ihm in Dienst nehmen lasse, ihm ohne Hörigkeit zuhöre und antworte (Kap. II–IV).

Nun zum Trend der Spezialisierung, der lange Zeit ungebrochen war, sicher auch in der Zukunft noch fortschreiten wird, aber nun von einem zunehmend mächtigeren Gegentrend beantwortet wird, dem Trend zum (wiederbelebten) Haus- oder Allgemeinarzt. Das hat damit zu tun, daß man der Zunahme alter Menschen mit der Notwendigkeit von Hausbesuchen und häufigeren Kontakten und der Zunahme chronisch Kranker nicht anders gerecht werden kann. Zugleich entspricht es auch der höheren Wertschätzung der Gesundheit und des präventiven Bereichs gesunder Lebensführung und damit dem neuen, im weitesten Sinne ökologischen Selbstverständnis der Menschen, die dabei sind, ihren Lebenssinn weniger ihrer Lebenszeit und wieder mehr ihrem Lebensraum abzuringen, wie Sennett[41] uns gezeigt hat. Es ist noch nicht abzusehen,

---

[38] Schulze a. a. O.
[39] Keupp a. a. O.
[40] a. a. O., S. 164

was es für den Arztberuf bedeuten wird, wenn er sich – selbstbegrenzend – wieder mehr auf seine noch ursprüngliche Domäne, der „Behandlung" des Hauses, der Verantwortung für das Haus – unter heutigen Bedingungen – konzentriert. Dies bringt übrigens in einer Hinsicht auch eine – vorübergehende – Grenzausweitung mit sich: es harren nämlich noch die industrieförmigen, denaturierten, aber jetzt überholten Abwandlungen des „Hauses", die klassischen Heime für Behinderte, chronisch Kranke und alte Menschen der Deinstitutionalisierung, deren Bewohner immer noch in fast vormoderner Manier zwecks Entsorgung und Endlagerung von den Betreibern als Geiseln gehalten werden, obwohl wir heute wissen, daß sie mehrheitlich genauso gut, vielmehr besser (überwiegend auch billiger) in normalen Wohnungen oder in wohnungs- und hausähnlichen Formen in ihrer Gemeinde leben könnten.[42] Für diese schwierige Deinstitutionalisierung ist nach meiner Erfahrung die Profession des Arztes am besten geeignet und daher am ehesten verantwortlich, freilich nur, wenn er vom Letzten, vom Dritten und von der Gemeinde her seine Grundhaltung zu prägen gelernt hat (Kap. IV–VI).

Die naturwissenschaftliche Verengung der ärztlichen Sicht, soweit sie die übrigen Seinsweisen des Menschen auf die des Körpers reduziert, wird schon am längsten gegenläufig beantwortet, eigentlich von Beginn an: also von den naturphilosophisch-romantischen Ärz-

ten, dann von Freud, später von der Psychosomatik V. v. Weizsäckers bis hin zur integrierten Beziehungsmedizin von v. Uexküll und Wesiack. Um so merkwürdiger ist es, daß die Breitenwirksamkeit dieser berechtigten Kritik sich in der Vergangenheit meist auf Sonntagsreden beschränkt, den Versorgungsalltag kaum berührt hat, was deren Vertreter nicht selten so frustriert hat, daß sie verführt waren, das Kind mit dem Bade, also den Körper mit der Psyche, auszuschütten. Es scheint so, als ob die Wiederausweitung und Vervollständigung der ärztlichen Sicht auf die körperlichen, psychischen und sozialen Seinsweisen des Menschen, da in der Vergangenheit zu sehr auf die Ideologiekritik beschränkt, erst dann eine Chance hat, wenn auch die anderen Merkmale des medizinischen Paradigmas vom Ende des 19. Jahrhunderts in Bewegung geraten und deinstitutionalisiert werden können.

Dem wiederum kommt entgegen, daß die Menschen selbst heute sich wieder mehr über den Leib erfahren, für sie das Leben aus dem Körper und das Leben aus dem Geist nicht mehr, wie noch um 1900 sowohl nach dem Descartes-Dualismus als auch nach sozialen Klassen polarisiert ist, die Menschen sich vielmehr nach Zugehörigkeit zu kulturellen Milieus und nach leiblich-gefühlshaften Erlebnisstilen unterscheiden. Gegenüber dem imperialistischen Anspruch der naturwissenschaftlichen Weltsicht des 19. Jahrhunderts, alles auf den Körper reduzieren und alles aus dem Körper erklären zu können, ist es dann auch wohl ein Akt angemessener ärztlicher Selbstbegrenzung, unter Verzicht auf Monokausalitätsmodelle, den Menschen in seiner körperlich-seelisch-sozialen Ein-

---

[41] R. Sennett: Der flexible Mensch. Die Kultur des neuen Kapitalismus. Berlin: Berlin-Verlag, 1998

[42] empirische Daten hierzu, K. Dörner (ed.): Ende der Veranstaltung. Gütersloh: Jakob van Hoddis 1998

heit zu sehen, auch auf der Ebene der Wissenschaften den Pluralismus zu respektieren und für die Spezialität psychotherapeutischer Techniken die Psychologie als zuständige Wissenschaft anzuerkennen, wie viele Ärzte auch immer selbst psychotherapeutisch ausgebildet und tätig sind – und dies übrigens trotz potentieller Geschäftsschädigung durch die nunmehr anerkannten Kassenpsychologen.

Schließlich noch zum Arzt als „heroischem Einzelkämpfer", der mit der Entstehung von Massenpraxen das Spiel „allein gegen alle" zu spielen versuchte. Der Anspruch hatte – aus der Rückschau – schon etwas Größenwahnsinniges: für viele 100 Menschen schwierige diagnostische und therapeutische Entscheidungen oder auch nur Interpretationen, nicht selten auf Leben und Tod, allein zu verantworten, ohne kaum je Kontrolle durch die Patienten bzw. deren Angehörigen zuzulassen und in der Regel ohne Kontrolle durch seinesgleichen, durch Kollegen. Denn jeder Mensch weiß aus seinem eigenen Verantwortungsbereich, wie leicht man – alleingelassen – gerade in emotional bedeutsamen Situationen die Übersicht, den Abstand verliert, sich in etwas versteigt und in seiner Not sich zu den irrationalsten „einsamen Entschlüssen" verführen läßt, über die man selbst hinterher nur den Kopf schütteln kann, falls man es nicht für die Systemstabilität besser findet, selbst auf die nachträgliche Selbstehrlichkeit zu verzichten. Was im Krankenhaus (und Heim) die Gefahr der „totalen Institution" ist, ist oder war in der ärztlichen Praxis dieser dezisionistische Solipsismus. Beide Bastionen sind gleichermaßen zu schleifen, zu deinstitutionalisieren.

Dabei besteht auch hier die Gefahr des Umschlags ins abstrakte Gegenteil: dann traut man sich gar nicht mehr, für die Zukunft prinzipiell unsicheres ärztliches Wissen zu äußern, riskiert keine Handlung mit immer ungewissem Erfolg, verrät die ärztliche Sorge und Verantwortung, indem man sie auf das Selbstbestimmungsrecht des Patienten auch in solchen Situationen verschiebt, in denen dieses wahrzunehmen unmöglich ist. Es ist und bleibt die schwierigste Gratwanderung für den Arzt, sich zwar zu einem objektiv möglichen Besserwissen zu bekennen, sich gerade darin aber so vorbehaltlos und ohne Selbstschonung, so verwundbar dem Anderen auszusetzen, daß ich für ihn glaubwürdig bleibe in meiner „Fehlerfreundlichkeit"[43], in meiner Bereitschaft, mich zu korrigieren, und in meiner Fähigkeit, auch seine andersartige Position zu respektieren. Darüber hinaus waren glücklicherweise in den letzten Jahrzehnten zahllose niedergelassene Ärzte – auch gegen anfängliche Widerstände – beeindruckend erfinderisch, immer neue Modelle von Gemeinschaftspraxen und Praxisvernetzungen zu schaffen, die alle insbesondere auch das Ziel hatten, sich zur eigenen Kontrollbedürftigkeit zu bekennen und der eigenen wie der wechselseitigen Kontrolle zu dienen. Auch dies war durch das Glück begünstigt oder konnte erst in dem Maße greifen, wie auch in der Gesellschaft insgesamt die Menschen vermehrt dazu übergingen, sich als Teile von Beziehungsnetzen zu begreifen oder solche Vernetzungen herzustellen.

---

[43] Ch. v. Weizsäcker: Wider ein „Europa der Gesundheit." Wege zum Menschen. 1990; 42: 91–97

Natürlich gibt es über solche Praxismodelle, die der wechselseitigen Kontrolle und damit der Beziehungsintensivierung der Praxisarbeit dienen, hinaus noch weitergehende Modelle, die die einzelnen Praxen mit anderen Teilen des Gesundheitswesens oder auch des Sozialwesens – gemeindemedizinisch – vernetzen. Nur als Beispiel für eine solche „integrierte Versorgung" gibt es etwa die „medizinische Qualitätsgemeinschaft Rendsburg"[44], ein Netz zwischen den Praxen und dem Krankenhaus für eine Region von 100 000 Einwohnern mit dem vorläufigen Ergebnis einer Verkürzung der Verweildauer, einer Vermehrung der Patientenkontakte, einem Abbau der Maßnahmenverdoppelung, der größeren Zufriedenheit gerade der chronisch Kranken und der Verbesserung der Kooperation. Oder in Fürth haben 16 ambulant tätige Fachärzte sich zusammengeschlossen, um als Belegärzte gemeinsam eine Klinik zu betreiben – mit ähnlichen Ergebnissen und optimaler personeller Kontinuität der Patientenbetreuung für die ambulanten und stationären Anteile ihrer Behandlung.

Mit am eindrucksvollsten und phantasiereichsten finde ich immer noch das Brinkumer Modell, das Hesse[45] von einer Allgemeinpraxis aus aufgebaut und beschrieben hat: Für einen ländlichen Bereich von 30 000 Einwohnern hat er in Zusammenarbeit mit der Kommune zehn teilweise an Praxen angeschlossene Beratungsstellen, drei Teestuben und zwanzig Selbsthilfegruppen (teils symptomorientiert, teils heterogen, Laufzeit wenigstens ein Jahr, weil sonst die Gruppe nicht wirken kann) ans Laufen gebracht, zudem achtundvierzig Suchthelfer ausgebildet. All dies insbesondere für chronisch Kranke und andere Patientengruppen (nicht nur Alkoholiker), die sonst leicht durch die Maschen des konventionellen Versorgungssystems fallen. In der Zusammenarbeit mit den Sozialarbeitern hat er die komplementär-arbeitsteilige Erfahrung gemacht, daß letztere eher für die Konfrontation der Patienten, Ärzte hingegen für den ebenso notwendigen Schutz der Patienten taugen. Für Einstellungsänderungen von Patienten fand er das Gespräch hinreichend, dagegen für Verhaltensänderungen die Selbsthilfegruppe geeigneter. Was die Zusammenarbeit mit den Selbsthilfegruppen betrifft, versteht Hesse als Hausarzt sich als Initiator und Motivierer, kümmert sich während der Gruppenlaufzeit um die Aufarbeitung der dort gemachten Erfahrungen und in der Nachsorge um die Stabilisierung der Gruppeneffekte für die ganze Familie.

All dies mögen Hinweise darauf sein, daß die von Huber geforderte „Kulturrevolution im Gesundheitssystem" längst begonnen hat und daß die gesellschaftlichen Bedingungen für ihr weiteres Gelingen gegenwärtig eher günstig sind, vor allem von einem verbreiterten Hausarztsystem aus (und fast jeder Facharzt ist auch Hausarzt, spätestens, in seiner Verantwortung für chronisch Kranke), wenn es weiterhin zu vernetzten Bündnissen zwischen Ärzten, Sozialberuflern, Selbsthelfern und anderen Bürgern kommt, wenn die beziehungsmedizinische Grundhaltung stimmt und wenn die zivilgesellschaftliche Phantasie zur Gestaltung des kommunalen Spielraums zwischen Staat und Markt sich weiter entfalten kann. Eben dies leitet zum nächsten Abschnitt über.

---

44) Dt. Ärztebl. 1999; 96: S. 1523
45) Hesse a. a. O.

3 Ärztliche Selbstverwaltung

Die Stärkung der sprechenden Medizin ist innerhalb der Ärzteschaft
in den vergangenen Jahren mehrheitsfähig geworden.
J.-D. Hoppe[46]

Dafür, daß die Dinge sich so entwickeln, wie gerade beschrieben, sind nicht zuletzt die Instrumente der ärztlichen Selbstverwaltung verantwortlich, also außer den Fachgesellschaften insbesondere die Ärztekammern. Und deshalb ist die Selbstverwaltung ein kostbares Gut, zwischen den Gesetzen des Marktes und Staates, zwischen ökonomischen Interessenkonflikten und bürokratischer Verrechtlichung stets aktiv bewahrensbedürftig. Ihr Entstehungsweg[47] begann damit, daß sich in der ersten Hälfte des 19. Jahrhunderts überall auf kommunaler Ebene Ärztevereine gründeten, die sich ab der Jahrhundertmitte auch auf Landesebene zusammenschlossen und gleich nach der Reichsgründung 1872 auf Reichsebene den „Ärztevereinsbund" bildeten, während sich parallel dazu der „Deutsche Ärztetag", eine Art Ärzteparlament entwickelte.

Nicht zuletzt aufgrund der Einführung der Sozialversicherung sind die folgenden Jahrzehnte im Spannungsfeld der Werte der liberalen Gewerbefreiheit und des staatlichen Protektionismus

vom Kampf um die wirtschaftlichen Interessen der Ärzte geprägt, vor allem vom ewigen Kampf gegen das so empfundene Diktat der Krankenkassen, der sich besonders in den 20er Jahren zuspitzte. Dies war einer der Gründe für die überdurchschnittliche Vorliebe der Ärzte für die Nationalsozialisten, die sich bei ihnen für diese Unterstützung durch frühe Gewährung der schon lange gewünschten „Reichsärztekammer" 1935 bedankten. Nach dem Krieg dominierte das föderale Prinzip, so daß sich die „Bundesärztekammer" 1947 als Arbeitsgemeinschaft der Landesärztekammern gründete. Begünstigt von der Wirtschaftswunderkonjunktur setzten sich die Ärzte im Kassenarztgesetz von 1955 mit ambulantem Sicherstellungsmonopol und Einzelleistungsvergütung endlich nachhaltig gegenüber den Krankenkassen durch, bis aufgrund der ebenso nachhaltigen Rezession ab Ende der 70er Jahre die Position der Krankenkassen wieder stärker wurde.

Heute könnten die Ärzte im Rükkblick auf ihre Geschichte den Vertretern der Selbsthilfebewegung der Patienten und der Angehörigen sagen, daß ihre Selbsthilfeorganisation zwar auch die Fachgesellschaften, vor allem aber die Ärztekammern sind. Sie sind natürlich noch mehr. Für mich als Pflichtmitglied steht meine Ärztekammer z. B. für

---

[46] J.-D. Hoppe: Interview. Dr. med. Mabuse. 1999; 117: 20–22

[47] vgl. hierzu die Beiträge von R. Jütte, H. Herold-Schmidt, E. Wolff, M. Rüther, Th. Gerst und K.-D. Müller in Dt. Ärztebl. 1997; 94: 1406–1426

Einheit und Ansehen meines Berufs, kontrolliert mit Standesregeln meine Ausübung desselben, schützt mich nach außen und prüft mich nach innen, legt entlang der Entwicklung der medizinischen Wissenschaft den Kanon geltenden Fachwissens, die Regeln der ärztlichen Kunst und berufsethische Normen fest, womit sie auch festschreibt, wie sie das gesellschaftliche Mandat des gleichen Umgangs mit den Krankheiten aller Bürger (oder ist es inzwischen mehr: Gesundheit? Geburt? Tod?) wahrnimmt.

Natürlich ist ein so komplexes Gebilde stets auch von Selbstauflösungserscheinungen bedroht. So sieht Unschuld[48] die Einheit und damit das Ansehen und die Freiheit des ärztlichen Berufsstands dadurch gefährdet, daß z. B. unterschiedlichen Bevölkerungsgruppen unterschiedliche Hilfsleistungen angeboten werden (wie dies in der Vormoderne die Regel war), daß das Werbungsverbot aufgeweicht wird, daß die Erhaltung des Lebens und die Ablehnung „lebensunwerten Lebens" nicht mehr eindeutig genug ist, daß Ärzte die symbolische Bedeutung der äußeren Erscheinung vernachlässigen oder daß im Zuge der Technisierung der Medizin (Molekularbiologie, Geräteindustrie) die diagnostisch-therapeutische Anwendung von Wissen an andere Berufsvertreter abgetreten wird, so daß Ärzte nicht mehr „ihr Fachwissen selbstverantwortlich schaffen und anwenden". Übrigens wird – so möchte ich letzteres ergänzen – genau damit kurzatmig begründet, daß der Begriff „Bioethik" heute dem Begriff „Medizinethik" vorzuziehen sei. Aus diesem Grund ist es bedenklich, wenn in der geltenden Berufsordnung in §15 Forschung von vornherein nur als

„biomedizinische Forschung" bezeichnet wird.

Gleichwohl hat nach wie vor die Ärztekammer festzulegen, nicht nur welche Erkenntnisse der medizinischen Wissenschaft dem Kanon ärztlicher Handlungsweisen zuzurechnen und in ihm zu berücksichtigen sind, sondern auch was zur ärztlichen Grundhaltung gehört, was also die Philosophie des Arztes oder der Medizin ist, einschließlich der Anteile, die wissenschaftlich nur schwer zu artikulieren sind, über die ich hier einen Versuch vorlege. Vielleicht ist in diesem Zusammenhang ein Vergleich von Gelöbnis und Berufsordnung für Ärzte von 1997[49] mit dem „Nauheimer Gelöbnis" von 1947[50], mit dem die Ärztekammern in die Nachkriegszeit gestartet sind, nützlich. Ich beschränke mich dabei auf den Vergleich der Begriffe für die Adressaten ärztlichen Tuns und für das, was wie zu tun ist. Im Nauheimer Text von 1947 heißt es zu den Adressaten: „Dienst am Menschen und seiner Gesundheit", „Wohl des Kranken", „gesunde und kranke Menschen", „dem Kranken" und schließlich ist die Rede von den „Bedürftigen und Schwachen", denen ich „meine besondere Fürsorge zuwende".

50 Jahre später heißt es in dem Gelöbnis der (Muster-)Berufsordnung hierzu: „in den Dienst der Menschlichkeit", „Gesundheit meiner Patienten", „jedem Menschenleben von der Empfängnis an Ehrfurcht entgegenbringen";

---

[48] P. U. Unschuld: Medizin als „profession", Dt. Ärztebl. 1999; 96: 20–23

[49] (Muster-) Berufsordnung für die deutschen Ärztinnen und Ärzte, Dt. Ärztebl. 1997; 94: 1772–1780

[50] „Bad Nauheimer Gelöbnis", in: Südwestdeutsches Ärzteblatt. 1947; Heft 7/9

und in den ersten Paragraphen der Berufsordnung heißt es: „dient der Gesundheit des einzelnen Menschen und der Bevölkerung" sowie „das Leben zu erhalten, die Gesundheit zu schützen und wiederherzustellen, Leiden zu lindern, Sterbenden Beistand zu leisten und an der Erhaltung der natürlichen Lebensgrundlagen im Hinblick auf ihre Bedeutung für die Gesundheit der Menschen hinzuwirken" (beides § 1) und „Behandlung unter Wahrung der Menschenwürde und der Achtung der Persönlichkeit, des Willens und der Rechte der Patienten, insbesondere des Selbstbestimmungsrechtes" (§ 7). Zum Was und Wie ärztlichen Handelns heißt es im Nauheimer Gelöbnis: „meiner Heiltätigkeit den eigenen Vorteil dem Wohle des Kranken unterordnen", nur die „Gesetze der Menschlichkeit, der Nächstenliebe und der selbstlosen Hilfsbereitschaft", „keinem anderen Zwang als dem meines ärztlichen Gewissens", „die Gebote der ärztlichen Sitte und der Berufsordnung und die Regeln und Erfahrungen meiner Kunst beachten", „als Forscher will ich ein Diener der Wissenschaft und der Wahrheit sein", „meine ärztliche Gesinnung lauter zu bewahren", „die Heiltätigkeit nicht um des Gewinnes oder des Ruhmes willen ausüben"; weiter heißt es: „In Ehrfurcht vor dem schöpferischen Walten in der Natur und dem Vertrauen auf ihre mir oft verborgenen Kräfte werde ich alles menschliche Leben bewahren, in seinen natürlichen Ablauf auch nach dem Wunsche des Kranken nicht eingreifen, das keimende Leben schützen und behüten und die Fortpflanzungsfähigkeit niemals ohne zwingenden Grund zerstören"; „gegen seinen Willen und auch nicht mit seinem Einverständnis werde ich weder am gesunden noch am kranken Menschen Mittel oder Verfahren anwenden oder erproben, die ihm an Leib, Seele oder Leben schaden oder Nachteil zufügen könnten"; „mit Rücksicht und Mitgefühl und mit Achtung vor seinem Leiden begegnen", „meine Kräfte mit denen meiner Berufsgenossen vereinigen, um ihr erfolgreiches Wirken zu ermöglichen", „den Idealen wahren Arzttums und reiner Menschlichkeit nachleben".

In der Berufsordnung von 1997 heißt es hierzu: „meinen Beruf mit Gewissenhaftigkeit und Würde auszuüben", „keinen Unterschied machen weder nach Religion, Nationalität, Rasse noch nach Parteizugehörigkeit oder sozialer Stellung", „meine ärztliche Kunst nicht in Widerspruch zu den Geboten der Menschlichkeit anwenden"; und in den ersten Paragraphen der Berufsordnung: „das Vertrauen zwischen Arzt und Patient zu erhalten und zu fördern; die Qualität der ärztlichen Tätigkeit im Interesse der Gesundheit der Bevölkerung sicherzustellen (Präambel)", „der Arzt übt seinen Beruf nach seinem Gewissen, den Geboten der ärztlichen Ethik und der Menschlichkeit aus", „der Arzt hat seinen Beruf gewissenhaft auszuüben und dem ihm bei seiner Berufsausübung entgegengebrachten Vertrauen zu entsprechen" (§ 2), „an den von der Ärztekammer eingeführten Maßnahmen zur Sicherung der Qualität der ärztlichen Tätigkeit teilzunehmen" (§ 5), „unter Wahrung der Menschenwürde und unter Achtung der Persönlichkeit, des Willens und der Rechte des Patienten, insbesondere des Selbstbestimmungsrechts" (§ 7), „der Einwilligung hat grundsätzlich die erforderliche Aufklärung im persönlichen Gespräch vor-

229

auszugehen" (§ 8); schließlich ist noch § 11 von besonderer Bedeutung „mit Übernahme der Behandlung verpflichtet sich der Arzt dem Patienten gegenüber zur gewissenhaften Versorgung mit geeigneten Untersuchungs- und Behandlungsmethoden. Der ärztliche Berufsauftrag verbietet es, diagnostische oder therapeutische Methoden unter mißbräuchlicher Ausnutzung des Vertrauens, der Unwissenheit, der Leichtgläubigkeit oder der Hilflosigkeit von Patienten anzuwenden. Unzulässig ist es auch, Heilerfolge, insbesondere bei nicht heilbaren Krankheiten, als gewiß zuzusichern."

Noch eine kleine Besonderheit am Rande: Im Unterschied zur Berufsordnung von 1997 fordert das Nauheimer Gelöbnis nicht nur Ehrerbietung für die Lehrer und die Überlieferung, sondern verpflichtet die Ärzte auch noch in die umgekehrte Richtung, nämlich „als Erzieher der ärztlichen Jugend ein Vorbild sein und sie mit den Idealen der Menschlichkeit und des Arzttums zu erfüllen".

Der Vergleich fällt im Ergebnis ziemlich eindeutig aus: 1947 war der Arztberuf und damit auch die Grundhaltung des Arztes mehr von einer am einzelnen Kranken orientierten Sorge- und Verantwortungsethik (care ethics) geprägt, 1997 folgt man mehr einer an der Allgemeinheit orientierten, verrechtlichten, universalistischen Gerechtigkeitsethik, mit allen Vor- und Nachteilen, die beide Paradigmen an sich haben. Damals „diente" man dem Menschen, während zeitgleich in Nürnberg Kollegen wegen „Verbrechen gegen die Menschlichkeit bzw. die Menschheit" angeklagt werden (freilich „diente" man damals auch noch der Wissenschaft, allerdings

gleichberechtigt auch der Wahrheit); heute hingegen „dient" man der Menschlichkeit, ohne daß Ärzte wissen, was das so recht ist. Damals geht es mehr um „Kranke" und die „Heiltätigkeit", heute erstaunlich viel mehr um „Gesundheit", die vor allem zu erhalten ist, also um Prävention. – Andere Wandlungen: von der Fürsorge zur Vorsorge, vom konkreten Einzelnen zu Verbesserungen für die Allgemeinheit, von Rücksicht, Mitgefühl und Achtung vor dem Leiden des Patienten zur Achtung seiner Würde, Persönlichkeit, seines Willens und seiner Rechte, während von „Leiden" jetzt nicht mehr die Rede ist. Die Würde, die 1947 fehlt, wird 1997 freilich erst in § 7 dem Patienten zugeschrieben, während der Arzt Würde sich selbst schon im vorgeschalteten Gelöbnis verleiht – ein witziger Wortgebrauch, da man Würde nur einem Anderen zusprechen kann.

Während damals Hilfsbereitschaft so selbstlos ist, daß diese Entselbstung durch Nächstenliebe aufgefüllt wird, womit die Umwandlung des Aneignungs-Selbst in ein moralisches Selbst signalisiert wird, was fast beschwörend gleich zweimal dadurch unterstrichen wird, daß ein ärztliches Helfen nicht wegen eines Strebens nach Gewinn, Vorteil oder Ruhm erfolgen dürfe, geht es heute eher nur noch um die Art und Weise, wie ärztliche Leistungen erbracht werden, wogegen von den starken und gefühlshaften Motivationen und Haltungen des Arztes für sein Helfenwollen, also für den Grundhaltungsbereich, der der Leistungserbringung vorgelagert ist, kaum noch etwas zu finden ist; sie sind wegrationalisiert. Das wird auch daran deutlich, daß es die formal ungerechte, aber inhaltlich gerechte

„besondere" Fürsorge für den Bedürftigen und Schwachen heute nicht mehr gibt; sie ist zum Versprechen verblaßt, nur u. a. auch nach der „sozialen Stellung" keinen Unterschied zu machen. Auch sonst hat die Berufsausübung heute eher „korrekt" und „gewissenhaft" zu sein, während man mit dem „Gewissen" sparsamer umgeht, vermutlich weil man denkt, daß man in einer pluralistischen Gesellschaft nicht mehr so genau wissen darf, was das sei.

Besonders spannend und folgenschwer ist es, daß das „Wohl des Kranken" von 1947 50 Jahre später weitgehend verschwunden ist. Nun ist das Wohl ein eher paternalistisches Konzept. Da es nämlich nicht nur nicht deckungsgleich mit dem Wunsch des Patienten ist, sondern beinahe einen Gegenbegriff darstellt, wie z. B. am Betreuungsgesetz zu studieren ist, geht es davon aus, daß der Arzt zwar zunächst den Wünschen des Patienten zu folgen habe, jedoch nur so lange, wie der Arzt sie für vernünftig hält. Hält der Arzt einen Wunsch des Patienten für unvernünftig und ihn schädigend, hat er sich zu seinem Besserwissen zu bekennen, den Patienten quasi als Unmündigen anzusehen und zu versuchen, dessen Wohl über dessen Wunsch und Willen zu setzen. Irrt der Arzt hierbei, hängt es von seinen Tugenden der Selbstbegrenzung, -kritik und -korrekturfähigkeit ab, ob er dem Patienten gegenüber seinen Fehler bekennt oder nicht. Jedenfalls bleibt die Letztverantwortung beim Arzt – eben deshalb ist dieses Konzept paternalistisch.

Neben der besonderen Fürsorge für die „Bedürftigen" und „Schwachen" finden sich zwei weitere – wie ich finde – kostbare Auswirkungen dieses Konzeptes im Nauheimer Text, wozu man vielleicht außerdem auch noch die Ehrfurcht vor der Schöpfung und das Vertrauen auf die mir verborgenen Kräfte der Natur rechnen kann, die es mir verbieten, in den natürlichen Ablauf des Lebens und Sterbens einzugreifen: Ich meine die ärztliche Pflicht, einmal auch trotz des „Wunsches" des Kranken in eben diese Abläufe nicht einzugreifen, und zum anderen „auch nicht mit seinem Einverständnis" weder als Arzt noch als Forscher Mittel oder Verfahren anzuwenden oder zu erproben, die einen gesunden oder kranken Menschen schädigen könnten. Auch mit dem Wunsch, dem Einverständnis oder dem Selbstbestimmungsrecht des Patienten kaufe ich mich nicht von meiner ärztlichen Letztverantwortung frei.

Wenn ich recht sehe, hat nun die Berufsordnung von 1997 in ihrem berechtigten antiautoritären und damit anti-paternalistischen Kampf zuviel des Guten getan und damit auch die erwähnten unverzichtbaren Kostbarkeiten geopfert. Das „Wohl des Kranken" kommt gar nicht erst vor, womit auch die damit zusammenhängenden und für den Arzt unvermeidlichen Probleme wegrationalisiert sind, als ob es sie gar nicht gebe. An die Stelle ist entweder nichts getreten oder eben gerade die „Achtung der Persönlichkeit, des Willens und der Rechte des Patienten" und dann noch einmal verstärkt „insbesondere des Selbstbestimmungsrechts", ohne diese an sich ebenso kostbare Achtung für diejenigen – wie wir inzwischen wissen – zahlreichen Fälle in ein Spannungsverhältnis zum Patientenwohl zu setzen, in denen ich selbst die Patienten schädige, wenn ich sie mit der Wahrnehmung ihres Selbstbestimmungsrechts allein

231

lasse, selbst aber formalrechtlich aus dem Schneider heraus bin, da ich ja – antiautoritär, wie ich bin – die Letztverantwortung und damit die Schuld für potentielle Folgen den Patienten überlassen habe. Auch wenn an einer ganz anderen Stelle (§ 11), wo niemand mehr den Zusammenhang vermutet, immerhin verdienstvollerweise steht, daß ich Vertrauen, Unwissenheit, Leichtgläubigkeit oder Hilflosigkeit von Patienten nicht mißbrauchen darf, handelt es sich hier um einen defensiv-medizinischen Mißbrauch der Berufsordnung mit dem nur instrumentell löblichen Ziel der Absicherung von Ärzten; denn eine ärztliche Berufsordnung hat die Verantwortung – und zwar vollständig – nur aus der Perspektive des Arztes, nicht aus der des Patienten zu beschreiben. Hier liegt die Vermutung eines weiteren Unterschieds nahe: Die Ärzte von 1947 dürften sich ihren Text überwiegend selbst ausgedacht haben, holprig, emotional und angreifbar, während der Text von 1997 offenkundig von Juristen hieb- und stichfest gemacht worden ist, sicher aufgrund vieler leidiger Erfahrungen eine verständliche Verrechtlichung, daher formalrechtlich unangreifbar, jedoch um den Preis, daß gerade problematische Aspekte der inhaltlichen Alltagswirklichkeit ärztlichen Tuns unter die Räder kommen.

Als Ausdruck dieser Veränderungen in den letzten 50 Jahren, aber auch des Bedeutungsschwenks vom konkreten Anderen zum allgemeinen Anderen und von der Krankheit zur Gesundheit ist nun noch die Neuformulierung des ersten programmatischen Satzes des § 1 der Berufsordnung von 1997 zu bedenken: „Der Arzt dient der Gesundheit des einzelnen Menschen und der Bevölke-

rung." Es ist nach den Folgen dieser Innovation zu fragen. Was mit „und" verbunden wird, beansprucht Gleichrangigkeit. Wenn nun „der einzelne Mensch" und „die Bevölkerung" gleichrangig sind, ist zwischen den Belangen beider Seiten frei, beliebig und unbeschränkt abzuwägen; denn von einer möglichen Beschränkung ist hier nicht die Rede. Damit ist aber der unbedingte Vorrang des Einzelnen gegenüber der Allgemeinheit, der Vorrang der Fürsorge vor der Vorsorge, wie Reich[51] es formuliert hat, und damit der – wenn ich recht sehe – vornehmste Grundzug der ärztlichen Grundhaltung schlicht aufgegeben. Mehr noch: die freie Abwägbarkeit der Interessen des einzelnen gegen die Interessen vieler oder aller macht die ärztliche Berufsordnung von 1997 anschlußfähig an beliebige Überlegungen, Strategien und Programme, gerade soweit sie utilitaristisch orientiert sind. Man könnte daher mit dieser Position ebenso begründen, daß behinderte Babys oder Altersdemente nicht leben sollten, weil sie das Glück und die Finanzen von zu vielen Menschen überstrapazieren, wie sich auch umgekehrt damit der Verzicht z. B. auf die Präimplantationsdiagnostik oder auf die Organtransplantation rechtfertigen ließe, weil zwar dadurch einige Menschen profitieren würden, jedoch der Schaden für die Gesamtgesellschaft aufgrund der dadurch mitbedingten Verwerfungen wesentlicher kultureller Werte zu groß sei. Entscheiden würden dann die jeweils stärkeren Interessenbataillone. Was also mit dem jetzigen § 1 als Fort-

---

[51] W. T. Reich: Verrat an der Fürsorge, 1997. Text beim Autor anzufordern, Anschrift: s. Fßn. 47 in Kap. I

schritt gefeiert wird, bedarf offenkundig einer umfassenderen Nachdenklichkeit und damit einer Revision.

Insgesamt – so möchte ich diesen Vergleich zusammenfassen – müßte es eigentlich ein Vergnügen sein, durch Kombination der beiden Texte von 1947 und 1997 eine Berufsordnung weiterzuentwickeln, die die Perspektiven der Sorge- und Verantwortungsethik und der Gerechtigkeitethik ins Gleichgewicht bringt und dadurch zukunftsfähig wird. Freilich hätten solche Bemühungen auch noch die Perspektive der Selbstbegrenzung zu beherzigen, von der es zwar in den Entwürfen von 1947 und 1997 durchaus Elemente gibt, die aber viel zu schwach ausgedrückt sind, um den alten und neuen Anforderungen des 21. Jahrhunderts zu genügen. Hier kommt all das zum Zuge, was ich im 1. und 2. Abschnitt dieses Kapitels ausgeführt habe (von der „Verüberflüssigung" des Arztes über die Bereitschaft, sich permanent glaubwürdig zu korrigieren, bis zur Deinstitutionalisierung und der Fähigkeit, mein gegenwärtiges Handeln fernethisch von seinen zukünftigen Auswirkungen her zu reflektieren und zu begrenzen). Abschließend eine Reihe weiterer Vorschläge zur umfassenden Bedeutung der Selbstbegrenzung für den Arzt und zu ihren Konkretisierungswegen, gerade auch zur Orientierung ärztlicher Selbstverwaltungsgremien geeignet:

Mit Selbstbegrenzung hat es auch zu tun:

1. wenn ich mich als Arzt hinsichtlich der Notwendigkeit, mir den Patienten anzueignen, auf eben dies Notwendige dadurch begrenze, daß ich mich zuvor schon ihm untergeordnet habe, in seinen Dienst getreten bin und so meine Sorge und Verantwortung verstehe.

2. wenn ich mich vor dem Einsatz meiner immer vorhandenen und immer verführerisch naheliegendsten Möglichkeiten sofortigen Handelns auf meine Arzt-Patient-Angehörigen-Beziehung begrenze und ihre Hilfe-Wirkungen ausschöpfe („Die Beziehung heilt am meisten")[52]. In der Psychotherapieforschung gilt es als gesichert, daß die Person des Therapeuten therapeutisch wirksamer ist als die von ihm angewandte Technik.

3. wenn ich beim (passiven) lindernden, bessernden oder heilenden Wirkenlassen der Beziehung nie, aber auch wirklich nie vergesse, daß (auch sorgende, verantwortende) Beziehungen immer auch Machtbeziehungen sind, potentiell mit Aneignen, Verwerten, Töten des Schwächeren durch den Stärkeren, mit Fürsorge- und Verantwortungs-Verrat[53] zu tun haben, je näher und intimer die Beziehung, desto eher. Spreche ich zum Anderen, zum Patienten, zum Angehörigen davon, daß unsere Beziehung wechselseitig auf derselben Ebene sei, habe ich die Beziehung schon zynisch zugunsten meiner Macht verraten. Um dieser Selbstbegrenzungseinsicht zu entsprechen, habe ich gleichsinnig sowohl die Distanz der universalistischen Gerechtigkeitsperspektive als auch die Nähe meiner Unterwerfung unter die Leidenssprache der Augen des Anderen zu radikalisieren, wachsen

---

[52] Huber a. a. O.
[53] U. Plog u. A. Leschinsky: Verrat – Unterwerfung unter die Fürsorge-Diktatur. Zschr. f. Pädagogik 1999; 45: 591–607

zu lassen. Nur so kann Wechselseitigkeit treuhänderisch[54], advokatorisch[55] zumindest angestrebt werden.

4. wenn mein ärztliches Handeln das Ziel hat, daß der Patient mich nach Möglichkeit nie mehr aufsuchen muß, und mit dem Ziel auf das Notwendige und auf ein möglichst frühes Ende begrenzt ist, daß der Patient – fast noch überfordert – möglichst früh die Federführung wieder übernimmt und die Therapie als Selbsttherapie zu Ende bringen kann. Beide „Verüberflüssigungen" sind freilich unter dem marktwirtschaftlichem Wachstumszwang meiner Praxis oder meines Krankenhauses Überforderungen. Allerdings kann umgekehrt das Existenzrisiko der Marktabhängigkeit für die Lebendigkeit der Beziehung auch von Vorteil sein; denn als bloßem ärztlichen Gehaltsempfänger kann mir auch der existenziell-lebendige Tiefgang der Risikobereitschaft zur Selbstbegrenzung zugunsten des Patienten, z. B. 5 Minuten als Unendlichkeit erlebnisfähig zu machen, abhanden kommen, weshalb hier ein Mittelweg zu finden ist.

5. wenn ich mich zu meiner – im guten Sinne paternalistischen – Verantwortung für den Anderen insofern bekenne, daß ich ein Mißlingen der Beziehung oder meines Handelns grundsätzlich nicht zum Problem des Patienten, sondern zu meinem Problem mache und damit Wunsch und

Wohl des Patienten unterscheide, wie dies einmal der Freiburger Internist Lutterotti sinngemäß ausgedrückt hat: „Wenn ein Patient von mir die Beendigung seines Lebens wünscht, weiß ich, daß ich ihn bisher zu sehr allein gelassen habe".

6. wenn ich das Selbstbestimmungsrecht der Patienten und, getrennt davon, der Angehörigen nicht nur verteidige, sondern auch fördere, insbesondere gegenüber Relikten des totalitären Autoritätsanspruchs des „Halbgotts in Weiß" in Praxis und Klinik aus der Zeit um 1900, noch einmal zugespitzt in dem um 1960 neuen Instrument der Intensivstation, mit dem Ärzte vor allem in der sich selbst überschätzenden Anfangseuphorie Menschen entrechtet und gequält haben, oder gegenüber heutigen Äquivalenten. Jedoch auch in dieser Selbstbegrenzung habe ich mich selbstzubegrenzen. Ich habe nämlich diese Förderung zu unterscheiden von der inzwischen schon eher überwiegenden und von mir geradezu erwarteten Versuchung, meinerseits aus dem Patienten-Selbstbestimmungsrecht eine Waffe zu machen, mit der ich die Verantwortung für schwierige Entscheidungen dem Patienten zuschiebe und dafür noch als emanzipationsfortschrittlich gelobt werde. Ich meine Situationen, in denen Patienten entweder gar nicht entscheidungsfähig sind und nun ersatzweise ein mutmaßlicher Wille konstruiert wird oder noch häufiger in denen sie zwar formalrechtlich entscheidungsfähig sind, inhaltlich und real darin aber so beeinträchtigt sind, daß sie hinsichtlich existenzieller Fragen zu Behandlung, Leben und Tod nicht

---

[54] Heubel a. a. O.

[55] M. Brumlik: Advokatorische Ethik. Neuwied: Luchterhand 1992. Wie die Wechselseitigkeit in keiner Weise hinreicht, um die Beziehung zwischen Krankem, Angehörigem und Arzt zu beschreiben, so auch nicht der Rechtsbegriff des Vertrages.

wissen können, ob sie Wunsch und Wohl zur Deckung bringen oder nur den Erwartungen einzelner oder aller anderer zustimmen.

Es sind dies potentiell alle Situationen mit eingeschränkter körperlicher, psychischer, geistiger, sozialer, kultureller und/oder existenzieller Mobilität und abstandgeschützter Wahlfreiheit, angefangen von den Angehörigen eines schwerstbehinderten Neugeborenen, eines Wachkoma-Kranken, eines „Hirntoten" oder eines Altersdementen bis hin zu chronisch Kranken oder Sterbenskranken, aber auch bis zu den Versuchspersonen, die freiwillig zugestimmt haben, obwohl ich weiß, daß der Versuch sie potentiell schädigt. All diese Situationen sind unvergleichlich, entziehen sich der Verallgemeinbarkeit, verlangen daher meine Antwort, Verantwortung. In diesen Fällen kann ich sagen: „Sie haben das Selbstbestimmungsrecht" und bin damit formalrechtlich unschuldig. Aber damit lasse ich die Angehörigen bzw. die Patienten auch mit ihrem Recht allein, wie etwa in dem Beispiel von Lutterotti, und begehe Verrat an der Beziehung und damit an meiner ärztlichen Sorge und Verantwortung. Der klassische Fall ist der Suizidale, der mich bittet, ihn sterben zu lassen. Hier bin ich fast sicher, daß er mir kurz darauf dankbar sein wird, daß ich mich über seinen Wunsch hinweggesetzt, sein Wohl über seinen Wunsch gestellt habe – aber eben nur „fast" sicher: das Restrisiko jedoch bleibt bei mir, darauf bestehe ich. In den meisten anderen Fällen wird mein Wissen eher noch unsicherer sein, mein Verantwortungsrisiko entsprechend höher. Aber

im Zweifel gilt auch hier – vielleicht abgesehen von der Grenzsituation des Sterbenden – der Satz des Bundesrichters Kutzer: „Denn es ist das Gesetz des Lebens, das jedes Lebewesen weiterleben will".[56]

7. wenn ich – gerade auch aufgrund des letzten Satzes – das modische Konstrukt des „mutmaßlichen Willens" zwar als ein mir willkommenes Schlupfloch zur Entlastung von meiner Verantwortung empfinde, aber dennoch – wieder mit der Ausnahme der Sterbesituation – es zwar in meiner Abwägung beachte, jedoch mich nicht vollständig in ihm verkrieche. Nur so kann ich ein mich selbst begrenzender und insofern guter Arzt sein. Daher ist es bedenklich, daß davon die „Grundsätze der Bundesärztekammer zur ärztlichen Sterbebegleitung" von 1998 abgewichen sind. Sie lassen es nämlich zu, daß bei Patienten nicht nur im Sterben, sondern auch „mit infauster Prognose", wenn sie nicht für sich selbst sprechen können, unser schlichtes Nichtwissen um ihre Meinung zur Frage eines Behandlungsabbruches so lange durch eine – in keinem Fall neutrale – Befragung von Angehörigen und Freunden ersetzt wird, bis daraus ein mutmaßlicher Wille konstruiert ist.

Einmal ist es so, daß diese juristische Denkfigur aus ganz anderen Rechtsgebieten auf diese schwierige Arzt-Patient-Angehörigen-Beziehung übertragen wird, also ein Xenotransplantat ist, wodurch die Arzt-Angehörigen-Beziehung zu einer „Zeugenvernehmung" in einem „Ermittlungs-

---

[56] aus einem Brief an mich vom 13. 09. 1994, vgl. Fßn. 29, Kap. III

verfahren" verrechtlicht wird. Zum anderen ist die Methode vor lauter Freude über diese Rechtshilfe nicht einmal empirisch getestet, so daß niemand weiß, wie weit die Erinnerung der Angehörigen in deren Ausnahmesituation von eigenen Interessen oder von allgemeinen gesellschaftlichen Erwartungen geprägt ist oder vielleicht wirklich etwas mit der authentischen (zeitlosen?) Meinung des Patienten zu tun hat. Schließlich besteht bei Menschen, die schlicht leben, gar kein Anlaß, die Frage nach ihrem mutmaßlichen Willen zu stellen, weshalb bisher die Selbstbegrenzung gerade auch im Sinne des Aushaltens von Nichtwissen als eine besonders vornehme Befähigung, Tugend des Arztberufes galt. Ähnlichen Bedenken begegnet die zu sehr von ärztlicher Verantwortung entlastende, nahezu verabsolutierte Verbindlichkeit von Patientenverfügungen, so beachtungs-verpflichtend sie für meine Entscheidung im Einzelfall auch sind. Hier dürfte die Bundesärztekammer, deren ehrliches Ringen um den richtigen Weg spürbar ist, mangels historischer Reflexion der Meinung gewesen sein, durch die Fast-Verabsolutierung des Selbstbestimmungsrechts und damit der Verfügung des Patienten sich immer noch um den berechtigten Abbau ärztlicher Macht des „Halbgotts in Weiß" verdient machen zu müssen. Stolz auf die eigene Selbstkritikfähigkeit dürfte sie übersehen haben, daß es sich hier vor allem um Fragen ärztlicher Verantwortungsethik handelt, die sie auf diese Weise zur Disposition und damit den Arztberuf in Frage gestellt hat. Sie hat somit die Konfliktspannung zwi-

schen berechtigten Forderungen des einzelnen Patienten oder der Öffentlichkeit und der ebenso berechtigten Eigenart des unaufgebbaren Kerns der Autorität des Arztes (zu populistisch?) nicht ausgehalten und Machtabbau mit Verantwortungsabbau verwechselt.

8. wenn ich überhaupt darauf verzichte, ein Prinzip, eine einzige Norm für mich zum höchsten Wert zu erklären; denn jede Norm, so kostbar sie für sich auch sein mag, kann durch Verabsolutierung mörderisch werden, wenn sie nicht durch eine Gegennorm kontrolliert wird. Nicht nur Freiheit kann in Willkür und Selbstbestimmung in Selbstisolation entarten; vielmehr können auch Sorge und Verantwortung – verabsolutiert – alles Leben totalitär ersticken und zur „fürsorglichen Belagerung" werden. Ich habe mich also statt dessen für ein Gleichgewicht zwischen Normen wie Freiheit und Verantwortung oder Fürsorge und Selbstbestimmung einzusetzen, so daß jeweils die eine durch die andere Norm in ihrem Gefahrenpotential relativiert wird. Solche Gleichgewichte und damit auch Konfliktspannungen scheinen für unser menschliches Zusammenleben am bekömmlichsten zu sein. Daraus ergibt sich, daß ich zu einem bestimmten Zeitpunkt immer die jeweils schwächere Norm zu stärken habe. Daher sind in diesem Buch vor allem die Normen der Sorge und Verantwortung wie höchste oder Letztnormen gelegentlich provozierend übertrieben und absolut formuliert. Grund: es sind die z. Z. schwächeren Normen. Dies hätte auch eine Berufsordnung zu beherzigen, deren Fortschreibung auf diese Weise eine stets

lebendige und aktuelle Praxisrelevanz garantiert wäre.

9. wenn ich – durchaus in Zusammenhang mit 8. – in der gegenwärtigen Spätmoderne „Wünsche" der Menschen eher hinterfrage und dafür dem „Wohl" der Menschen mehr Aufmerksamkeit schenke. Hierzu die an Aristoteles orientierte Philosophie Nussbaums:

❐ „Menschen, die in großer materieller Not leben, haben häufig nicht den Wunsch nach einer anderen Lebensweise bzw. sind mit ihrem Leben nicht unzufrieden. Die Menschen passen sich gewöhnlich dem an, was sie haben. In manchen Fällen gelangen sie zu der Überzeugung, daß die Dinge so, wie sie sind, richtig sind; in anderen Fällen sind sie sich möglicher Alternativen nicht einmal bewußt. Die Umstände haben ihre Phantasie eingeschränkt. Wenn wir also auf die Erfüllung von Wünschen und Präferenzen abzielen, wie sie unter den gegebenen Umständen nun einmal vorhanden sind, wird unsere Verteilung nur zur Aufrechterhaltung des Status quo führen. Der Aristoteliker nimmt den Wunsch als *eine* Sache ernst, die wir berücksichtigen sollten, wenn wir fragen, wie gut es einem System gelingt, die Menschen zu einem guten Leben zu befähigen. Aber er besteht darauf, auch und nachdrücklicher danach zu fragen, was die betreffenden Menschen tatsächlich tun und sein – und wünschen können. Wir schauen uns nicht nur an, ob sie nach Erziehung verlangen, sondern auch, wie sie tatsächlich erzogen werden; nicht nur, ob sie sich selbst als einigermaßen gesund empfinden, sondern auch, wie lange sie leben, wieviele von ihren Kindern sterben, wie es, kurz gesagt, wirklich um ihre Gesundheit steht."[57] ❐

Wenn ich mich also vollständig einem Patienten aussetzen will, habe ich mich nicht nur nach seinen subjektiven Wünschen, sondern auch nach seinen objektiven Möglichkeiten zu richten, was er – ohne es zu wissen – aus sich machen könnte, wozu die je aktuelle Krankheit als „außerordentliche" Situation vielleicht ein Aufbruchshebel ist. Schon mein Abstand, aber auch mein „objektives" Wissen verurteilen mich als Arzt gelegentlich zu einem „Besserwissen", das zu leugnen ich nicht das (bequeme) Recht, sondern das zu bekennen ich die Pflicht habe. Dies birgt natürlich die erhebliche Gefahr ungerechtfertigter Fremdbestimmung durch mich. Auch deshalb ziehen sich Ärzte heute gern auf die Achtung der Selbstbestimmung zurück. Das eine verfehlt aber den Auftrag des Arztes ebenso wie das andere. Der verantwortliche Weg liegt auch hier in der Mitte, ist freilich eine Gratwanderung: Ich konfrontiere den Patienten mit meinem Besserwissen in Form von „Unterstellungen" (dt. Übersetzung für „Hypothesen"); aber ich darf das nur im Maße meiner für den Patienten glaubhaften Grundhaltung, stets zur Selbstkorrektur, ja, zur Widerlegung meiner eigenen Unterstellungen bereit zu sein; dies gelingt nur aus der selbstbegrenzenden Haltung der verwundbaren Schwäche, der Demut.

---

[57] Nussbaum, a. a. O., S. 40

10. wenn ich darauf verzichte, liberalutilitaristisch alles gegen alles abzuwägen, sondern mir Prioritäten vorbehalte. So ist es etwa bedenklich, wenn ich in einer Ethik-Kommission bei einem Medikamentenprüfungsprojekt die Fürsorgepflicht für den Patienten abwäge gegen ein „allgemeines Verlangen nach therapeutischem Fortschritt"[58].

11. wenn ich mich dem Trend verweigere, entsprechend der gesellschaftlichen Neigung, Gesundheit aus einem Mittel zum obersten Wert hochzustilisieren, alle negativen Befindlichkeiten als krankhafte Gesundheitsstörung anzusehen, womit für mich schmeichelhaft mir neue Macht, bis hin zur Allmacht zugeschrieben wird, der Gesellschaft aber die Medikokratie droht. Meine Selbstbegrenzungsaufgabe ist hier – gerade auch gegenüber einer Gesundheitseuphorie der Berufsordnung oder der UNESCO – durchaus schmerzhaft: im Umfang den Krankheitsbegriff wieder einzugrenzen und viele der mir angesonnenen Behandlungen von Befindlichkeitsstörungen, obwohl ich heute über Psychopharmaka und Psychotherapie für sie alle Mittel zur Hand hätte, wieder an die für sie verantwortlichen (und sich für überfordert haltenden) Personen oder – heute oft

schwachen – gesellschaftlichen Einrichtungen zurückzuverweisen und diese genau dadurch zu stärken; das geht von der Selbsthilfe und dem Freundeskreis über die Familie und Kirche bis zu den Einrichtungen für Erziehung, Bildung, Kultur, Soziales und politisches Engagement.

12. wenn ich darüber hinaus manchen Tendenzen der „prädiktiven Medizin" für ein „Europa der Gesundheit" gegenüber skeptisch bleibe, insbesondere wenn etwa über das Genom-Projekt nicht nur Krankheiten zu heilen, sondern den Menschen schlechthin zu verbessern, zu optimieren versprochen wird, was dann auch noch den Wirtschaftsstandort Deutschland retten soll. Die Biologin Ch. v. Weizsäcker[59] hat gegen eine Wissenschaftlerdefinition der „normalen genetischen Struktur", wodurch dann auch Anomale definiert wären, eingewandt: „Stromlinienförmige Entwicklung ist behinderte Entwicklung; Tüchtigkeit und Fehlerfreundlichkeit sind die beiden unverzichtbaren Beine auf dem Weg in die Zukunft"; die Sorge für eine große Varianzbreite habe sich für die Entwicklung des Menschen wie für die der anderen Lebewesen bewährt.

13. wenn ich auch aus der epidemiologischen Forschung nicht einzelne Risi-

---

[58] G. Hopf u. a.: Anmerkungen zur Arbeit einer Ethik-Kommission. Rheinisches Ärzteblatt 1996; H2: 18–20. Wieweit das frei-konvertible Abwägen von Allem mit Allem und damit die Ökonomisierung des Sozialen in den Chefetagen der Wirtschaft gedanken- und rücksichtslose Selbstverständlichkeit geworden ist, mag eine ganzseitige Anzeige der Dresdner Bank vom 26. 10. 1999 in der Frankfurter Rundschau beleuchten: Dort findet man auf

einem Konterfei von Charles Darwin den Satz: „Auch in der Wirtschaft gilt Darwins Naturgesetz ‚Survival of the fittest'. Aus Hoechst wird Aventis. Wir beraten Sie gern beim Aktienumtausch; im Untertext heißt es: „Ein neues Unternehmen, das angesichts steigender Weltbevölkerung und höherer Lebenserwartung ein großes Wachstumspotential für Life-Science-Produkte erwartet."

[59] Ch. v. Weizsäcker a. a. O., S. 94

kofaktoren isoliere, die Angst vor ihnen maximiere und darauf aufbauend eine Vorsorgeaktion propagiere. Atteslander[60] hat gezeigt, daß solche unilinearen Risikofaktorenprogramme für die Allgemeinheit wie für den Einzelnen sogar gesundheitsschädigend sein können, da es sich dabei in der Regel nur um Risikoindikatoren handele, die für keine Krankheit monokausal seien; und wenn man nicht hinreichend behutsam und selbstbegrenzt vorgehe, könne Prävention selbst zum Risiko werden. Nach dem Homo oeconomicus drohe jetzt der „Homo praeventicus"; diese „Zielvorstellung eines sozusagen ,unheilbar Gesunden' widerspricht nicht nur der Wirklichkeit, sondern ist in ihren auch nur gedanklichen Folgen unerträglich, da im Grunde unmenschlich."

14. wenn ich mich auch als Forscher um die Gesamtentwicklung der medizinischen Wissenschaft sorge, ihre (ideelle und ökonomische) unilineare Monopolisierung verhindere und für die volle Varianzbreite (mit Fehlerfreundlichkeit), für gleichberechtigten Wettbewerb und für einen Pluralismus aller verschiedenen wissenschaftlichen Ansätze in der Medizin eintrete, da dies der Entwicklung der Medizinwissenschaft und der Erforschung ihrer ungelösten Probleme am förderlichsten ist[61]. Dabei haben wir uns wiederum eher für die Stärkung der jeweils konjunkturell benachteiligten theoretischen Ansätze und Methoden einzusetzen; so waren wohl in den 60er und 70er Jahren die psychosozial orientierten Forschungsrichtungen eher begünstigt, die biologisch-genetischen be-

nachteiligt, während es heute umgekehrt sein dürfte.

15. wenn ich als Arzt bei allem, was ich aufbaue, zugleich auch die Möglichkeiten seines Wiederabbaus mitbedenke. Meiner Institutionalisierung hat meine Deinstitutionalisierung zu entsprechen. Das unterscheidet meinen Beruf von den meisten anderen Berufen. Ich muß das wissen, wenn ich diesen Beruf wähle.

16. wenn ich all dies zusammenfassend formuliere, daß ein Arzt, der sich nicht umfassend selbstbegrenzen kann, schlecht ein guter Arzt sein kann; denn wenn der Arzt – nach Balint – eine Droge ist, dann ist er auch ein Gift, weshalb seine Dosierung entscheidend ist.

Schließen will ich mit einer prognostischen Zielsetzung für die ärztliche Selbstverwaltung von J.-D. Hoppe[62], kurz bevor er zum Präsidenten der Bundesärztekammer gewählt wurde: „Ich glaube erstens, daß die Breitenversorgung durch eine hausärztliche Betreuung weiter an Bedeutung gewinnen wird. Und zwar schon allein aus Kostengründen, aber auch, weil es notwendig ist, viele Ärztinnen und Ärzte zu haben, die koordinierend und kommunikativ arbeiten. ... Zweitens werden wir in der spezialistischen Medizin eine enorme weitere Differenzierung bekom-

---

[60] P. Atteslander: Prävention als Risiko? In: Dt. Ärztebl. 1997; 94: 1876–1880

[61] hierzu K. Grüber: Plädoyer für eine verantwortbare medizinische Forschung – Abschied vom Gendogma. In: U. Bach, A. de Kleine (ed.): Auf dem Weg in die totale Medizin. Neukirchen: Neukirchener Verlag 1999, S. 50–60

[62] Hoppe a. a. O.

men. Es wird Spezialisten geben, die sozusagen Monokulturen haben, um höchste Qualität zu erreichen. ... Und ich glaube drittens, daß die Versorgung im wesentlichen für alle Patienten vorgehalten werden wird, die es nötig haben.

... Was in der Medizin allgemein anerkannt ist und zunehmend in Leitlinien gefaßt wird, wird weiter allen Bürgern zur Verfügung stehen."

VIII

Ärztliche Selbstbefreiung vom Anderen her

Sich finden, indem man sich verliert.
E. Levinas[1]

Es bleibt nicht bei diesem „Sichverlieren", bei dem Verlust oder der Zurücknahme meines (ontologischen) Selbst der Selbsterhaltung, des Selbstinteresses, der Besitzergreifung, des Willens zur Macht – wie in Kapitel VII beschrieben mit Begriffen wie Selbstbegrenzung, „Verüberflüssigung" oder der Realisierung des Umstands, daß ich als Arzt immer nur Ersatz bin. Der Verlust oder die Zurücknahme dieses Selbst ist vielmehr die unvermeidliche Voraussetzung dafür, daß der Andere mich zwar in den Akkusativ (den Anklagefall) „sich" versetzt, damit aber auch in die Verantwortung für ihn einsetzt, womit ich mein Selbst in der moralischen Freiheit meines Handelns wiederfinde, wenn auch widerwillig; denn das Gute hat mich gewählt, bevor ich es gewählt habe: „Niemand ist gütig aus freien Stücken."[2] Um diese Selbst- durch Fremdbefreiung, Selbstbefreiung vom Anderen her, als Kern meiner ärztlichen Grundhaltung, geht es in diesem letzten Kapitel, einmal die Gedanken dieses Buches bündelnd, zum anderen sie unter drei Aspekten vertiefend.

Der erste ist der historische Aspekt; denn er hat die größte Bedeutung für die Entfaltung eines Horizontes, von dem her ich Situationen interpretiere, um zu einer guten Beziehung und zu guten Zielen für mein ärztliches Handeln zu kommen. Für die meisten Fragen, die in diesem Buch behandelt wurden, habe ich mich daher vor allem der historischen Methode bedient. Der zweite Aspekt ist der des Leibes; denn es gibt keinen Begriff, unter dem das vollständiger beschrieben ist, was mir als Arzt von dem Anderen oder den Anderen anvertraut und aufgegeben ist. Die Technik schließlich ist der dritte Aspekt; denn hiermit sind die handwerklich-künstlerischen und wissenschaftlichen Mittel gemeint, denen ich um der guten Ziele willen den Leib des Anderen aussetze, weshalb ihr Einsatz und seine Grenzen am meisten dafür sorgen, daß mein Gewissen nachhaltig ein waches und schlechtes bleibt.

Diesen drei Aspekten ordne ich noch einmal – Sie haben es schon gemerkt – Ricoeurs „Dreifuß der Passivität, mithin der Andersheit" zu: Der Geschichte „die Passivität, die im Verhältnis des Selbst zum Fremden im präzisen Sinn des Anderen als das Selbst impliziert ist – die der intersubjektiven Beziehung inhärente Andersheit also"; der Erfahrung des Leibes „die Passivität ... als Vermittlung zwischen dem Selbst und einer Welt, die selbst nach ihren unterschied-

---

[1] E. Levinas: Jenseits des Seins oder anders als Sein geschieht. Freiburg: Alber 1992, S. 42
[2] a. a. O., S. 41

lichen Stufen der Praktikabilität und somit der Fremdheit ... aufgefaßt wird"; und der Technik „die verborgenste Passivität: jene des Verhältnisses des Selbst zu sich selbst, die das Gewissen ist".[3]

Danach würde meine moralische Selbstbefreiung oder Selbstbestimmung sich der Passivität-Andersheit dreier Fremdbestimmungen verdanken.

---

[3] P. Ricoeur: Das Selbst als ein Anderer. München: Fink 1996, S. 384

1 Geschichte

Zum guten Arzt gehört die Fähigkeit, mit Nähe und Distanz dem Erzähler einer objektiven Krankheits- und einer subjektiven Kranken- und Lebensgeschichte zuzuhören und das Gehörte in den Horizont der Entwicklung der Arzt-Patient-Angehörigen-Beziehung auch der großen Geschichte situativ richtig einzubetten; denn diese Beziehung ist heute anders als vor 50, 100 oder 500 Jahren. Nur insofern ich weiß, daß diese historische Reflexion zu mir und meiner Profession gehört, kann und muß ich auch von den Fachhistorikern lernen. Das ist freilich um so schwieriger, als die professionelle Geschichtsschreibung immer noch mit Vorliebe die Geschichte der jeweiligen Sieger, die „Beute der Überlebenden" (Sartre)[4] ist. Den Arzt hat aber mehr die Geschichte aus der Perspektive der Opfer zu interessieren, der Toten und Verwundeten, der Kranken und Behinderten, der Witwen und Waisen, der Armen und Unterdrückten, insofern die Andersheit des Anderen als „eine Störung der geschichtlichen Ordnung" gilt.[5] Es geht also um Spuren an den Rändern der abendländischen Geschichte, um das, was sich gegen-geschichtlich „der Vollstreckung des Urteils der Geschichte widersetzt"; es geht darum, „aus einem vom Für-den-Anderen inspirierten Leben heraus ein geschichtliches Nach-Leben Gestalt annehmen zu lassen, das der Ungerechtigkeit der vollendeten Tatsachen entgegen an das erinnert, was diese vergessen lassen";[6] oder – wie Ricoeur es formuliert: „So gesehen begreife ich Geschichte als eine Pflicht, die wir den Toten schulden. Sie ist ein unablässiger Kampf gegen das Vergessen des Leidens der Menschen früherer Zeiten."[7]

Eine solche Geschichtsschreibung der Medizin gibt es erst in Bruchstükken. Vermutlich verdanken wir auch diese vor allem den Holocaust-Überlebenden und der Begegnung mit ihren quälenden Schuldgefühlen.[8] Im folgen-

---

[4] J. P. Sartre: Das Sein und das Nichts. Reinbek: Rowohlt 1992, S. 225

[5] B. Liebsch: Geschichte und Überleben angesichts des Anderen – Levinas' Kritik der Geschichte. Dt. Zschr. f. Philos. 44: 389–406, 399

[6] a. a. O., S. 405 f.

[7] P. Ricoeur: Geschichte als erzählte Zeit. Evang. Kommentare 1984; 17: 45

[8] Meine folgende Geschichtsinterpretation verdankt sich vor allem dem „Arbeitskreis zur Erforschung der NS-Euthanasie", in dem sich seit 1983 Mitarbeiter aus Einrichtungen für psychisch Kranke und geistig Behinderte zweimal jährlich treffen. Sie haben im Laufe der Zeit zunächst die NS-Geschichte ihrer jeweiligen Institution erforscht, sind dadurch zu einer Revision der Geschichte des 19. Jd. gekommen, um sich in diesem Licht auch den gegenwärtigen medizinethischen Problemen zuzuwenden. Diesem Kontext entstammen

den kann ich daher auch nur von solchen Bruchstücken berichten, von Spuren an den Rändern der Allgemein- und Medizingeschichte. Obwohl schon ihre Verknüpfung fragwürdig ist, mögen sie zur Anregung taugen. Zudem sollen sie die Geschichtsfragmente aus den früheren Kapiteln integrieren.

Gewissermaßen als Prolog möchte ich mit einer gerade heute eigentlich naheliegenden, gleichwohl weitgehend vergessenen Erinnerung an die letzte Jahrtausendwende beginnen: Ab dem ersten Jahrhundert nach dem Jahr 1000 setzten nämlich die Versuche Europas ein, in diesem 2. Jahrtausend den Rest der Welt sich anzueignen. Diese Versuche begannen mit den Kreuzzügen, und diesen wiederum gingen die ersten systematischen Judenmorde in den eigenen europäischen Ländern als Vernichtungs-Einübung voraus. Am Ende des nun beginnenden 3. Jahrtausends wünschte man sich eine andere Bilanz. Solche und viele der folgenden Aspekete können wir erst bedenken, seit wir die eurozentrische Einseitigkeit unserer Wahrnehmung auszugleichen bestrebt sind.

Mit der Zeit um 1500 lassen wir nicht nur wegen der Reformation und der Eroberung Amerikas (und dem entsprechenden Umgang mit seinen Einwohnern) die Neuzeit beginnen. Auch nicht nur wegen des Beginns des Handelska-

pitalismus und weil in der Kunst der Renaissance zum Ausdruck kommt, daß der Mensch sich an die Stelle Gottes zu setzen beginnt. Vielmehr wird in dieser Zeit auch der Selbstbestimmungsgedanke der Beherrschbarkeit der Natur und des Todes möglich: Länger zu leben, wird ein Ziel; man will die Vorfahren und – im Konkurrenzkampf – die Zeitgenossen über-leben, wozu die Paracelsische Medizin paßt, die das Mängelwesen Mensch durch die Ärzte als Experten zu verbessern verspricht.[9] All diese Themen sind so mächtig, daß in ihnen ein Variationspotential für die nächsten 500 Jahre steckt. Das gilt schließlich auch dafür, daß um 1500 als erste synchrone Leistung aller europäischer Länder von Portugal bis Polen und von Italien bis England eine ökonomisch berechnende und Menschengruppen selektierende Sozialpolitik die Neuzeit einläutet, sicher auch dadurch begünstigt, daß das mittelalterliche Konzept, wonach alle Menschen Kinder eines Gottes sind, mit seinem geradezu vertraglich geregelten Almosenwesen für die Armen, an Tragfähigkeit verlor. Das Wissen um diese besonders zukunftsträchtige Neuerung verdanken wir u. a. dem polnischen Historiker (und Außenminister) B. Geremek:[10]

Da man von dieser Zeit an Reichtum nicht mehr nur durch Erbschaft, sondern auch durch bürgerlichen Fleiß und eigener Hände Arbeit erwerben sollte, Arbeit mithin zur sozialen Pflicht wurde, war die Notwendigkeit und damit auch die Existenzberechtigung der Armut und der Armen ziemlich plötzlich in Frage gestellt. Dieser Wahrnehmungswandel führte – egal, ob mit oder ohne Berechtigung – dazu, daß man eine gefährliche epidemische Vermehrung der

---

vor allem zwei meiner Arbeiten: einmal: Tödliches Mitleid, Gütersloh: Jakob van Hoddis 1993; zum anderen: Wir verstehen die Geschichte der Moderne nur mit den Behinderten vollständig: Leviathan 1994; 22. Jg., H.3: 367–390

[9] A. Labisch: Homo Hygienicus, Gesundheit und Medizin in der Neuzeit. Frankfurt: Campus 1992, S. 44 ff.

[10] B. Geremek: Geschichte der Armut. München: dtv 1991

Armen registrierte, die die fleißigen Bürger ökonomisch wie emotional zu überfordern drohte. Die sozialpolitischen Gegenmaßnahmen der Stadtstaaten und Territorien hatten – von lokalen Besonderheiten abgesehen – gesamteuropäisch dasselbe Grundmuster und folgten dem Prinzip „Teile und Herrsche": 1. Registrierung und öffentliche Erkennbarkeit der Armen (in Rouen z. B. mußten sie ein gelbes Kreuz tragen) und Verbot sowohl des Bettelns als auch des Almosengebens; selbst das christliche Gebot der Nächstenliebe wurde (von Reformatoren wie von Inquisitoren) als kontraproduktiv kritisiert. 2. Aufenthaltsverbot und Vertreibung der „von außen" kommenden, fremden Armen und damit Aushöhlung der Institution des Gastrechts, der Andersheit des Fremden. Nach solchen Vorarbeiten erfolgte dann 3. die Konzentration der restlichen eigenen Armen, auch als Institutionalisierung, Gettoisierung oder Kolonisierung zu bezeichnen, mit dem Ziel, die Armen von ihrem Gebrechen, der Armut, zu befreien, also mit dem Ziel ihrer Assimilierung, Sozialisierung oder Abschaffung.

Hierbei nahmen die verantwortlichen Bürger schließlich 4. eine weitere noch eingreifendere Teilung vor: sie selektierten die kranken Armen von den gesunden Armen. Erstere waren, weil sie nicht arbeiten konnten, die guten und würdigen Armen; für sie funktionierte man einen Teil der mittelalterlichen Hospitäler in Institutionen zu ihrer Heilung um, woraus sich immer mehr die späteren Krankenhäuser entwickeln konnten. Dagegen schuf man für letztere, die, weil sie arbeiten konnten, aber nicht wollten, die schlechten und unwürdigen Armen waren, pädagogische Institutionen, aus denen die späteren Erziehungs-, Korrektions- und Zuchthäuser wurden. Die erzieherischen Mittel reichten hier von der Durchnumerierung der Insassen und Versuchen der Umerziehung über die Zwangsarbeit bis zur Todesstrafe, der öffentlichen Hinrichtung am Galgen bei besonders hartnäckigem Widerstand.

In diesem Regime finden wir unschwer fast alle Elemente wieder, die bis heute im Umgang der jeweiligen epochalen Sieger mit den jeweiligen Opfern üblich sind. Es gilt für das Verhältnis der Reichen und Armen, der Freien und Unfreien, der Eroberer und der Eroberten, der Brauchbaren und der Unbrauchbaren, der Notwendigen und der Überflüssigen, der Gesunden und der Kranken, jeweils nach spezifischen Besonderheiten abgewandelt. Was die Armen angeht, wurde das Regime im Laufe der nächsten Jahrhunderte zunehmend von der Ebene der Städte auf die Ebene der sich bildenden Nationalstaaten übertragen, ohne daß es freilich je irgendwo perfekt und ausnahmslos organisiert werden konnte. Um so größer war jedoch seine erzieherische Wirkung auf die Gesamtbevölkerung. Daß auch Ärzte an der Organisation dieser neuzeitlichen Armenpolitik beteiligt waren, verstärkte ihre abschreckende Wirkung und förderte eine Mentalität, nach der nicht nur Arbeit, sondern auch individuelle und öffentliche Gesundheit immer mehr als Pflicht empfunden wurde. Die Menschen sahen sich verantwortlich für die positive oder negative Entwicklung ihres Leibes, der immer mehr zum Körper vergegenständlicht wurde: „Der Körper wurde als Arbeitskraft, als Arbeitsinstrument, als Leichnam, als Maschine, als paradigmatischer Gegenstand wissenschaftlicher Forschung entdeckt."[11] So ist es kein Wunder, daß Descartes Medizin für die Leitwissenschaft hält, die menschliches und gesellschaftliches Leben verbessern kann, und daher Medizin mit Ethik geradezu gleichsetzt, daß R. a. Castro 1614 ein Buch mit dem Titel „Medicus Politicus" schreibt und daß J. P. Frank 1779 die Medizin zu den „Polizey-Wissenschaften" rechnet.[12]

In der Zeit um 1800 herum lassen wir die Moderne beginnen. Diese Epoche ist – für unsere Zwecke vereinfacht – durch den Glauben der aufgeklärten Bürger daran charakterisiert, daß man nicht nur durch eigenen Fleiß wohlhabend werden kann, sondern daß man darüber hinaus alle anderen menschlichen und gesellschaftlichen Verhältnisse auf die selbstbestimmte Vernunft gründen kann, daß eine nichts als vernünftige Gesellschaft machbar sei, was bedeutet, sich von allem Unvernünftigen, also von allem Irrationalen, Emotionalen, Fremdbestimmten, Fremden, Mehrdeutigem, von allem Leiden oder – wie Z. Bauman[13] sagt – von allen Ambivalenzen zu befreien. Ein solcher Wahrnehmungswandel bringt es zwangsläufig mit sich, daß die vernünftigen Bürger sich nun von einer epidemisch steigenden Flut von Unvernünftigen bedroht sehen, die sie ökonomisch und emotional überfordern und die irgendwie zur Vernunft gebracht werden müssen, um das Ideal der nur noch vernünftigen Gesellschaft verwirklichen zu können.

---

[11] Labisch, a. a. O., S. 70
[12] a. a. O., S. 68-88
[13] Z. Bauman: Moderne und Ambivalenz. Hamburg: Junius 1992

Zur Vernunft im Sinne dieser Zeit um 1800 herum gehörte es aber auch, die Subsistenz- in die Erwerbswirtschaft, den Handelskapitalismus in den Produktionskapitalismus zu überführen, also nicht mehr nur für lokale, sondern für immer größere, tendenziell globale Märkte immer mehr Exemplare desselben Produkts seriell herzustellen, die Wirtschaft zu industrialisieren (industria lat. = Fleiß). Somit brauchte man – und das war neu – für immer einfachere Tätigkeiten unvorstellbar große Mengen an Arbeitskräften. Bisher untätige-faule-Unvernünftige mußten in tätige-fleißige-Vernünftige umgewandelt werden. Für deren Rekrutierung hatten sich schon die freilaufenden Armen, aber auch die Insassen der Armenhäuser mit ihrer Zwangsarbeit (in der Manufakturphase des 18. Jh.) als quantitativ nicht ausreichend und nicht produktiv genug erwiesen. Also mußte man die Institution Haushalt (und mit ihr die Institution Nachbarschaft) knacken. Denn der Haushalt war bis zum Beginn der Moderne menschheitsgeschichtlich der Ort gewesen, wo Menschen nicht nur miteinander gelebt und gewohnt, sondern – landwirtschaftlich und handwerklich-gewerblich – auch gearbeitet hatten. Auch hatten die Haushalte bisher oft zugleich ein geistig behindertes Kind, eine psychisch kranke Tante oder einen altersdementen Großvater betreut, so daß man menschheitsgeschichtlich und damit anthropologisch fast von einem Wesenszug des Menschen sprechen kann, gleichzeitig produktiv und sozial tätig sein zu wollen. Nun mußte man den Menschen erklären, daß ein solcher Wesenszug und eine solche Existenzweise unvernünftig, fremdbestimmt und kontraproduktiv, daß produktives und soziales Tun voneinander zu trennen sei. Dafür war nicht nur die frühkapitalistische Verelendung nützlich. Vielmehr mußte man durch die Erfindung des Arbeitsweges Wohnort und Arbeitsort voneinander trennen. Damit aber hatte man ein noch größeres Problem zu lösen: Damit die bisher industriell untätigen, aber gesunden und brauchbaren Unvernünftigen, in der damaligen Medizinersprache die Hirntüchtigen, tagsüber in die Fabriken, später in die Büros gehen konnten, mußten sie von ihrer bisherigen sozialen Tätigkeitsneigung, von ihren sozialen Pflichten, befreit werden, damit sie nur noch für die produktive Tätigkeit frei sein und dies vor allem auch wollen könnten. Man mußte die damals auch so genannte „soziale Frage" beantworten: Wohin mit den bisher in den Haushalten betreuten hirnuntüchtigen, fremdbestimmten Unvernünftigen? Wofür sind sie überhaupt da? Und was wollen wir sie uns kosten lassen?

Die für die Moderne gültige Metapher und Antwort auf diese Frage fand einer der klügsten Menschen dieser Zeit und Vater der utilitaristischen Rationalität, J. Bentham. In seiner Schrift „Panopticon" (Dublin 1791) operationalisierte er die „soziale Frage", indem er für die Zukunft flächendeckende Netze von „Inspection Houses" vorschlug, deren Architektur die möglichst perfekte Kontrolle möglichst vieler Menschen möglichst billig garantieren sollte. Als Modell schlug er das Spinnennetz vor, wonach von einem Kontrollzentrum aus im Ideal ein Kontrollbeamter viele Gänge kontrollieren könnte, an denen – je nach Zweckbestimmung – sich Zellen, Betten oder auch Arbeitsplätze befinden. Nach dieser vielfältig abgewandelten Grundidee entstand die soziale Landschaft der Moderne. Denn aus der Zerschlagung der nunmehr unvernünftigen, weil kontraproduktiven vormodernen räumlichen Einheit von Wohnen, Leben und Arbeiten von Menschen mit und ohne Behinderung entwickelte sich einerseits für die gesunden, leistungsfähigen, hirntüchtigen Unvernünftigen ein flächendeckendes Netz von Fabriken, später Büros. Andererseits schuf man für die hirnuntüchtigen, fremdbestimmten, kranken, behinderten oder asozialen Unvernünftigen flächendeckende Netze von Irrenanstalten, Geistig-Behinderten-Anstalten, Krüppelheimen, Waisenhäusern, Kindergärten, Alten- und Pflegeheimen und Gefängnissen. Dabei ließ man sich von der Idee leiten, daß die gesunden und leistungsfähigen Unvernünftigen am besten durch optimale ökonomische Verwertung in den Fabriken als ökonomischen Institutionen zu veredeln und zu Vernunft und Selbstbestimmung zu erziehen seien (daher durchaus auch kontrollbedürftig), während die hirnuntüchtigen Unvernünftigen in den sozialen Institutionen durch die dort entstehenden Spezialisten pädagogisch oder therapeutisch zu selbstbestimmter Vernunft gebracht werden sollten. Solche Menschen freilich, die sich hartnäckig dieser ihrer Rationalisierung widersetzen würden, sollten notfalls lebenslänglich in den später „total" genannten Institutionen bleiben, insofern unsichtbar gemacht werden, damit das Ideal der möglichst restlos rationalen Gesellschaft aus nur noch selbstbestimmten leidensfreien Menschen dennoch verwirklicht werden könnte.

Es kann nicht verwundern, daß dieser vielleicht tiefgreifendste operative Eingriff in die gesellschaftliche Lebenswelt im Laufe des 19 Jh. zunehmend als ein medizinisches Projekt wahrgenommen wurde; denn keine Wissenschaft hatte in dieser Zeit so dramatische Fortschritte aufzuweisen wie die Medizin, der man deshalb auch die größte soziale Problemlösungskompetenz zutraute. Ineins damit wurde Gesundheit ein immer höherer Wert. Konnte in der ersten Hälfte des 19. Jh. noch die Parole Sauberkeit = Sittlichkeit gelten, so läßt Labisch ab der zweiten Hälfte den Typus des „homo hygienicus" wirksam sein, für den Gesundheit sowohl individuell als auch kollektiv der höchste Lebenswert ist, zu dessen Realisierung er sein Leben der medizinischen Wissenschaft mehr als je zuvor unterwirft.[14] Wie dem unbestreitbaren Freiheitsgewinn der Menschen in der industriellen Markwirtschaft und ihrer Emanzipation von vielen – auch familiär-kommunalen – Fremdbestimmungen neue Zwänge und vor allem die Verinnerlichung von Fremdzwang zum Selbstzwang entsprechen, so daß als Ergebnis von der bürgerlichen Disziplinargesellschaft die Rede ist, so gilt Ähnliches auch von den Auswirkungen des medizinischen Fortschritts: Den Segnungen der Medizin, wie der Heilbarkeit vieler Krankheiten und der Verlängerung des Überlebens, steht die Verwissenschaftlichung von immer mehr Bereichen der Lebenswelt gegenüber, die Ausweitung der medizinischen Definitions- und Deutungsmacht auf das Leben der Menschen, einschließlich Geburt und Tod, eine Zwangssozialisierung der Menschen bis zur Gesundheit als sozialer Pflicht, so daß von der Kolonisierung oder „Enteignung des Körpers"[15] durch die Medizin gesprochen wird. Das bekamen zunächst die Frauen

buchstäblich am eigenen Leibe zu spüren, als sie in ihrem Kampf um gleichberechtigte Integration in die bürgerliche Gesellschaft das ganze 19. Jh. hindurch die Medikalisierung ihres Körpers, die Pathologisierung ihres Geschlechts und andere männlich-ideologische Deutungen gerade auch durch die Medizin, bis zum „physiologischen Schwachsinn des Weibes", zu erleiden hatten.[16]

Ähnlich dramatisch wirkte sich dieser Prozeß beim Kampf der Arbeiter um Integration in die bürgerliche Gesellschaft aus, als diese im letzten Drittel des 19. Jh. nicht nur durch die Fabriken zu mehr bürgerlicher Vernunft erzogen und „veredelt" waren, sondern auch über Gewerkschafts- und Partei-Selbstdisziplinierung zu einem eigenen Klassenbewußtsein gefunden hatten. Gerade durch diese Selbstdisziplin, die sich auch in einer eigenen Gesundheitsbewegung ausdrückte, paßte sich das Proletariat den auch medizinischen Zwängen der Lebensführung an: „Die Arbeiterschaft wuchs in die industrielle Lebenswelt hinein, weil der wissenschaftlichen Konstruktion der Produktion die wissenschaftliche Konstruktion der Reproduktion, weil der technischen Organisation der Arbeitswelt die medizinische Organisation der Lebenswelt entsprachen."[17]

So waren auch die Bismarck'schen Sozialversicherungsgesetze vor allem ein Schachzug zur politischen Befriedung der Arbeiterklasse – mit vielfältigen, bis heute fortwirkenden Folgen:

---

[14] Labisch, a. a. O., S. 255
[15] a. a. O., S. 277 u. 316 f.
[16] a. a. O., S. 274; vgl. auch P.J. Möbius: Über den physiologischen Schwachsinn des Weibes. Halle, 1900
[17] a. a. O., S. 182

Einerseits unendlicher Segen für die Gesamtbevölkerung, von denen ein großer Teil jetzt erstmals der Fortschritte der modernen Medizin für würdig gehalten war, andererseits vollständige Veränderung der ärztlichen Tätigkeitsfelder in Massenpraxen, in Massenkrankenhäusern, Mediatisierung der Arzt-Patient-Angehörigen-Beziehung durch Krankenkassen und andere Agenturen sowie erzwungene Bereitschaft der Ärzte, etwa durch Krankschreibungen oder Rentengutachten Kontrollfunktion für die gesamte Lebensgeschichte von Menschen zu übernehmen, also auch für Bereiche, die nichts mit Krankheiten zu tun hatten.

Wie sehr all dies mit nationaler Befriedung, aber auch mit der Steigerung der nationalen Leistungsfähigkeit im internationalen Konkurrenzkampf, der körperlichen Ertüchtigung und zunehmend auch der Hirn- und Nerventüchtigkeit zu tun hatte, zeigt der damals beginnende deutsche Sonderweg des Kurwesens, ebenfalls bis heute wirksam, wofür eine Studie von Radtkau[18] hilfreich die Augen öffnen kann. Im selben Maße freilich trat die Bedeutung von Familie, Nachbarschaft und anderen kommunalen Hilfssystemen noch weiter zurück, wurde durch immer neue Sozial- und Gesundheitsbürokratien und -berufe wegprofessionalisiert: „An die Stelle persönlicher Kontrolle bei Hilfsbegehren trat der neutrale, wissenschaftlich definierte Fall und die neutrale, objektive Hilfe und Kontrolle medizinischer Professionen. Lebens- und Handlungschancen eröffneten sich, soweit sie mit dem Körper verbunden werden konnten, nur noch über die Medizin und entsprechende offene oder verdeckte Verhaltenserwartungen."[19] So konnte die Medizin sich allmählich auch die Sanierung der Gesellschaft als ganzer zur Aufgabe machen.

Dies führt uns wieder zum Schicksal derer zurück, die seit Anfang des 19. Jh. zunehmend in den neuen sozialen Institutionen konzentriert und ausgegrenzt waren, also zu den unmittelbarsten Opfern des im übrigen so segensreichen Fortschrittsprozesses. Deren Lage hatte sich in der Zwischenzeit gleich mehrfach verschlechtert. Denn einmal waren sie ursprünglich gemeinsam mit den Industriearbeitern als unbürgerlich-unvernünftig ausgegrenzt gewesen; jetzt aber hatte sich das organisierte Proletariat in seinem Kampf um das Eintrittsbillet in die bürgerliche Gesellschaft vom „Lumpenproletariat" distanziert, womit letztlich alle Untüchtigen (innerhalb oder außerhalb der Institutionen) gemeint waren. Dadurch konzentrierte sich der Ausgrenzungsdruck nur noch auf die Untüchtigen (die chronisch Kranken, Alterskranken, Unsozialen, Alkoholiker und Behinderten): zusätzlich durch die Anstaltsmauern seit langem unsichtbar und unerfahrbar geworden, waren sie als die Anderen, die Fremden, die Letzten noch weit unheimlicher geworden.

Zum anderen war die anfängliche humanistische Veredelungsbegeisterung in den Institutionen verflogen, da die meisten Untüchtigen sich hartnäckig der Erzieh- oder Heilbarkeit widersetzten und immer größere Massen von Unheilbaren in den Anstalten nur noch verpflegt, verwaltet und bestenfalls verwissenschaftlicht wurden.

---

[18] J. Radtkau: Das Zeitalter der Nervosität. München: Hanser 1998
[19] Labisch, a. a. O., S. 316

Zum dritten wurden sie auf dem Wege der neuentdeckten Erbgesetze und deren Theoretisierung in der Degenerations- und Entartungslehre neu definiert, und zwar als erbkranke und fortpflanzungs-gefährliche „Minderwertige", „Unter-menschen", „Entartete" oder „Ballaste-xistenzen" (auch von kirchlicher Seite). Hinzu kam, daß aus den überseeischen, äußeren Kolonien sich die ersten euge-nischen Züchtungsphantasien auf die „Schutzbefohlenen"[20] der inneren Ko-lonien der Anstalten als *Innere* Mission" übertragen ließen. Viertens schließlich hatte der aufgeklärt-liberale Kampf um die Befreiung aus der „selbstverschul-deten Unmündigkeit" Ende des 19. Jh. zur Forderung nach dem Recht auf den eigenen Tod geführt: Dieser – selbst ge-geben oder besser noch vom Arzt exe-kutiert – galt als das noch fehlende i-Tüpfelchen für den Beweis, in völliger Selbstbestimmung der alleinige Herr über mein Leben und meinen Tod zu sein. Diese Forderung hatte von ihrer ersten Verschriftlichung durch Jost 1895[20a] über das berühmteste Produkt dieser Literaturgattung von Binding und Hoche 1920[20b] bis zum Sterbehilfege-setzentwurf der führenden NS-Medizi-ner von 1940[20c] stets dieselbe logische Schlußfolgerung: Wenn die selbstbe-stimmten Bürger die Freiheit hätten, den Zeitpunkt ihres Todes selbst zu wählen, dann habe der Staat die Pflicht,

den Selbstbestimmungsunfähigen und Unmündigen dasselbe Recht auf den ei-genen Tod und die Erlösung von ihren – sicher viel größeren – Leiden zu garan-tieren. – Auch die heute gültige Rege-lung der aktiven Sterbehilfe in den Niederlanden folgt z. T. dieser liberalen Logik.

Alle diese Faktoren – eingebettet in die allgemeine Tendenz, den Menschen un-abhängig von jedem Anderen, auch von jedem Absoluten und statt dessen der Verwissenschaftlichung verfügbar zu se-hen –, führten um 1900 zu einer analo-gen Mentalität wie um 1500 angesichts der Armen und um 1800 angesichts der Unvernünftigen und Fremdbestimmten: Jetzt waren es die Unheilbaren und Erb-kranken, von deren epidemischer Ver-mehrung man sich bis zur ökonomi-schen und emotionalen Überforderung bedroht sah. Das panische Ausmaß des Bedrohtheitsgefühls wird freilich nur auf dem Hintergrund verständlich, daß die Medizin zur selben Zeit auf der Wo-ge ihrer Erfolge ernsthaft davon zu träu-men wagte, eine nur noch gesunde, lei-densfreie Gesellschaft sei machbar. Niemand hat diesen Zusammenhang besser zum Ausdruck gebracht als Fo-rel, einer der weltberühmtesten Ärzte der Jahrhundertwende aus der fried-lichen Schweiz: „Wir bezwecken kei-neswegs, eine neue menschliche Rasse, einen Übermenschen zu schaffen, son-

---

[20] P. Grosse: Eugenik und Kolonialismus. Med. Diss., Freie Universität Berlin 1997; Joseph Conrad nimmt 1900 in seinem Roman „Herz der Finsternis" (Stuttgart: Reclam 1991) sol-che destruktiven Zusammenhänge für das 20. Jh. erschreckend prophetisch vorweg.

[20a] A. Jost: Das Recht auf den Tod. Göttingen, 1895

[20b] K. Binding u. A. Hoche: Die Freigabe der Ver-

nichtung lebensunwerten Lebens. Leipzig 1920

[20c] Gesetz über die Sterbehilfe bei unheilbaren Kranken abgedruckt in: K. Dörner (ed): Auf-hebung der Heime. Gütersloh: Jakob v. Hod-dis 1997, S. 221 f.

[21] A. Forel: Die sexuelle Frage. München: Rein-hard 1913, S. 593

dern nur die defekten Untermenschen allmählich ... durch willkürliche Sterilität der Träger schlechter Keime zu beseitigen und dafür bessere, sozialere, gesündere und glücklichere Menschen zu einer immer größeren Vermehrung zu veranlassen.[21]

Um dieses großen Zieles willen, um der Erfüllung des menschheitsumfassenden Traums der Aufklärung willen – so meinte man –, waren doch wohl einige wenige Opfer gerechtfertigt. Forel bekannte sich später dazu, bereits 1892, als dies noch verboten war, die ersten Sterilisationen aus rein eugenischer Indikation durchgeführt zu haben, und 1914 wurde der erste Entwurf eines Sterilisationsgesetzes in den deutschen Reichstag eingebracht, damals noch mit der Zielsetzung, der allzu unbedenklichen Sterilisationsbegeisterung der Ärzte Grenzen zu setzen.[22] Aber natürlich handelte es sich hier nicht nur um eine deutsche, sondern um eine weltweite Angst einerseits und eugenische Begeisterung andererseits. Gerade wo therapeutisch noch nichts zu machen war, sollte mit den Mitteln der Prävention, für die Einzelne Opfer zu bringen hätten, das große Ziel der leidensfreien Gesellschaft erreichbar sein, was Reich später den „Verrat an der Fürsorge"[23] im Namen der Vorsorge genannt hat.

Da aber der Krieg schon immer der Vater aller Dinge sein wollte, kann es nicht verwundern, daß im Schutze des Ersten Weltkriegs, wo sowieso gestorben wurde, auch radikalere und schneller wirkende Mittel gewählt wurden: Gegen die Bedenken des Reichsgesundheitsrats – zu seiner Ehre sei es gesagt – strich man nicht den Krankenhauspatienten, wohl aber den Anstaltsinsassen die den Verlust der Bewegungsfreiheit kompensierende Zusatzernährung und erzielte so, bewußt und gewollt, eine „Übersterblichkeit" durch „Hungersterben" von 70 000 Menschen; diese Methode der „stillen Euthanasie" war so erfolgreich, weil so still, daß es weder zu nennenswerten Protesten von Ärzten noch von den Kirchen kam. Faulstich[24], dem wir diese Dokumentation verdanken, hat freilich darüber hinaus mit Hilfe eines sorgfältigen Vergleichs zwischen Sterberaten und Ernährungskosten errechnet, daß in Deutschland während der langen Zeit von 1914 bis 1949 ein Patient eines Krankenhauses für psychisch Kranke oder ein Bewohner einer Behinderteneinrichtung nur während ganzer 5 Jahre, nämlich von 1924 bis 1929 keine Angst haben mußte, Hungers zu sterben.

Wenn wir jetzt noch hinzufügen, daß die eugenische Begeisterung für die (auch zwangsweise) präventive Sterilisation der politischen Linken der der

---

[22] Es ist wichtig festzustellen, daß es mit dieser ersten eugenischen Begeisterungswelle auch zu einer ersten medizinkritischen Gegenbewegung in der Öffentlichkeit kam. Diese richtete sich nicht nur auf die Sterilisationsfrage, sondern drückte sich auch in einer ersten Sensibilität für die Rechte von Versuchspersonen in medizinischen Experimenten aus. So wurde um die Jahrhundertwende erstmals mit Neisser ein medizinischer Forscher vor Gericht gebracht, weil er mit Prostituierten experimentiert hatte, ohne vorher ihre Zustimmung dazu eingeholt zu haben. Bezeichnend ist freilich auch Neissers Verteidigung, weil er sinngemäß argumentierte, daß das Einholen einer schriftlichen Zustimmung reiner Formalismus sei, da er sich in der Lage sähe, beliebige Menschen zur freiwilligen Teilnahme an fast beliebigen Experimenten zu bewegen.

[23] vgl. Fßn. 47 des Kap. I dieses Buches

[24] H. Faulstich: Hungersterben in der Psychiatrie 1914–1949. Freiburg: Lambertus 1998

Rechten in nichts nachstand und daß auch die Kirchen im wesentlichen von der Notwendigkeit solcher Opfer überzeugt waren, klingt Baumans[25] Beweisführung nicht mehr so befremdlich, daß sowohl der Holocaust als auch die NS-Euthanasie weniger als Rückfall in eine (unbekannte) Barbarei, sondern eher als ein Symptom des „Projekts der Moderne" zu sehen ist, im Sinne der Auflösung (Liquidierung) aller Ambivalenzen sowohl im einzelnen Menschen als auch in der Gesellschaft. Jedenfalls fanden die Nationalsozialisten, als sie 1933 die Macht ergriffen, eine Mentalität vor, zu der sie nichts hinzuerfinden mußten, um ihre Kernvorhaben in die Tat umzusetzen, was vor allem auch für die Ausrichtung der Gesellschaft nach Prinzipien medizinischer Rationalität galt.

Meine Schilderung der Epoche der NS-Medizin folgt weitgehend dem subjektiven Selbstverständnis der damals verantwortlichen Ärzte, schon weil wir damit von und aus ihnen am meisten lernen können. Da sie vermutlich moralisch weder besser noch schlechter waren als ich, kommen sie auf diese Weise in den Gefährdungen der ärztlichen Grundhaltung uns näher, als uns lieb ist, ohne daß ich damit Unterschiede verwische oder auch nur eines ihrer Verbrechen relativiere und entschuldige. Ich kann damit gleich bei meinem Vater (praktischer Arzt im Ruhrgebiet) beginnen, dessen Augen noch Jahrzehnte später leuchteten, wenn er an sein Befreiungsgefühl am 30.1.1933 dachte: Mit der NS-Machtergreifung konnten Ärzte endlich wieder – nach den bürokratischen Zwängen der Weimarer Republik – voll und ganz dem einzelnen Menschen wie der Gemeinschaft dienen. Die heute unvorstellbare Begeisterung eines

revolutionären Aufbruchs, für die ich als Kind und Jugendlicher durchaus Zeitzeuge sein konnte, will ich nur mit einem Zitat des für das Erbgesundheitsgesetz zuständigen Staatssekretärs Gütt im Reichsinnenministerium belegen: „So wünschen wir uns sehnlichst, daß die Zeit bald kommen möge, wo es keine Geisteskranken und Schwachsinnigen mehr in der Welt gibt, weder in Anstalten noch draußen, und es müßte herrlich sein, in einer solchen Welt zu leben, in der dann sicher auch alles andere vollkommen wäre."[26] Wie aus vielen ähnlichen Äußerungen spricht daraus der feste Glaube, die „soziale Frage" und damit die beschämenden Ausgrenzungsinstitutionen als die so nicht gewollte Schattenseite des Modernisierungsfortschritts und der industriellen Marktwirtschaft endgültig beantworten, einer „Endlösung" zuführen zu können, um damit eine humane Gesellschaft zu verwirklichen. In diesem Sinne fand man für das Erbgesundheitsgesetz von 1933, das mit Recht als NS-Grundgesetz bezeichnet worden ist, praktisch nur begeisterte Zustimmung, auch im Ausland. Man mußte schon ein geradezu lächerlich fundamentalistischer (katholischer) Christ sein, um die (vermutlich 350000) durchaus mit Mitgefühl bedauerten Opfer der Zwangssterilisation, gemessen an dem Segen aller zukünftigen Menschen, nicht gerechtfertigt zu finden, ein Verfahren, das durch Fortschritte der chirurgischen

---

[25] Z. Bauman: Dialektik der Ordnung, Die Moderne und der Holocaust. Hamburg: Europ. Verlagsanstalt 1992

[26] Weil diese Äußerung so erhellend ist, zitiere ich sie ein zweites Mal – nach: T. Bastian: Arzt, Helfer, Mörder. Paderborn: Junfermann 1982

Operationstechniken in den 20er Jahren machbar geworden war.

Insbesondere mit dem Zwangscharakter des Erbgesundheitsgesetzes war nun ein wesentlicher Damm gebrochen: es gab keine absolute normative Grenze mehr für den medizinischen Zugriff auf den menschlichen Körper. Diese war ersetzt durch die immer relative, zweckrationale, am größeren Nutzen orientierte Abwägung zwischen Gütern oder Werten, die größer oder kleiner, positiv oder negativ sein konnten. Auch diese säkularisierende Loslösung von einer transzendenten, unverfügbaren und insofern exterioren Andersheit oder Fremdheit des Menschen und damit die Beschränkung auf die reine Immanenz des freien Spiels der Kräfte lag durchaus im Trend der Modernisierung.

Gleichwohl rechnete man für den weitergehenden Schritt der Einführung der Euthanasie oder Sterbehilfe damit, daß Teile der Bevölkerung, zumal die Kirchen, noch zu rückständig für dieses moderne Denken seien, auch viele Ärzte noch nicht den Mut haben würden, die persönliche Täterschaft und Schuld an der Tötung eines ihrer Patienten zu übernehmen. Daher die Entscheidung, diese Neuerung erst im Schutze des Krieges und nur als persönliche Er-

mächtigung einzuführen, die Veröffentlichung eines Gesetzes aber erst nach dem Sieg zu riskieren. Daher auch die symbolische Rückdatierung des Hitler-Erlasses auf den 1.9.1939 („dem Beginn des Vernichtungskrieges nicht nur nach außen, sondern auch nach innen").[27] Und daher ist nach diesem Erlaß nicht etwa nur chronisch-psychisch Kranken und geistig Behinderten der Tod, die Erlösung zu gewähren, sondern ausdrücklich „unheilbar Kranken" ganz allgemein, wie auch in dem seit Oktober 1940 fertigen Schubladen-Gesetzentwurf – in guter liberaler Tradition – das selbstbestimmte Recht auf den eigenen Tod jedes Bürgers in den Vordergrund gerückt wird, während es Verantwortung des Staates sei, den Nichteinwilligungsfähigen dasselbe Recht zu garantieren.[28]

Wenn die Zusammenhänge auch heute noch nicht historisch vollständig geklärt sind, spricht all dieses und anderes dafür, daß die Euthanasie-verantwortlichen Ärzte, darunter eine Auswahl der bekanntesten psychiatrischen Ordinarien, bei dieser Innovation zumindest anfangs wirklich vor allem die Verwirklichung eines liberalen Selbstbestimmungsrechts im Auge hatten, wenn sie auch von vornherein den ökonomischen

---

[27] Diese Formulierung findet sich erstmals in einer Denkschrift der „Deutschen Gesellschaft für Soziale Psychiatrie" zum 40. Jahrestag des Kriegsbeginns, einer Denkschrift, die den Beginn der systematischen Auseinandersetzung jüngerer Mitarbeiter des Gesundheitswesens mit der NS-Medizin in Deutschland vielleicht am besten symbolisiert, abgedruckt in: K. Dörner, u. a. (ed.): Der Krieg gegen die psychische Kranken. Bonn: Psychiatrie-Verlag 1980, S. 206–215

[28] Der Entwurf dieses NS-Sterbehilfegesetzes („Gesetz über die Sterbehilfe bei unheilbaren

Kranken") ist teilweise erhalten, ebenso das Protokoll über die Beratungen dieses Entwurfs durch führende medizinische Experten im Oktober 1940. Beide Fragmente hat Ch. Teller Ende der 80er Jahre zu einem Rollenspiel vervollständigt. Da die Mentalität von 1940 ziemlich authentisch getroffen sein dürfte, ist es auch heute noch in hohem Maße historisch bildend, dieses Stück nachzuspielen. Fragmente und Rollenspiel sind abgedruckt in: K. Dörner u. a. (ed.): Aufhebung der Heime, Auf dem Weg zur heimlosen Gesellschaft. Gütersloh: Jakob van Hoddis 1996, S. 212–246

Mitnahmeeffekt durch Einsparung der Kosten für ca. 70000 der sich nur noch quälenden, unheilbarsten „leeren Menschenhülsen" in Anstalten sahen, etwa analog den Einsparungen durch das Hungersterben im Ersten Weltkrieg. Im übrigen waren sie dabei von einem „therapeutischen Idealismus" getragen: Wie wir Ärzte oft kindlich oder wahnhaft vom zukünftigen Segen unserer Entdeckungen oder Erfindungen überzeugt sind, bis nach der Begeisterungs-Halbwertzeit wieder Ernüchterung eintritt, glaubten sie fest daran, nur einen Überhang an nicht mehr zu rettenden, unglücklichen Unheilbaren in den Anstalten „abarbeiten" zu müssen, während zukünftig aufgrund der damals sensationellen neuen Therapiemethoden (Schocktherapie, Diät, Hormone) fast alle Kranken geheilt werden könnten und nur noch wenige chronifizieren und unheilbar würden, denen dann wieder individuell, in einer persönlichen Arzt-Patient-Beziehung und natürlich auf gesetzlicher Grundlage Sterbehilfe gewährt würde. Nach diesem Schema, das nach dem Krieg Standard sein sollte, hatte man im Sommer 1939 bereits die Kindereuthanasie organisiert, also die Sterbehilfe für die Unheilbaren, die neu entstanden: zunächst maximale Ausschöpfung aller therapeutischer Möglichkeiten; erst nach wissenschaftlicher Feststellung der Unheilbarkeit Gewäh-

rung des Gnadentodes (kleine, aber kumulierende Dosen von Barbituraten bis zur Lungenentzündung und dem Tod); und jede Anstrengung, die Eltern zur freiwilligen Zustimmung oder zumindest zum Mitwissen zu bringen, zumal jede einzelne all dieser Maßnahmen auch gesellschaftserzieherisch wirksam sein sollte.

Nachdem man hier Einigkeit erzielt hatte, stritt man sich über die Methode der Sterbehilfe für den Anfangs-Überhang der 70000 Anstalts-Unheilbaren. Da bei derartigen Massen das individuelle Verfahren der Kindereuthanasie (noch) nicht in Betracht kam, schlug Nitsche die Forcierung des Verfahrens aus dem Ersten Weltkrieg vor, zumal er damit schon in seinen sächsischen Anstalten experimentiert hatte und dieses Vorgehen keinerlei Widerstand erwarten ließ: zunächst so lange Nahrungsreduktion, bis es sich bei den Erlösungskandidaten um „niedergeführte Existenzen"[29] handelte, die in ihrer Umgebung so viel Mitleid auslösen würden, daß alle sich gern an der Beschleunigung des Sterbens durch Barbituratgaben (Luminal-Schema) beteiligten.

Während andere psychiatrische Ordinarien, wie C. Schneider und Heyde, hiergegen noch Skepsis äußerten, überschlugen sich die Ereignisse. Schon kurze Zeit nach Beginn des Überfalls auf Polen, der vom ersten Tag an kein

---

[29] Dieser in den Nachkriegsprozessen von den Angeklagten zu ihrer Verteidigung vielfach benutzte Begriff dürfte am ehesten von H. P. Nitsche selbst stammen: er bezeichnet das „Niederführen" als ein aktives, willkürliches Tun der Verantwortlichen, mit dem Ziel, in der Endphase die Bereitschaft zur „Erlösung" durch Mitleid zu fördern.

[30] H. Bernhardt: Anstaltspsychiatrie und „Euthanasie" in Pommern, 1933–1945, Frankfurt:

Mabuse, 1994. Daß und wie im Anschluß daran die Nazis in dem „Experimentierfeld" Polen die industrielle Mordmethode des Vergasens an polnischen psychisch Kranken erprobten, hat einer der überlebenden Opfer dieser Aktionen, der Psychiater Z. Jaroszewski dokumentiert: Die Ermordung der Geisteskranken in Polen 1939–1945. Warszawa: Wydawnictwo Naukowe 1993; die zweisprachige deutsch-polnische Dokumentation ist zu beziehen über Gütersloh: Jakob van Hoddis.

normaler Krieg war, sondern die Vernichtung der unbrauchbaren und gefährlichen Teile der polnischen Bevölkerung zum Ziel hatte, leistete der Gauleiter von Pommern Schwede-Coburg[30] einen spontanen Beitrag hierzu: Offenbar unter Umgehung der Kanzlei des Führers und damit des Euthanasie-Expertenstabes schloß er sich mit der SS-Spitze kurz, bildete die ersten „Einsatzgruppen", ließ durch sie einige pommersche und westpreußische Anstalten räumen und deren Insassen in den Wäldern massenhaft erschießen. Dieser erste und einzige Akt „wilder Euthanasie" führte zu Anstrengungen der Zentrale, das Töten wieder in geordnete Bahnen zu lenken, zumal gerade diese ersten Erfahrungen gezeigt hatten, daß für das Töten von Massen das Erschießen als immer noch handwerkliche und persönliche Täter-Opfer-Beziehung technisch unzureichend und moralisch verrohend sei.

So kam es, wahrscheinlich am 18. 10. 1939, im Fort VII der Befestigungsanlage von Posen zur Erfindung der Vergasung als Methode des industriellen Tötens, wobei die ersten Opfer psychisch Kranke aus der nächstgelegenen polnischen Anstalt waren. Um die menschheitsgeschichtliche Hemmschwelle des Übergangs zur Industrialisierung des Tötens zu überwinden, waren offenbar zunächst Opfer mit einer Doppelstigmatisierung notwendig: sie mußten sowohl äußerlich Fremde (Polen) als auch innerlich Fremde (psychisch Kranke) sein. Erst danach hatte man keine Bedenken mehr, dieses Verfahren auch auf deutsche psychisch Kranke und geistig Behinderte anzuwenden: es entstanden die 6 Vergasungseinrichtungen für die Erwachse-

neneuthanasie auf deutschem Boden, neben den ca. 32 Einrichtungen der Kindereuthanasie, die gleichzeitig das erste flächendeckende System einer kinder- und jugendpsychiatrischen Versorgung darstellen – „Heilen und Vernichten"[31] in einem Atemzug und in medizinischer Organisation.

Wie bekannt, ordnete Hitler im August 1941 den Stop der Vergasungs-Euthanasie an, nicht nur, aber auch wegen des wachsenden Widerstandes der Bevölkerung und der Kirchen. Die Vergasungsanlagen wurden mitsamt den an ihnen eingearbeiteten Ärzten, Pflegenden, Desinfektoren und anderem technischen Personal nach Polen verlegt und dort zu den Kernen des Vernichtungssystems insbesondere für die Juden Europas, weiterhin bewußt als Veranstaltung in der Verantwortung von Ärzten organisiert, von der Selektion (Diagnostik) bis zur Vergasung (Therapie). Währenddessen wurde in der Berliner Euthanasiezentrale Heyde durch Nitsche als Leiter abgelöst. Letzterer konnte nun um so besser das von ihm ohnehin bevorzugte Verfahren des Tötens mit mehr medizinischen (Diät und Medikamente) Mitteln etablieren. Bei weitem nicht alle, aber zunehmend mehr Krankenhäuser und Anstalten konnte er für die Methode des „Niederführens" der Unheilbaren mit gezielter Schlechterernährung (mit oder ohne „Erlösung" durch Medika-

---

[31] Wie „Endlösung der sozialen Frage", so ist auch „Heilen und Vernichten" ein theoretisches Konzept, um die NS-Medizin verstehbarer zu machen; letzteres Konstrukt ist nicht zuletzt auch deshalb brisant, weil V. v. Weizsäcker sowohl vor als auch nach der NS-Zeit sich damit beschäftigt hat, ob nicht die Medizin als „Erhaltungslehre" durch eine „Vernichtungslehre" ergänzt und vervollständigt werden müsse, vgl. Labisch, a. a. O., S. 283

mente) gewinnen, gewissermaßen auch schon als Vorbereitung auf die Normalisierung der Sterbehilfe nach dem Krieg.

Dies geht auch aus einer Denkschrift[32] der fünf führenden Euthanasiepsychiater aus dem Jahre 1943 hervor. Sie entwickeln dort ein modernes, gemeindepsychiatrisches Versorgungssystem für die Akutkranken, das sich in seinem Niveau hinter den Standards der Psychiatrieenquête von 1975 nicht verstecken müßte, wenn dort nicht weiterhin die Sterbehilfeerlösung für die dann sicher nur noch seltenen Unheilbaren vorgesehen wäre. Im übrigen wurde in den letzten Kriegsjahren das Töten von Unheilbaren immer mehr zu einer pragmatisch-opportunistischen Strategie instrumentalisiert, da man für die Verletzten des Luftkriegs und für die Verwundeten der immer erfolgloseren Feldzüge – womit in Selbstverblendung die Verantwortlichen nie gerechnet hatten! – immer mehr Anstaltsraum in Lazarettraum umwidmen mußte, ein Prozeß, in den zum Schluß auch körperlich chronisch Kranke immer mehr hineingerieten, obwohl diese eigentlich erst nach dem Krieg ihr „Recht auf den Tod" erhalten sollten. Im Nürnberger Ärzteprozeß unterstellten die amerikanischen Richter dem für die Euthanasie hauptverantwortlichen Leibarzt Hitlers Karl Brandt durchaus seine primär humanitären Motive, qualvoll Leidende durch Sterbehilfe zu erlösen. Gerade deshalb argumentierten sie: „Wenn dies wahr ist, dann stellt seine Unterlassung, ein Programm weiter zu verfolgen, im Zusammenhang mit welchem ihm besondere Verantwortung auferlegt worden war, die ernsteste Pflichtverletzung dar."[33] Dies dürfte der einzige Fall sein, in dem ein Arzt für die nicht hinreichende persönliche Wahrnehmung einer von ihm übernommenen Verantwortung mit dem Tode bestraft worden ist. Zu einem solchen Urteil kamen im übrigen nach 1945 viele Ärzte von sich aus: in keiner Gruppe von NS-Verstrickten ist wohl die Zahl der Suizide so hoch wie bei den Euthanasie- und KZ-Ärzten.

Gegen Ende des Dritten Reichs kam es noch zu einem „Gemeinschaftsfremden-Gesetz"[34], das fast aus beliebigen Gründen Andersartige, „Fremde" einer dreistufigen Prozedur zu unterziehen erlaubte: 1. mit pädagogischen Mitteln, bei Erfolglosigkeit 2. mit Bewährung durch Zwangsarbeit und bei weiterer Erfolglosigkeit 3. mit den Methoden medizinischer Behandlung, die als letzte Stufe die medizinische Tötung vorsah. Um dieses Gesetz war jahrelang gestritten worden, weil der Justizminister sein Tötungsmonopol bedroht sah; zum Schluß hatten sich die Mediziner mit einem eigenen Tötungsrecht gegen ihn durchgesetzt.

Wer die Dokumente des Nürnberger Ärzteprozesses im Zusammenhang durcharbeitet, was jetzt endlich relativ

---

32) Diese Denkschrift „Gedanken und Anregungen betr. die künftige Entwicklung der Psychiatrie" stammt wohl aus der Feder von C. Schneider in Zusammenarbeit mit den anderen Ordinarien H. Heinze, E. Rüdin, M. de Crinis und P. Nitsche; diesen bemerkenswerten Text findet man samt einer Interpretation bei G. Aly: Der saubere und der schmutzige Fortschritt. In: Beiträge zur nationalsozialistischen Gesundheits- und Sozialpolitik. Bd. 2 Berlin: Rotbuch 1985, S. 42–48

33) A. Mitscherlich u. F. Mielke: Medizin ohne Menschlichkeit. Frankfurt: Fischer 1995, S. 270

34) D. Peukert: Volksgenossen und Gemeinschaftsfremde. Köln: Bund 1982

leicht möglich ist,[35)] kann sich dadurch auch heute noch zugunsten der Entwicklung seiner ärztlichen Grundhaltung bereichern, indem er sich beunruhigen läßt. Und zur Beunruhigung mag etwa dienen, daß offenbar bis zur NS-Zeit forschende Mediziner Menschenversuche mit einiger Selbstverständlichkeit in Anstalten für psychisch Kranke oder geistig Behinderte durchführten, daß sie sich aber gleichwohl während der NS-Zeit gern um die Erlaubnis für Menschenversuche in den Konzentrationslagern bewarben, weil hier die Einwilligung noch weniger ein Problem und die Kontrollmöglichkeiten noch idealer waren. Oder daß die Richter zu ihrem Erschrecken feststellen mußten, daß es auch im Jahre 1947 auf der ganzen Welt so recht keine Regeln gab, um die Grenzen des Erlaubten für medizinische Forscher festzulegen, weshalb sie in ihrer Not – juristisch fragwürdig, aber gewiß nicht selbstverschuldet – einen eigenen „Nürnberger Ärzte-Kodex" entwickeln und sich vorgeben mußten, um das bis dahin geltende Desinteresse der Weltöffentlichkeit an den Rechten gerade der Schutzlosesten notdürftig zu kompensieren. Oder daß es bis dahin ziemlich allgemein, insbesondere in Kriegszeiten, üblich war, die Rechtfertigung für einen Menschenversuch vor allem von der Größe des zu erwartenden Nutzens abzuleiten. Oder schließlich daß selbst der medizinische Sach-

verständige der Anklage, Prof. Ivy, der Meinung war, daß für den Arzt als Forscher andere ethische Regeln gelten als für den Arzt als Therapeuten.

Noch einmal zurück zu den verantwortlichen NS-Medizinern, die überwiegend die Anwendung von Zwang und Gewalt im Dienst einer zukünftig gesunden Gesellschaft durchaus nicht gern übernommen hatten, dies aber vor sich selbst mit folgender Prognose gerechtfertigt haben: Wenn die Bevölkerung nur lange genug zur zweckrational-präventiven Vernunft der Moderne erzogen worden sei, wenn sie sich emanzipiert hätte von christlicher und sonstiger Fremdbestimmung, dann würde sie freiwillig und in völliger Selbstbestimmung alles in Kauf nehmen, um kranken oder behinderten Nachwuchs zu vermeiden und im Falle eigenen Leidens und der Unheilbarkeit einer eigenen Erkrankung von sich aus das Recht fordern, sich von einem Arzt den Tod geben zu lassen, eine Prognose, die – verglichen mit heutigen Mentalitäten – schlecht als falsch zu bezeichnen ist.

Dies gilt um so mehr, wenn wir davon ausgehen, daß wir wie um 1500, um 1800 und um 1900 nun auch um 2000 herum wieder eine Mentalität entwickeln, die von panischer Angst vor einer epidemischen Vermehrung erfüllt ist, diesmal der alten Menschen, der Altersverwirrten ("Demenzepidemie") und der chronisch Kranken überhaupt, von denen wir auch dieses Mal wieder befürchten, daß sie uns ökonomisch und emotional überfordern. Es kann nicht verwundern, gleichwohl besorgt machen, daß die dazugehörige Heilsphantasie heute noch mehr auf die medizinische Forschung setzt, die die Befreiung von diesem „Notstand" für den Fall ver-

---

[35)] Der Nürnberger Ärzteprozeß 1946/47, Wortprotokolle, Anklage- und Verteidigungsdokumente, Quellen zum Umfeld; Microfiche-Edition. München: Saur 1999; diese Edition, die durch eine die gesamte Ärzteschaft Deutschlands erfassende Spendenaktion finanziert wurde, ist über den Saur-Verlag auf deutsch wie auf englisch zu beziehen.

spricht, daß sie schneller und ohne unzumutbare bürokratische Behinderung durch rechtsstaatliche Normen forschen dürfe. Daher die Forderung nach fremdnütziger Forschung auch an Nichteinwilligungsfähigen, wie es die Biomedizin-Konvention des Europarats verlangt und daher der Appell an die nichteinwilligungsfähigen Altersdementen für ein Solidaritätsopfer, das sie sowohl den zukünftigen Altersdementen als auch uns für unsere emotionalen und ökonomischen Kosten schuldig seien.[36]

Betten wir auch diese aktuellen Tendenzen wieder in den größeren geschichtlichen Zusammenhang der Epochen der Neuzeit und insbesondere der Moderne ein, dann sieht es so aus, als ob wir unseren Standort, von dem wir unsere Entscheidungen ableiten, im Spannungsfeld zwischen zwei Bewegungen finden, die sich – wenn wir Glück haben – gegenseitig kontrollieren und im Gleichgewicht halten können: Die erste Bewegung ist die der Tradition der Moderne, also der Aneignung und unterwerfenden Kontrolle von immer mehr Bereichen der Natur, der kulturellen Lebenswelt und des Menschen selbst durch die Medizin mit der Zielrichtung des Homo hygienicus und der technischen Machbarkeit der leidensfreien Gesellschaft in einem rein immanenten, marktwirtschaftlichen Spiel der Kräfte, in dem die Stärkeren überleben, die Sieger sind; abgekürzt: die Bewegung der *Veränderung* oder der Modernisierung.

Die zweite Bewegung, die sich trotz ständiger Niederlagen und trotz garan

tierter Verspätung gegenüber dem technischen Fortschritt immer wieder findet und praktisch wirksam wird, ist die Bereitschaft der Medizin und der Ärzte, sich vom Wohl der Fremdheit und Andersheit der Natur, der kulturellen Lebenswelt und des Menschen selbst fremdbestimmen zu lassen, und dies selbst dann, wenn die Menschen ihre technische Kontrolle durch die Medizin für ihre Selbstbestimmung halten, eine Bewegung, die weiß, daß sie ihre Bindungen nicht nur von der Immanenz, sondern vor allem von der Transzendenz bezieht, insofern eher von den jeweils Letzten, den Opfern, den ins Außen Ausgegrenzten ausgeht, eine Bewegung, die seit den Veränderungen der 60er Jahre des 20. Jahrhunderts, wie wir sie in diesem Buch mit Beck, Keupp, Schulze, Sennett und Bauman als reflexive, zweite oder Postmoderne beschrieben haben, an Chancen gewonnen hat und sich etwa in den Bewegungen der „integrierten Medizin", der (wiederbelebten) Allgemeinmedizin oder der Psychiatrie-Reform ausdrückt; abgekürzt will ich sie die Bewegung der *Veranderung* nennen.

Beide Bewegungen – der Veränderung und der Veranderung –, denen die beiden anderen Bewegungen der Institutionalisierung und der Deinstitutionalisierung entsprechen (vgl. Kap. VII), wie sich gleich zeigen wird, haben in der zweiten Hälfte des 20. Jh. Besonderheiten, vor allem als Reaktion auf das weltweite Erschrecken darüber, zu welchem Umgang mit Menschen am Beispiel Nazi-Deutschlands eine moderne Medizin einer modernen Gesellschaft fähig ist. (Wir Deutschen sollten akzeptieren, daß es vielleicht bedauerlich, aber nicht erstaunlich ist, daß das Er

---

[36] H. Helmchen u. H. Lauter (ed.): Dürfen Ärzte mit Demenzkranken forschen? Stuttgart: Thieme 1995

schrecken über die NS-Verbrechen außerhalb Deutschlands früher einsetzen sowie umfassender und tiefgreifender sein konnte als in Deutschland, wo sich – befangen und verstrickt – zunächst eine ganze Generation im Abwehrdilemma verschleißen mußte, weshalb – von Ausnahmen abgesehen – die Auseinandersetzung mit der NS-Medizin mit der erforderlichen Nähe-Distanz-Mischung erst ab 1980 einsetzen konnte, nun aber die internationale Diskussion durchaus befruchtend.) Dieses Erschrecken führte zu einer Tabuisierung gerade der brisantesten Medizinfragen der letzten hundert Jahre wie Eugenik, Euthanasie oder Menschenversuche, die von den Nazis zwar aufgegriffen und radikalisiert waren, in sich selbst jedoch normale Themen der Medizin-Modernisierung seit Ende des 19. Jh. darstellen.

Diese Tabuisierungsenergie scheint nun verbraucht zu sein. Seit 1980 in Deutschland, in anderen Ländern schon etwa 10 Jahre früher, ist diese 100jährige normale Denktradition der Moderne um Eugenik, Euthanasie und Menschenversuche wieder öffentlich diskutabel, mit den für heute geltenden Zuspitzungen, die zu Fragen führen wie: Ob man, um das Verbot der aktiven Euthanasie zu umgehen, nicht die Indikation für die passive Euthanasie so aufblähen kann, daß die aktive Form überflüssig wird?[37] Ob man Menschen im Wachkoma nicht dem „Hungersterben" überantworten könne? Ob das lautstark beteuerte Verbot der Eugenik nicht angesichts der vielfältigen Selek-

tionsmöglichkeiten der Fortpflanzungsmedizin, die die Menschen auch wünschen, eine lächerliche Leugnung der Tatsachen sei? Oder ob das Verbot der Fremdnützigkeit der Forschung an Nichteinwilligungsfähigen nicht eine unhaltbare, den Fortschritt lähmende Position sei? Für all diese und ähnliche Fragen ist es wichtig zu erkennen, daß es dabei primär nicht um die Wiederbelebung der NS-Medizin geht (solche Argumente wären kurzschlüssig und falsch), sondern um das Wiederanknüpfen an die normale 100jährige Bewegung der Medizin- und Gesellschaftsmodernisierung. Dabei ist allerdings das Verstehen der Motive der NS-Mediziner besser als alles andere geeignet, wie durch ein Vergrößerungsglas für das Gefährdungspotential der Medizinmodernisierung sensibel zu machen.

Für die zweite Bewegung, die Veranderungs-Bewegung, ist das weltweite Erschrecken über die Modernisierungsverbrechen am Beispiel Nazi-Deutschlands noch weit wirksamer. Denn es kann nicht nur Zufall sein oder ist zumindest dadurch mitbedingt, daß seit dem Ende der NS-Herrschaft, also seit den 50er Jahren, die Menschen weltweit erstmals nachhaltig für die Schattenseiten modernisierender Aneignungsprozesse, die sie bis dahin ignoriert oder gern in Kauf genommen haben, in wenigstens drei Perspektiven aufmerksam wurden. Ich meine zum ersten den Wandel von der jahrhundertelangen selbstverständlichen Ausbeutung der Natur zur Bewegung des Naturschutzes. Ich meine zum zweiten den Umschwung von der seit Beginn der Neuzeit selbstverständlichen Kolonisierung der äußeren Fremden des Restes der Welt zur Befreiungsbewegung der Entkolonisierung.

---

[37] so M. Wunder: Die neue internationale Euthanasie-Debatte. Dr. med. Mabuse 1999; 24. Jg., Nr. 119: 58–62

Und ich meine zum dritten den Umschwung von der seit Beginn der Moderne selbstverständlichen und begrüßten Institutionalisierung und Ausgrenzung der inneren Fremden (der Unvernünftigen, Untüchtigen, Unbrauchbaren, Unheilbaren oder Unwerten) zur Befreiungsbewegung der Deinstitutionalisierung, von Goffman[38] in ihren Voraussetzungen beschrieben.

Letzterer Umschwung, der uns hier am meisten zu interessieren hat, bedeutet, daß weltweit Ärzte im besonderen und Bürger im allgemeinen aus dem Erschrecken darüber, daß Unsichtbarmachung und soziale Euthanasie zu physischer Euthanasie führen kann, zu der Einsicht fanden: Nachdem wir 150 Jahre stolz auf immer mehr Institutionen waren, um mit deren Hilfe uns Leiden aus den Augen zu schaffen und Gesellschaft und Wirtschaft störungsfrei modernisieren zu können, wollen wir von jetzt an versuchen, mit immer weniger Institutionen auszukommen, sie vielleicht ganz überflüssig zu machen, wollen wir uns der Andersheit dieser Anderen wieder mehr aussetzen, mit ihnen zu tun haben, mit ihnen als Bürgern zusammenleben. Diese Deinstitutionalisierungsbewegung ging von England und den USA aus, um über Kanada und Skandinavien auch Mitteleuropa und die ganze Welt zu erfassen – und dies mit einer epochalen Kraft, die trotz diverser Rückschläge bis heute fortschreitet, worauf man sich zumindest auch für die nächsten Jahrzehnte verlassen kann, dabei alle Arten von sozialen Institutionen in unterschiedlichem Tempo erfassend.

Diese drei Entfaltungen der Veranderungs-Bewegung haben viele Gemein-

samkeiten, so daß es zwischen dem Arzt bei Greenpeace, dem Arzt in einem Krankenhaus in Kenia und dem Arzt in einer Anstalt für geistig Behinderte fruchtbaren Erfahrungsaustausch gibt – sie nehmen an derselben Bewegung teil. Gemeinsam ist diesen Bewegungen, daß sie in kurzer Zeit grundsätzlich weltweit Anerkennung gefunden haben, daß sie seit Jahrzehnten grundsätzlich unwiderstehlich fortschreiten, daß sie gleichwohl meistens die politisch, wirtschaftlich und oft auch wissenschaftlich Mächtigen als Gegner haben, daher stets von Niederlagen bedroht sind und daß sie weltweit eine gleichsinnig wirksame Kraft darstellen.

Die wichtigste Gemeinsamkeit ist jedoch das wachgewordene Selbstbefreiungspotential des Anderen oder der Anderen, der bisherigen Opfer. Man kann daraus die Regel ableiten: Je mehr bisher Unterdrückte sich zum Zwecke der Selbsthilfe organisieren, findet der Befreiungskampf auch allgemein Anerkennung, zum Schluß selbst bei den Unterdrückern. Im Falle der Natur spricht diese in Gestalt von menschengemachten Naturkatastrophen für sich selbst. Ebenso spricht der Befreiungskampf der Menschen der Dritten Welt für sich. Aber auch im Falle der in soziale Institutionen Ausgegrenzten hat sich inzwischen die Selbsthilfebewegung der Behinderten und der chronisch Kranken allgemein etabliert: ursprünglich von den Körperbehinderten und Alkoholkranken ausgehend, hat die Bewegung über deren Eltern die geistig Behinderten, die dissozialen Jugendlichen, die Angehörigen psychisch Kranker und zuletzt auch diese selbst erreicht, in Skandinavien schon mehr als bei uns auch die Alterskranken – von den

---

[38] E. Goffman: Asyle. Frankfurt: Suhrkamp 1979

Selbsthilfeverbänden der übrigen chronisch Kranken ganz abgesehen. Daher kann man sagen, daß soziale Institutionen in der bisherigen Form, insbesondere Anstalten und Heime, genauso Produkte des Industriezeitalters sind wie etwa Zechen, weshalb sie mit dessen Ende ebenfalls ihre Existenzberechtigung verloren haben. Dennoch bedarf es noch unendlicher Phantasie, um sie ganz oder weitgehend durch Lebensformen zu ersetzen, die dem Wohl der Ex-Ausgegrenzten dienen.

Es versteht sich, daß ich als Arzt im Spannungsfeld zwischen Veränderungs- und Veranderungs-Bewegung, zwischen Institutionalisierung und Deinstitutionalisierung, also auch zwischen Leben strukturierender Komplexitätsreduktion und Leben unübersichtlich und vielfältig machender Komplexitätsrestauration oder zwischen Ambivalenzauflösung und Ambivalenzkultivierung stets anteilig Bestandteil beider Bewegungen bin und daher bestrebt sein muß, daß die Anteile beider Seiten auch in mir selbst sich kontrollieren und ihr Gleichgewicht finden. Zu dieser Aufgabe ständiger Neuanpassung der historischen Verortung meiner Beziehungen vom Anderen her abschließend noch ein paar Gedanken, die als Begleitfragen hilfreich sein mögen:

1. Wenn es stimmt, daß Gesundheit im Laufe der Moderne von einer dankbar empfangenen Gabe zu einem „sozialen Wert" geworden ist, dessen Erhalt und Herstellung meine Pflicht ist, was der Arzt als monopolistischer Experte zu kontrollieren hat, dann lohnt es sich, über den merkwürdigen Bedeutungswandel des Begriffs des „Wertes" nachzudenken, dessen Ge-

fahr C. Schmitt[39] „die Tyrannei der Werte" genannt hat: Während früher, etwa noch bei Kant, der Mensch Würde hatte, während Sachen ein Wert im Sinne von Preis zugemessen wurde, könnte bei der inzwischen inflationären Anwendung des Wertbegriffs auf den Menschen, auf seine Eigenschaften und sein Leben unbemerkt eine Versachlichung des Menschen im Zuge seiner Rationalisierung sich vollzogen haben. Im Sinne der Säkularisierung wäre „Wert" der positivistische Ersatz für Tugenden, metaphysische Fremdbestimmung und Abhängigkeit von Anderem geworden. Der Umgang mit Werten würde dann zu einem rein immanenten, darin aber grenzenlosen, marktwirtschaftlichen Spiel der Kräfte beliebiger Verfügbarkeit im Sinne von zweckrationaler Abwägung, Verrechnung, „Verwertung" geworden sein; denn Werte lassen sich ab- oder aufwerten, können größer oder kleiner, positiv oder negativ werden, bis zum „lebensunwerten Leben". Alles, was bisher noch ohne hinreichend rationale Gründe anerkannt war, könnte mit dem Begriffsinstrument des Wertes entweder als nichtexistent wegrationalisiert oder durch Quantifizierung rationalisiert werden. So könnte man etwa die letzten Schlupflöcher bloßer „ethischer Intuitionen" ausräuchern oder bloß anmutende „Qualitäten" quantifizieren und damit domestizieren, wie dies z. Z. gerade über die „Qualitätskontrolle" auch in der Medizin passiert. Die dieser Wertlogik immanente Aggressivität

---

[39] C. Schmitt u. a.: Die Tyrannei der Werte. Hamburg: Luth. Verlagshaus 1979, S. 11–43

kann selbst dem „Verstehen" zwei entgegengesetzte Gesichter geben, „dessen praktisches Resultat ein ‚alles-Verzeihen' … aber auch ein ‚alles-Zerstören' … sein kann, wenn der Verstehende den Verstandenen besser zu verstehen behauptet als dieser sich selbst."[40]

2. Hat sich die primäre Verpflichtung des Arztes auf die Sorge um das Wohl des einzelnen Kranken – auch im Zusammenhang mit dem Wertproblem – im Laufe der Moderne durch Rationalisierungen so aufgespalten, daß daraus auf der einen Seite eine zu subjektive Hörigkeit auf die Wünsche des einzelnen Patienten geworden ist und auf der anderen Seite eine zu objektive Instrumentalisierung durch das, was die Gesellschaft prädiktiv für die zukünftig obersten Werte hält? Wenn das so wäre, müßten wir dann nicht eine Haltung suchen, in der vom Wohl des einzelnen Kranken aus das Wohl der Gesellschaft, ja, der Menschheit zu suchen ist, nie aber umgekehrt?[41] Und wären wir dann schon aus dem Schneider, wenn Hartmann für die Übertragung der Selbstverantwortung des Patienten auf die Verantwortung des Arztes einen „milden Paternalismus" empfiehlt?[42] Und reicht es schließlich

aus, wenn ich sage, daß die Gesetze und Prinzipien des Staates, der Ärztekammer oder des Weltärztebundes zwar gut sind, um mich in meinem ärztlichen Tun zu kontrollieren, daß ich aber darüber hinaus als moralisch selbstbestimmtes, vernünftiges Wesen die Selbstbindung brauche, wenn mir jemand z. B. die freiwillige Zustimmung zu einem objektiv unzulässigen klinischen Versuch gibt? Aber bin ich wirklich schon hinreichend gebunden, wenn ich mich selbst binde?[43] Oder muß es nicht doch der Andere sein, der mich bindet?

3. Wenn wir die Geschichte um die Perspektive der Opfer ergänzen, müssen wir dann nicht auch die Schattenseiten der Zivilisierung, also der Rationalisierung und Verrechtlichung der Gesellschaft bedenken? Wenn den zwischenmenschlichen Beziehungen immer auch ein gewisses Gewaltpotential eigen ist und wenn im Zuge der Modernisierung den Bürgern ihr Selbstjustizrecht genommen und das Gewaltmonopol dem Staat zugeschrieben wird, verringert sich dadurch die Gesamt-Gewaltmenge und haben die Bürger kein Gewaltbedürfnis mehr, weil es die Polizei gibt, oder sucht sich das Gewaltbedürfnis nur andere Ausdrucksventile? Über

---

[40] a. a. O., S. 23

[41] Levinas a. a. O., S. 256: „Erst insofern es auf einem Sich beruht, das alles Sein trägt und aushält, versammelt sich das Sein zur Einheit des Universums. … Das Sich ist Sub-jectum: es findet sich unter der Last des Universums – für alles verantwortlich. Die Einheit des Universums ist nicht das, was mein Blick … umfaßt; vielmehr ist das meine Sache, was von überallher mir auferlegt ist, was mich anblickt und so mich angeht, was mich anklagt. Insofern ist der Gedanke, daß man im Weltraum

mich sucht, keine Fiktion aus der Welt der Science-fiction, sondern bringt er meine Passivität als Sich zum Ausdruck."

[42] F. Hartmann: Medizin der Aufklärung. In: R. Ensket (ed.): Wissenschaft und Aufklärung. Opladen: Leske 1997, S. 38

[43] „Ich bin nicht wirklich gebunden, wenn ich mich selbst binde; denn dann kann ich mich jederzeit auch selbst entbinden." (P. Strasser: Journal der letzten Dinge. Frankfurt: Suhrkamp 1998, S. 229); vgl. auch Joh. 21, 18

seine allgemeine Gewalt hinaus organisiert der Staat Inseln rational begründeter und damit erlaubter besonderer Gewalt und freiheitsbeschneidender Fremdbestimmung. Er schafft „besondere Gewaltverhältnisse"[44]: das sind auf der einen Seite etwa Beamtenschaft, Militär und Schule und auf der anderen Seite soziale Institutionen im Sinne von Krankenhäusern, Anstalten und Heimen oder Gefängnissen, weshalb Bauman eine gewisse Rechtssicherheit und Rechtsstaatlichkeit als Voraussetzung dafür ansieht, daß es vom „wilden" Progrom oder von der „wilden" NS-Euthanasie zum „ordentlichen", bürokratisch-rationalen Juden- und Krankenmord kommen kann.[45] Und wegen der besonderen Bedeutung der Medizin bei all diesen Prozessen der Kontrolle gesellschaftlicher Gewalt sollte vielleicht doch einmal jemand die anstößige Forderung von V. v. Weizsäcker einlösen und eine „medizinische Vernichtungslehre" zu formulieren versuchen; für die Selbstaufklärung der Medizin könnte dies heilsam sein.

Es ergeben sich daraus weitergehende Fragen. Sollte die Reinigung zwischenmenschlicher Beziehungen von Gewalt optimiert oder maximiert werden? Und wenn maximiert (soweit das möglich ist), was soll dann aus in sich ambivalenten, nie gewaltfreien zwischenmenschlichen Beziehungen wie der Liebe, der Kindererziehung und dem häuslichen Umgang mit altersverwirrten Eltern werden? Müßten nicht all diese Beziehungen zwecks Gewaltvermeidung wegrationalisiert und institutionalisiert werden? Und ist dann die in Institutionen unvermeidliche „strukturelle Gewalt" besser, weil rationaler als die „naturwüchsige Gewalt" zwischen freilaufenden Menschen? Und was ergäbe sich schließlich daraus für die Zukunft, in der dem Staat das Gewalt- und Fremdbestimmungsmonopol immer mehr von gesellschaftlichen Kräften, insbesondere in der Kombination aus Wirtschaft und Wissenschaft, streitig gemacht wird? Hierzu kann Paul bioethische Marktstrategien zur breiteren Akzeptanz der Gentestnutzung belegen: „Danach tangiert die NS-Erfahrung nicht die ‚legitimen' menschlichen Optionen und Träume von Euthanasie und Eugenik ..., sondern lediglich den Aspekt, daß das NS-Regime sie gewaltsam durchsetzte ... . Der Bioethik gehe es dagegen um die Durchsetzung mit Hilfe der friedlichen Mittel des Marktes ... . Zwar seien dann auch Überredung und Verführung erlaubt, letztlich aber bestimme jeder selbst, ob er sich verführen lasse. Versuche, das gesellschaftliche Meinungsklima durch ‚öffentliche Erziehung' zu beeinflussen, seien daher legitim."[46] Ist nicht in diesem Licht der Suggestion, Be-

---

[44] W. Loschelder: Vom besonderen Gewaltverhältnis zur öffentlich-rechtlichen Sonderbindung. Köln: Heymanns 1982. In einem gewissen Umfang hat das Bundesverfassungsgericht das „besondere Gewaltverhältnis" heutiger Institutionen für mit dem Grundgesetz nicht mehr vereinbar erklärt.

[45] Bauman: Dialektik der Ordnung, a. a. O., S. 42, 102, 108

[46] J. Paul: Ökonomischer Gewinn und politische Macht als philosophische Dienstleistung. In: U. Bach u. a. (ed.): Auf dem Weg in die totale Medizin? Neukirchen: Neukirchener Verlag 1999, S. 19

ziehungen zwischen Menschen seien restlos zu rationalisieren, von Gewalt, Leiden vollständig zu reinigen, nichts sei mit dem Anruf des Anderen, jedes Geschick sei zu vermeiden, z. B. auch das Abtreibungsproblem neu zu reflektieren? Und: gerät nicht angesichts einer solchen Suggestionsentwicklung eine Ethik, die vom Ideal des gewaltfreien Diskurses ausgeht, zunehmend an Grenzen der Orientierungshilfe?

4. Andererseits: berechtigt uns die Geschichte der Opfer nicht auch, von eher tröstlichen Erwartungen für die Zukunft auszugehen, vor allem wenn die Deinstitutionalisierung fortschreitet, was der Fall sein wird, und wenn, wie es sich seit den 60er Jahren weltweit abzeichnet, die Menschen ihr Zusammenleben lieber pluralistisch über den Reiz ihrer Verschiedenheit organisieren, womit sie Baumans Prognose zu bestätigen scheinen, daß das Vorhaben der Moderne, alle Ambivalenzen wegzurationalisieren, nur zur Vermehrung der Ambivalenzen geführt hat, weshalb uns nur noch übrigbleibe, mit Ambivalenzen leben und sie lieben zu lernen?[47] Spricht dann nicht eher die Wahrscheinlichkeit dafür, daß unsere heutigen panischen Ängste, die Ängste vor der Epidemie zunächst der Unheilbaren und dann der Altersdementen, von der nächsten oder übernächsten Generation „wegnormalisiert" werden, so daß die jungen Leute des Jahres 2040 es für die Normalverteilung halten, wenn ein Drittel von uns alt oder alterverwirrt ist?

5. Und täten wir Ärzte schließlich nicht gut daran, wenn wir eine solche Zukunft fördern wollen, uns von all den Arztgestalten der griechischen Mythologie vor allem Chiron, den Namensbruder der Chirurgen, auszusuchen, den verwundeten Arzt, dessen chronische Verwundung der Grund seiner Heilkunst war: „Der nur halbmenschengestaltige … Gott trägt seine Wunde ewig, er trägt sie nach der Unterwelt, als wäre die Urwissenschaft, die dieser mythologische Urarzt für die Nachzeit verkörpert, nichts anderes als das Wissen um eine Wunde, an der der Heilende ewig mitleidet. In der Dunkelheit des Siechtums heimisch sein und Keime des Lichts und des Lebens hervorzaubern, das ist widerspruchsvoll genug."[48] Das leitet zum nächsten Abschnitt über.

---

[47] Bauman: Moderne und Ambivalenz, a. a. O., S. 331 f.

[48] J. Klaesi: Der unheilbar Kranke und seine Behandlung. Bern: Haupt 1950, S. 21

2 Leib

Wenn auch die Erfahrung des Leibes und seiner Passivität bzw. Andersheit ebenso wie die Geschichtserfahrung dem Menschen schlechthin eignet, ist die Beziehung zwischen dem Leib des Anderen und dem Eigenleib für den Arzt eine besondere, da er sich beruflich als Spezialist für die Leiblichkeit des Anderen geradezu definieren läßt. Insofern nun die theoretische Reflexion eines Problembereichs Wissenschaft, die praktisch-handelnde und damit ethische Reflexion Philosophie genannt werden kann, ist es kein Wunder, daß der Mediziner als wissenschaftlicher Theoretiker sich vor allem auf die Naturwissenschaften stützt, sollte es aber auch nicht verblüffen, daß der Arzt als mit der leiblichen Natur des Menschen umgehender Praktiker vor allem der (natur)philosophischen Reflexion bedarf.

Das bedeutet, daß ich als Wissenschaftler theoriegeleitet, systematisch und nach bestimmten Methoden einen Problembereich zu klären versuche, wobei ich das, was ich mit meiner Theorie und mit meinen Methoden nicht erfasse, ignorieren darf, während ich als Philosoph dem Problembereich als Ganzem verpflichtet bin, weshalb mir das Ignorieren einiger besonders schwierigen Teilbereiche verboten ist; und als jemand, der praktisch-handelnd mit diesem Problembereich umgeht, muß ich mich ethisch ihm als Ganzem aussetzen, ein wie immer auch schwieriger Anspruch, weil mehr dem Gegenstand als meiner Methodenwahl verantwortlich. Freiheit und Verantwortung, aufeinander bezogen, sind eine Einheit: die Freiheit der Wissenschaft gründet in ihrer Verantwortlichkeit, und die Verantwortung des Handelnden begründet seine Freiheit. Dies gilt für alle, die es mit der Natur zu tun haben, und um so dringlicher, wenn es sich um die leibliche Natur des Menschen handelt. Auch von hieraus läßt sich noch einmal ableiten, was uns schon in anderen Zusammenhängen aufgefallen ist: Das abwägende Nebeneinander meiner ärztlichen Pflichten gegenüber den Interessen des Individuums und den Interessen der Gesellschaft (z. B. Berufsordnung) läßt sich als pragmatische Regel nur rechtfertigen, wenn es in die universalistische Aussage eingebettet ist, daß ich *in* meiner Verantwortung für den einzelnen, konkreten Anderen *zugleich* der Verantwortung für den verallgemeinerten Anderen, für die ganze Menschheit ausgesetzt bin. So lassen sich auch eine Ethik der Interessen und eine Ethik der Würde einander zuordnen.[49]

---

[49] W. Huber: Grenzen des medizinischen Fortschritts aus ethischer Sicht. In: Bach, a. a. O., S. 42 ff.

Wenn auch fiktiv, so wäre es daher „sachlich richtig", wenn ich als Arzt auf mein Praxisschild schreiben würde: „Naturphilosophische (leibphilosophische) Praxis mit naturwissenschaftlichem (körperwissenschaftlichem) Labor",[50] wobei ich mit dem Gebrauch der Worte „Leib" und „Körper" der überwiegend üblichen Unterscheidung folge zwischen „ich bin mein Leib" und „ich habe einen Körper".[51] All das mag – zugegebenermaßen noch vage – andeuten, daß eine meiner Absichten dieses Abschnitts in der Weckung der Aufmerksamkeit dafür besteht, daß gerade heute ein „guter Arzt" dafür einsteht, daß die ins Esoterisch-Spirituelle abdriftende Würde des Menschen sich wieder stärker nicht nur an das Gehirn, sondern an den ganzen Leib des Menschen bindet, ihn schützt und sich dadurch revitalisiert; dies betrifft insbesondere den Art. 2 des Grundgesetzes „das Recht auf Leben und körperliche Unversehrtheit". Dies wird verständlicher, wenn wir uns jetzt dem Leib des Menschen konkret zuwenden.

Für unser Leben ist der Leib in phänomenologischer Sicht[52] nicht ein Modus unter anderen; vielmehr ist er an der Begründung und am Vollzug sämtlicher Phänomene beteiligt, ob es sich um das Empfinden, Fühlen, Verhalten oder Denken handelt, ob es die Vermittlung unserer Beziehungen zum Anderen als Mensch oder als Welt betrifft. Dies gelingt dem Leib um so besser, je mehr er unserem alltäglichen Bewußtsein verborgen bleibt. Deshalb ist unser Handeln am vollkommensten, wenn es – nach einer bewußten Lernphase – wieder absichtslos und selbstvergessen wird, zur „zweiten Natur" geworden ist, wie es Kleist im „Marionettentheater" beschrieben hat, lange bevor Anthropologen wie Gehlen[53] daraus die Lehre von der entlastenden Funktion der gesellschaftlichen Institutionen entwickelt haben. Der Leib ist der automatische, anonyme Grund all unserer Lebensvollzüge. Er bindet uns selbstverständlich, „von selbst" an das Andere der Menschen und Dinge, ehe wir uns darüber Rechenschaft ablegen können. „Die Subjekt-Objekt-Trennung geschieht nachträglich – der Leib ist ihr immer schon voraus, wie der Igel dem Hasen. Wir können das Wissen des Leibes von der Welt nie mehr vollständig rekonstruieren, denn die Rekonstruktion setzt ihrerseits schon die Vertrautheit mit der Welt voraus. Leiblichkeit ist somit ein nicht objektivierbarer Modus unseres Daseins; sie fundiert und durchdringt alle seine Vollzüge als präreflexive, gelebte Subjektivität."[54] Grundlegende Einheit ist nie der Organismus, sondern die Beziehung zwischen Leib und Welt (Umraum, Umwelt, Umgebung), wobei es sich bei dieser Beziehung um ein ständig in Bewegung befindliches Feld handelt.

---

[50] Hier wäre vielleicht an die Zitate aus der „Philosophischen Praxis" aus Kap. I, 3 zu erinnern.

[51] Diese Unterscheidung findet sich insbesondere bei H. Plessner, z. B. in: Die Stufen des Organischen und der Mensch. Berlin: de Gruyter 1975

[52] Für die folgenden Gedanken habe ich sehr profitiert von der zauberhaften phil. Diss.

(München 1998) „Phänomenologische Untersuchungen zu Leib und Raum" von Thomas Fuchs, erschienen als: Leib, Raum, Person – Entwurf einer phänomenologischen Anthropologie. Stuttgart: Klett 2000

[53] A. Gehlen: Urmensch und Spätkultur. Bonn: Athenäum 1956

[54] Fuchs, Diss. a. a. O., S. 366

Diese Zentralität der leiblichen Lebensvollzüge verbindet den menschlichen mit dem tierischen Organismus. Im Unterschied zum Tier eignet dem Menschen jedoch zusätzlich eine existentielle Gebrochenheit, Brüchigkeit, Verletzbarkeit oder ein pathischer Modus des Leibes. Treffen die Lebensvollzüge des Menschen nämlich auf Widrigkeiten, Hemmungen, Widerstand oder Mißerfolg, beugt sich ihre Bewegung – „re-flektierend" – auf den Leib zurück, durch welche Subjekt-Objekt-Spaltung sich der Leib zum Körper vergegenständlicht und das Ich als ein Aktionszentrum entsteht und sich den Objekten der Welt gegenüberstellt. Dies hat am eindrucksvollsten Plessner[55] mit der „exzentrischen Position" oder der „Exzentrizität" des Menschen beschrieben. Aber selbst dann kann man immer noch nicht – wie Descartes mit seinem Dualismus von Res extensa und Res cogitans meinte – einfach eine geistige Innenwelt und eine physische Außenwelt unterscheiden; „denn das Subjekt trägt als Leibliches einen physischen Anteil in sich, so wie umgekehrt die Welt als beseelte und physiognomische einen psychischen Anteil hat."[56] Diese Verschränkung wird im übrigen von Poeten wie Philosophen mit Vorliebe an der rhythmischen Bewegung des Atmens verdeutlicht: die aufladende und (auch ethisch) bindende Inspiration und die entladende, befreiende und ins Werk setzende Expiration.

Sehr wohl aber findet im Ereignis der Re-flexion als Beantwortung einer Widrigkeit eine Unterbrechung der selbstvergessenen leiblichen Lebensvollzüge

statt, ein Innehalten, wodurch im leiblichen Gesamtraum ein Zwischenraum, eine Distanz und damit Weltoffenheit und Spielraum entsteht, eine Transzendierung der leiblichen Unmittelbarkeit, wodurch die Gegebenheit des Lebens zum Leben als Aufgabe wird, der Leib zum Körper instrumentalisiert wird und in dieser ein Leiden reflektierenden, antipathischen Bewegung das Selbstbewußtsein zur Entscheidungsfreiheit zwischen mehreren zu wählenden, zu erfindenden, für die vorliegenden Probleme zweckrationalen Antworten findet, aus einer nunmehr möglichen universalen Perspektive heraus die konkrete Situation von einem u-topischen, ab-soluten Standort aus betrachtend. Das ist der Grund, weshalb von allen anthropologischen Kategorien der Begriff des Menschen als des „nicht-festgestellten Tieres" (auch nach seinem Modus als physiologische Frühgeburt) am unbestrittensten ist.

Naturgemäß ist der Umschlag vom Gesundsein zum Kranksein unter diesem Denkmodell der Exzentrizität des Menschen besonders paradigmatisch: im leidenden Erleben des „mir fehlt was" (nämlich die nicht-thematisierbare Gesundheit) und „ich habe was" wird mein Leib mir fremd und tritt – in Entzweiung oder Verdoppelung – als Körper aus der selbstvergessenen Leiblichkeit hervor. In einer Bewegung der Veräußerung wird zunächst aus „ich bin krank" „ich habe eine Krankheit", wirkt daher schon die diagnostische Benennung der Krankheit durch den Arzt entlastend, bis der Arzt die Krankheit therapeutisch endgültig veräußert, nämlich mir auf irgendeine Weise „austreibt". Aber selbst dieser Vorgang ist eingebettet in eine Bewegung, durch die ich meinen Leib

---

55) Plessner, a. a. O.
56) Fuchs, a. a. O.

und damit die Basis meiner selbst dem Arzt übergebe, ausliefere, ohne welche Compliance der Arzt nicht Arzt sein könnte, eine Voraussetzung, gegen die noch so wünschenswerte Selbstbestimmungsforderungen nur in Teilbereichen eine Chance haben.

Mancher Leser wird sich inzwischen gefragt haben: aber was ist nun mit der Seele? Vorläufige und vorwitzige Antwort: die „gibt" es ebensowenig wie es den Anderen oder Gott „gibt"; denn sie bildet gemeinsam mit dem Körper eine Einheit, die wir Leib nennen. Ernsthafter Hintergrund der Entwicklung dieses Menschheitsproblems in der Neuzeit: Descartes hatte mit seiner schon erwähnten dualistischen Kernspaltung den gordischen Knoten des Leibes zerschlagen und die geist-seelische Hälfte des Leibes der res cogitans, seine körper-seelische Hälfte der Res extensa zugeschlagen. Somit war der Leib verschwunden. Die befreiende und konstruktive Wirkung dieser gewalttätigen Operation war ungeheuer. Die rationale Bewältigung und Aneignung der inneren und äußeren Welt und somit die „Entzauberung" der Welt (im Sinne von Max Weber) erhielten so ihre entscheidende Schubkraft. Auf der einen Seite konnten sich im Rahmen materialistischer Philosophien die Naturwissenschaften und ihre Techniken endlich ungehindert entfalten. Auf der anderen Seite war der Weg frei für nicht weniger imponierende Bewußtseinsphilosophien, nicht zuletzt des deutschen Idealismus.

Doch auch hier lohnt es sich, die Geschichte nicht nur aus der Perspektive der Sieger, sondern auch aus der Perspektive der Verlierer zu sehen. Denn während dieser letzten 300 Jahre gab es immer auch eine wenig beachtete philosophische Minderheit, die an der im eingeengt rationalen Sinne nicht operationalisierbaren, sperrigen Eigen-Bedeutung des Leibes festhielt, ob dies in England die schottischen Moralphilosophen oder in Frankreich Pascal oder in Deutschland die romantischen Naturphilosophen waren, deren Weigerung, den ansonsten siegreichen Weg der Reduktion alles Lebendigen auf Physik und Chemie mitzugehen, sich u. a. der Begriff der Biologie verdankt. In dieser lange randständigen Denktradition spielte vor allem die hartnäckige Auseinandersetzung mit der eigenleiblichen Sinnlichkeit des Menschen über die fünf Welt-Sinne hinaus eine besondere Rolle, also etwa die Frage, wie der Leib sich selbst empfindet, und von da aus die Frage nach den Gefühlen und Leidenschaften für sich selbst wie für's Allgemeine. In diesem Diskurs, der ständig bemüht war, das Spannungsfeld zwischen der körperlichen und der moralischen Bedeutung der Sinne und des Sinns des Lebens nicht zur einen oder anderen Seite aufzulösen und sich dadurch die Denkarbeit zu erleichtern, spielten Begriffe wie „Gemeingefühl", „Gemeinsinn" und „sensus communis" eine besondere Rolle. Gerade letzterer ist als „common sense" in England immerhin zu einem Kernbegriff der neuzeitlichen Wiederbelebung der Demokratie-Idee geworden, während er es in Deutschland nur zu der von den Eliten verachteten, gleichwohl sachlich gar nicht mal verkehrten Übersetzung als „gesunder Menschenverstand" gebracht hat.

Eine allgemein wirksame begriffliche Auferstehung des Leibes war aber erst ab Mitte des 19. Jh. möglich, als erste

Welle der Kritik an einem entweder nur materialistisch-naturwissenschaftlichen oder nur idealistisch-geisteswissenschaftlichen Denken – also mit Nietzsche, Kierkegaard und Marx. Seither scheint sich die philosophische Mühe, Leib und Leben nur als zugleich seelisch-moralische und körperliche Einheit, also biperspektivisch und im vollen Wortsinne bio-logisch zu denken, bis heute nachhaltig auszuzahlen. Denn wenn auch sicher dadurch begünstigt, daß eine immer größere Zahl von Einzelwissenschaften sich das Feld des Leibes und des Lebens arbeitsteilig aufteilen und zur Vertiefung ihres Wissens alles ignorieren, was sich jenseits der Zugriffsmöglichkeiten ihrer jeweiligen Methoden befindet, verdanken sich der philosophischen Anstrengung, sich dem Gesamtproblembereich des Leibes auszusetzen, nicht nur die Phänomenologie und die Existenzphilosophie, sondern auch die zahlreichen philosophischen Anthropologien des 20. Jh. von Scheler[57], Plessner[58], Gehlen[59], V. v. Weizsäcker[60] bis Jonas[61]. Das dürfte um so mehr für diejenigen Philosophen gelten, die auch den ethischen Rückbezug auf das praktische Handeln der Menschen in ihrer leiblichen Sinnlichkeit und damit in ihrer Passivität begründen, wie für Ricoeur, Levinas und Waldenfels. Gadamer meint daher, daß Aristoteles wohl bis heute damit recht habe, daß die Seele nichts anderes sei als die „Lebendigkeit des Leibes"[62]. Und Schmitz ergänzt, daß sich hierin mit Paulus die biblische und die griechische Denktradition einig seien. [63] Dazu paßt der etymologische Wortsinn von Seele; denn „Psyche" nimmt darauf bezug, daß mir die Seele von außen eingehaucht wird (Inspiration) und mich dadurch verle-

bendigt, während das germanische Wort „Seele" sich von „See" ableitet, da man die Ungeborenen und die Toten im Wasser verortete.

Ausgerechnet die Medizin jedoch hinkt der philosophischen Wiederbelebung des Leibes eher hinterher, wenn man von einzelnen, wie von V. v. Weizsäcker, absieht. Selbst die „integrierte Medizin" von v. Uexküll und Wesiack[64] setzt sich der philosophischen Reflexion eher nicht aus, indem sie sich mit dem Systembegriff mit einer wissenschaftsförmigen Theorie mittlerer Reichweite begnügt. Vielleicht hängt dieses „Hinken" schon damit zusammen, daß im praktischen Alltagshandeln dem Arzt seine ethische Begründung in der Leib-Leib-Beziehung derart selbstverständlich ist, daß ihm deren philosophische Reflexion zu banal und unpräzise vorkommt, er sie daher überspringt und die wissenschaftliche Theoretisierung bevorzugt, wodurch er immer wieder beim philosophisch überholten und daher für das Handeln – im weiteren Sinne – „unwissenschaftlichen" kartesianischen Dualismus landet.

---

57) M. Scheler: Die Stellung des Menschen im Kosmos. Bern: Francke 1983
58) Plessner, a. a. O.
59) A. Gehlen: Der Mensch. Bonn: Athenäum 1955
60) V. v. Weizsäcker: Pathosophie. Göttingen: Vandenhoeck & Ruprecht 1956
61) H. Jonas: Organismus und Freiheit. Göttingen: Vandenhoeck 1973; Das Prinzip Verantwortung, Frankfurt: Suhrkamp 1984; Technik, Medizin und Ethik. Frankfurt: Suhrkamp 1985
62) H.-G. Gadamer: Über die Verborgenheit der Gesundheit. Frankfurt: Suhrkamp 1996, S. 96; s. a. Aristoteles: Über die Seele. Buch II, Kap. 4. Hamburg: Meiner 1995
63) H. Schmitz: Leib und Gefühl. Paderborn: Junfermann 1992, S. 310 ff.
64) T. v. Uexküll u. W. Wesiack: Theorie der Humanmedizin. München: Urban & Schwarzenberg 1988

Das aber bringt gerade heute wieder brisante Gefährdungen für Theorie und Praxis mit sich, wie Fuchs[65] an einigen Beispielen erläutert. So sitzen etwa gerade die Neurowissenschaften als Spitze des medizinischen Fortschritts durch ihre „neural-network"-Modelle einem unhaltbaren Hirnzentrismus auf, der Geist und Seele im Gehirn lokalisiert und Leiblichkeit als sinnlich-seelisches Weltverhältnis des Menschen auf mit Hirnzuständen äquivalente Bewußtseinszustände reduziert, gewissermaßen als „Versuch des menschlichen Geistes, durch die Erfassung des Gehirns sich selbst zu erkennen", Hirn und Person identifizierend, mit dem Körper als bloßer Trägersubstanz. – Damit stelle sich darüber hinaus die heute gängige biomedizinische Ethik als Gefährdung dar. Denn pränatale Diagnostik, gentechnische Eingriffe, künstliche Befruchtung, Leihmutterschaft, Organentnahme von Hirntoten und Hirngewebsverpflanzung haben gemeinsam, daß sie unwillkürliche und damit unvordenkliche Lebensvollzüge wie Empfängnis, Schwangerschaft und Sterben manipulierbar machen. So werden die Grenzen der Verfügbarkeit über den eigenen und fremden Leib soweit ausgedehnt, daß die leibliche Natur des Menschen als bisher fragloser Grund personaler Identität in Frage gestellt wird. Leib-Sein wird durch Körper-Haben instrumentalisiert und wegrationalisiert, als ob mit Descartes die Entwicklung des Menschen und des Denkens an ihr Ende gekommen seien.

Auch die abgeschlossen geglaubte, neoliberal wieder auflebende Sterbehilfe-Debatte wirkt in diesem Licht ge-

spenstisch-selbstmörderisch, wie die Lust am Untergang, da sie dem Menschen seinen Leib-Seinsgrund – als Selbstbestimmungserfolg gefeiert – unter den Füßen wegzuziehen bestrebt ist: „Wird nämlich die Person mit reflexivem Bewußtsein und willentlicher Selbstverfügung identifiziert, wohnt sie ihrem Leib nicht mehr inne, dann kann der Arzt sie auch auf ihr Verlangen hin von ihrem leidenden Leib befreien – er tötet gewissermaßen in cartesianischer Spaltung nur ‚ihren Körper'." Ebenso sei dann der Gnadentot von schwergeschädigten Neugeborenen, Komatösen oder Demenzkranken gerechtfertigt, da sie ja nur noch vegetierende Lebewesen, Körper, aber keine Personen mehr seien.

Schließlich macht Fuchs auch auf die sinnesverarmenden, leibtötenden Auswirkungen der Informationstechnologien aufmerksam, da sie die sinnlich erlebte, partizipierende Wirklichkeit menschlicher Erfahrungen zunehmend durch eine virtuelle, digitalisierte Welt ersetzen, in der die Kommunikation mit dem Anderen zeichen- und gerätevermittelt und ohne seine leibliche Präsenz stattfindet; er wird zur anonymen Schnittstelle sachbezogener Informationen; mehr von ihm wäre dysfunktionaler, störender Reibungsverlust. „Der Verlust ausdrucksvermittelter, in leiblicher Resonanz erfahrener Kommunikation mit der Umwelt prägt heute schon vielfach die Kindheit in einem Stadium, in dem sich diese Kommunikationsformen erst noch ausbilden." Wenn sie dazu keine Chance haben, wenn ich nicht mehr erlebe, wie ich mit zunehmender (seelischer) Leiblebendigkeit vermehrt außer mir, bei den Menschen und Dingen bin und diese in mir, wenn ich nicht mehr die „Inkarniert-

---

[65] Fuchs, Diss. a. a. O., S. 3–8

heit" meiner Person in meinem Leib erfahre, dann wird in der Tat in einem „naturalistischen Selbstmißverständnis" die Wirklichkeit als „virtual reality" technologisch ähnlich ersetzbar, wie es viele Organe des Körpers bereits sind.

Ich füge noch ein viertes Leiberfahrungsfeld beispielhaft hinzu und zwar aus der Architektur und dem Städtebau. Wieder ist es Sennett, dem dieses mal in „Fleisch und Stein"[66] die zunehmende Sinnesverarmung in der sich modernisierenden Architektur aufgefallen ist – bis dahin, daß die Funktionalität der Stadtplanung von dem Zweck beherrscht wird, in möglichst freier, reibungsloser und schneller Bewegung durch die Städte hindurchzukommen. Da aber die Mechanik der freien Bewegung, Freiheit als reiner, transparenter Raum, den Körper wie ein Betäubungsmittel abstumpft, der Mensch es jedoch braucht, passiv Widerständen ausgesetzt zu sein, den Schmerz im Blick des Anderen zu erleiden, der Körper also erst zum Leben erwacht, wenn er sich mit Schwierigkeiten auseinandersetzt, gilt für Sennett, daß nur der den auf der Straße präsenten Schmerz anerkennende Körper bereit ist, ein gesellschaftlicher Körper zu werden, empfindlich für den Schmerz Anderer. Dieser wird ihm gerade dadurch erträglich. Daher fordert Sennett eine Architektur vielfältiger sinnlicher Erfahrungsmöglichkeiten, eine Architektur der Widerstandsanreicherung, der Unvollständigkeit und der Mehrdeutigkeit, insbesondere für die Grenzbereiche zwischen Zentrum und Peripherie, da nur auf diesem Wege die Beziehungen zwischen den Menschen lebendig sein können.[67]

Einerseits also – dies als Zwischenbilanz – ist die philosophische Auferstehung des Leibes, vor allem der Phänomenologie verdankt, für die Medizin ein Glücksfall; denn das Konzept der Leiberfahrung hat sich als geeignet erwiesen für die philosophische Selbstaufklärung der Medizin, ausgehend von der Arzt-Patient-Angehörigen-Beziehung. In Übersetzung des philosophischen Leibkonzeptes als „pathische Existenz" konnte durch V. v. Weizsäcker[68] eine erste medizinische Anthropologie entstehen, die die gleich-wichtigen naturwissenschaftlichen Erkenntniswege in sich einbetten kann. Gegenüber einem kartesianisch auf den Körper reduzierten Biologiebegriff wissen wir: „Das menschliche Leben ist nicht zu rechtfertigen, wenn man es in sich selbst einschließt."[69] Und selbst die verantwortlichen NS-Mediziner[70] hatten einen unreduzierten Biologiebegriff, nach dem die „Lehre vom Leben" zugleich körperliche, psychische und soziale Seinsweisen als Einheit umfaßt.

Andererseits ist es nicht zu übersehen, daß die Medizin in den letzten Jahrzehnten insbesondere in Forschung und Lehre einen Rückfall in den Körper- und Hirnzentrismus erlitten hat, insbesondere seit medizinische Forschung, Industrie und Marktstrategien zu einem undurchsichtigen und unkontrollierbaren Machtkomplex wechsel-

---

[66] R. Sennett: Fleisch und Stein. Berlin 1995

[67] a. a. O., insbesondere auf den Seiten 383 f. und 463 f.

[68] Weizsäcker, a. a. O., vor allem S. 57–86

[69] L. Evely: Leben, Tod, Auferstehung. Graz: Styria 1978, S. 86

[70] Das gilt vor allem für C. Schneider, etwa in: Behandlung und Verhütung der Geisteskrankheiten, Berlin: Springer, 1939; vgl. auch K. Dörner: Carl Schneider: Genialer Therapeut, moderner ökologischer Systemtheoretiker und Euthanasie-Mörder. Psychiat. Prax. 1986; 13: 112–114

seitiger Abhängigkeiten verschmolzen sind, die Öffentlichkeit mit immer neuen Erfolgsmeldungen nach dem formal unwiderlegbaren Grundsatz „wer heilt, hat recht" faszinierend, dafür ohne Interesse für die gesellschaftlichen Konsequenzen.

Daher die eben erwähnten Gefährdungen unter den Stichworten Neurowissenschaften, Bioethik, Informationstechnologie und Stadtplanung und daher auch der verzweifelte, aber um so verdienstvollere Versuch von Ulrich[71], wenigstens auf der sprachlichen Ebene die Interessenverschleierungen aufzudecken und zu begrifflicher Ehrlichkeit aufzurufen. Da inzwischen die einstmals kostbare Forderung nach Patienten-Selbstbestimmung zur schärfsten Waffe von Medizinern zu verkommen droht, das durchzusetzen, was in ihrem Interesse ist, formuliert Ulrich: „Es wäre indes verfehlt anzunehmen, daß ein Patient jemals ein in freier Selbstbestimmung, d. h. ohne Beratung durch einen Arzt, Entscheidender werden könnte ... Krankheit selbst entmündigt, reduziert Freiheitsgrade, autonome Entscheidungsfähigkeit ... Wenn wir wirkliche Interessenvertreter unserer Patienten sein wollen, dann müssen wir uns, entgegen der herrschenden Praxis, mit der uns als Ärzten zukommenden Macht und der damit untrennbar verbundenen mehr oder weniger latenten Gewalttätigkeit selbstkritisch auseinandersetzen. Vermeiden wir dies, dann werden wir die Interessen unserer Patienten unvermeidlich nach unseren eigenen subjektiven Vorstellungen definieren, in die destruktiv-aggressive Momente ebenso wie wissenschaftliche, ökonomische und andere Interessen einfließen können."[72]

Zum reduzierten Biologiebegriff zitiert Ulrich Löw: „Die Biologie, die Wissenschaft vom Lebendigen, ist definiert durch ihre Bemühungen, das Lebendige auf das Tote zu reduzieren."[73] Da Biologie aber nur die Integration somatischer und psychosozialer Seinsweisen meinen könne, sei es eine bewußte Irreführung, „intraorganismisch" mit „biologisch" gleichzusetzen und dem „Psychosozialen" gegenüberzustellen. „Indem man anstelle vom Somatologischen vom Biologischen spricht, steht ‚Biologie' nicht mehr als ein integrativer Oberbegriff zur Verfügung."[74] Da der Mensch aber nun nicht einen Körper und eine Seele habe, vielmehr nur „Leib und Seele ist", folge daraus zwingend, „daß jede Krankheit sich sowohl im Leiblichen wie auch Seelischen zeigen wird. M. a. W., es ist unmöglich, ausschließlich am Leib oder ausschließlich an der Seele zu erkranken."[75]

Medizin als – im vollständigen Sinne – biologische Disziplin, könne daher immer nur Natur- und Geisteswissenschaft zugleich sein. Man könne nicht vom Körper und von der Seele wie von unterschiedlichen Dingen sprechen, vielmehr seien dies nur die beiden fundamentalen und zueinander komplementären Perspektiven des Menschen, unter denen man „biperspektivisch" als Arzt wahrzunehmen und zu handeln habe. Aus all diesen Gründen sei – so Ulrich – der heute modische Begriff „Biomedizin" ein Unsinnsbegriff; denn

---

71) G. Ulrich: Biomedizin – Die folgenschweren Wandlungen des Biologiebegriffs. Stuttgart: Schattauer 1997
72) a. a. O., S. 2–3
73) a. a. O., S. 7
74) a. a. O., S. 55
75) a. a. O., S. 59

einmal sei er eine Tautologie, weil in „Medizin" schon das enthalten sein müsse, was man mit „Bio" hinzufügen wolle; zum anderen und vor allem aber sei der Begriff ideologisch, weil man mit der Vorsilbe „Bio" seine Absicht verbergen wolle, in Wirklichkeit eine nur noch auf den Körper reduzierte Medizin zu betreiben. Unsinnig sei auch der Begriff „bio-psycho-sozial", weil er einen Ober- mit zwei Unterbegriffen vermenge – mit derselben ideologischen Tarnungsabsicht. Unerlaubt seien schließlich auch alle Begriffe von der Art „multikonditional" oder „multidimensional" und selbst der ehrwürdige Begriff „psychosomatisch"; denn während es in Wirklichkeit nur um die Biperspektivität des Denkens und Handelns gehen dürfe, täten all diese Begriffe so, als handele es sich um nebeneinander stehende, unabhängige Dinge, die man addieren oder zwischen denen es Wechselwirkungen geben könne, was aber eben eine Denkverwilderung sei, da man nicht von der er- und gelebten Einheit des Leibes auszugehen bereit sei, sondern den unhaltbaren kartesianischen Dualismus künstlich am Leben erhalten wolle.[76]

Wenn nun gegenüber der in der Wissenschaft unvermeidlichen Spezialisierung in der Praxis nur „integratives Therapieren" zu rechtfertigen sei, müsse für sie an dem „Idealbild des somatologisch versierten, psychotherapeutisch umfassend ausgebildeten und auch sozialpsychologisch kompetenten Arzt" festgehalten werden – zumindest als „unverzichtbare Leitidee"[77]. Die Durchsetzung der dazu gehörigen Verantwortungsethik des Arztes sieht Ulrich erschwert, solange die Beliebtheit der Richtlinien von Ethik- und Expertenkommissionen ihm signalisieren, daß deren „normative Entlastungsethik doch die notwendige Folge eines Menschenbildes (ist), das sich nach wie vor an einem beobachterfreien objektivistischen Begriff von Wissenschaft orientiert, in der es keine Subjekte und damit auch keine (standpunktabhängigen) Bedeutungen gibt."[78] Für Ulrich verbessern sich die Chancen für eine ärztliche Verantwortungsethik im übrigen erst dann, wenn es gelungen ist, von dem heutigen Honorarsystem wegzukommen, das den Arzt zu einem patientenschädigenden Aktionismus verführt oder zwingt.[79]

Trotz solcher Machtkonstellation und Marktlage drängt sich die Frage auf, ob und auf welchen Wegen die leibphilosophische Fundierung der Medizin, an sich wie geschaffen für sie, über ihr phänomenologisches Konzept hinaus so ausgearbeitet oder erweitert werden könnte, daß sie auch in der Versorgungspraxis alltagstauglich wird. Soweit ich sehe, wird in der Tat zur Zeit ein *verbreiternder* und ein *vertiefender* Weg beschritten. Der erstere besteht in der Wiederbelebung der naturphilosophischen Reflexion, die über die leibliche Natur des Menschen hinaus die Natur als Ganzes zu bedenken versucht. Der letztere Weg besteht in der Vertiefung der Passivität der Sinnlichkeit und Leiblichkeit des Menschen, im Prinzip schon durch Ricoeur, Waldenfels und vor allem Levinas bekannt. Zunächst zum naturphilosophischen Weg.

Da ich – wie wir wissen – nur wider Willen gut sein kann und da deshalb

---

[76] a. a. O., S. 144
[77] a. a. O., S. 146
[78] a. a. O., S. 65 u. 154
[79] a. a. O., S. 4

meine Genußfähigkeit nicht etwa ein Hindernis, sondern geradezu eine Voraussetzung dafür ist, haben wir uns in allen bisherigen Kapiteln bemüht, die letztlich auf Normen angewiesene, weil zugespitzte Entscheidungsethik in eine breitere Beziehungsethik einzubetten, um die ethische Perspektive schon im Alltagskontext beginnen zu lassen und damit tragfähiger zu machen. Über die Natürlichkeit des Leibes ist die zwischen-leibliche Arzt-Patient-Angehörigen-Beziehung auch als ein Teil der Gesamtnatur zu sehen. Diese war seit Jahrhunderten und insbesondere seit Beginn der Moderne immer mehr zum Gegenstand der Aneignung bis zu ihrer Vernichtung geworden. Der Mensch hatte sich von den Zwängen der äußeren wie der inneren Natur möglichst vollständig befreien wollen – ein Programm, das hinsichtlich der weiterhin von der Natur ausgehenden Bedrohungen (von den Erdbeben bis zu den genetischen Erkrankungen) keineswegs abgeschlossen ist und wohl auch nie ans Ende kommen kann.

Spätestens seit Mitte des 20. Jh. aber ist das Verhältnis Mensch-Natur damit nicht mehr vollständig beschrieben. Denn in dem Maße, wie die Aneignung der (äußeren und inneren) Natur deren zukünftig vollständige Verfügbarkeit in Aussicht stellen wollte, mehrten sich die Fragen, ob diese Bewegung zu einem Maximum oder doch besser nur zu ei-nem Optimum zu führen sei, weil jenseits desselben die langfristigen Nachteile die kurzfristigen Vorteile zunichte machen könnten. So entstand eine neue Bewegung: die alte Bewegung nicht ersetzend, wohl aber um ihre selbstzerstörerische Verabsolutierung zu relativieren, um die naturwissenschaftliche Reduktion zu kompensieren und um beide Bewegungen in ein konstruktives Spannungsverhältnis zu bringen, suchte man nach neuen normativ-wertenden Vorstellungen von der Natur im Sinne des Gleichgewichts einer nicht mehr nur menschen-, sondern auch naturgemäßen Vernunft. Als philosophische Reflexion der naturwissenschaftlich-technologischen Aneignung der Natur äußert sich diese neue Bewegung – hier ist mit Recht von der „reflexiven Moderne" zu sprechen – in bezug auf die innere Natur als Leibphilosophie, in bezug auf die äußere Natur in naturphilosophischen Begründungen von Naturschutz und Ökologie.

Die Kernfrage lautet jetzt etwa: Wieviel Verfügung über die (innere und äußere) Natur können und dürfen wir riskieren, um besser zu überleben, und wieviel Unverfügbarkeit der Natur brauchen wir, wollen, sollen, müssen wir sein lassen und bewahren, um uns nicht der Grundlage unseres Lebens zu berauben?[80] Oder in Abwandlung der Metapher der bekannten griechisch-christlichen Bitte: Gott gebe mir den (wissenschaftlichen) Mut zu ändern,

---

[80] Bei diesem Gedanken stütze ich mich vor allem auf: G. Böhme: Ethik im Kontext. Frankfurt: Suhrkamp 1997; K. M. Meyer-Abich: Praktische Naturphilosophie. München: Beck 1997; ders.: Erweiterung der medizinischen Anthropologie V. v. Weizsäckers zu einer naturphilosophischen Anthropologie. Vortrag Heidelberg 1997; L. Siep: Ethik und Anthropologie. In: Identität, Leiblichkeit, Normativität, ed. A.

Barkhaus u. a. Frankfurt, Suhrkamp 1996; ders.: „Dolly" – oder die Optimierung der Schöpfung. Frankfurter Rundschau 16. 04. 1997; K. Mertens: Verletzlichkeit des Leibes und Ansprüche der Natur. In: B. Waldenfels u. a. (ed.): Der Anspruch des Anderen. München: Fink 1998, S. 239–258; und auch auf die 5 „pathischen Kategorien" von V. v. Weizsäcker, a. a. O.

was zu ändern ist, die (religiöse) Gelassenheit, hinzunehmen und zu lieben, was nicht zu ändern ist, und die (philosophische) Weisheit im Sinne von praktischer Urteilskraft oder Tugend, beides voneinander zu unterscheiden. Es geht also jetzt nicht mehr nur um die Unabhängigkeit, sondern auch um die Abhängigkeit des Menschen vom Anderen, Fremden, Letzten – im Konkret-Allgemeinen. Oder noch anders: ging es in der alten Bewegung um die Befreiung des Menschen von der Natur, so geht es in der neuen Bewegung auch um die Befreiung der Natur vom Menschen, um die Bewahrung der Wirksamkeit der Natur, wie sie von sich selbst her ist, als unplanbarer Zufall, als Geschick oder Schicksal, mit einem vitalen Gebot der Selbstbegrenzung für früher selbstverständliche Verbesserungbestrebungen.

Nun spielt sich die Auseinandersetzung zwischen der alten und der neuen Bewegung nicht gerade in einem herrschaftsfreien Raum ab, und jeder weiß, wo die stärkeren Bataillone stehen. Bei Abstimmungen im Bundestag, etwa beim Betreuungsgesetz oder beim Transplantationsgesetz, bildet sich das im Sinne der alten Bewegung auch zahlenmäßig ab[81]), gelegentlich freilich auch mal im Sinne der neuen Bewegung, etwa bei dem von den meisten anderen Ländern als fundamentalistisch belächelten deutschen Embryonenschutzgesetz. Jedenfalls sorgt der schon

aus Gründen der „Standort"-Politik allseits geförderte Sog der Verschmelzung der Interessen von Wissenschaft und Wirtschaft bis zur Ununterscheidbarkeit dafür, daß die alte Bewegung sich in der Regel noch durchsetzt.

Dennoch wirkt sich die naturphilosophische neue Bewegung mit dem Umbau von der ersten zur zweiten oder von der mechanischen zur reflexiven Moderne schon jetzt durchgreifender auf unsere Gesellschaftsverfassung aus, als man vermuten möchte. Mit Beginn der Moderne schufen sich die neu entstehenden bürgerlichen Gesellschaften liberale Verfassungen, die sie vor allem gegen drohende Eingriffe von Seiten des Staates schützen und die freie Zirkulation der Argumente und Waren garantieren sollten. Die den so entstehenden Rechtsordnungen entsprechenden Ethiken beschränkten sich auf die Regelung von Konflikten zwischen den autonomen Bürgern und auf die Abwehr der Bevormundung durch moralische Autoritäten wie Kirche, Staat oder Nachbarschaft. Das „gute Leben" und der wünschenswerte Zustand der Welt waren Privatsache, nicht mehr Sache der öffentlichen Diskussion, während der Zustand der Natur an die „objektiven" Naturwissenschaften delegiert wurde.[82])

Aber gerade der – zu große – Erfolg dieser auch weiterhin kostbaren Errungenschaften führte zu einem allmählichen, aber epochalen Umschwung.

---

[81]) Da ich in den letzten 20 Jahren wiederholt Gelegenheit hatte, an den parlamentarischen Beratungen medizin-relevanter Gesetze teilzunehmen, ist mir aufgefallen, daß die Abgeordneten eher fortschritts-optimistisch abstimmen, wenn sie wenig Zeit zum Nachdenken hatten, hingegen fortschritts-bedenklich, wenn Ihnen viel Zeit zur Verfügung stand. Insge-

samt – und im Vergleich zu anderen europäischen Parlamenten – kann man wohl von einer besonderen Ernsthaftigkeit der Beratungen des Deutschen Bundestags hinsichtlich der schwierigen Probleme des medizinischen Fortschritts sprechen.

[82]) Siep, „Dolly" – a. a. O.

Denn Gefahren für die Autonomie des Individuums drohen jetzt kaum noch vom schwachen Staat, von den unglaubwürdigen oder angepaßten Kirchen oder von den verfallenen Nachbarschaften, sondern vielmehr von der privaten Lebensplanung, also den Wünschen, Bedürfnissen und Interessen des Individuums selbst, insofern diese – mitsamt den objektiven Naturwissenschaften – zunehmend unter die Produktions- und Konsum-Definitionsmacht der neoliberalen Marktwirtschaft geraten sind, die immer durchgreifender bestimmt, was Lebensplanung, Wunsch, Bedürfnis und Interesse des autonomen Bürgers zu sein hat und was nicht. Seither kann es das Gemeinwohl – und damit auch das „Wohl des Kranken" – sich nicht mehr leisten, die Lebensplanung des Einzelnen weiterhin nur noch als Privatsache zu achten und auszuklammern. Vielmehr ist es für das Gemeinwohl unvermeidlich geworden, daß das „gute Leben", der wünschenswerte Zustand der Welt und auch der wünschenswerte Zustand der Natur wieder zu einem Gegenstand der öffentlich-philosophischen Diskussion wird, die damit eine zugleich naturphilosophische und ethische Diskussion zu sein hat.

So kommt es, daß als vormodern ausrangierte Begriffe wie „die Gerechtigkeit des Kosmos", „das Gute des Lebens", „die Empfänglichkeit des Leibes" oder „die Vielfalt der Schöpfung" wieder zu ethischen Kategorien werden. So kommt es, daß wir den Wunsch eines Bürgers, sich klonen, also sich seriell reproduzieren zu lassen, möglicherweise zu unserer Verblüffung mit dem Argument abzulehnen haben, daß der Zufall auch bei der Fortpflanzung ein schutzwürdiges und höherwertiges Gut

sei, weil er eine notwendige Voraussetzung der Freiheit des Menschen ist. Und so kommt es, daß Heisterkamp[83] mit Jonas den Schutz der Unwissenheit als eine andere „Vorbedingung der Freiheit" fordert oder daß Böhme die Würde des Menschen nicht nur mit seinem „natürlichen Ursprung", sondern auch mit einem „Recht auf Individualität und Unvollkommenheit" verknüpfen will. Letzteres Recht hält er für einen der fundamentalsten Proteste gegen das Projekt der Moderne im Namen der Natur, wozu er aus dem Benda-Bericht der Genetik-Enquête-Kommission des Bundestages zitiert: „Seine je einmalige Individualität wie seine Unvollkommenheit gehören zum Wesen des Menschen. Ihn an einer vermeintlich richtigen Norm zu messen und genetisch auf diese Norm hin zu manipulieren, würde zugleich dem Menschenbild des Grundgesetzes widersprechen und den Menschen zutiefst in seiner Würde verletzen."[84] Hierzu die programmatische Frage als Titel seiner Autobiographie des schwerstbehinderten Fredi Saal, womit er sich zu seiner Behinderung als einem Kern seiner Person-Identität bekennt: „Warum sollte ich jemand anderes sein wollen?"[85]

Die „Unvollkommenheit als Chance" beschreibt Ch. v. Weizsäcker am Bei-

---

[83] J. Heisterkamp: Wissen oder Weisheit. Stuttgart: edition tertium 1997, S. 62

[84] Böhme, a. a. O., S. 210

[85] F. Saal: Warum sollte ich jemand anderes sein wollen? Gütersloh: J. v. Hoddis 1992. Da der Schwerstkörperbehinderte Fredi Saal – im Heim fast ohne Schulbildung – sich selbst zum Philosophen entwickelt und in den letzten Jahrzehnten der Behindertenbewegung zum sprachlichen Ausdruck verholfen hat, bin ich sicher, daß Ärzte von kaum jemandem so viel lernen können, wie von ihm;

spiel eines natürlich-gemischten, nicht genetisch optimierten und uniformierten Mais-Saatgutes: „Sie, die Schwächeren, müssen lediglich geeignete Existenznischen vor Ort finden, die sie vor Stärkeren abschirmen. Gerade dieses ‚Überleben auch der weniger Erfolgreichen' führt schließlich zu einer Auffächerung der Natur in vielfältige und unvergleichliche Tüchtigkeiten. So kann sich etwa eine Fehlersequenz im Genom der Maispflanze irgendwann als resistent gegen neu auftauchende Krankheiten erweisen. Für diese evolutionäre Zukunftsstrategie habe ich den Begriff ‚Fehlerfreundlichkeit' geprägt. Fehlerfreundlichkeit ist eine Synthese aus Fehleranfälligkeit, Fehlertoleranz und dem schöpferischen Gebrauch von Fehlern. Sie ist der kunstvolle Rahmen, in dem Fehler klein und zahlreich, gemächlich und begrenzt sind, Tüchtigkeit flexibel und Lernen möglich wird, in dem Koexistenz und Kooperation zwischen Ungleichen entstehen können. Oft wird die Selektion als treibende Kraft der Evolution beschrieben. Wer jedoch diese ‚Auswahl des Tüchtigsten' zum ausschließlichen Prinzip erklärt, macht die Evolution allzu windschnittig und beschneidet künftige Evolutionsfähigkeit. Auswahlprozesse brauchen und verbrauchen Vielfalt nämlich nur, sie regenerieren sie aber nicht."[86]

Daß es heute naturphilosophisch möglich ist, die Natur des Menschen in die allgemeine Natur zu integrieren, versucht Meyer-Abich am Beispiel der physiozentrischen Erweiterung der medizinischen Anthropologie V. v. Weizsäckers zu zeigen: Wenn nicht nur die Natur für uns, sondern wir auch für die Natur zu etwas „gut" sein sollen, dann läge dieser Sinn darin, „daß durch uns etwas in die Welt kommen kann, was nicht nur uns zugute kommt. Der Cusanische Satz: Nichts in der Welt existiert für sich allein, sondern ein jedes ist das, was es ist, nur in der Gemeinschaft mit Anderen, gälte dann für uns so, daß diese Gemeinschaft nicht … nur die der Mitmenschen, sondern die der Natur insgesamt ist. Ich nenne dieses Menschenbild das physiozentrische (oder holistische), weil unser Natursein nun im Zentrum unseres Selbstverständnisses stehen soll, und zwar im Sinn der Cusanischen Gemeinschaft als natürliches Mitsein. Die Natur des Menschen ist in dieser naturphilosophischen Anthropologie die im natürlichen Mitsein Mensch gewordene Natur. Die außermenschliche Natur ist nun nicht mehr ‚die Natur', die wir nicht sind, sondern unsere natürliche Mitwelt. Die Natur selbst zu sein, bleibt dem Ganzen vorbehalten, von dem auch die natürliche Mitwelt nur ein Teil ist, allerdings der größere."[87] In dieses Konzept lasse sich zwanglos v. Weizsäckers „Gestaltkreis" einbetten; denn in ihm „wird das Mit eines Mitseins im Zwischen gelebt". Schließlich habe v Weizsäcker selbst schon formuliert, daß die „pathische Existenz", die, weil ihr immer etwas fehle, immer in Bewegung auf etwas hin sei, nicht nur der menschlichen Natur, sondern auch der Natur als ganzer eigen sei.

Nun kann man den Einwand machen, daß ein solcher Physiozentrismus in

jedenfalls ist es mir so ergangen. Das gilt nicht nur für diese Autobiographie, sondern auch für seine Aufsatzsammlung: Leben kann man nur sich selber. Düsseldorf: selbstbestimmtes leben 1993

86) Ch. v. Weizsäcker: Unvollkommenheit als Chance. Greenpeace-Magazin 1992; 11: 10
87) Meyer-Abich: Erweiterung … a. a. O., S. 6

Wirklichkeit ein heimlicher Anthropozentrismus ist, da wir es seien, die der Natur Ansprüche zuschreiben – wichtig auch für die Frage einer ökologischen Ethik. Beide Perspektiven werden aber miteinander vereinbar, wenn man wie Mertens[88] von der Brüchigkeit der menschlichen Leiberfahrung ausgeht, die, situiert, auf andere Leiber bezogen und, an Fremdes gebunden, als Eigenleib sich zugleich vertraut und als leibhafte Natur nicht nur auf dem Umweg über das Subjekt, sondern auch von sich selbst her Ansprüche stellt, um ihre Bedürftigkeit zu äußern, Ansprüche, die ihrerseits Verantwortung, also die Erfindung von Antworten, auslösen. Es entsteht ein nichtreziprokes Verhältnis zwischen Ungleichen, in dem der Leib zugleich Gegenstand und Träger der Verantwortung ist: „Die Verantwortung für die Ansprüche eines leiblich Fremden läßt sich nicht trennen von der Selbstverantwortung leiblicher Wesen. Auch dieser Gedanke ist auf das Verhältnis zwischen menschlichen Verantwortungsträgern und nicht-menschlicher Natur zu übertragen. Versteht man die nicht-menschliche Natur als Leibnatur, dann ist der Anspruch des fremden naturhaften Leibes mit menschlich Eigenem so verschränkt, daß jeder Umgang mit der nicht-menschlichen Leiblichkeit der Natur zugleich ein Verhalten ist, mit dem leibverfasste menschliche Wesen auf sich selbst zurückkommen. Setzt demnach eine ökologische Ethik mit der Erfahrung leibhafter Natur an, dann sind nicht-anthropozentrische und anthropozentrische Perspektiven keineswegs einander entgegengesetzt, sondern von vorn herein miteinander verflochten." Freilich ist eine solche Verantwortung für Natur-Ansprüche auch historisch begrenzt; sie sieht z. B. zur selben Zeit für die erste Welt anders als für die dritte Welt aus.

Um die Möglichkeiten und Grenzen der Humangenetik zu klären, hat sich das Bonner „Institut für Wissenschaft und Ethik" (Leitung L. Honnefelder) die Frage „Die ‚Natürlichkeit' der Natur und die Zumutbarkeit von Risiken" gestellt[89]: „Da die Würde einem Subjekt zukommt, das die Natur eines Lebewesens hat, und da menschliches Leben Bedingung der Möglichkeit des Subjektseins ist, so kommt auch den naturalen Vorgaben des Personseins Schutzwürdigkeit in dem Maße zu, als sie sich als der unbeliebige, obzwar entwurfsoffene Rahmen für die Entfaltung der Person erweisen. Man könnte dies das Prinzip der Personnähe nennen. … Das Person-Genom-Verhältnis ist mithin als Sonderfall des Person-Natur-Verhältnisses zu behandeln." Für den Umgang mit ihm werden vier Kriterien vorgeschlagen: die „Wahrung der genetischen Anfangsbedingungen" (gegen Manipulationen wie Eugenik und Klonen); die „Wahrung der genetischen Bedingungen der freien Entfaltung der Persönlichkeit" (schützt das Recht auf die Naturwüchsigkeit und Unverfügbarkeit des Ursprungs); die „informationelle Selbstbestimmung" (Schutz des Rechts auf Wissen bzw. Nichtwissen sowie des Umgangs mit gendiagnostischen Daten); und die „Wahrung der Gleichheit

---

[88] Zu diesem Absatz Mertens a. a. O., S. 239–257, das längere Zitat, S. 249

[89] Eine Kurzfassung der Antworten auf diese Projektfrage hat das Institut in seinem IWE-Informationsbrief 1/1999 (Bezugsadresse: Niebuhrstr. 51, 53113 Bonn) publiziert; dieser sind auch die folgenden Zitate entnommen.

in Bezug auf die genetischen Bedingungen" (Schutz gegen Diskriminierung, Stigmatisierung oder Selektion).

Da nun ärztliches Handeln einzig durch das Vorliegen einer Krankheit gerechtfertigt ist, ist es bedeutsam, „daß ,Krankheit' nicht so etwas wie eine natürliche Art, auch nicht einfach eine biologische Dysfunktion beschreibt, sondern eine praktische Zuschreibung darstellt, die vom Interesse an der Heilung des Kranken bestimmt ist und eine normative Vorstellung formuliert, die die Anerkennung der Hilfsbedürftigkeit und die Aufforderung zum ärztlichen Handeln bestimmt. ... Der Verzicht auf die Bindung an die ärztlichen Zielsetzungen gäbe eine Nutzung der Diagnostik zu beliebigen Zwecken – auch denen von Arbeitsmarkt und Versicherungswesen – frei. Würde die Bindung an die Indikation schwerer Krankheit aufgegeben, wäre die Möglichkeit eröffnet, die Diagnose nicht im Hinblick auf (zu therapierende) Krankheiten zu erstellen, sondern im Hindblick auf Verbesserung der menschlichen Natur (enhancement) und Eugenik." Die genetische Beratung durch den Arzt soll schon die genetische Diagnose eng in das Arzt-Patient-Angehörigen-Verhältnis einbinden.

Noch strenger als die „Krankheit" ist das Vorliegen einer „Behinderung" an die Selbstinterpretation des Betroffenen gebunden, zumal sie auch als eine besondere Form der Gesundheit aufgefaßt werden kann. Da es darüber hinaus schließlich „die individuelle Variabilität der Natur (sei), die eine je eigene Norm des Subjekts hervorbringt", sei gerade auf genetischer Ebene ein Krankheitsbegriff, der sich als Abweichung von einer Norm definiert, besonders ungeeignet: „,genetische Normalität' als handlungs-

leitender, als präskriptiver Begriff ist also schon naturwissenschaftlich betrachtet ein Unbegriff." Daher sei nur der vorgeschlagene „praktische" Krankheitsbegriff in der Lage, ärztliches Handeln auf das Handeln am kranken Menschen zu beschränken, statt daß es „durch gesellschaftliche Normvorstellungen oder individuelle Bedürfnisse zur Verbesserung der Lebensqualität geleitet und damit als beliebige Serviceleistung ausgeweitet" wird. Nur dies könne es uns erlauben, den Segen gentherapeutischer Hilfen zu nutzen und uns zugleich „daran hindern, der gefährlichen Illusion eines krankheitslosen Zustands und darauf bezogener Allmachtsphantasien Folge zu leisten".

Freilich bleibt auch hier die Frage offen: Was geschieht, wenn die marktwirtschaftlich gesteuerte Verflechtung von medizinischer Forschung und Industrie zur Schaffung immer neuer Wachstumsmärkte geradezu zwingt, weshalb immer neue, genetisch beeinflußbare, negative oder positive Normabweichungen kurzerhand zu (bekämpfend oder züchtend) behandelbaren Krankheiten umdefiniert werden, wobei es die leichteste Übung sein wird, das Konsumpublikum im allgemeinen und die Behandlungsadressaten im besonderen so zu informieren, daß sie die therapeutischen Normierungen als ihre selbstbestimmten Wünsche feiern? Hat die Selbstbegrenzungskraft der ärztlichen Selbstverwaltung und/oder des Gesetzgebers gegenüber der Übermacht der „Allmachtsphantasien" der Koalition aus Forschung, Wirtschaft und autonomen, das Recht auf Service beanspruchenden Bürgern eine Chance? Wird unser aller Verantwortung für die langfristigen Ansprüche der menschlichen und der nichtmenschlichen Natur größer sein als für die kurzfristigen?

Nach diesen naturphilosophischen Reflexionen über die Verbreiterung der Tragfähigkeit des Leib-Ethikkonzepts nun einige Überlegungen zu seiner *Vertiefung* – die andere Richtung der heutigen Denkversuche!

Schönherr-Mann hat – essayistisch-verkürzt – behauptet, daß einerseits die deontologische Pflichtenlehre Kants gescheitert sei, weil sie sich ganz auf allgemeine, blutleere Prinzipien verlassen habe, denen zuvor die sinnlich-erlebbare Lebenswelt ausgetrieben war. Die utilitaristische Ethik hingegen habe zwar mit den egoistischen Interessen der Einzelnen die Sinnlichkeit berücksichtigt, versage aber dennoch, weil sie sich auf Tausch und Abwägung verlasse und damit dem Ethik-fremden Ökonomieprinzip verhaftet bleibe. Die Frage für die Gegenwart laute daher: „Wie könnte Moralität und Sinnlichkeit miteinander verbunden werden, ohne auf das Kriterium der Nützlichkeit zurückzugreifen?" Dies sei – so lautet seine Antwort – bisher am ehesten E. Levinas gelungen, für den es nach Auschwitz nur eine Hoffnung gebe, „dem Verbrechen am anderen Menschen entgegenzuwirken, und diese Hoffnung heißt der Blick des Anderen, der mich in die Verantwortung ruft, der mich zur Hilfe motiviert, der offenbar einen Oskar Schindler dazu bewegte, das zu tun, was Millionen aus bloßer Pflicht nicht motivieren konnte. Nicht eine allgemeine Vernunft und ihre ethischen Imperative, sondern der Blick des Anderen stiftet die soziale Beziehung, der die Verantwortung für den Anderen erwächst. ... Im Blick des Anderen schwingt die Sinnlichkeit mit, die die Pflichtethik aus der Moralität ver-

bannen wollte und die der Utilitarismus nur in ökonomischer Manier einzubinden vermochte. ... Denn das Lebendige, das im Blick des Anderen in mir aufkeimt, ist nicht ein simpler kalkulierbarer Vorteil, sondern verknüpft Verantwortung und Sinnlichkeit unauflöslich miteinander. ... Nur wer seine Seele verliert, der wird sie wiederfinden."[90]

Folgt man diesem Gedanken, dann könnte man – in Analogie zum Verhältnis zwischen der Physik Newtons und der heutigen Physik – sagen, daß Deontologie und Utilitarismus nicht falsch sind, jedoch nur unter speziellen Bedingungen gelten, die erstere zwecks Gerechtigkeit für jeden Einzelnen gegenüber dem Allgemeinen, insbesondere dem Staat, die letztere in allen marktförmigen Beziehungen; beide Spezialfälle wären jedoch Ableitungen aus einem vollständigeren Ethikkonzept, das die gesamten leiblichen Lebensvollzüge der Menschen aus Fleisch und Blut umfaßt. Für „Bioethik" hingegen ist nicht mal mehr der Status eines Spezialfalles zu retten: Im Englischen mal mit „Medizinethik", mal mit deren utilitaristischer Variante synonym und so deren Unterschiede verwischend, verfällt sie schon deshalb derselben Sprachkritik durch Ulrich wie „Biomedizin". Daher bleibt man in Deutschland lieber bei „Medizinethik", zumal hier „Bioethik" inzwischen nicht mehr von ihrer ideologiekritischen Bedeutung zu trennen ist, den Verdacht der Unterschiedsverschleierung oder der ethischen Akzeptanzbeschaffung für andere Interessen

---

[90] Dieses Zitat stammt aus dem NDR-Vortrag vom 26.10.1996 „Moralität und Sinnlichkeit" von H.-M. Schönherr-Mann.

von Forschung oder Wirtschaft anzeigend.

Wenn ein vollständigeres Ethikkonzept nur vom leiblich-sinnlich-endlichen Anderen her möglich ist, dann bedeutet das für mich die Wiederentdeckung eines Maßes an eigener Passivität, wie sie gerade in der von Eigenaktivität der Menschen beherrschten Neuzeit nur selten erfahrbar gewesen ist. So könnte es sein, daß wir unser bisheriges (übertriebenes) Selbstverständnis der ersten Moderne als aktive, autonome, immanent-autopoietisch sich- selbst-regelnde und aneignend-erkennende Hirnwesen im Zuge der zweiten oder reflexiven Moderne zu ergänzen, zu ersetzen haben durch, besser, einzubetten haben in ein anderes (übertriebenes) Selbstverständnis als passive, heteronome, transzendent von außen, vom Anderen geregelte, affiziert sich verausgabende Leibwesen, wobei das Allgemeine nicht mehr nur dem Besonderen entgegenstünde oder es subsumieren würde, sondern auch schon im Besonderen, in den konkreten Alltags-Lebensvollzügen der Menschen aus Fleisch und Blut enthalten wäre. Hierzu jetzt noch einiges – teils erst sondierendes Spielmaterial zum eigenen Weiterspinnen.

So lohnt sich etwa das Entwickeln und Einüben der lange vernachlässigten und verschütteten „pathischen Fähigkeiten" (auch als ethische Basisfähigkeiten vor denen des Handelns), also um die „Kunst des sich Aussetzens, des sich Einlassens auf Anmutungen und Zumutungen"[91], daß einem etwas geschieht, passiert, einem nahe geht, es einem ernst ist mit etwas; das Mitgehen können, das Sichöffnen; daß mich Af-fekte affizieren, E-motionen bewegen; die Sinnesorgane dafür, daß mich etwas an-

geht, berührt, schmerzt, mich inspiriert, beseelt, was meine moralische Subjektivität konstituiert. [92] So Ciompis Nachweis, daß alles erkennende Denken von Gefühlen gesteuert ist.[93] So die „Pathosophie" V. v. Weizsäckers mit ihren fünf „pathischen" Kategorien: „daß der Mensch in der pathischen Anthropologie von allem Anfang an als unzulänglich, unfertig, ergänzungsbedürftig, veränderungssüchtig, indeterminiert, defekt oder ohnmächtig, in jedem Fall also nicht als das Sein selbst, nicht ewig, sondern zeitlich auftritt; nicht als einer oder etwas, den oder das ‚es gibt', sondern als einer oder etwas, das wird oder ‚werden' will, darf, kann, soll oder muß."[94] „Man kann die Anerkennung des Subjektes und der Belebung des Unbelebten nicht richtig auffassen, wenn man sich dieses Wechselspiel von Herrschen, Dienen im Umgang mit der Natur nicht klarmacht. Die Kategorien von aktiv und passiv (die beide pathische sind) und die weiteren von geben und nehmen, stoßen und ziehen usw. sind Derivate des ursprünglich leidenschaftlichen Gegensatzes von Herr und Knecht."[95]

Der Arzt habe seine Tätigkeit nicht von einem Krankheitsbegriff her, „sondern von dem Verhältnis von der Beziehung zwischen Krankem und Arzt aus zu entwickeln. Der Anfang besteht also nicht in Aussagen über etwas, was ist, sondern in einer Analyse von etwas, was wird, was möglich wäre, nützlich

---

91) Böhme a. a. O., S. 146 f.
92) Schmitz a. a. O., z. B. S. 34 u. 107
93) L. Ciompi: Die emotionalen Grundlagen des Denkens. Entwurf einer fraktalen Affektlogik. Göttingen: Vandenhoeck 1997
94) V. v. Weizsäcker a. a. O., S. 62
95) a. a. O., S. 60

werden möchte und dabei einer Notwendigkeit gehorcht. Nicht ein Sein, sondern eine Begegnung wird zuerst analysiert werden."[96] Als Arzt verwirre ich mich, wenn ich meine, „ich müßte dort beginnen, wo die eigentliche Grundlage ist, auf der man bauen kann, d. h. der Beginn müßte ein Anfang sein. Aber alles hat ja längst angefangen, und ich selbst bin nur Fortsetzung. Der Grund von alledem kann nie mein Gegenstand werden und für andere Menschen auch nicht. Der Beginn einer Anthropologie ist immer die Begegnung mit einem Menschen oder mit dem Menschlichen in den Menschen."[97]

Oder Labischs[98] Idee, eine Verwissenschaftlichung des Leibes habe als „Soziosomatik" zu erfolgen, die das Leibliche (damit Körper und Seele) und das Soziale anthropologisch integriert. Oder Rimpaus[99] Mahnung an die Studierenden, daß das Kranksein des Patienten sich zunächst in dessen subjektiver Sprache zu entfalten habe, während der Arzt seine eigenen Vorstellungen, seine Sprache, erst einmal zurückzuhalten habe, was Gruen[100] als seine therapeutische Erfahrung einem Patienten so in den Mund legt: „Sie können mich nicht berühren, wenn ich so bin, wie Sie es wünschen". So die Annahme Baumans[101], daß die moralische Fähigkeit, die Unterscheidung von Gut und Böse „präsozial" sei, durch den Sozialisationsprozeß zwar gestaltet, aber nicht erzeugt: „Diese Fähigkeit gehört vielmehr zur Ausstattung des Menschen wie seine biologische Konstitution, seine Triebe und physiologischen Bedürfnisse … in der Gegenwart des Anderen".

So wird auch Schweitzers Konzept der „Ehrfurcht vor dem Leben" oder der „Heiligkeit des Lebens" gerade nicht als großartig, sondern als alltags-wirksam verständlich, etwa wenn ich gleichsam instinktiv-unmittelbar einen Selbstmörder an seinem Tun zu hindern versuche, ohne den Umweg über die Reflexion seiner Gründe oder meines Nutzens, wobei ich freilich – um der menschlichen Freiheit willen: zum Glück – nicht 100 %ig „funktioniere"; ich kann mein Mich-Aussetzen auch abwehren, aber nur dies.[102] Mit Sicherheit aber sind die besten Lehrmeister im „Einüben dieser meiner pathischen Fähigkeiten" die Menschen mit Behinderung und besonders die Menschen im Wachkoma, wie in Kapiel IV, Abschnitt 2 und 3, z. B. an Ziegers Dialogaufbau von der vegetativ-affektiven Beziehung vom Anderen her beschrieben.

Es mag überraschen, daß es gerade diese passiven pathischen Fähigkeiten sind, die der Artikel 1 des Grundgesetzes von mir fordert; denn zu Achtung und Schutz der Menschenwürde ist ja nicht nur der Staat, sondern sind alle Menschen, also auch ich, verpflichtet: Nicht ich kann mir, sondern nur der Andere kann mir Würde zusprechen; ich kann Würde schlecht bei mir selbst, um so mehr aber beim Anderen achten, wobei mit „Mensch" erkennbar zugleich der Erstbeste als der Nächste und alle

---

[96] a. a. O., S. 89

[97] a. a. O., S. 370

[98] Labisch a. a. O., S. 289

[99] W. Rimpau: Neurologie lernen. In: Festschrift für Dieter Janz zum 80. Geburtstag am 20.4.2000 (im Druck)

[100] A. Gruen: Der Verlust des Mitgefühls. München: dtv 1998, S. 161

[101] Bauman, Dialektik der Ordnung a. a. O., S. 193

[102] R. Schernus: Heiligkeit des Lebens – ein Märchen von Gestern? Deutscher Evangelischer Kirchentag, Hamburg, 1995. Gütersloh: Gütersloher Verlagshaus 1995

Menschen im Sinne der ganzen Menschheitsfamilie gemeint sind; insofern könnte man „des Menschen" durch „des Anderen" ersetzen, wie überhaupt dieser Art. 1 GG auch als Kurzfassung der ethischen Philosophie Levinas' gelten kann. Daher ist auch die Beziehung zwischen mir und dem Menschen, dessen Würde ich zu achten habe, asymmetrisch, also eine höchst einseitige Sache: während keiner danach fragt, wie es mir geht und ob ich Würde hätte, befiehlt der Andere mir, daß er mich angeht, daß er mich berührt, daß ich an ihm leide, daß ich mich ihm aussetze; und all das hat immerhin das ganze deutsche Volk über mich beschlossen. Mein schwaches Gegenargument „Und wo bleibe ich?" und „Können nicht erstmal die anderen Leute?" zählt nicht: ich bin als Einziger unersetzbar gemeint – der paradiesische Suppentopf von Tünnes und Schäl läßt grüßen. Wenn Würde überhaupt sein soll, dann ist das nur möglich, wenn ich mit ihrer Achtung anfange – und zwar beim Anderen, ohne auch nur danach zu fragen, wie es der Andere mit mir hält; das darf mich nichts angehen. Wenn er mich seines Befehls würdigen, mir mit dem Befehl Würde schenken sollte, dann wäre das sein Geschenk, seine freie, nicht durch ein Verdienst von mir bewirkbare Gabe. Wie soll ich nun für den Anderen einstehen? In zwei entgegengesetzten Perspektiven, die gleichwohl gleichsinnig zu- oder abnehmen: einerseits indem ich seine Würde *achte*, also in einem scheuen Respekt vor einem unüberbrückbaren, unendlichen *Abstand*; zum anderen indem ich sie *schütze*, also in Sorge, Liebe, in dienender, mich opfernder *Nähe*, für die ich Zeugnis ablege.

Aber es geht noch weiter: was ich achten und schützen soll, ist die Würde des Anderen. Was aber ist Würde? „Der Ausdruck verweist … auf einen Höhergestellten – der würdevoll auftritt, eine Würde trägt etc.; ja der Ausdruck beschwört geradezu etwas Numinoses, etwas Heiliges, das den Träger der Würde umschwebt."[103] Um diese Übertreibung noch übermäßig zum Überfluß zu bringen, ist die Würde auch noch – schlicht indikativisch – unantastbar: So rückt die Würde „in die Nähe eines Tabus" und der durch sie geheiligte und erhöhte Andere „in den Rang des Unberührbaren". Über die Metapher der „tastenden" Berührung bekommt mein Einstehen für die Würde eine unmittelbar sinnlich-leibliche Qualität, (als unberührbar erweist sie sich im Berühren), wird Artikel 1 GG zum Artikel der Zivilcourage (= Herzlichkeit der Haus- und Gemeindegenossen), während die Würde zugleich – als säkularisierte Form der Gotteskindschaft aller Menschen – ein „moralischer Topos" ist, der allen folgenden Grundrechten ihre eigentliche Bedeutung verleiht. Der unbestimmte Begriff „Mensch" meint schließlich zweifellos alle Menschen, die „vom Weibe geboren" sind, alle Menschen aus „Fleisch und Blut", so fragmentarisch, wie sie eben gerade mal sind, ohne Qualifikation irgendwelcher Eigenschaften oder Fähigkeiten.

Gerade dies macht es zwingend, daß die Heiligung der Würde besonders auch auf den Art. 2, 2, also auf „das Recht auf Leben und körperliche Unversehrtheit" ausstrahlt. Deshalb ist die Rechtssprechung der letzten Zeit, soweit wir sie schon bei Picker[104], aber auch bei Kammeier[105] kritisiert finden,

---

[103] Böhme a. a. O., S. 89

in der Tat der Gefahr erlegen, in ausgedienter kartesianischer Manier einerseits die Würde esoterisch zu vergeistigen und andererseits den Körper zu einer Sache zu machen, die man beliebig besitzen, ökomisch verwerten oder gar sozialpflichtig machen kann, dabei das Bindeglied – den beseelten Leib – ignorierend. Mit zunehmender Verfügbarmachung des Körpers durch den Fortschritt der Medizin und der Verrechtlichung dieses Prozesses könnte es also sein, daß wir in der nächsten Zeit vor allem die Unantastbarkeit der Würde des menschlichen Leibes achten und schützen vermehrt zu lernen haben. Um es zuzuspitzen: Der Würdeschutz kommt dem Menschen gerade als biologischem Wesen zu, wenn man diesen Begriff in seinem vollständigen Sinn gebraucht und den Leib weder auf das Gehirn noch auf den Körper reduziert. Dieser vollständige Sinn wird deutlicher, wenn man den Menschen zugleich als biologisches und biographisches Wesen sieht, dessen Streben nach der Einheit seines gelebten Lebens als seiner Lebensgeschichte schutzwürdig ist[106], wie von Küttemeyer[107] in „Der Körper als Kompaß in der Lebensgeschichte" verdeutlicht.

Um diese biologische Verankerung der Würde dürfte es auch bei Hubers Vorschlag gehen, für unsere heutigen Probleme zwischen einer Ethik der Interessen und einer Ethik der Würde zu unterscheiden. Erstere „erklärt alle Präferenzen beteiligter Personen unterschiedslos für legitim; dagegen, daß sich im Konfliktfall die mächtigeren Interessen durchsetzen, kann sie einen Einwand nicht geltend machen. Sie bestätigt damit die jeweils gegebenen Machtverhältnisse; die kritische Funktion der Ethik gibt sie damit auf." Letztere verweist mit der Würde auf das, „was allem menschlichen Herrschafts- und Bemächtigungsanspruch entzogen bleibt", und geht davon aus: „In seiner Endlichkeit ist der Mensch mit einer unendlichen Würde begabt, die gerade nicht sein eigenes Hervorbringnis, sondern reines, unverdientes Geschenk ist."[108]

Wie in Art. 1 des Grundgesetzes, so ist es auch bei Levinas so, daß nicht ich den Anderen wähle, sondern er mich, so daß ich passiv Erwählter bin, dessen Würde-Schutz-Gabe zugleich das ist, was ich habe – mein Können –, und das, was ich nicht habe – mich. Indem der Andere mich erwählt, bewirkt er, daß meine Selbsterhaltungsidentität ausgesetzt ist, versagt, zerstört wird, wodurch er mich zu einem moralischen Sub-jectum macht: „Bestätigt nicht vielmehr das seltsame Versagen oder Zerstören der Identität die menschliche Erwählung: die meine – um zu dienen, die des Anderen aber um seiner selbst willen?"[109] – also um seiner Würde (Selbstzweckhaftigkeit) willen. Was immer ich dienend gebe: mein „Werk (ist)

[104] E. Picker: Schadenshaftung für unerwünschte Nachkommenschaft („Wrongful birth") – Medizinischer Fortschritt als zivilisatorischer Rückschritt? München: Beck 1997

[105] H. Kammeier: Der Mensch als Person und sein Körper als Sache? Vortrag im Rahmen der Forschungsarbeitsgemeinschaft „Ethik der Gesundheitsversorgung" am 26. 11. 1999 in Witten (unveröff. Ms.)

[106] Böhme a. a. O., S. 148

[107] M. Küttemeyer: Der Körper als Kompass in der Lebensgeschichte. In: B. Alheit u. a. (ed.): Biographie und Leib. Gießen, 1999, S. 91– 110

[108] Huber a. a. O., S. 45 f.

[109] E. Levinas: Humanismus des anderen Menschen. Hamburg: Meiner 1989, S. 98

eine Bewegung des Selben auf das Andere hin, die niemals zum Selben zurückkehrt." Diese „radikale Großzügig-
keit der Bewegung ... fordert folglich
eine Undankbarkeit des Anderen. Die
Dankbarkeit wäre genau die Rückkehr
der Bewegung zu ihrem Ursprung."[110]
Mit der Erwartung der Dankbarkeit
würde ich in der Bewegung der Aneignung des Anderen bleiben. Und wie ich
mich dienend gebe: es ist die Gabe meines beseelten Leibes, unmittelbar-sinn-
lich, noch bevor ich mir die Zeit für den
Umweg über die Reflexion genommen
habe.[111] Daher gilt auch: „Daß mich der
Andere angeht, geschieht gegen meinen
Willen."[112] Weil der Leib „fühlendes
Gefühltes"[113] ist, vollzieht sich meine
Öffnung für den Anderen, die Verwundbarkeit meiner Haut, mein sinnliches
Leiden für den Leidenden nicht nur wider Willen, sondern auch „diesseits jedes Willens", jedes Aktes, jeder Erklärung. ... Passivität, die passiver ist als
jede Passivität, zusammengedrängt in
das Fürwort sich, das keinen Nominativ
hat. Das Ich ist, vom Scheitel bis zur
Sohle, bis in das Mark seiner Knochen,
Verwundbarkeit." [114] – „Für den Anderen leiden, das heißt, ihn als Last haben,
ihn ertragen, an seinem Platz stehen,
sich durch ihn verzehren lassen. Alle
Liebe oder aller Haß des Nächsten als
reflektierte Haltung setzen diese vor-
gängige Verwundbarkeit voraus: Erbar-
men, ‚Seufzen der Eingeweide'. Von der
Sinnlichkeit her ist das Subjekt für den
Anderen: Stellvertretung, Verantwortung, Sühne."[115]
Wie sehr diese maßlosen Übertreibungen, die freilich – wie wir gesehen
haben – nicht übertriebener sind als die
Forderungen des Art. 1 des Grundgesetzes an mich, für Levinas gleichwohl all-

tagstauglich sind und schon die beschei-
densten Höflichkeitsgesten wie das
„Nach Ihnen, bitte!" betreffen, dazu
vorsichtshalber die Erinnerung daran,
daß meine egoistische Genußfähigkeit
stets die Voraussetzung für mein Geben,
für meine Verwundbarkeit durch den
Anderen ist: es zählt nur, „sich das Brot
abzuringen, das man gerade verzehrt.
Erst ein essendes Subjekt kann Für-den-
Anderen sein oder bedeuten."[116]
Nebenbei müßte es reizvoll sein, die
ethische, präontologische Philosophie
Levinas', die medizinische Anthropologie V. v. Weizsäckers und die Ontologie
des Lebendigen von Hans Jonas ins
Verhältnis zu setzen, etwa ausgehend
von den Bestrebungen des Letzteren,
schon von der Ebene der Zelle an auf-
wärts die Kategorie der Freiheit alles
Lebendigen nachzuweisen (z. B. Stoff-
wechsel als Autonomie im Tausch gegen Abhängigkeit von Äußerem);[117]
über die Schnittstellen dieser drei
höchst unterschiedlichen und doch immer wieder gleichsinnigen Denkwege
müßte sich eine ziemlich dichte Beschreibung gerade ärztlicher Beziehungsethik ergeben.
Ich versuche eine Art Zusammenfassung. Wenn mir als Arzt zugleich mein
Leib und der Leib des Anderen sowohl
gegeben als auch aufgegeben sind und
wenn ich die Würde (Hoheit, Heiligkeit) des Leibes des Anderen, der An-

[110] a. a. O., S. 34
[111] a. a. O., S. 42 f.
[112] a. a. O., S. 82
[113] a. a. O., S. 19
[114] a. a. O., S. 94
[115] a. a. O., S. 95
[116] Levinas, Jenseits des Seins, a. a. O., S. 168
[117] Jonas: Organismus und Freiheit, a. a. O., bes.
  S. 107–143

dersheit des Leibes sowohl zu achten als auch zu schützen habe, dann ist es mein Ziel, mich – ersatzweise – für den Anderen sorgend-verantwortend so einzusetzen, daß ihm das durch sein Kranksein erzwungene Beisichsein zur Chance wird, auf eine der neuen Lebenssituation angemessene Weise seine Gesundheit – als sein selbstvergessenes Weggegebensein an die Menschen und Dinge seiner Welt, als Außersichsein, als Hingabe an den Anderen und das Andere – neu wiederzufinden, egal ob als Leben-mit-der-Krankheit oder nach „Austreibung" der Krankheit. Dabei habe ich auf beide Weisen des leiblichen Außersichseins des Patienten zu achten: Einmal auf die – allgemein erwartete – Aktivierung seines Leibes im Sinne von Selbsterhaltung, Genußfähigkeit, Aneignung und Verfügbarmachung von Anderem, Selbst- und Weltkontrolle. Zum anderen auf die – weniger erwartete – Passivierung seines Leibes im Sinne von leiblich-sinnlicher, seelischer, affektiv-emotionaler, leidenschaftlicher, dispositiv-charakterlicher Öffnung, Verwundbarkeit, Empfänglichkeit, Gastlichkeit für den Anderen und das Andere, damit der Patient selbst sich vom Antlitz des ihm Anderen berühren und befehlen läßt.

Da hier Wunsch und Wohl des Patienten oft nicht deckungsgleich sind, habe ich als Arzt es hier mit Gefahren zu tun, deretwegen mein Hören auf den Patienten und meine Hörigkeit nicht immer leicht zu unterscheiden sind. Diese Gefahren betreffen nicht nur meinen Umgang mit dem ärztlichen Besserwissen und auch nicht nur die heutige Neigung der Menschen, Gesundheit nicht mehr nur zu optimieren, sondern Gesundheit für meßbar, steigerbar und un-

endlich maximierbar zu halten, was selbstvergessenes Außersichsein, die pathischen Fähigkeiten des Sichaussetzens erschwert oder ausschließt und was uns noch im nächsten Abschnitt beschäftigen wird. Vielmehr besteht die vielleicht gefährlichste Schwierigkeit ebenso für mich wie für die Patienten in etwas, was ich – halb-spaßig – Exteriophobie oder Immanophilie nennen will. Damit meine ich die immer noch virulenten Auswirkungen des Projektes der Moderne, womit die Menschen sich zum Ziel setzen, sich von allen „exterioren", transzendenten Abhängigkeiten „von außen" zu befreien, bis es nur noch die reine „Immanenz" gibt, die Herrschaft des Menschen über die innere und äußere Natur, die Abschaffung der Natur, die Herrschaft der Vernunft über die pathischen Sinne und Gefühle, die Ersetzung von Passivitäten durch Aktivitäten, die rationalisierende Entzauberung der Welt, den Menschen als Herr über Leben und Tod. Im Sinne dieser verabsolutierten Selbstbestimmung geht es immer noch um die Emanzipation von und Zerschlagung von Familie, Nachbarschaft, Kommune, auch – durch Verwissenschaftlichung – von Philosophie, Ethik, Leib sowie natürlich von Kirche, Religion und Gott, von dem auch nur zu reden so obszön ist wie vor 100 Jahren von Sexualität.

Im Dienst einer solchen Emanzipation stehen auch noch: das Konzept der Autopoiesis als Konstruktion der Welt in meinem Gehirn[118]; Freiheit, die nicht im Anderen, also im Außen ihren Anfang hat; Wahrheit nach dem Maß ihrer

---

[118] Strasser a. a. O.: „Wenn man, wie der radikale Konstruktivist, sagt, die Welt werde erst im Gehirn komponiert, so ist das keine ‚Rehabilitierung des Menschen', sondern eine des Ge-

Aneignungsleistung; [119] Leben und Gesundheit als höchster Wert, was den Tod untragbar macht; [120] Unschädlichmachung alles Fremden. Hier ist noch einmal der Nationalsozialismus, als Projekt der Moderne, lehrreich: Er „will das ewige Reich – zumindest das tausendjährige – hier und jetzt. Er will es um jeden Preis. Alles soll so sein, daß nichts mehr dahinschwindet. Alle Übergänge, alle Grenzen müssen verschwinden. Der andere, das heißt die schlimmste, weil unüberwindbare Differenz, muß aufhören zu existieren. Der eigene innere Raum ... muß überall sein, oder er ist wertlos."[121] Inzwischen arbeiten auch die Kirchen selbst durch Verwissenschaftlichung und Spiritualisierung der Religion an deren Zerschlagung, daran, daß es kein „Nicht von hier", sondern nur noch immanentes „Hier" gibt: „Die größte Feindin der Religion (ist) die konsequente Psychologisierung aller menschlichen Verhältnisse. Und selbst noch das gesichtslose Insekt, der urzeitliche Stein werden schließlich vom Gequassel der ‚Beziehungskisten'-Menschen vereinnahmt. Die Psycho-Spiritualisierung der Welt: das ist die modernste, unangreifbarste Form der Herstellung totaler Immanenz."[122]

Die Angst der Menschen vor Abhängigkeit, vor allem Exterioren, vor Transzendenz beschreibt Bruckner in „Ich leide, also bin ich – die Krankheit der Moderne"[123]: Die heutigen Menschen neigen dazu, sich als Opfer äußerer widriger Umstände selbst zu bemitleiden (Selbst-Viktimisierung) und bevorzugen die Rolle des „jammernden, elenden, mißgelaunten Kleinkinds" (Selbst-Infantilisierung). Je weniger sie riskieren, außer sich zu sein, sich Anderem hinzugeben und daran wirklich zu leiden, desto mehr vermuten sie, an sich selbst zu leiden, „woher auch die Neigung kommt, bei Schwierigkeiten Medikamente einzunehmen und jegliches Unbehagen durch Tabletten auszuschalten oder Beruhigungsmittel zu Allheilmittel zu machen". Ist hier vielleicht eine – falsche – Alternative aufgemacht: entweder ich leide am Anderen oder an mir selbst; entweder ich opfere mich für Andere oder ich opfere Andere, für deren Opfer ich mich halte?

Jedenfalls führt die exteriophobe Selbsteinmauerung des Einzelnen in seine für abschließbar gehaltene Innenwelt zum „Paradox eines Egoismus, der das Ego noch umbringen wird, weil er es um jeden Preis bewahren und vor jeglicher Unbill schützen will. Der Beweis: je weiter sich Sicherheit ausbreitet, desto größer wird das Bedürfnis, sich gegen eine vielgestaltige Feindlich-

---

hirns. Und was für eine! Das Gehirn ist demnach etwas, was erst im Gehirn komponiert wird, und zwar durch das Gehirn selbst. Unverkennbar wird hier der Neokortex in den Rang Gottes erhoben. Die Selbsterschaffung ist das Thema, und ihr Mysterium wird wissenschaftlich gelichtet. Am Gedanken des sich selbst komponierenden Gehirns alarmiert nicht nur das Bild vom Gott unter der eigenen Schädeldecke. Irritierend ist auch die Vorstellung, daß wir Gott sein sollten und ihm dabei doch ganz äußerlich wären. Wir sind nicht unser Gehirn." S. 264

[119] a. a. O., S. 80

[120] Evely a. a. O., „Wer leben will, ohne zu sterben, wird sterben, ohne gelebt zu haben.", S. 22, auch S. 85

[121] Strasser a. a. O., S. 86

[122] a. a. O., S. 53

[123] P. Bruckner: Ich leide, also bin ich – die Krankheit der Moderne. Berlin: Aufbau 1997; alle folgenden Zitate Bruckners finden sich auf den Seiten 162–165.

keit zu wehren, die von überall herkommen kann. Je weniger er sich der Gefahr ausliefert, desto mehr glaubt der Mensch von heute sich von ihr bedroht. Die Angst vor Krankheit hat mit der Zeit zu einem Aufschwung der Wissenschaft geführt, der Fortschritt in der Medizin erzeugt geradezu eine irrationale Angst vor jeder Art von Krankheit, bis wir anfangen, ,unter unserer Gesundheit zu leiden'". In der Medizin wächst „die imaginäre Gefahr, während wir die echten Gefahren immer mehr in den Griff bekommen. Jenseits einer gewissen Schwelle wandeln sich die Instrumente unserer Befreiung in Hilfsmittel unserer Erniedrigung. Und wir erleben das Ende der großen Befreiungsrevolte ...: Die Forderung nach Autonomie verkommt zu einer heftigen Suche nach Hilfe. ... Wer Herr seiner selbst und der Welt sein wollte, wird Sklave seiner eigenen Ängste, hat keine andere Kraftquelle mehr als den Hilferuf und lebt nur noch, indem er sich auf die verschiedensten Arten von Krücken stützt." Dies bestätigt die Diagnose Baumans[124], daß der Versuch der Menschen, sämtliche Ambivalenzen, Andersheiten,

Fremdheiten restlos aufzulösen, wegzurationalisieren, nicht nur erfolglos ist, sondern die Zahl der Ambivalenzen eher vermehrt; denn: „Leid um jeden Preis vermeiden zu wollen bedeutet, es schlimmer zu machen, zwingt einen jeden auf ein Übel zu starren, das, je mehr man es fürchtet, immer größer wird."[125]

Jedem Arzt sind solche immanophilen Gefahren aus seiner Alltagspraxis nur allzu bekannt. Er kann ihnen nur dann begegnen, wenn er das, was den Patienten bzw. ihn selbst „von außen" angeht, berührt und beeinflußt, nicht ignoriert, es nicht mit dem exteriophoben, nur optischen Sehen wegguckt, sondern vielmehr das daran Sichentziehende mit dem exteriophilen, pathischen Sehen zum Sprechen bringt; wie die nackten, ungeschützten Augen des Antlitzes des Anderen nur so lange zu mir sprechen können, wie ich die Farbe dieser Augen nicht sehe. Die Augen aufschlagen bei schon geöffneten Augen – so nennt Strasser diese pathische Fähigkeit[126]: „Wenn wir ein Ding so sehen, wie es wirklich ist, dann sehen wir seine Transzendenz. Wir sehen dann an ihm das, was sich an ihm der Welt entzieht.

---

[124] Bauman: Moderne und Ambivalenz, a. a. O.

[125] Bruckner, a. a. O., S. 163

[126] Als Beispiel für eine „pathische Fähigkeit" sei kurz der Umgang mit Angst angedeutet: Angst als solche ist nicht krankhaft, sondern ein kostbares Sinnesorgan, das mir eine unbekannte, diffuse, fremdartige Gefahr signalisiert. Ein Tier ohne Angstfähigkeit wäre verloren. Da Angst unangenehm erlebt wird, ist man stets versucht, sie und damit das Bedrohungssignal wegzumachen, sie aktiv, gezielt bis gewalttätig zu „unterdrücken", „beherrschen", „verdrängen" – mit dem Willen, psychotherapeutisch oder medikamentös. Geht man aber derart „unsachgemäß", also nicht pathisch, mit Angst – wie mit allen anderen Gefühlen – um, will man sie abwehren,

setzt sie sich zur Wehr, wird nicht weniger, sondern mehr, sucht sich alle möglichen Ventile; erst dadurch wird sie krankhaft, mache ich sie krankhaft, panisch, entsteht der Zirkel der Angst vor der Angst. Pathisch-angemessen ist statt dessen mein buchstäblicher Um-gang um sie herum, indem ich auf sie schaue oder auf sie höre, was sie mir zu signalisieren, mitzuteilen hat. Je besser mir das gelingt, desto mehr kann sie sich „verüberflüssigen", während ich möglicherweise durchaus aktiv und kämpferisch auf die von ihr mitgeteilte Gefahr losgehe. Wie die Angst, so haben wir auch vieles andere pathisch „zum Sprechen zu bringen", wie etwa den Schmerz, wozu E. Lungershausen Hinweise gegeben hat: Zur Anthropologie des Schmerzes. Nervenheilkunde 1987; 6: 189–91

Das heißt aber nicht, daß es neben – hinter oder über – unserer Welt noch eine andere gäbe. Das Sichentziehende hat keinen Weltort; es hat überhaupt keinen Ort. Ein Ding ohne Transzendenz könnte nicht existieren. Das merken wir zuerst an uns selbst. Damit wir als Personen in der Welt sein können, benötigen wir doch eine radikale ontologische Nicht-Involviertheit: Was immer unser Leben mit all seinen empirischen Eigenschaften und Möglichkeiten sein mag, stets sind wir auch noch etwas darüber hinaus. Etwas an uns hat keinen Ort in der Welt."[127] Insofern sind sich unser Leben und unser Tod im übrigen eher ähnlich: „Liebe ist schon eine Art von Tod, durch welche man lernt, für nichts zu achten, was man zuvor schätzte, und sich dem anderen zu öffnen, in die Welt des anderen einzutreten, in eine andere Welt einzutreten. Habt ihr hinreichend geliebt, wird euer Tod eurer Liebe gleichen. Sich dem Tode öffnen, ist so, wie sich der Liebe öffnen: Beide fordern, daß man aus sich heraustritt, daß man sich findet, indem man über sich hinausgeht, indem man seine Angstgrenzen überschreitet, indem man sich vertrauend einem Jenseits unserer Absicherungen und Besitzungen hingibt."[128]

All dies ist natürlich immer schon Bestandteil ärztlicher Praxiserfahrung gewesen, beschreibt zugleich den Prozeß der passiv vom Anderen her erlittenen ethischen Selbstbefreiung: der exteriophile „Dreifuß der Passivität" (Leib, Anderer, Gewissen), die Exteriorität, Andersheit und Passivität der Sinnlichkeit, des Leidens, des Schmerzes, der Angst, aber auch der Gabe ebenso wie der Last, die der Andere für mich bedeuten kann; das Sichentziehende, die anwesende Abwesenheit und das sprechende Schweigen im Blick des Anderen und in der Spur seines Antlitzes auch Gottes; und die pathischen Fähigkeiten, die das Sichaussetzen, Dienen, Sichopfern und Sichverausgaben – dies und das (willentliche) Vermeiden und Abwehren von alledem geschieht ohnehin ständig in der leiblichen Beziehung zwischen Menschen im allgemeinen und zwischen dem Arzt und seinen Gegenübern im besonderen.

Ich habe versucht, all dies, das sich von sich aus der Sprache entzieht, dennoch zur Sprache zu bringen, um damit der Selbstaufklärung der ärztlichen Grundhaltung dienlich zu sein. Es mag in dieser Perspektive auch deutlich werden, daß das vieldiskutierte Modell der Salutogenese von Antonovsky zwar gegenüber der Pathogenese Chancen birgt, aber möglicherweise auch eine immanophile Gefahr vorschreibt; denn wenn man in diesem Konzept von einem Kontinuum zwischen Kranksein und Gesundsein ausgeht, die Ressourcen zur Annäherung an den letzteren Pol benennt und diese in einem „Kohärenzsinn" bündelt, den Antonovsky so definiert: „Das Gefühl der Kohärenz, des inneren Zusammenhangs, ist eine globale Orientierung, die ausdrückt, inwieweit jemand ein sich auf alle Lebensbereiche erstreckendes, überdauerndes und doch dynamisches Vertrauen hat"[129], dann bleibt immerhin noch folgende Frage: Könnte es sein, daß hier – wieder einmal – die aktiven mehr als die pathi-

---

[127] Strasser, a. a. O., S. 44

[128] Evely a. a. O., S. 27

[129] A. Antonovsky: Salutogenese. Tübingen: dgvt 1997. Hier zitiert nach M. Klessmann: Was ist der Mensch – in Krankheit und Gesundheit? In: Wege zum Menschen 1999; 51: 404

schen Fähigkeiten berücksichtigt sind? Daß hier zwar die Beziehungen, nicht aber die unendliche, abgrundtiefe Getrenntheit von der Exteriorität, der Andersheit des Anderen berücksichtigt sind? Um noch einmal die Analogie zum ersten Artikel des Grundgesetzes zu bemühen: Könnte es sein, daß hier zwar die Nähe des Schutzes der Würde des Anderen erfaßt ist, daß aber, da man jemanden auch zu Tode schützen kann, die unüberbrückbare Distanz der Achtung der Würde des Anderen fehlt, die aber – mitsamt der Möglichkeit des Scheiterns und der Sinnlosigkeit des Leidens - entscheidend ist für die Freiheit des Menschen im Verhältnis zu sich selbst und zu Anderen?

Abschließend noch ein letzter, origineller Denkweg, zum Weiterspinnen an der ärztlichen Grundhaltung möglicherweise besonders geeignet; denn mit ihm fragt sich H. Luther[130], ob Levinas nicht mit seiner besonderen Betonung der leiblichen Sinnlichkeit – gegenüber den Prinzipien einer Entscheidungs- und Herrschaftsethik – eine ästhetische Fundierung seiner Ethik vorgeschlagen hat. Zumindest analogisiert Luther die ethische Haltung vom Anderen her mit der ästhetischen Haltung und Erfahrung, durch die ich mich der Betrachtung eines Bildes als einem Anderen aussetze, von dem ich mich nicht nur berühren lasse, sondern das mich (als Geisel) gefangen, gebunden, gewählt haben muß. Ich bin verwundbar, empfänglich, gastlich für das Andere, bei dem ich im Draußen, in der Exteriorität bin – ohne

aneignende Rückkehr zu mir selbst. Diese ästhetische Erfahrung ist unmittelbare, unvermittelte Offenheit für das von außen Kommende, verzichtet auf jeden vermittelnden Zugriff (auf jedes Begreifen- und Ergreifen-Wollen) und liefert sich vielmehr dem sich immer wieder entziehenden Anderen aus. Gerade im Gegensatz zur optischen Wahrnehmung, die intentional kategorisierend und bildhaft das Andere auf das Selbe zurückführt, das Besondere dem Allgemeinen subsumiert, ist die ästhetische, pathische (und damit auch ethische) Wahrnehmung des Anderen bildloses Sehen (Bilderverbot: Ich mache mir kein Bild, keine Vorstellung vom Anderen); vielmehr geht die Bedeutung vom Anderen aus, das spricht und mir bedeutet. Dabei widersetzt sich das Andere der Einordnung, stört geradezu die Immanenz, bleibt mir als es selbst fremd, transzendent, in der Spur des Unendlichen. Mein Selbes wird vom Anderen aus sich herausgeholt, läßt sich vom Anderen in sinnlicher Unmittelbarkeit bedeuten, statt dieses zu deuten. Fremdheit wird nicht in Verstehen aufgelöst, sie bleibt in gelebter Sinnlichkeit, Nähe des Fremden, Vergegenwärtigung des Unfaßlichen, Überschuß, der unsere immanente Ordnungssuche transzendiert.

Daher ist ästhetische Erfahrung unabschließbar und nimmt – im Unterschied zur alltäglichen und wissenschaftlichen Wahrnehmung – Anderes gerade als bleibend Anderes wahr, das nie zu endgültiger Bestimmtheit erstarrt. Kunst als Störung der gewohnten Ordnung und als sinnliche Vergegenwärtigung dessen, daß alles auch anders sein könnte, hebt – in Heiterkeit und Leichtigkeit – Grenzen auf, befreit Ausgegrenztes, be-

---

[130] H. Luther: Subjektwerdung zwischen Schwere und Leichtigkeit – (auch) eine ästhetische Aufgabe? In: Neue Zeitschr. Syst. Theol. 1991; 33: 183–198

friedet die Beziehung zwischen Dingen und Menschen. Was mich in der ästhetischen Erfahrung anspricht und angeht, hat etwas mit der Heiligkeit des schutzlos-nackten Antlitzes zu tun.

❐ „In der ästhetischen Erfahrung läßt das Subjekt dem Anderen seine Freiheit, so zu erscheinen, wie es erscheint. Diese Gelassenheit kommt dem Anderen zu. Sie ruft im Subjekt höchste Angespanntheit und Aufmerksamkeit und Wachheit hervor, die darauf achtet, was der Andere sagt, was er fordert und erfleht. So mündet die ästhetische Leichtigkeit, die nicht dem Selbst, sondern dem Anderen zugute kommt, in höchste Verantwortlichkeit. Und weil diese Verantwortlichkeit auf die Schutzlosigkeit, Ausgesetztheit und Verletzlichkeit des Anderen achtet, kommt nun auf andere Weise doch wieder die Schwere und das ‚Gewicht der Welt' ins Spiel: das Ich, das sich dem nackten Antlitz des Anderen nicht entziehen kann und allererst in dieser Verantwortung erwacht, ist bereits vor seiner Freiheit zu dieser Verantwortung gerufen. … Diese Verantwortlichkeit wird wachgerufen vom Angesicht des anderen Menschen, nicht letztlich von ästhetischen Objekten. Aber die ästhetische Erfahrung, die sich dem Bann ihrer Objekte aussetzt, kann in diese Wahrnehmung des anderen Menschen einüben. Sie kann helfen, daß wir dem Menschen ins Angesicht, in seine Augen sehen, ohne uns darin spiegeln zu wollen, sondern um sie sprechen zu hören. Die ästhetische Erfahrung schenkt uns jene Gelassenheit, Leichtigkeit und Heiterkeit, mit der wir von uns absehen können. Derart unbelastet können wir dann in die Augen der Anderen sehen. In den Tränen, die wie sehen, hat sich das Gewicht der Welt gesammelt."[131] ❐

Hat mich mithin das Antlitz des Anderen so aus mir herausgeholt, daß ich von dem Eigengewicht, von der Last meiner Selbsterhaltung und meiner Immanenz entlastet bin, bin ich nun frei, mich mit der Last des Anderen, mit dem Gewicht der Welt zu belasten, damit meine Freiheit im Anderen anfängt und damit mein Leben Gewicht hat. Mit anderen Worten: Der Satz „Einer trage des Anderen Last" macht für Beide das Leben sowohl leichter, erträglicher und freier als auch bedeutungsvoller und gewichtiger.

---

[131] a. a. O., S. 197 f.

3 Technik

Was will der Mensch im Gegensatz zu dem, was die Wirtschaft will, daß es der Mensch will?
Tom Voltz[132]

Wenn die Menschen einen Schritt vorwärts tun wollen zur Beherrschung der äußeren Natur durch die Kunst der Organisation und der Technik, dann müssen sie vorher drei Schritte der ethischen Vertiefung nach innen getan haben.
Novalis[133]

Ging es nach dem „Dreifuß der Passivität" im 1. Abschitt dieses Kapitels um die Geschichte und den Fremden, im 2. Abschnitt um den Leib und zugleich um die Ziele des Arztes, so haben wir es in diesem letzten Abschnitt mit der Andersheit des Gewissens zu tun, und dies in Verbindung mit den Mitteln, insbesondere den technischen Mitteln, die ich als Arzt einzusetzen habe. Diese Verknüpfung hat schon den pragmatischen Grund, daß es vor allem die Wahl und die Erlaubtheitsgründe der einzusetzenden technischen Mittel sind, woran das ärztliche Gewissen zu beißen hat; denn spätestens heute ist klar, daß selbst Heilen und Rechthaben nicht immer zusammenfallen.

Allgemein läßt sich zunächst sagen, daß ich als Arzt die als krank erfahrene Entwicklung der Natur eines Menschen zu unterbrechen bemüht bin. Ich antworte auf einen An-spruch, ich übernehme Verantwortung, indem ich mich in doppelter Weise als Ersatz einsetze: Ich setze zuerst mich selbst ein, und dann – in dieser Reihenfolge – setze ich meine ärztliche Kunst ein[134]. In Levinas' Worten: Ich gebe, was ich bin und was ich habe; ich gebe „mich" (Akkusativ) und ich gebe mein Können, meine (technische) Kunst. Da mein Können immer zu Segen und Fluch, zu Heilen und Vernichten geraten kann, ist es stets auf das Mich rückzubeziehen, in es einzubetten. Das hierfür taugliche Sinnesorgan ist das Gewissen.

Damit die Entfaltung der Gedanken dieses Vorspanns verständlich und praxistauglich wird, unterteile ich diesen Abschnitt: unter A geht es darum, was es mit diesem geheimnisvollen Gewissen auf sich hat; unter B und C werden erst die Chancen, dann die Gefahren der ärztlichen Technik beschrieben; da diese viel mit Macht zu tun haben, geht es unter D zunächst um den Umgang mit zwischenmenschlicher Macht in medizinischen Betrieben, bevor unter E meine Vorschläge zum Umgang mit der Macht medizinischer Technik zur Diskussion gestellt werden.

A) Gewissen. Die Aufgabe der Ethik sei es – so Zimmermann –, den praktischen Begründungsdiskurs des moralischen Handelns reflexiv zu begleiten: „Ethik kann jedoch nicht selbst bereits die Praxis ersetzen. ... Dabei müssen eine ethische Verpflichtung zum wie auch immer bestimmten ‚richtigen'

---

[132] T. Voltz, Die Zeit 29. 12. 1999, S. 34
[133] Novalis (1800), zit. nach D. v. Engelhardt: Medizinische Ethik in historischer Sicht. Geriatrie u. Rehab. 1990; 3: 113–121
[134] R. Wiehl: Die Verwirklichung des Unmöglichen. Selbstorganisation. 1997; 7: 71–87

Tun, der Wille zum Guten, überhaupt die Intention, moralisch zu handeln, als Grundkonstanten der Ethik immer schon vorausgesetzt werden und entziehen sich des rationalen Diskurses."[135] Nun, diese „Grundkonstanten" gehören offenkundig zu dem, was wir mit „Grundhaltung" meinen und was – hoffentlich kann mir der Leser inzwischen hierin zustimmen – sehr wohl einem „rationalen Diskurs" zugänglich ist; freilich nur dann, wenn man sich nicht mit einer Verwissenschaftlichung der Ethik auf der Ebene von Prinzipien mittlerer Reichweite begnügt, sondern darüber hinaus die Anstrengung der philosophischen Fundierung der Medizin nicht scheut, zumal erst dann Ethik alltagstauglich wird. Auf dieser Ebene kommt man nun freilich um das merkwürdige Sinnesorgan des Gewissens nicht herum, von dem man sagt, daß es sich mit einer „Stimme", mit einem „Anruf" meldet, denen ich mich passiv im Hören aussetze. Diese Stimme, die in der zweiten Person, von oben und einseitig (vertikal-asymmetrisch) zu mir spricht, kommt mir von außen, aus einer nicht mit mir identischen fremden Exteriorität und vermittelt den Rückbezug meines Könnens auf mein „mich", auf den unendlich von mir getrennten „Anderen" in meinem Selbst, es affizierend-berührend, motivierend-bewegend, mir aber auch durch das Tötungsverbot gebietend, da die Macht, die ein Handelnder auf einen Erleidenden ausübt, jede Beziehung zwischen ihnen gefährlich macht.[136] Ricoeur versucht diese Aspekte des Gewissens zusammenzufassen: „Verhält es sich so, so besteht die Passivität des Aufgefordertseins in der Situation des Hörens, in der das ethische Subjekt sich einer Stimme gegenübergestellt findet, die in der zweiten Person an es gerichtet ist. In der zweiten Person angerufen zu sein, im Zentrum des Optativs des Gut-lebens, ferner im Verbot zu töten, sodann in der Suche nach der der Situation angemessenen Wahl, dies bedeutet, anzuerkennen, daß man aufgefordert ist, gut zu leben, mit den Anderen und für sie in gerechten Institutionen, und sich selbst als Träger dieses Gelöbnisses zu schätzen."[137]

Das beantwortet freilich noch nicht die Frage, wessen Stimme es denn ist, durch die ich mich passiv aufgefordert finde? Die Griechen haben mit ihrem Gewissensbegriff „syneidesis", die Vorstellung, verbunden, daß es für jedes schlechte Verhalten einen Zeugen, einen inneren Mitwisser gibt. Das hat sich ins lateinische „conscientia" und von dort besser als im Deutschen ins Englische und Französische vererbt, wo „conscience" Gewissen, aber auch Bewußtsein bedeutet. Es scheint so, als wäre damit ausgedrückt, daß für das theoretisch-erkennende Wissen jeder Mensch sich selbst genug sei, während er für das praktisch-moralische Wissen einen Mitwisser, den Anderen braucht. Levinas hat das mit dem „Gewissensbiß"[138] versinnlicht, der an meiner Selbsterhaltungsidentität nagt oder der den festen Kern meines (theoretischen) Bewußtseins aufbeißt, wodurch das Vom-Anderen-angeklagt-Sein über den Anderen in mir zur Selbstanklage des Immer-

[135] M. Zimmermann: Geburtshilfe als Sterbehilfe? Frankfurt: Lang 1997, S. 14
[136] Ricoeur: Das Selbst als ein Anderer, a. a. O., S. 421 f.
[137] a. a. O., S. 423
[138] Levinas: Jenseits des Seins, a. a. O., S. 252 f.

schon-zu-spät-Kommens wird:[139] die Stimme, die nach wie vor „vom andern Ufer her"[140] kommt und die der zweiten Person bleibt, wird zu meinem Bewußtsein des Dienens; Heteronomie wandelt sich in moralische Autonomie.[141]

Wer nun der Andere als Gewissensstimme – uns allen bekannt – wirklich ist, das ist nach Ricoeur auch für die Philosophie unentscheidbar und daher zu wahren in ihrer Mehrdeutigkeit zwischen 1. dem Anderen, dessen Augen (auch mit der Stimme der Menschheit) sprechen, 2. unseren Ahnen (im Sinne Freuds Über-Ich), 3. dem lebendig-abwesenden Gott und 4. einer Leerstelle.[142] Da alledem die exteriophile, wachhaltende Beunruhigung durch den Anderen gemeinsam ist, läßt es sich mit dieser Mehrdeutigkeit einigermaßen leben, ist dies in der – pluralistischen – Schwebe zu halten. Dies gilt freilich kaum von der exteriophoben „Freigabe des Gewissens", wie Sass sie fordert: „Der weltanschauliche Fundamentalismus ist aber ... keine Antwort auf die uns von der modernen Technik und der Freigabe des Gewissens in der offenen Gesellschaft sich eröffnende neue Landschaft ethischer Entscheidungen und Verantwortungen."[143]

Was kann mit diesem historisch belasteten Begriff der „Freigabe"[144] gemeint sein? Einmal ohne Zweifel die Befreiung des Gewissens vom „weltanschaulichen Fundamentalismus", also von einem Grund und damit von dem Anderen eines philosophischen Denkens, ein Vorwurf, mit dem man gern die Leugnung jedes Anderen, und damit auch das Fundament der eigenen Position, im Fall von Sass den Szientismus, verdeckt. Freigabe scheint hier aber auch zu bedeuten, daß das Gewissen sich gefälligst dem freien Spiel der Kräfte sowohl des Marktes als auch der Patientenwünsche auszusetzen habe. Und da die „moderne Technik" und die Gewissensfreigabe in dem Sass-Zitat mit dem Wort „und" verbunden sind, scheint Freigabe schließlich auch die Anpassung des Gewissens an die jeweiligen technischen Möglichkeiten unter Preisgabe jeder kritischen Potenz zu meinen. Solche Strategien haben seit jeher miteinander gemein, das Gewissen der Menschen aus seiner wie immer auch gearteten Verankerung in einem Anderen zu lösen, die daraus resultierende Beunruhigung einzuschläfern, das Gewissen zu beruhigen, damit die Rationalität der jeweils eigenen Interessen sich rein „systemimmanent" frei und in Ruhe realisieren kann. In der heutigen Spätmoderne läßt sich diese Gewissensberuhigung vor allem auf drei Wegen betreiben. Einmal führen die unendlich vielen Entscheidungen der Lebensführungspolitik, allein schon die zahllosen Imperative, gesund zu leben, zu einer Erschöpfung der mit jeder noch so kleinen Entscheidung geforderten Gewissenskraft, bis man nicht mal mehr zwischen kleinen und großen Gewissensfragen unterscheiden kann. Zum anderen erschwert es der forcierte Individualismus, die einzelne, persönliche Wahl auch unter dem Aspekt der überindivi-

---

[139] a. a. O., S. 178 f.
[140] a. a. O., S. 390
[141] a. a. O., S. 325
[142] Ricoeur, a. a. O., S. 426
[143] M. Sass: Hippokratisches Ethos und posthippokratische Ethik, Medizinethische Materialien. Bd. 92. Bochum 1994
[144] Dieser Begriff erinnert unvermeidlich an die folgenschwere Schrift von K. Binding u. A. Hoche: Die Freigabe der Vernichtung lebensunwerten Lebens. Leipzig 1920

duellen Auswirkungen für alle zu treffen. Und schließlich verwandeln die Sachzwänge der Büro- und Expertokratie immer mehr Handlungsbereiche in das Befolgen von Ratschlägen, das Ausführen von Aufträgen, das Umsetzen von Leitlinien und das Ausüben von Funktionen, wodurch die reflexive Kraft des Gewissens in ihr Gegenteil, in die gewissenlose Gewissenhaftigkeit der präzisen Leistungsperformance umzuschlagen droht.

B) Chancen der ärztlichen Technik.
Angesichts der Nichtfestgestelltheit, Weltoffenheit und Verwundbarkeit des Menschen kommt keine Anthropologie um die Aussage herum, daß wir mit der und gegen die Natur leben, daß die Natur uns sowohl gegeben als auch aufgegeben ist und daß wir sie sowohl hinzunehmen als auch zu bekämpfen, zudem zu korrigieren und zu verbessern haben, bis wir mittels unserer Kunst sie durch eine „zweite Natur" ergänzt oder ersetzt haben, um so den für unser Leben erforderlichen Halt und Spielraum herzustellen, wobei wir uns der Technik, der Organisation und der Institutionen bedienen. Kleist hat dieses Erfordernis menschlicher Entwicklung dichterisch im „Marionettentheater" unübertroffen zum Ausdruck gebracht. Dies gilt auch für die Medizin. Wenn man also heute etwa vom „Patient-Arzt-Maschine-System" (PAMS)[145] spricht, ist zunächst nichts Besonderes oder Kritikwürdiges daran. Schon seit die Medizin noch

mehr oder weniger reines Handwerk war, galt Technik – vom Skalpell bis zur „Gift"-Applikation – als Verlängerung der Hand des behandelnden Arztes, war sie Bindeglied der Arzt-Patient-Angehörigen-Beziehung, Ausdruck ärztlicher Kunstfertigkeit. Bei den Griechen waren Technik, abgeleitet von der Geräteanwendung des Baumeisters, und Kunst synonym. Das technische Können dieser Kunst kann immer nur zunehmen, in seiner Wirksamkeit besser werden, wobei das stärkere das schwächere Mittel verdrängt – mit dem Ziel der Maximierung, der Perfektion. Aus sich heraus kann das technische Können gar nicht anders, es muß fehlerfeindlich sein und muß die Perfektion wollen.

Die durch diese technische Entwicklung bewirkte Dynamik ist segensreich, rettet Leben, bringt Entlastung, befreit von Zwängen und vergrößert unseren Handlungsspielraum. Sie ist der Motor des Fortschritts in mehreren Richtungen. Denn technische Neuerungen ersetzen nicht nur Unwissen durch Wissen. Vielmehr ist Technik auch der „natürliche" Gegenspieler zur jeweiligen Moral: Technik schiebt die Grenzen des Erlaubten immer weiter hinaus; an die Stelle von „das haben wir immer schon so gemacht" tritt „das machen wir mal anders, und siehe da, es geht". An dieser Entwicklung war auch über Jahrhunderte nichts oder wenig Gefährliches. Zumindest ließen sich die Gefahren so lange kontrollieren, wie der ursprünglich dienende und begrenzte Charakter von Technik sinnfällig war, nicht einmal besonders bewußt sein mußte, wie technische Mittel sich auf einen definierten Zweck beschränkten, wie der im Zusammenhang mit dem Gewissen schon erwähnte Rahmen ärztlichen Handelns

---

[145] W. Friesdorf u. a.: Systemergonomie in der Intensivmedizin. In: B. Badura (ed.): System Krankenhaus. Weinheim: Juventa 1993, S. 207–226; vgl. auch R.-P. Warsitz: „Biomedizin" – ein Angriff auf die medizinische Ethik? Psychosozial 1998; 21. Jg., H. 4: 125–141

klar war: Ich gebe mich ersatzweise für dich, und wo das nicht ausreicht, füge ich – als Ersatz des Ersatzes – das hinzu, was ich habe, mein technisches Können – und dies nur so lange, bis deine Not gewendet ist. Kurz: ich diene dir und deinem Leben mit mir und meinem Können. Solange also dieser Rahmen allseits hinreichend akzeptiert war, befand sich das Gegeneinander von konservativ-bewahrender Moral und liberal-aufbrechender Technik in einem für die kulturelle Entwicklung bekömmlichen Gleichgewicht, wie es der Romantiker Novalis – von Beruf selbst Techniker – in dem vorangestellten Motto auf seine Weise zum Ausdruck bringen konnte.

Zwei qualitative Entwicklungssprünge sind es nun, die aufgrund einer eskalierenden Machtkonzentration um die Technik herum dazu geführt haben, daß die Ausbalancierung dieses Gleichgewichtes nicht unmöglich, wohl aber erheblich erschwert wurde. Einmal ist davon zu sprechen, daß die ursprüngliche Bindung der Technik an handwerkliche Erfahrungspraxis ab dem 17. Jahrhundert zunehmend durch eine Verknüpfung mit dem modernen Wissenschaftsdenken ersetzt wurde. Dazu gehörten die Loslösung vom konkreten Einzelfall und seine Subsumierung unter allgemeine Gesetze, die Abstraktion, die einzelne Kausalbeziehungen isoliert, die Partikularisierung der Wirklichkeit und die Verlagerung des Interesses vom Gegenstand auf die Methoden seiner Erkenn- und Beherrschbarkeit. Wissenschaftlich betriebene Technik bekommt nun einen systematisch-allgemeingültigen Charakter, hat einen konstruierend-herstellenden und damit neuartigen Praxisbezug und neigt dazu, nicht mehr nur

die von der Natur offengelassenen Möglichkeiten zu nutzen, sondern die Natur-, später auch die Lebens- und Gesellschaftsbeherrschung bis zur Herstellung einer künstlichen „Gegenwirklichkeit"[146] zu verselbständigen.

Nimmt damit die Verführung zu, daß Technik nicht mehr nur der Befriedigung eines Bedürfnisses dient, sondern zum Selbstzweck wird, so wird die Balancierung von Technik und Moral noch schwieriger durch eine zweite Verknüpfung, nämlich der Verknüpfung von Wissenschaft und Technik einerseits mit der sich von der Subsistenz- zur Marktwirtschaft emanzipierenden Ökonomie andererseits – bis zu ihrer Verschmelzung zum beherrschenden gesellschaftlichen Machtzentrum überhaupt. Ist Wissenschaft heute der erste Produktivfaktor der Wirtschaft geworden,[147] ergeben sich dadurch zwangsläufig Synergien als „Sachzwang": denn wenn Technik nicht anders kann, als sich zu perfektionieren, so ist die Marktwirtschaft ähnlich dazu verurteilt, expansiv immer weitere Lebensbereiche zu neuen Märkten zu kolonisieren.

Dabei ist es für die Wirtschaft eine eher leichte Übung festzulegen, welche Bedürfnisse die Menschen für ihren selbstbestimmten Willen halten (vgl. erstes Motto dieses Abschnittes) und sich so zum Sprachrohr der demokratischen Öffentlichkeit zu machen. Je mehr Rationalisierungsfortschritte der Technik und Wissenschaft auch in Markt- und Profitchancen umzurechnen sind, desto gleichsinniger ist das Interesse von Technik, Wissenschaft und Wirtschaft

---

[146] H.-G. Gadamer: Über die Verborgenheit der Gesundheit. Frankfurt: Suhrkamp 1996, S. 17 f.
[147] a. a. O., S. 18

an der Entzauberung des noch nicht rationalen Restes der Welt, also an der Auflösung aller Ambivalenzen, alles Widersprüchlichen, Qualitativen, Nicht-qualifizierbaren und Unverfügbaren, an der Aneignung alles Fremden und Anderen, an der Umwandlung aller Exteriorität in Systemimmanenz und damit an der Wegrationalisierung oder Domestizierung von Ethik, Philosophie und Religion.[148] So kann es dazu kommen, daß in Umkehrung der ursprünglichen Reihenfolge zunächst ein neues technisches Produkt marktfähig wird, für das erst dann das Bedürfnis geweckt und erlebnisfähig wird.[149] Daß gerade durch den Versuch, alle Ambivalenzen aufzulösen, die Zahl der Ambivalenzen eher zunimmt, daß der Kampf um mehr Selbstbestimmung auch neue Abhängigkeiten zur Folge hat und daß eine Technik für ein Problem auch übereffizient und damit unökonomisch werden kann,[150] spricht freilich dafür, daß – wie wenigstens bisher stets in der Menschheitsgeschichte – in den Gefährdungen selbst Keime für die Wiederherstellung eines neuen Gleichgewichtes enthalten sind, wenn man sie nur zu nutzen versteht, worauf wir am Ende dieses Kapitels zurückkommen werden.

C) Gefahren der ärztlichen Technik.
   Zunächst aber haben wir die Beschreibung der Gefahren der heutigen Machtkonzentration von Wissenschaft, Technik und Wirtschaft zu verdichten. Der Zwang, immer neue Märkte zu erschließen, hat auch zur Folge, daß immer neue Befindlichkeitsstörungen und damit immer mehr für die Entwicklung des Menschen eigentlich bedeutsame Leidensmöglichkeiten pathologisiert und zu behandlungsbedürftigen Krankheiten

umdefiniert werden – der rein zweckrational unwiderlegbaren Idee der Herstellung einer leidensfreien Gesellschaft aus lauter leidensfreien, damit allerdings auch entwicklungsunfähigen, infantilen Menschen folgend. Doch darüber hinaus ist seit der Wirksamkeit der Figur des Homo hygienicus längst auch die Gesundheit zu einem marktfähigen Gut geworden; denn auch hier ist zweckrational unwiderlegbar, daß sie immer weiter verbessert werden kann, wenn sie nur stets wieder aufs Neue als defizient, als noch nicht hinreichend, als steigerungsfähig gedeutet wird. So zu einem immanenten, perfektionierbaren System umfunktioniert, ist meine Gesundheit losgelöst von dem, was ich für mich für angemessen, für meine Natur, für mein Wohl halte, wie Gadamer es ausdrückt: „Was ist Wohlsein, wenn es nicht genau dies ist, daß man nicht auf es hingerichtet ist, sondern unbehindert offen und bereit für alles, … sich so wegzugeben und das Andere ganz dasein zu lassen."[151]
   Auf der anderen Seite gefährdet mich dieses Technik-Machtkartell aber auch gerade als medizinischer Forscher. Nicht darin, daß ich, wenn ich dabei bin, eine Entdeckung, eine Erfindung oder ein Experiment zu machen, nicht selten gezwungen bin, die Grenzen des zur jeweiligen Zeit moralisch Erlaubten – notfalls auch subversiv – zu überschreiten. Das war immer schon so, und darin bin ich zu kontrollieren, aber auch in

---

[148] Bauman: Moderne und Ambivalenz, a. a. O., S. 16
[149] a. a. O., S. 253 ff.
[150] I. Illich: Selbstbegrenzung, Eine politische Kritik der Technik. München: Beck 1998, S. 82
[151] Gadamer a. a. O., S. 99

Schutz zu nehmen, da Fortschritt oft ohne anfängliche Grenzüberschreitung nicht zu haben ist. Vielmehr kann gerade der Erfolg einer Entdeckung bzw. Erfindung mich meiner sonstigen wissenschaftlichen Selbstkritikfähigkeit berauben, wenn ich unter dem Eindruck nicht nur der menschheits-, sondern auch der marktbeglückenden Verwertbarkeit mein Mittel nicht nur für den ursprünglichen Zweck, sondern für fast alle Gebrechen der Menschheit als heilsam wahrnehme und wenn ich vor lauter Begeisterung für lange Zeit nur die positiven Wirkungen meiner Innovation registriere, die negativen Neben- und Folgewirkungen aber ausblende, was selbst meine methodisch noch so sauberen Kontrolluntersuchungen verfälscht. Daher täte man gut daran, bei der Beurteilung jedes neuen Mittels und jeder neuen Technik eine Begeisterungshalbwertzeit einzukalkulieren, jenseits derer erst die erforderliche Nüchternheit sich wieder durchsetzen kann, bevor der dann immer noch segensreiche Rest der anfänglich globalen Heilserwartung zu einer – vielleicht – bleibenden Indikation für die Bevölkerungsversorgung eingedampft ist. Das galt nur eingeschränkt immer schon. Aber heute müßte ich auch noch lernen, wie man dem vom Markt diktierten Verwertungstempo widersteht. Reicht menschliche oder brauche ich „übermenschliche", überfordernde Kraft dafür, und von woher beziehe ich sie?

Unabhängig von der Kindstötung des Schwangerschaftsabbruchs, dieses moralischen Dauerbrenners der Moderne, an dessen chronisch-ethischer Verwundung Betroffene wie Nichtbetroffene gleichermaßen leiden, brachten die 60er Jahre in der Technisierung der Medizin

eine Zäsur, von der aus noch viele der heutigen Technik-Ethik-Probleme sich herleiten lassen. Dies gilt auch dann, wenn man heute sagen kann, daß die Begeisterungshalbwertzeit der damals neuen Intensivmedizin überschritten ist und die Ärzte inzwischen nicht mehr einen übertriebenen, sondern – überwiegend – angemessenen Gebrauch von dieser Erfindung machen. Damals aber entstand mit den Intensivstationen nicht nur eine neue Technikfaszination, sondern zugleich auch die erste große, systematische Medizintechnikkritik: es wurde die Figur des „Mensch an Schläuchen, abhängig von einer seelenlosen Apparatemedizin" geboren. Daraus entstand einerseits die bis heute wirksame „kritische Gesundheitsbewegung", die sich als Teil der „Bürgerrechtsbewegung" verstand – mit ihrem Kampf um das Selbstbestimmungsrecht der Patienten gegenüber ärztlicher Allmacht, aber andererseits auch – ebenfalls in fast allen Ländern – die Wiederbelebung der Bewegung für das „Recht auf den eigenen Tod", für die Freigabe der aktiven Euthanasie, der Tötung auf Verlangen oder des ärztlich-assistierten Suizids.[152]

---

[152] Es ist üblich geworden, bei der Warnung vor der neuen Euthanasie- und Eugenikbegeisterung, also bei dem, was wir mit dem ideologiekritischen Gebrauch des Bioethikbegriffs meinen, an die NS-Medizin zu erinnern. Dies aber ist nicht nur historisch falsch, sondern verharmlost auch diese Gefahren. Vielmehr ist die Bewegung der Euthanasie- und Eugenik-Heilserwartung Ende des 19. Jh. entstanden und insofern ein Produkt der „normalen" Moderne. Hierzu ein Beispiel: Als A. Jost sein Buch „Das Recht auf den Tod. Sociale Studie, Göttingen, 1895, schrieb, begründete er dieses Recht schon damals damit, daß der medizinische Fortschritt zu einer künstlichen, ebenso unmenschlichen wie kostspieligen Lebensverlängerung geführt habe, daß bei abnehmendem Nutzen eines Menschen sowohl das

Im Zusammenhang damit machte sich auch ein Teil der in den 60er Jahren jüngeren, kritischen Ärzte zunächst in den USA diese verständliche Bevölkerungsemotion zu eigen: auch sie sahen sich als Teil der Bürgerrechtsbewegung und forderten die ethische Selbstkritik der Medizin, wofür sie – sprachlich ein unglücklicher Zufall – den Begriff „Bioethik" erfanden. Heute sind es teilweise dieselben entsprechend älter gewordenen Ärzte in den USA und anderswo, die sich wegen der unerwünschten Folgewirkungen ihrer damaligen Kritik neuerlich kritisieren und zu einem Kurswechsel zugunsten der stärkeren Verantwortlichkeit des Arztes aufrufen. Denn einmal werfen sie sich vor, daß sie mit ihrem begeisterten Einsatz für die Selbstbestimmung der Patienten gerade die Unterprivilegierten unter ihnen, die chronisch Kranken, die Behinderten alleingelassen, sie den Interessen der Mächtigen ausgeliefert und damit geschädigt haben. Zum anderen – und noch folgenschwerer – erschrecken sie darüber, daß inzwischen das medizinische Machtkartell aus Wissenschaft,

Technik und Wirtschaft sich ihre Forderung nach Selbstbestimmung, nach „informed consent" (aufgeklärte Zustimmung) und schließlich auch ihren kritisch gemeinten Bioethikbegriff zu eigen gemacht und zu einer Waffe für ihre eigenen Interessen umformuliert hat.[153]

Denn die seither markt- und weltläufig gewordene utilitaristische Variante der Bioethik, die nicht vom konkreten Anderen ausgeht, sondern auf den Austausch zwar nicht von Waren, wohl aber von grundsätzlich gleichen Interessen, zwischen ihnen abwägend, setzt, wobei, wenn der Stärkere gewinnt, der Schwächere gegenüber dem Ziel der Glücksmaximierung für alle Pech gehabt hat, kann der Gefahr nicht entgehen, immer wieder im Dienst der Legitimation und Akzeptanzbeschaffung eines neuen medizin-technischen Fortschrittes zu verkommen. Wegen dieser irreversiblen geschichtlichen Hypothek des Bedeutungswandels von „Bioethik" tun die meisten Autoren zumindest in Deutschland gut daran, auf diesen Begriff zu verzichten und sich lieber mit dem unbelasteten Begriff „Medizinethik" zu begnügen, eine Konvention, der auch ich mich anschließe. Obwohl überflüssig, sei zur Ausräumung eines möglichen technikfeindlichen Mißverständnisses gesagt: Es bedarf in unserem Kontext keiner Begründung, daß die Entwicklung medizintechnischer Neuerungen zu fördern und zu schützen ist, auch bei manchen Einbrüchen ins jeweils moralisch Unerlaubte, vorausgesetzt, daß das schon erwähnte Wechselspiel von Technik und Moral, dessen Notwendigkeit auch von so unterschiedlichen Autoren wie Jonas[154] und Illich[155] gesehen wird, einigermaßen

---

„Interesse der Gesellschaft" als auch „Mitleid" angesagt sei, daß der Mensch als „Wertfaktor" positiv wie negativ bewertet werden müsse, weil sonst der Sozialstaat bald nicht mehr zu bezahlen sei. Vgl. M. Schwartz: „Euthanasie-Debatten in Deutschland (1895–1945). Vierteljahrs-H. f. Zeitgeschichte. 1998; 46: 617–665. So könnte man sagen: Was wir heute kritisch als „Bioethik" fassen, ist als gesellschaftsprägende Mentalität bereits um 1890 in Europa und den USA entstanden.

[153] zu solchen selbstkritischen Überlegungen kommen z. B.: S. K. Toombs u. a. (ed.): Chronic Illness, from Experience to Policy. Bloomington: Indiana Univ. Press 1995

[154] H. Jonas: Das Prinzip Verantwortung. Frankfurt: Suhrkamp 1984, S. 292–297

[155] Illich, a. a. O., S. 8–13

chancengleich funktioniert, d. h. die jeweils schwächere Seite zusätzliche Unterstützung erhält, egal welche Seite.

Bisher habe ich das Technik-Moral-Verhältnis der Ärzte in seiner Entwicklung beschrieben. Für die gegenwärtige Situation hat seine vermutete Schieflage vielleicht Sureau[156] als Autonomie- und Verantwortungsverlust der Ärzte (medical deresponsibilization) am schärfsten formuliert. Feuerstein und Kuhlmann[157] rechnen zu den Belegen für diesen Verantwortungs-, Kompetenz- und Dominanzverlust: je technischer die Medizin, desto größer werden Risiken, Kosten, soziale Folgen und ethische Probleme und damit der Einfluß nichtmedizinischer Experten auf ärztliches Handeln; Einschränkung des Spielraums durch Richtlinien, Leitlinien, Standards, Ethikkommissionen, aber auch Konsumentenwünsche und juristische Bewertung; größere gesellschaftliche und korporative Kontrolle; Trend der Ärzte zur Rolle von bloßen Gesundheitstechnikern, „die nach extern gesetzten Regeln handeln und eine extern sanktionierte Leistungsnachfrage bedienen müssen"; Verantwortungseinschränkung auch durch Forcierung der arbeitsteiligen Spezialisierung im eigenen Fach; Einflußnahme der „unsichtbaren Dritten" (Versicherungen, Arbeitsmarktinstanzen, medizinischer Dienst); und schließlich die – angesichts dieser Pressionen subjektiv verständliche, aber folgenschwere – Selbstberaubung der Verantwortung durch

Verschiebung derselben auf die Patienten auf vielen Wegen, z. B.: a) Betonung ihres Selbstbestimmungsrechts, b) Befolgung ihrer Wünsche, c) „non-direktive (wertneutrale) Beratung" oder d) „informed consent"-Rationierung, d. h. selektivere Information, etwa über die ökonomischen Gründe für einen Therapievorschlag, was den Trend zur Zwei-Klassen-Medizin fördert, wie Kuhlmann empirisch gezeigt hat.[158]

Auf merkwürdige Weise komplementär zu diesem Verantwortungsverlust verhält sich die schon angedeutete schier grenzenlose Expansion der Indikation für ärztliches Handeln, die, statt vom Wohl des einzelnen Patienten begrenzt, immer mehr den ökonomischen Gesetzen von Leistungsangebot und -nachfrage gehorcht. Im Rahmen der Kolonisierung von immer mehr Bereichen der privaten Lebenswelt der Menschen durch das Machtkartell wächst das Spektrum der an die Medizin gerichteten Leidbefreiungserwartungen. Dies schon deshalb, weil mit dem Definitionsmonopol für den kranken Körper ebenso stillschweigend wie unvermeidlich auch der Leib, die Seele und damit die Existenz und Sinnsuche der Menschen medizinisch erfaßt sind.[159] Auf diese Weise kann die Medizin in „Überdehnung ihres Auftrags"[160] nicht nur ihre Zuständigkeit bis auf die Zeit vor der Konzeption und nach dem Tod ausdehnen sowie über die Instrumente der Lebensqualitätskontrolle, der Psycho-

---

[156] C. Sureau: Medical deresponsibilization. J. of Assisted Reproduction and Genetics. 1995; 12: 552–8

[157] G. Feuerstein u. E. Kuhlmann (ed.): Neopaternalistische Medizin, Der Mythos der Selbstbestimmung im Arzt-Patient-Verhältnis. Bern: Huber. 1999, S. 10–15

[158] E. Kuhlmann: Aufklärung im Dienste der Ressourcenallokation? Eine empirische Studie zur ärztlichen Informationspolitik. In: Feuerstein u. Kuhlmann a. a. O., S. 37–93; zum Beratungsproblem: M. Kettner (ed.) Beratung als Zwang. Frankfurt: Campus 1998

[159] Labisch a. a. O., S. 304

pharmaka und Psychotherapie auch alle psychosozialen Äußerungen des Menschen beurteilend und korrigierend in Kommission nehmen. Zudem kann sie durch eine solche Umdefinition bei Bedarf die Menschen auch von all ihren Bedeutungsbezügen, kulturellen und sonstigen Transzendenzen lösen („Ihr Kummer ist ein Transmitter-Problem") und sie in ein rein körperlich-immanentes System umwandeln, was nicht selten als Befreiung vom Leiden am Anderen, am Fremden, am Überindividuellen und damit als Befreiung von den pathischen Kategorien des Werdens, also der persönlichen Reifung dankbar begrüßt wird.

Es ist müßig, darüber zu befinden, ob die sich eskalierende Dynamik dieser wechselseitigen Beziehung mehr von Entlastungserwartungen der Bevölkerung oder mehr von dem Entlastungsversprechen der Medizin (die hier der Diagnose „Machtausüben ohne Verantwortung" nahekommt) unterhalten wird; in jedem Fall geht die Rechnung auf, insofern das Leben aller Beteiligter an Last und damit an Gewicht verliert. Der Aversion gegen das Altern entsprechend, tendieren die Menschen dazu, die Privilegien aller Altersstufen gleichzeitig zu beanspruchen,[161] während die Zuschreibung „unheilbar" als ähnlich unanständig gilt wie das Reden von

Gott, aber auch schon von Schöpfung oder Natur.[162] Dabei sind freilich an der Stabilität dieses Wechselspiels Gesetzgeber und Juristen nicht unbeteiligt: „Was technisch an Natur und Schöpfung korrigiert und perfektioniert werden kann, wird vielmehr alsbald zur selbtverständlichen Forderung an die staatlich geschuldete Daseinsvorsorge. Es konsolidiert sich binnen kurzem zur gefestigten sozialen Erwartung. ... Jeder naturwissenschaftliche Fortschritt wird alsbald umgesetzt in einen entsprechenden richtigen Anspruch. Und folgerichtig bis in alle Konsequenzen verrechtlicht wird damit auch die Nichterfüllung solcher Optionen, die Enttäuschung einer sozialetablierten Erwartung."[163] Wissenschaft, einst Garant des Schutzes der Vernunft und Freiheit des Menschen, kann so, in Interessenverflechtung mit Technik und Wirtschaft, auch zu ihrer Bedrohung werden.[164] Gleichwohl hat dieses „Herrschaftswissen" eine paradoxe Eigenschaft: indem es zunächst zur Sicherheit der Menschen beiträgt, steigert es sekundär noch mehr ihr Sicherheitsbedürfnis und damit „die Bedrohung, die offenbar mit dem Leben selber gesetzt ist", [165] womit die Menschen unversehens und verstärkt sich wieder den Ambivalenzen ausgesetzt sehen, die aufzulösen sie beabsichtigt hatten.

Für solche Dilemmata ein paar Bei-

---

[160] Jonas: Technik, Medizin und Ethik, a. a. O., S. 151. So werden z. B. nicht nur Depressive, sondern auch „Traumatisierte" (Menschen, die etwas Schreckliches erlebt haben z. B. durch Unfall, Naturkatastrophe, Folter, sexueller Mißbrauch) in Spezialstationen behandelt. Während es bisher unbewiesen ist, daß dies therapeutische Vorteile hat, liegen die Gefahren auf der Hand, daß einmal durch die stationäre Behandlungsform, zum anderen durch die monokulturelle Konzentration sich die jeweiligen Leiden verfestigen, chronifizieren und schließlich die gesamte Existenz umfassen und beherrschen.

[161] Bruckner, a. a. O., S. 106

[162] a. a. O., S. 71

[163] Picker: Schadenshaftung, a. a. O. S. 10

[164] Bauman: Dialektik der Ordnung a. a. O., S. 123

[165] Gadamer a. a. O., S. 195 u. 197

spiele: Wie jeder Fortschritt erforderte auch die Organtransplantation zwei Bedingungen ihrer Möglichkeit, die technische (Können) und die ethische (Dürfen). Nachdem die erstere gegeben war, erfolgte die letztere (Problem: die „Lebensfrische der Organe") durch den genialen Einfall einer Harvard-Kommission von 1969, den Hirntod zum Tod des Menschen umzudefinieren. Da der Faszinationsgrad einer Neuerung auch die Länge der Begeisterungshalbwertzeit bestimmt, dauerte sie in diesem Fall – von wenigen Seismographen wie Jonas abgesehen – etwa 15 Jahre. Waren Medizin und Publikum so lange nichts als begeistert, konnte man erst nach dieser moralischen Latenzzeit auch die andere, problematische Seite der Organtransplantation sehen. Erst jetzt war das Problembewußtsein für die Technik-Moral-Balancierung möglich, nämlich, daß nicht die eine Seite von vorne herein im Dienst der anderen stehen darf, sondern daß beide Seiten – Technik und Moral – in öffentlicher Diskussion miteinander streiten. So bildeten sich zwei Fraktionen, auch hier in typischer Zusammensetzung: Auf der einen Seite die zweckrationalen Pragmatiker aus Technik und Wissenschaft, denen auch die Bundesärztekammer beisprang, etwa mit der Position, es sei „wissenschaftlich" erwiesen, daß der Hirntod der Tod des Menschen sei: „Der Tod des Menschen ist ein biologisches Phänomen. Wenn dem Menschen eine ‚Sonderstellung' zukommt, dann allenfalls darin, daß er um seinen Tod weiß, nicht aber darin, was seinen Tod – im Gegensatz zu dem eines Tieres – ausmacht."[166]

Auf der anderen Seite – auch dies typisch – eine Koalition aus Praxis und Philosophie: die Vertreter der ersteren – insbesondere die Angehörigen und die Pflegenden – berichteten von ihrem Leiden daran, daß sie die als hirntot definierten Menschen trotz der Versicherung der Wissenschaft nicht als Tote, sondern nur als Sterbende und damit als Lebende erfahren könnten und an ihrer Pflicht der Sterbebegleitung festhalten müßten; die Vertreter der letzteren ergänzten, daß diese intuitive Erfahrung so alt wie die Menschheitsgeschichte und damit Basis menschlicher Kultur sei, weshalb wir uns auch um eines noch so segensreichen Vorteils für Wenige willen dieser Sterbens- und Todeserfahrung nicht „enteignen" dürften, zumal die Hirntod-Konstruktion ein Rückfall in den überholten kartesianischen Dualismus sei und die Leiblichkeit des Menschen ignoriere, so tue, als ob der Körper ein beliebig verfügbarer, ja sozialpflichtiger Besitz sei; außerdem werde die Freiwilligkeit der Spende und damit der „Gabe" entwürdigt, wenn die Angehörigen anstelle des Spenders der Transplantation zustimmen dürften. Im Bundestag waren die beiden Positionen bei der parteiübergreifenden Abstimmung über das Transplantationsgesetz mit $2/3$ gegen $1/3$ vertreten, was zeigt, daß beide Seiten es sich auch im Respekt vor der jeweils anderen Seite nicht leicht gemacht haben, wenn sie sich zwischenzeitlich auch als „Fundamentalisten" oder als „Bioethiker" beschimpft hatten, und auch wenn man sagen kann, daß das Ergebnis die Machtverhältnisse spiegelt.

─────────────

[166] D. Birnbacher u. a.: Der vollständige und endgültige Ausfall der Hirntätigkeit als Todeszeichen des Menschen – Anthropologischer Hintergrund. Dt. Ärzteblatt 1993; 90, H. 44: 1968

Vermittelnd wirkt es, wenn etwa Salomon[167] angesichts der wie auch sonst, so auch hier erfolgenden ständigen Ausweitung der Indikation z. B. zur Herztransplantation sich fragt, von welchem Grad einer weniger vitalen Notwendigkeit an der nicht nur ökonomische, sondern vor allem kulturelle Preis einer Herzspende zu groß wird? Oder wenn Illhardt[168] über die Gründe der trotz allem eher abnehmenden Spendenbereitschaft nachdenkt; er stellt die Frage, ob das Mißtrauen der Bevölkerung nicht trotz, sondern gerade wegen der Beteuerung der Wissenschaftlichkeit der Konstruktion und der die Probleme verleugnenden, vollmundigen PR-Kampagnen steigt, ob die Menschen nicht intuitiv registrierten, daß die Technik einen Pyrrhus-Sieg gelandet habe, indem sie – trotz allem – noch nicht hinreichend die Balance mit der Moral angestrebt hat, weshalb die technischen Erfordernisse noch mehr in ein anthropologisches Menschenbild, das Körperbesitz-Konstrukt noch besser in die erlebten Bedeutungen der Leiblichkeit des Menschen eingebettet werden müßten, was durchaus auch mit der Stimme des Gewissens zu tun hat, um in der Bevölkerung glaubwürdig und mit-tragfähig zu werden. All dies zeigt, daß dieser Diskurs, insofern er Menschheitsfragen berührt, ebenso wenig am Ende ist, wie dies für die folgenden Diskurse, die ich nur andeuten werde, gilt.

Im Rahmen der Diskussion um die aktive Sterbehilfe weiß ich, daß ich als Arzt zwar selten, aber jederzeit einem Patienten begegnen kann, dessen Situation so einzigartig, so alle Gesetze sprengend ist, daß ich mich nur schwer seinem Ansinnen widersetzen kann, ihn von seinem Leiden zu erlösen. Der Gedanke, daß er mich dadurch zum Herrn über Leben und Tod bestimmt und daß, wenn ich nur einmal diese Grenze überschreite, es mir in der unvermeidlichen Verallgemeinerung beim zweiten Mal schon leichter fallen wird, droht, im Bann der konkreten, unvergleichlichen Situation zu verblassen. Hilfreicher ist hier schon der „Selbstwiderspruch", auf den Fuchs aufmerksam macht: „Aktive Euthanasie bedeutet den Versuch, der leidenden Person gerecht zu werden, indem man ihren Organismus zerstört. Sie ist der äußerste Ausdruck eines im Grunde kartesianischen Dualismus: im Dienst eines rationalen Subjekts dessen Körper zu töten, oder die Seele von ihrem Leib zu befreien. Aber die leidende Person – das ist dieser lebende Mensch vor mir. Er begegnet mir in seinem Leib und wird mir anders gar nicht wirklich."[169]

Das wird von Levinas bestärkt, für den die vollständige Blöße der Augen eines Menschen, ohne Verteidigung, das „Du wirst mich nicht töten" des transzendenten Anderen aufleuchten läßt – selbst wenn gleichzeitig sein Mund die Sprache seines Wunsches und seines Willens zur Tötung spricht, er mir die freie Hand dazu gibt. Hier stehe ich zwischen Willen und Wohl, zwischen meinem Können und dem mir äußeren Anderen in mir. Gegenwärtig sind in diesem Spannungsfeld zwei gegenläufige Tendenzen zu registrieren. Einerseits

[167] F. Salomon: Fortschritte in der Medizin – Konsequenzen für das Menschenbild. Wege zum Menschen 1999; 51: 410–22

[168] F. J. Illhardt: Wem gehört der Mensch? Erwägungen über Besitzrechte am eigenen Körper, Berl. Medizineth. Schriften, H. 3. Dortmund: Humanitas 1996

[169] Fuchs a. a. O., S. 79 f.

weist Wunder[170] nach, daß es in den ärztlichen Richtlinien und auch in Gerichtsurteilen die Neigung gibt, das, was unter dem Begriff der aktiven Sterbehilfe als verboten gilt, zunehmend der passiven Sterbehilfe zuzuordnen und damit für erlaubt zu halten. Andererseits scheint es – zumindest in Deutschland – in der Bevölkerung einen gegenläufigen Trend zu geben: während Umfragen jahrzehntelang, seit der Diskussion um die Intensivmedizin, eine stabile Befürwortung aktiver Euthanasie von bis zu 80% ergaben, ist dies in den letzten Jahren in ihre überwiegende Ablehnung umgeschlagen; bleibt die Frage nach der Bedeutung dieses unterschwelligen Wandels.

Anders ist es bei der Reproduktionsmedizin und der Neonatologie. Für den Einzelnen wie für die Bevölkerung ist das menschheitsgeschichtlich unverhoffte Glück, das Schicksal der ungewollten Kinderlosigkeit oder der Geburt eines behinderten Babys nicht erleiden zu müssen, sondern vermeiden zu können, überwiegend noch frisch und unschuldig, so daß Versuche der Technik-Moral-Bilanzierung geringe Chancen haben. Die Begeisterungshalbwertzeit ist noch nicht erreicht, und das Können der Techniker und das Wollen der Menschen können sich noch gegenseitig steigern. Wie kann ich auch, wenn ich mich künstlich befruchten lasse, schon daran denken, daß später vielleicht die „Reduktion" von allzuvielen Mehrlingen mir als zweckrationaler Sachzwang angeboten wird, wobei ich natürlich völlig selbstbestimmt in meiner Zustimmung bin? Oder warum sollte ich auf eine zusätzliche Ultraschalluntersuchung in meiner Schwangerschaft als zusätzlicher Absicherung verzichten, wenn ich noch gar nicht realisieren kann, daß dies auch mit einem Fetozid enden könnte? Oder wieso sollte ich eine Präimplantationsdiagnostik ausschlagen, wenn ich damit die Chance vergrößere, daß mein Baby das bestmögliche wird? An welcher Stelle der noch gar nicht abgeschlossenen Schrittfolge sollte man Verzicht oder Verbot fordern, und wie wollte man das begründen? Und wie sollte, wenn ich als Betroffene in einer Ausnahmesituation ganz auf mich zurückgeworfen bin, eine Beratung für mich aussehen, die mir genug Zeit ließe und Abstand zu mir herstellte, damit ich auch überindividuelle Gedanken zulassen könnte?

Dazu eine Geschichte: Einem Ehepaar wurde in einer kunstgerechten, also nichtdirektiven und ergebnisoffenen Beratung eröffnet, daß ihr gerade geborenes Baby an offenem Rücken und Wasserkopf leide; man könne es entweder operieren oder auf einer peripheren Station auf seine baldige Erlösung hoffen; natürlich seien die Eltern frei in ihrer Entscheidung. Diese, ohne einen klaren Gedanken fassen zu können, wählten die letztere Möglichkeit, um ihrem Kind lebenslanges Leiden zu ersparen. In der nächsten Zeit waren zwei befreundete Ehepaare allabendlich bei den Eltern. Es wurde nicht argumentiert, wir waren nur da; denn es ging um Trauer – unklar nur, worüber am meisten? Es dauerte 10 Tage, bis die Eltern den Gedanken von sich aus denken und aussprechen konnten „Das ist ja Mord, was wir beschlossen haben". Die Entscheidung wurde revidiert, das Kind operiert, heute besucht es als Rollstuhlfahrer eine weiterführende Schule.

---

[170] Wunder a. a. O.

Da aber heute noch ganz undenkbar ist, wie man eine solche lange und intensive Begleitung regelmäßig herstellen könnte, obwohl vermutlich fast alle Beteiligten dies subjektiv wünschen würden, müssen wir feststellen, daß wir mit unseren Möglichkeiten der prä- und postnatalen Qualitätskontrolle das eingeführt haben, was wir uns mit unserer Verfassung verboten haben, nämlich Eugenik und Euthanasie von unten. Wie Paul[171] nachgewiesen hat, haben wir damit das erreicht, was die verantwortlichen NS-Mediziner um des Wohls des Ganzen willen nur mit Gewalt beginnen konnten, wovon sie aber sicher waren, daß bei hinreichender gesellschaftlicher Aufklärung und Erziehung es alle Menschen freiwillig wünschen würden. Freilich mit dem wesentlichen Unterschied, daß wir heute in öffentlicher Diskussion und Kontroverse, wenn wir sie denn wollten, ziemlich sicher sein könnten, daß wir auch hier zu einer bekömmlichen Technik-Moral-Balance finden würden.

Dasselbe gilt schließlich auch für das Feld der Gentechnik, nur daß hier die Dimensionen noch schwindelerregender sind. Denn einmal sind zwar die Möglichkeiten, daß sich hier schnell eine eigene, mächtige Industriebranche organisiert, wesentlich größer; doch hat auch die Ethikdiskussion ausnahmsweise früher eingesetzt, nämlich zu einer Zeit, in der die Gentechnik noch nicht durchgreifend praktisch werden konnte. Zum anderen ist das Anwendungsspektrum viel umfassender; denn hier geht es zwar auch um die präventive Verhinderung von Krankheiten und Behinderungen, vor allem geht es aber um die Verbesserung der Gesundheit aller Menschen, womit die Gesellschaft als Ganzes zum Gegenstand gentechnischer Interventionen werden kann. Die raumzeitliche Fernwirkung der Gentechnik verlangt daher auch eine Fernethik, durch die wir erst zu lernen haben, auch von der zukünftigen Menschheit her zu denken, was Jonas uns die letzten Jahrzehnte seines Lebens beizubringen versucht hat.

Auf diese Weise kann es sein, daß es für uns zukünftig einleuchtender und normaler als je zuvor sein wird, auch überindividuelle Perspektiven in unseren individuellen Entscheidungen zu berücksichtigen, was auch für andere Problemfelder von Bedeutung wäre, freilich nur, wenn wir – insbesondere als Ärzte – nicht der präventiven Begeisterung verfallen, Anwälte der zukünftigen als der potentiell besseren Menschen zu werden und ihnen die Belange der heutigen, unvollkommenen Menschen zu opfern, Vorsorge über Fürsorge zu stellen.[172]

Die nächste Bewährungsprobe hierfür dürfte die Antwort auf die Frage sein, ob, in welchem Umfang und wie wir uns dem genetischen Massenscreening der marktreif gewordenen DNA-Chips aussetzen. Hierzu muß freilich die erforderliche Massenbegeisterung erst noch hergestellt werden, wozu diverse Marktstrategien bereits unterwegs sind, von der „sozialen Konstruktion des Nutzens" über die „Normbildung" (Wegrationalisierung von Moral durch Ethik, hier durch Bioethik, für die nur gilt, was rational begründbar ist), über

---

[171] Paul a. a. O., S. 19–27

[172] G. Feuerstein: Inseln des Überflusses im Meer der Knappheit. Angebotsexpansion und Nachfragesteuerung im Kontext gentechnischer Leistungen. In: Feuerstein u. Kuhlmann a. a. O., S. 97

„Angebotssteuerung" bis zur Weckung der „individuellen Nachfrage"[173]. Und hier stehen wir endlich wieder vor der Frage, was uns Gesundheit bedeutet, ob Gesundheit etwa die eigenverantwortliche Selbstregulierung der Lebensqualität im Sinne der Anpassung an die jeweiligen genetischen, klimatischen, chemischen und kulturellen Wachstumsfolgen der Technik sein soll, vermittelt durch jeweilige Gesundheitspädagogiken, wovor Illich[174] warnt, für den z. B. Sterbepädagogik die Kunst des Leidens und Sterbens zu zerstören vermag, oder aber etwas, was z. B. Gadamer im „Leib"-Abschnitt vorschlägt?

D) Umgang mit zwischenmenschlicher Macht in medizinischen Betrieben. Da Technik, wie wir gesehen haben, immer mit Können, also Macht, sowie mit Gewissen, zu tun hat, möchte ich hier, bevor ich zu meinen Technik-Umgangsregeln komme, als Exkurs, aber auch schon als Überleitung, ein paar Gedanken zur Grundhaltung des Arztes im Umgang mit zwischenmenschlicher Macht im beruflichen Tätigkeitsbereich zusammentragen. Das Ergebnis wird zwar einigermaßen banal sein, da im Grundsatz in diesen Beziehungen zu Nichtpatienten dasselbe gelten muß wie in den Beziehungen des Arztes zu Patienten oder Angehörigen, bei deren Beschreibung ich schon stets bemüht war, auch die allgegenwärtige Perspektive der Macht zu berücksichtigen. Aber vielleicht gelingen mir doch ein paar ungewohnte Aspekte, gerade weil meine Beschreibung alle – vertikalen und horizontalen – Beziehungen zwischen Mitarbeitern im Gesundheitswesen betrifft, freilich nur aus der Perspektive des Arztes, egal, ob als Assistenz- oder als Chefarzt und egal, ob zur Krankenschwester, Sekretärin, Laborantin oder zum Sozialarbeiter, Informationstechniker, Psychologen oder Verwaltungsleiter.

Alle Mitarbeiter des Teams einer Praxis, einer Station oder einer ganzen Klinik wollen immer gute Arbeitsbeziehungen, ein gutes Betriebsklima – ihretwegen, der Patienten wegen, um der gemeinsamen Aufgabe willen. Trotzdem ist das Ergebnis höchst unterschiedlich. Ein Besucher merkt bald, ob die Atmosphäre eher tot oder eher lebendig ist. Im ersteren Fall gehen die Mitarbeiter in der Beziehungspflege eher von ihren formalen Rechten und der gerechten Verteilung der Rechte aus, fragen, was sie dürfen, müssen, wofür sie zuständig sind. Arbeitsplatzbeschreibung, Funktionsanalyse, Organigramm, Weisungsbefugnis und Arbeitsteilung in Abhängigkeit von der Gehaltsgruppe spielen eine große Rolle. All diese Ausdrucksformen formalrechtlicher Autorität sind – um Mißverständnissen zuvorzukommen – kostbare und notwendige Güter, von denen man freilich im alltäglichen Machtgerangel allzu leicht vergißt, daß sie nur Hilfsmittel sind, die der Güte der Kooperationsbeziehungen zu dienen haben, Ersatz für Situationen, in denen Beziehungen mal nicht so gut funktionieren. Sie entwerten sich, je öfter man von ihnen Gebrauch macht. Deshalb tut man im Alltag gut daran, so zu tun, als ob es sie gar nicht gebe.

Eben dies scheint im letzteren Fall der „lebendigen Atmosphäre" besser zu

---

[173] a. a. O., S. 98–107
[174] Illich a. a. O., S. 169–73

gelingen. Wie ist das möglich? Wie komme ich zur vertrauensvollen Beschränkung auf die der formalrechtlichen Autorität vorgelagerten und daher für den Alltag taugliche „leiblich-moralischen Autorität", wie ich sie nennen möchte, wie sie als Grundhaltung der Volksmund im „den Anderen leiden mögen"[175] (den Anderen wider Willen erleiden wollen) ausdrückt und wie Drees[176] sie uns beibringt, wenn er – etwa in Balint-Gruppen – allein durch unsere Leib-Antwort, Affektion und Stimmungsresonanz einen Anderen als Person sinnfällig macht?

Man sieht schon: auch hier lohnt wieder die Anfrage bei Levinas. Das, was alle wollen und was auch ich will, die gute, wechselseitige Kooperationsbeziehung, läßt sich wegen meiner Selbsterhaltungsidentität und weil immer einer mit einem Vertrauensvoroder -überschuß anfangen muß, nie direkt, sondern immer nur über einen mich ins Passiv setzenden Umweg auch nur anstreben. Denn ich steige ein in die Beziehung zum oder zu den Anderen mit meinem berechtigten und unvermeidlichen egoistisch-selbstgefälligen Stolz auf mein Können, mit dem Selbstgenuß meines Leistungsteambeitrags, mit dem narzißtisch-selbstbezogenen Teil meiner Sorge. In meinem Können muß ich besser sein wollen als Andere, sie mir potentiell aneignen, sie verwerten, verdrängen, überflüssig machen. Aber wie nur das Stück Brot zählt, das, während ich es gerade genußvoll verzehren will, ich mir schmerzlich entreiße, um es einem Hungernden zu geben, kann auch ich mich nur zum „Zählen" bringen, wenn ich die meine Macht, also mein professionelles Können oder meine privilegierte Weisungsbefugnis, ebenso unvermeidlich begleitende Scham sichtbar mache, mir diese Blöße gebe.[177] Und das läuft nur, wenn ich all das eingebettet sein lasse in meine vorläufige Verwundbarkeit durch den jeweiligen Anderen, in mein Antworten auf seinen An-spruch, in die Sorge und Verantwortung für ihn, in mein Begehren des Nichtbegehrenswerten, wodurch ich mich – wider Willen – in den Dienst seiner ungeschützten und sprechenden – zugleich hilfesuchenden und befehlenden – Augen stelle, gleichgültig, ob es sich dabei um meinen Vorgesetzten, Untergebenen oder Kollegen handelt. Denn durch dieses passive vor-anfängliche Mich-Aussetzen dem ab-soluten Anspruch des Anderen in seiner bleibenden, transzendenten Exteriorität entreiße ich mein Selbst meiner Selbsterhaltungsidentität, wird mein Selbst ein Anderer, werde ich insofern selbstlos[178]

---

[175] W.-E. Barkhoff: Wir können lieben, wen wir wollen. Stuttgart: Freies Geistesleben 1995, S. 95

[176] A. Drees: Freie Phantasien in der Psychotherapie und in Balintgruppen. Göttingen: Vandenhoeck 1995

[177] E. Levinas: Totalität und Unendlichkeit, Versuch über die Exteriorität. Freiburg: Alber 1993, S. 112–116 u. 379 f., wo es auch um die Scham als der Basis für die Stimme des Gewissens geht; vgl. auch B. Pfau: Scham und Depression, ärztliche Anthropologie eines Affektes, Stuttgart: Schattauer 1998

[178] Bei dieser Gelegenheit ein Hinweis darauf, daß vor allem Angehörige der Pflegeberufe mit diesem Begriff der „Selbstlosigkeit" Schwierigkeiten haben müssen: Da die Pflege sich im Prozeß ihrer Professionalisierung und ihrer Verwissenschaftlichung befindet, muß sie auf die Forderung der Selbstlosigkeit – im Sinne einer subjektlosen Hingabe im Rahmen eines „Hilfsberufs", wie für das 19. Jh. typisch –, allergisch reagieren und dies – mit Recht – ablehnen. Mein von Levinas entlehnter Gebrauch des Begriffs der „Selbstlosig-

und befreie mich dadurch zu einem moralischen Selbst. Das drückt sich darin aus, daß von nun an meine Beziehungen gleichsinnig an Nähe und Abstand zunehmen können. Nur so kann eine Atmosphäre lebendig sein oder werden.

Solches geschieht im Kleinen mehr noch als im Großen, wenn ich als Arzt etwa für die Sekretärin die Verständlichkeit meines Diktierens übe, der Krankenschwester bei der Lagerung, Fütterung oder Sterbebegleitung eines Patienten assistiere und so in ihren Dienst trete, bei der ersten Anamnese des Studierenden oder AiPlers mich auf das Dabeisein beschränke, die Datenbeschaffung für den Sozialhilfeantrag des Sozialarbeiters übernehme oder meinem Ober- oder Chefarzt helfe, seine Vorgesetztenfunktion mir gegenüber zu lernen, ihn notfalls in diese Rolle hineinboxe – als Fürsorgepflicht für die Vorgesetzten. Weitere Beispiele für die besonders prekäre, aber beruflich entscheidende Herausforderung gerade für den jungen Arzt, vom ersten Arbeitstag an die Suche nach seiner Grundhaltung mit seinem Dienst an den Pflegenden zu beginnen, findet man im Brief an einen ärztlichen Anfänger mit dem provozierenden Titel „Das Krankenhaus gehört den Schwestern und Pflegern".[179]

Wenn ich nun noch die schwere Kunst erlernt habe, nie und nimmer Dankbarkeit zu erwarten, weil ich nur für meine Antwort auf den Anspruch des Anderen verantwortlich bin, während seine Antwort auf meinen Anspruch seine Sache ist, mich nichts angeht, dürfte es mir allmählich dämmern, daß die übliche ständige Beschwörung der gleichberechtigten Begegnung auf derselben Ebene (mit nachfolgender Enttäuschung) eher einem ökonomischen oder juristischen Mißverständnis zwischenmenschlicher Beziehungen geschuldet ist: als tauschvertragliche Aufrechnung von Leistung und Gegenleistung mit reziproken Dankbarkeitserwartungen. Wechselseitigkeit in Beziehungen – stets zwischen Stärkeren und Schwächeren – mag als regulatives Ideal taugen, aber auch nur so, daß ich sie nicht erwarten kann, sondern daß ich sie als Gnade erlebe, wenn sie denn mal aufleuchtet.

Einwand: „Aber ich muß mich doch auf die anderen verlassen können, es muß doch ein gewisses Maß an wechselseitigem Vertrauen bestehen". Gegeneinwand, wie wir ihn schon mal bei der Untersuchung der Patiententötungen gefunden haben: „Richtig, aber ein wechselseitiges Mißtrauen muß auch immer mitlaufen". Das bleibt die Bedingung unserer leiblich-moralischen Freiheit, daß wir dem An-spruch des Anderen sowohl (nie genug) folgen als auch nicht folgen können. – Und da wir gerade schon bei Mißverständnissen sind: eine der gängigsten Münzen in der Organisation beruflicher Zwischenmenschlichkeit ist der Apell „Du bist

---

keit" meint aber etwas völlig anderes, nämlich die Entkernung des ontologischen, aneignenden Selbsterhaltungs-Selbsts, die gerade der Konstituierung des dieses einbettenden und tragenden moralischen Selbsts dient. Ähnliches gilt auch für den Begriff des „Dienens", wie ich ihn gebrauche.

[179] K. Dörner: Brief an einen Anfänger in der Psychiatrie oder: Das Krankenhaus gehört den Schwestern und Pfegern. In: K. Dörner: Kieselsteine. Ausgewählte Schriften, ed. v. M. Wollschläger u. a. Gütersloh: Jakob van Hoddis 1996, S. 165–75

für dich selbst verantwortlich". Dies aber ist eher schon sprachlicher Mißbrauch, bewußter Betrug; denn – ähnlich wie beim Begriff „Selbsthilfe" – ist Antworten eine Tätigkeit, die nur auf einen Anderen bezogen sein kann (wie wir es selbst bei der Stimme des Gewissens gefunden haben). Nur indirekt über eine Antwort auf den Anderen kann vielleicht auch für mich eine Antwort zustande kommen – immer nur vielleicht, wie Tünnes und Schäl zeigen.

Nun haben wir freilich bei der Diskussion der Arzt-Patient-Angehörigen-Beziehung doch einen Beziehungsbereich mit Wechselseitigkeit gefunden, und zwar den Bereich der Konfliktlösung zwischen entgegengesetzten Interessen, als Demokratieprinzip, nach dem Spiel- oder Sportmodell und nach dem Motto „in der Begegnung begegnen sich Gegner". Dieses Modell ist um so bedeutsamer, je mehr die Kontroverse Kernprobleme des Gesundheitswesens betrifft, etwa den Konflikt zwischen Stationsarzt und Stationsschwester über Verkürzung oder Verlängerung der Patienten-Verweildauer. Ich wähle zur Illustration des Nutzens dieses Modells den Konflikt zwischen einem Leitenden Arzt, der die Klinik verkleinern will, weil er mit der Ambulantisierung bestimmter Behandlungsformen Schädigungsmöglichkeiten für Patienten durch Hospitalisierung verringern will, und dem kaumännischen Leiter, der die Größe der Klinik erhalten will, weil er sie sonst nicht mehr wirtschaftlich betreiben kann.

Der Arzt hat zwei Möglichkeiten: Entweder er sieht die Beziehung zu seinem Kontrahenten durch die formalrechtliche Brille und argumentiert, als Ökonom verstehe er nur etwas von

Geld, nicht aber von Patienten, die er mit seiner Politik schädige. Selbst wenn der Arzt sachlich Recht hätte, hätte er damit aber seinen Gegner nie nur sachlich, sondern zugleich moralisch entwertet, ihn zum „schlechten Menschen" und sich damit zum „guten Menschen" erklärt. Damit hätte er aber aus einem Gegner einen Feind gemacht, der ihn jetzt schon um seiner moralischen Selbstachtung willen mit allen, auch unfairen Mitteln bekämpfen muß. Das Ergebnis ist eine lähmende Blockade. Daher empfiehlt es sich, daß der Arzt umgekehrt seinen Gegner als leiblich-moralische Autorität anerkennt und so seine Würde respektiert: „Du hast deine Aufgabe und Sicht der Dinge und ich meine; wir akzeptieren uns aber darin, daß wir beide das Beste wollen. Im Schutz dieses Respekts vor dir gehen wir in den Ring und kämpfen miteinander mit den uns verfügbaren fairen Mitteln; mal wirst du eine Runde gewinnen, mal ich – das Ergebnis ist offen". Allgemeine Lehre aus diesem Beispiel: Sprich in deinem Arbeitsbereich nie davon und denke nicht einmal so, daß es „Widerstände" im Betrieb gegen deine segensreichen Absichten gebe; denn auf diese Weise erhöhst du dich und erniedrigst die Anderen moralisch, wogegen diese sich jetzt nicht mehr nur sachlich, sondern auch emotional wehren müssen – mit dem Ergebnis, daß du verlieren wirst.

Fazit insbesondere aus der Vorgesetztenperspektive: Autorität, Macht ist ein notwendiges und daher zu pflegendes soziales Gut, an deren Herstellung und konstruktiv gestaltender Wirksamkeit alle sich zu beteiligen die Chance haben müssen. Um der Lebendigkeit der Kooperationsbeziehung willen sorge dafür, daß du langfristig mit der Variante der leiblich-moralischen Autorität auskommst, in der die Macht im Dienst der Verantwortung für den Anderen steht, weil dann alle weitgehend „außer sich" bei den Anderen mehr noch mit ihrer Schwäche als mit ihrer Stärke sein können. Daher gehe geizig mit der Macht um. Dulde auch keine Nebenregierung, wie sie dir zur Entlastung von deiner ach so schweren Verantwortung heute durch Beratungsfirmen oder Supervisionsangebote schmackhaft gemacht wird, außer für eng umgrenzte und befristete Problembereiche, die nicht anders zu klären sind; denn diese Entlaster üben Macht ohne Verantwortung aus, so daß deine Autorität unglaubwürdig wird.

Und was die formalrechtliche Autorität angeht, sorge dafür, daß sie nie das Betriebsklima bestimmt, so sehr sich viele auch gerne an deren präzisen Bestimmungen zur Absicherung festhalten wollen. Lebe es vor, daß es ohne sie geht, was du am besten dadurch kannst, daß du Verantwortung vor allem für die Letzten in deinem Arbeitsbereich übernimmst, für die schwierigsten Mitarbeiter, vor allem aber auch für die chronischsten und unmöglichsten Patienten – diese sind Chefsache. Je normaler es aber ist, ohne die formalrechtlichen Bestimmungen auszukommen, desto glaubwürdiger bist du, wenn du sie als Anordnung, Weisungsrecht, Veto – selten – doch einmal einsetzst. – Aus der Untergebenenperspektive sieht es komplementär genau so aus, da alle am Zustandekommen des Autoritätsstils des Arbeitsbereichs mitwirken – bis hin dazu, daß die Normalität meiner Loyalität als Untergebener über die Glaubwürdigkeit meiner Widersetzlichkeit oder gar

Befehlsverweigerung entscheidet, wenn es darauf ankommt. In diesem anspruchsvollen Sinne ein guter Untergebener zu sein, ist daher auch das beste Eignungskriterium für einen guten Vorgesetzten.

E) Umgang mit der Macht medizinischer Technik. Um zwischen der gleichermaßen unsinnigen Verherrlichung und Verteufelung der Technik einen für alle bekömmlichen Mittelweg meines praktischen Umgangs mit ihr zu finden, wollen wir zum Schluß – gewissermaßen als Operationalisierung der Stimme meines Gewissens, also der schamhaft-leiblichen Einbettung der Macht meines Könnens in die Veranderung meines Selbst – ein paar vielleicht theoretisch und praktisch brauchbare Gedanken zusammentragen; auch dieses Mal in thesenähnlicher Aufzählung zur häppchenweisen Erleichterung ihrer Verdaulichkeit:

1. Die Technik-Moral-Balance: „Das technologische Abenteurer selber muß weitergehen; schon die rettenden Berichtigungen erfordern immer neuen Einsatz des technischen und wissenschaftlichen Ingeniums, der seine eigenen neuen Risiken erzeugt."[180] Dies emphatische Bekenntnis Jonas' zur Technik stelle ich an den Anfang; und dies nicht nur, weil sie unvermeidlich ist, sondern auch weil Technik die Freiheit und Menschlichkeit des Menschen herzustellen, zu wahren oder zu retten vermag. Denn in der Technik-Moral-Balance kann es nicht nur ein Zuviel an Technik, sondern auch an Moral geben,

---

[180] H. Jonas: Wissenschaft als persönliches Erlebnis. Göttingen: Vandenhoeck. 1987, S. 46

wenn etwa letztere sich zu einem selbst-gefällig-dogmatischen System verabso-lutiert. Denken wir nur an die Epochen vor Beginn der Neuzeit oder der Moder-ne. Damals war nur die wissenschaft-lich inspirierte Technik imstande, die zwischenmenschlichen Beziehungen wieder zu verlebendigen. Heute gilt freilich eher, daß die Technik gegenüber der Moral sich seit 200 Jahren schier zu Tode gesiegt hat und dies auch noch zu vervollständigen sich anschickt, indem sie etwa mit dem, was wir ideologiekri-tisch Bioethik nennen, nachzuweisen sucht, daß Moral – wie jede andere Ex-teriorität – unbegründbar und metaphy-sisch gegenstandslos sei oder sich allen-falls durch Technikkonformität retten könne. Im Sinne einer lebensdienlichen Techik-Moral-Balance haben wir uns daher heute eher zu fragen, unter wel-chen Bedingungen, notfalls auch Selbst-begrenzungen wir weiteren technischen Fortschritt verkraften können und wie eine Moral beschaffen sein müßte, um mit dem technischen Fortschritt Schritt zu halten? (Zu einer anderen Zeit – sa-gen wir: in 50 Jahren – könnte es auch umgekehrt sein, müßte man die Technik gegenüber der Moral stark machen.)

2. Balance-Test. Als Werkzeug für sol-ches Fragen läßt sich – freilich auf einer abstrakten Ebene – eine Art Balance-Test formulieren: In Umkehrung der Lehre Baumanns aus dem Holocaust „In jedem System, in dem Rationalität und Ethik in entgegengesetzte Richtun-gen weisen, bleibt die Humanität auf der Strecke"[181], könnte man sagen, daß ein gesellschaftlicher Entwicklungs-

schritt immer dann akzeptabel und för-derungswürdig ist, wenn die technische und die moralische Perspektive in die-selbe Richtung weisen. Dieser Test funktioniert allerdings nur unter der ent-scheidenden Bedingung, daß die Moral der Technik autonom entgegentreten kann und nicht zuvor schon von der Technik kolonisiert und in Dienst ge-nommen worden ist, wie dies z. B. „bio-ethisch" (s. o.) droht. Während nämlich die Wissenschaft zur Zeit der Aufklä-rung sich mit ihrem „écrasez l'infâme" noch auf die Vernichtung der kirchlich verfassten Religion beschränkte, wofür sie gute Gründe hatte, wird heute im Namen der „instrumentellen Vernunft" zum Generalangriff auf alle noch nicht zweckrational entzauberten Reste der Welt geblasen, also auf alles eigenstän-dige und damit transzendente Andere, Fremde, Exteriore, wie etwa nicht nur die Moral, sondern auch die Natur, so-weit sie noch nicht angeeignet ist, den Leib, das Gewissen und neuerdings – im Zuge der Globalisierung – sogar auf den Staat als demokratischen National-, Sozial- und Rechtsstaat, der so aus einer Bedrohung für die Freiheit zu einem Schutzorgan der menschlichen Freiheit werden könnte – ein Angriff, für den es weiterhin sicher auch gute, aber auch schlechte Gründe gibt, wenn wir denn einen Wesenskern der Andersheit dieses Exterioren erhalten und uns mit der rei-nen Systemimmanenz von allem nicht begnügen wollen. Dies zu differenzie-ren ist unsere Aufgabe.

3. Notwendigkeit einer philosophi-schen Fundierung der medizinischen Ethik. Sollte dies zutreffen, würde dar-aus folgen, daß eine medizinische Ethik der Moral als autonomem Balancie-

---

[181] Bauman: Dialektik der Ordnung, a. a. O., S. 212

rungskontrahenten der Technik so lange keine Chance lassen würde, wie sie selbst nur wissenschaftsförmig konstruiert wäre, sich mit Prinzipien mittlerer Reichweite begnügen und die Annahme „letzter Prinzipien" als unwissenschaftlich ablehnen würde; sie hätte sich damit der Technik schon assimiliert, sich auf die Seite der Technik geschlagen. Wenn wir das nicht wollen, kommen wir – wenn auch vielleicht wider Willen – um eine philosophische, ja, metaphysische Fundierung der medizinischen Ethik nicht herum. Das macht für mich Levinas' „Antlitz des Anderen" so tragfähig und alltagstauglich, weil es eine eher metaphysische Idee ist, deren Gehalt sich der Empirie immer wieder entzieht und doch ständig präsent ist, wie die Unantastbarkeit der Würde des Menschen im Grundgesetz.

Wir brauchen also so etwas wie „letzte Prinzipien", so vage, unscharf und – natürlich – undefinierbar sie auch sein mögen; ja, selbst die Technik braucht sie, schon um ihnen die Bereiche des Definierbaren, Verfügbaren und Systematisierbaren abzuringen. Dabei ist es in einer pluralistischen Gesellschaft – in Wirklichkeit waren sämtliche Epochen der Menschheitsgeschichte, auch das „finstere" Mittelalter, pluralistisch – selbstverständlich, daß unterschiedliche „letzte Prinzipien" gleichzeitig vorgeschlagen werden; letztlich hat jeder sein „letztes Prinzip". So schlägt etwa Zimmermann,[182] anläßlich ihrer empirischen Untersuchung der ethischen Gründe der Neonatologen bei ihren extrem schwierigen Leben-Tod-Entscheidungen gegenüber schwerstbehinderten Neugeborenen und Frühestgeborenen, eine Ethik der Fremdheit vor, um der Andersheit der Anderen gerecht zu werden, schon weil die Einzigartigkeit jedes Falls einen normativen Konsens ausschließt, aber auch um die Betroffenen auf der Grenze zwischen Situationsrelativismus und normativem Präskriptionsuniversalismus anzusiedeln, einer Grenze, die zugleich die anthropologische Grenze zwischen Akzeptieren und Transzendieren des Todes[183] oder des Lebens mit der und gegen die Natur darstellt, was eine Aneignungsethik der der Ökonomie entlehnten Lebensqualitätkriterien als unzureichend erweist. In diesen Rahmen stellt Zimmermann auch das heute eher belächelte Prinzip der „Heiligkeit des Lebens", das dem „vitalisierten Würdebegriff" des Grundgesetzes entspricht; denn da mehr als ein Drittel der Neonatologen mit Hilfe dieses Prinzips technische Machbarkeit und Unverfügbarkeit des Lebens differenzieren, hat es sich als durchaus praxistauglich erwiesen.

Einen anderen, aber ähnlichen Weg geht Eibach, der eine Ethik der Starken und der Schwachen oder der Selbsterhaltung und der Fürsorge differenziert: „Eine Ethik der Autonomie, die nicht eingebettet ist in eine Ethik der Fürsorge und des Lebensschutzes, bietet letztlich um so weniger Schutz für das Leben, je weniger die Menschen in der Lage sind, ihre Interessen selbsttätig geltend zu machen, und überhaupt keinen Schutz, wenn die Fähigkeit zur Durchsetzung eigener Interessen verloren gegangen ist oder nie vorhanden sein wird. Dann wird das Fehlen solcher Freiheit zur Bedrohung des Lebensrechts, denn dann entscheiden die Frei-

---

[182] Zimmermann: Geburtshilfe als Sterbehilfe? a. a. O., S. 343 ff.
[183] Gadamer a. a. O., S. 85–92

heitsbesitzer über das Lebensrecht und Leben der ‚Freiheitslosen‘. Bei dieser Ethik der Autonomie, die nicht einer Ethik der Fürsorge ein- und untergeordnet ist, handelt es sich also letztlich nur um eine Ethik der Starken, die – wie im Sozialdarwinismus, wenn auch vielleicht mit anderer Begründung – ein Recht der Herrschaft über die schwachen Glieder der Gesellschaft bis hin zu deren Vernichtung postulieren. Und zwar um ihr eigenes ‚Glück‘ zu steigern. Eine solche Ethik ohne Fürsorge ist nur stark in der Ehrfurcht vor dem eigenen Leben, dem eigenen Glück. Sie wird zur Bedrohung des Lebensschutzes und Lebensrechts der Schwächsten.“[184]

Solche und viele ähnliche Vorschläge aus der letzten Zeit haben mich dazu geführt, das historisch älteste ärztliche Grundprinzip der Sorge oder Fürsorge weiterhin für das brauchbarste zu halten, wie schon der Aufbau dieses Buches verrät. Dies um so mehr, wenn sich – wie für Jonas – daraus die Ethik der Verantwortung ergibt: „Verantwortung ist die als Pflicht anerkannte Sorge um ein anderes Sein, die bei Bedrohung seiner Verletzlichkeit zur ‚Besorgnis‘ wird.“[185] Wenn man beim Nachsinnen über diesen Satz bedenkt, daß „Pflicht“ sich von der Tätigkeit des „Pflegens“ ableitet, dies auch – und nicht etwa „Heilen“ – die Grundbedeutung von „Therapieren“ ist und sich am ehesten als „einstehen, dienen, sorgen“ übersetzen läßt, hat dies einmal den unschätzbaren Vorteil, daß

wir mit diesen „care ethics“ eine einheitliche Grundlage für die ärztlichen wie für die pflegerischen Berufe haben, was überindividuell auch für die Konfliktfähigkeit mit dem Machtkartell der Technik erforderlich ist.

Zum anderen bindet dieses Grundprinzip die Vorsorge einseitig und asymmetrisch an die Fürsorge, wie wir von Reich wissen.[186] Weiterhin hat diese Sorge-Verantwortung-Ethik auch einen Vorteil gegenüber der Diskursethik, wenn es ernst wird, wie Spaemann Jonas interpretiert: „Aber wenn wir uns leichtfertig über das Falsche verständigen, dann bleibt es doch das Falsche. Nur daß es andere sein werden, die die Zeche bezahlen, andere, die an unseren Diskussionen noch gar nicht haben teilnehmen können und an deren Diskursen wir nicht mehr teilnehmen werden. Diskurse sind so sterblich wie die, die sie führen. Die Verantwortung für diese anderen, nicht die auf Gegenseitigkeit beruhende Anerkennung Gleicher ist daher, wie Jonas zeigt, das fundamentale Paradigma des Sittlichen, die Verantwortung für das mir begegnende, mir anvertraute oder von meinem Handeln betroffene Leben. Als Urbild sittlicher Verpflichtung schildert Jonas jene unmittelbare Handlungsaufforderung, die an uns ergeht, wenn wir eines hilflosen Kindes ansichtig werden. Das kleine Kind ist kein Diskurspartner.“[187]

Zudem hat die Sorge den Vorteil eines auch narzißtischen Anteils, wie Blu-

[184] U. Eibach: Medizintechnik und Leidbewältigung, dargestellt am Beispiel der vorgeburtlichen Diagnostik. In: Th. A. Boer u. a. (ed.): Zinvolle Zorgverlening. Vereniging's Heeren Loo 1997, S. 258; vgl. auch U. Eibach: Sterbehilfe – Tötung aus Mitleid? Wuppertal: Brockhaus 1998

[185] Jonas: Das Prinzip Verantwortung a. a. O., S. 391

[186] vgl. zu Reich Kap. I, Fßn. 47

[187] R. Spaemann: Laudatio auf Hans Jonas, Das Ruchlose des utopischen Optimismus. Börsenblatt 13. 10. 1987; 82: 2778

menberg[188] uns verraten hat, rechtfertigt die Eigenständigkeit von Selbsterhaltung, Aneignung, Verwertung und selbstgefälliger Genußfähigkeit, schlägt die notwendige Brücke und differenziert zugleich zwischen Selbstsorge und Sorge für den Anderen. Auch ist Verantwortung in diesem Sinne ein Antworten auf den Anderen, dem es in seiner Notlage an Autonomie gebricht, ist – demütig-dienend – Autonomieersatz und gerade deshalb nicht dem Wunsch und Willen des Anderen hörig, sondern seinem Wohl verpflichtet, was sich u. a. in der Institution der „Indikation" zum Beziehen und zum Handeln ausdrückt.[189]

Ähnlich ist der Vorschlag von Huber[190] zu sehen, der dem Technik-Machtkartell eine eigenständige, weltimmanente Ethik der Interessen zubilligt, auch wenn bei deren Gleichberechtigung die Abwägung zum Sieg des jeweils Stärkeren führt, eine Ethik, die er aber in eine Ethik der welt-transzendenten Würde einbettet, die dem Menschen und mit ihm auch der übrigen Natur als Gabe verliehen ist und allen Herrschaftsansprüchen über sie Grenzen setzt, was als „Ehrfurcht vor dem Leben" zum selbstbegrenzenden Dienst an den Schwächsten nötigt.

Schließlich ist – um noch einmal Jonas zu Wort kommen zu lassen – „der Gegenstand der Verantwortung das Vergängliche qua Vergängliches ..., ein Anderes nicht als überragend Besseres, sondern als lediglich es selbst in seinem ureigenen Recht, und ohne daß diese Andersheit überbrückt werden sollte durch eine Anähnlichung von mir zu ihm oder ihm zu mir. Gerade die Andersheit nimmt von meiner Verantwortung Besitz und keine Aneignung ist hier intendiert"[191]: Wenn Verantwor-

tung in solchen ontologischen Formulierungen Jonas' ziemlich deckungsgleich ist mit der gerade nicht ontologischen Ethik Levinas', mit der Phänomenologie des Menschen als dem antwortenden Wesen bei Waldenfels und auch mit Begriffen der medizinischen Anthropologie V. v. Weizsäckers, dann spricht diese Konvergenz für die Tragfähigkeit dieser Sorge-Verantwortung als Grundprinzip ärztlicher Grundhaltung.

4. Praktischer Umgangssstil des Arztes mit technischen Produkten. Im Rahmen solcher zur Orientierung notwendigen Grundannahmen kommen wir allmählich zum praktischen Umgangsstil des Arztes mit technischen Produkten, egal, ob es sich dabei um ein künstliches Heilmittel, ein diagnostisches Gerät oder eine gentechnische Intervention handelt, also zur Frage, wie ich die Chancen einer Technik nutzen und ihre Risiken zum Wohl des Patienten verringern oder wie ich ihre naturbeherrschende von ihrer naturähnlichen Potenz differenzieren kann. Wie einem Menschen hat sich der Arzt auch einer Technik als einem Fremden, also einer Gefahr, in der er auch untergehen kann, primär auszusetzen; Sicherungen sind immer sekundär. Selbst wenn ich mich der „heuristischen Furcht" Jonas'[192] bediene, bin ich in der Begegnung mit einer mir neuen Technik zunächst von ihr

---

[188] H. Blumenberg: Die Sorge geht über den Fluß. Frankfurt: Suhrkamp 1987
[189] so M. W. Schnell am Beispiel der Pflege: Ethische Konflikte in der Pflege, in: Die Schwester/der Pfleger. 1998; 37: 838–41
[190] Huber a. a. O., S. 42–49
[191] Jonas, a. a. O., S. 166
[192] a. a. O., S. 391

fremdbestimmt. Ich kann nicht wissen, was das Können der technischen Kunst und damit mein Können mit dem Patienten und damit mit mir macht. Ein Fehler wäre es, vollständige Sicherheit überhaupt für erreichbar zu halten; denn selbst wenn die Gefahr eines Eingriffs so unwahrscheinlich ist, daß ich den Patienten damit nicht belasten mag, bleibt sie dennoch immer möglich. Insofern gehört die schamhafte Demut gegenüber meinem Können zu meiner Grundhaltung. Ich bin immer schon in der Schuld des Anderen, dem ich mich, dem ich mein Mich (im Akkusativ = Anklagefall) aussetze. Und Schuld gründet in Scham. Diesen Schutz brauche ich; denn nur selten kann ich die Anwendung einer neuen Technik ablehnen, da ich nicht weiß, welchen Segen ich einem konkreten Patienten vorenthalte. Eher schon kann ich die „Begeisterungshalbwertzeit" abwarten; aber auch das wird mir nicht immer möglich sein. All dies ändert nichts an dem Zwang, mich und damit den Patienten dem Fremden einer neuen Technik gedanklich und praktisch auszusetzen – schon als Voraussetzung dafür, sie mir anzueignen.

5. Exkurs über „Patientenverfügungen": In ihnen erlaubt oder verbietet ein Patient nach seinem Wunsch und Willen einem Arzt für fiktive, zukünftige Situationen den Einsatz bestimmter Techniken. Einerseits sind sie immer als Ausdruck des auch verfassungsmäßig garantierten Selbstbestimmungsrechts des Patienten zu begrüßen und zu unterstützen. Andererseits können sie aber auch das Gegenteil ihrer eigenen Absichten bewirken. Da die Arzt-Patient-Angehörigen-Beziehung ein Gemisch aus Vertrag und Vertrauen[193] ist, kün-

digt der Patient mit der Patientenverfügung nicht den Vertrags-, wohl aber den Vertrauensteil der Beziehung. Er möchte nicht, daß der Arzt gerade im Extremfall Verantwortung für ihn übernimmt, weil er ihm mißtraut, auf die dann von ihm, dem Patienten, ausgehenden Signale richtig zu hören, zu gehorchen, gehorsam zu sein. Offenbar haben die Medien-Erfolgsstories der Ärzteschaft die Bevölkerung vergessen lassen, daß ärztliche Fehlerhaftigkeit ohnehin immer gegeben ist. Außerdem könnte die Begeisterung, mit der die Verfügungen von Ärzteverbänden begrüßt werden, ein weiteres Indiz für die Neigung zur Verschiebung der Verantwortung vom Arzt auf den Patienten im Namen der Selbstbestimmung sein. Da weiterhin auch empirisch erwiesen ist, daß Wünsche von Patienten in gesunden Tagen sich im Ernstfall ins Gegenteil verkehren können, besteht die Gefahr, daß der je aktuelle Patient sich auf diese Weise von seinen vergangenen Vorstellungen fremdbestimmen läßt – ein weiterer Ausdruck dafür, daß Wunsch und Wohl nicht deckungsgleich sein müssen.

Mißtrauen sowie die Selbstbeschränkung seiner Verantwortlichkeit und seiner Wohl-Orientierung können den Arzt aber in seiner Hörfähigkeit und in der ungebundenen Freiheit seiner moralischen Identität so einengen und irritieren, können seinen normalen Entscheidungsangstpegel so – bis zur Angst vor der Angst – steigen lassen, daß er eher mehr Fehler macht als sonst und sich auch im übrigen mehr um seine persön-

---

[193] W. Höfling u. a.: Das Selbstbestimmungsrecht. Normativer Bezugspunkt im Arzt-Patient-Verhältnis. In: Feuerstein u. Kuhlmann a. a. O., S. 17–26

liche Absicherung (Haftung) sorgt als sich scham- und schuldbereit dem Patienten „mit Haut und Haaren" auszusetzen. Diese verzwickten, aber für die ärztliche Grundhaltung wesentlichen Zusammenhänge scheint die Bevölkerung irgendwie zu durchschauen; denn trotz aller Werbung bleibt die Zahl der Menschen, die sich mit Verfügungen gegen ärztliche Willkür (gleichwohl ehrenwertes Motiv) abzusichern suchen, klein und praktisch wenig bedeutsam. Fazit: Für mich als Arzt müssen die Patientenverfügungen genauso kostbare und entscheidungsrelevante Signale sein wie alle anderen Signale, die ich von dem oder über den Patienten erhalte; aber nie und nimmer kann ich mich vollständig an eine Verfügung binden, wenn ich mich als Arzt nicht aufgeben will, der ich nur verantwortlich und schuldbereit Arzt sein kann. Oder allgemein: als Arzt habe ich *zugleich* daran zu arbeiten, daß die Patientenverfügungen textlich besser und daß sie überflüssig werden.

6. Zur Balancierung ihrer Expansionstendenz bedarf Technik der Eingrenzung und Indikationsbindung. Wenn ich mich einer Technik ausgesetzt habe, habe ich sie so perfekt zu erlernen, daß ich sie vollständig beherrsche; denn nur dann – durch sie hindurch – habe ich sie mir zu einem dienlichen Mittel gemacht und mich so weit wieder von ihr emanzipiert, daß ich frei darin bin, ob und wann ich sie einsetze oder nicht. Es gilt dann für den Arzt, „daß, je mehr einer sein Können ‚beherrscht', er desto mehr Freiheit gegenüber diesem Können besitzt"[194]; die Potenzen der Technik sind dann gewissermaßen wieder eingefangen, gebunden an die uner-

bittliche, weil am Wohl des Patienten orientierte Strenge der „Indikation".

7. Da Technik in sich zweckmäßig oder zweckwidrig ist, aber nicht menschlich oder unmenschlich, bedarf sie der Vermenschlichung. Dazu brauche ich ein anthropologisches Modell. Wenn Technik – vom simpelsten Werkzeug des Steinkeils bis zur Atom- und Gentechnik – nicht zur Vernichtung von Menschen eingesetzt wird, kann sie ihnen zur Entlastung von ihrer Natur- und Körperabhängigkeit dienen, zur Haltgebung des „nichtfestgestellten Tieres", zur Abbindung ihres „Antriebsüberschusses"[195] in Institutionen – kurz, zur Entlastung von Lasten und Befreiung von Leiden. Diese Last- und Leidreduktion kann Technik im Prinzip unendlich steigern. Hier scheint es – je nach historischer Situation und je nach Menschenbild – ein Optimum zu geben, jenseits dessen die vermenschlichende in eine entmenschlichende Wirkung der Technik umschlägt. Dieses menschenbekömmliche Maß herauszufinden, stellt sich heute etwa mit der Frage, wieviel an Leiden, Last, Unvollkommenheit wir an unserem Leib, unserer Gesundheit und der Natur hinnehmen und notfalls auch gegen das Technik-Machtkartell verteidigen wollen, weil wir sonst unser Wesen als Mensch bedroht sehen, weil sonst etwa Gesundheit völlig immanent und selbstzweckhaft geworden und nicht mehr „selbstvergessenes Weggegebensein an Anderes" sein kann; weil es zu wenig, aber auch zu viel haltgebende Festgestelltheit geben kann; weil Selbstbestimmung sich nicht mehr von

---

[194] Gadamer a. a. O., S. 38 f.
[195] Gehlen: Der Mensch a. a. O.

Fremdbestimmung absetzen kann; weil die Entlastung von Last – auch von Ballastexistenzen – dem Menschen auch jedes Gewicht[196] und damit Bedeutung nehmen kann; weil mit der Leidens- auch die Beziehungs- und Liebesfähigkeit[197] schwindet; weil dann das Antlitz des Anderen nicht mehr seinen Schwerpunkt außen, „nicht von dieser Welt"[198] hat und dadurch die Beziehung vom Anderen her immanophil systemfähig geworden und damit verlorengegangen ist.[199] All diese Trends, die in der Regel durch neue Abhängigkeiten von Experten kompensiert werden, verleiten etwa Böhme – um dies nur beispielhaft anregend zu erwähnen – zu dem Appell einer Wiederbelastung mit biographischer Anstrengung[200] und zu der Forderung, „ein Recht auf Individualität und Unvollkommenheit"[201] ins Grundgesetz einzuführen, was Jonas mit dem Vorschlag eines „verfassungsrechtlichen Schutzes für die Grundpflichten des Ganzen gegenüber der Zukunft … Verboten ist, was nicht ausdrücklich erlaubt wird"[202], ergänzt.

8. Entsprechend der Vermenschlichung bedarf die medizinische Technik zusätzlich der Verärztlichung. Was sich als Technik zwischen Arzt und Patient schiebt, kann sich vom Mittel zum Zweck verselbständigen und die Arzt-Patient-Angehörigen-Beziehung-sprengen oder überflüssig machen. Auch hier ist freilich zu differenzieren. Wie wir

schon früher gesehen haben, gibt es den idealen Grenzfall, in dem eine einfache akute Erkrankung durch Anwendung weniger diagnostischer und therapeutischer Techniken buchstäblich „weggemacht" werden kann, wo also der technische Fortschritt das ärztliche Tun der Ingenieurs- oder Handwerkskunst einer Autoreparatur vergleichbar macht, ohne daß ich mich als Arzt verandern muß, also ohne daß es zur Anstrengung der Einbettung in eine Beziehung, die inhaltlich diesen Namen verdient, kommt. Fatal daran ist nur, daß Wunschdenken, Fortschrittsgläubigkeit und Marktstrategien den Grenzfall zum Regelfall aufblähen und die Erwartung fördern, daß, wenn man der Forschung nur hinreichend Freiheit und Geld gebe, in naher Zukunft alle Krankheiten wie beiläufig abgehakt werden könnten, während in Wirklichkeit gerade der technische Fortschritt die Regelhaftigkeit chronischer Erkrankungen und existenzieller Grenzsituationen in der Medizin erst hergestellt hat, technische Folgekosten, die auszublenden verboten ist.

Dies öffentlich transparent zu machen, würde die Verärztlichung der Technik, ihre Integration in die Arzt-Patient-Angehörigen-Beziehung wesentlich erleichtern, was wichtig wäre, gerade weil es im chronischen Regelfall so schwer geworden ist, die Heilserwartung der Patienten und der Angehörigen, aber zunächst durchaus auch von uns Ärzten, wieder von der faszinieren-

[196] zur Frage der Belastung des Menschen mit „Gewicht" vgl. K. Dörner: „Leben als Fragment". In: Dt. Evang. Kirchentag Stuttgart 1999, Gütersloh: Gütersloher Verlagshaus 1999, S. 555–566
[197] Eibach: Medizintechnik und Leidbewältigung a. a. O., S. 268
[198] Levinas: Totalität und Unendlichkeit a. a. O., S. 283
[199] a. a. O., S. 147
[200] Böhme a. a. O., S. 148
[201] a. a. O., S. 210
[202] Jonas: Wissenschaft a. a. O., S. 44

den Potenz der Technik abzulösen und durch die allseits anstrengende Erarbeitung einer tragfähigen Beziehung mit Verantwortungs- und Leidensbereitschaft zu ersetzen. Ein Beispiel für die Schwierigkeiten und Wege solcher Technik-Verärztlichung, in deren Erforschung bisher nur wenig Geld fließt: Nicht obwohl, sondern gerade weil die Schmerzbekämpfungstechnik noch nie so effizient war und immer effizienter wird, werden immer geringere Schmerzen infinitesimal als immer unerträglicher erlebt (übrigens vor allem bei besonders last-, gewichts- und bedeutungsarmen Lebensgeschichten). Dieser Zusammenhang ist nur aufzulösen, wenn der Glaube an die (auch hier durchaus nicht unwichtige) Technik nicht mehr den Glauben an die Tragfähigkeit der Beziehung ersetzt. Auch darüber hinaus nimmt die Zahl der Fälle zu, in denen nicht – wie wir aus der Vergangenheit heraus zu denken gewohnt sind – eine zu große, sondern eine zu geringe Beschwerung mit Last oder Leiden zu einer unausgelasteten, unausgefüllten Lebenswelt und dadurch zu Stellvertreterkrankheiten führt, zu deren Kompensation Wiederbelastungsstrategien gehören, die ebenfalls kaum erforscht sind.

In diesem Zusammenhang eine Anregung aus England: Die dortige staatliche Heimaufsicht hat Altenheimbewohnern komplementär zu ihrem Recht auf Sicherheit ein „Recht auf Risiko"[203] zugebilligt. Man kam darauf, weil man feststellte, daß fast alle Somato- und Sozialtechniken die Erhöhung der Sicherheit der Bewohner zum Ziel haben, durch deren Vereinseitigung das Leben aber immer unlebendiger wird und daher einer Gegenaufmerksamkeit bedarf.

Wenn Gadamer[204] darauf hinweist, daß wir dazu neigen, Menschen am Ende ihres Lebens durch physikalische und chemische Techniken, mehr als erforderlich, zu betäuben und dies eine Enteignung ihrer Sterbenserfahrung bedeute, spricht das für sich. Fuchs verweist auf die verwandte schwierige Frage, ob Ärzte zwischen Leben und Tod noch einen Behandlungsversuch beginnen sollen oder nicht – schon wegen der Verantwortung, bei Erfolglosigkeit die Infusion aktiv abstellen und danach sich dem nahenden Tod aussetzen zu müssen: „Es auszuhalten, nichts mehr gegen den nahenden Tod zu tun, nur noch präsent zu sein. Daran wird deutlich, daß medizinischer Aktionismus, die Suche nach Therapien in auswegloser Situation eine Form des Weglaufens vor dem Tod sein kann. Die eigentliche Sterbebegleitung ist gewissermaßen ein asketischer Akt: ein Hinhören und Verstehen, das ich nicht in Tun umsetzen muß; ein Nichthandeln, das die höchste Form der Präsenz sein kann, weil an die Stelle des Agierens die reine wahrnehmende Anwesenheit und die innere Verbindung mit dem Sterbenden tritt. Diese ist freilich am schwersten zu verwirklichen."[205] Wer wäre schon auf die Idee gekommen, Geld zu investieren, um nicht die aktiven, sondern die passiven Fähigkeiten des Arztes zu erforschen? Erinnert sei weiter an Illhardts[206]

---

[203] R. Harris, T. Klie u. E. Ramin: Heime zum Leben. Hannover: Vincentz 1995; vgl. auch K. Dörner: Qualitätssicherungskatalog für Heime. In: ders. u. a. (ed.): Aufhebung der Heime, Gütersloh: Jakob van Hoddis 1997, S. 209–220

[204] Gadamer a. a. O., S. 85

[205] Th. Fuchs: Euthanasie und Suizidbeihilfe. In: R. Spaemann u. Th. Fuchs: Töten oder sterben lassen? Freiburg: Herder 1997, S. 76 f.

Aufforderung, die Technik der Organtransplantation durch Einbettung in eine Anthropologie, die nicht vom Körper, sondern vom Leib ausgeht, zu verärztlichen. Einen zukunftsweisenden Beitrag hierzu leistet auch Zieger[207], wenn er von der Erfahrung der Menschen im Koma her das nur für enge Spezialbedingungen brauchbare Hirnkonzept des Menschen in ein erweitertes und wissenschaftliches Soziosomatikkonzept integriert, wonach der Dialog zwischen Menschen sich koevolutiv von ihren vegetativ-affektiven Sinneserfahrungen her aufbaut, wobei den auch auf dieser Ebene möglichen technischen Messungen eine naturphilosophische Reflexion entspricht, die die „Einheit des Menschen in der Menschheit und des Menschseins in der Natur" zugrunde legt. Gerade hier liegen weitreichende Forschungsdesiderate brach, wofür das überwiegende Forschungsmonopol des Technik-Machtkartells gerade in einer pluralistischen Gesellschaft keine Entschuldigung ist; denn die notwendige Verärztlichung der medizinischen Technik, die immer auch ihre Transzendierung sein muß, ist nicht zuletzt auch ihre Verleiblichung.

9. Technik bedarf der Entschärfung. Gegenüber der Expansionstendenz der Technik hatten wir schon – unter 6. – das Gebot ihrer **Eingrenzung** formuliert, exemplifiziert an der Revitalisierung der Indikation, gerade weil als Technikfolge die Indikation, als zwingende Bindung ärztlichen Tuns an einen diagnostisch-therapeutischen Sinn, zwischen den Markt-Mühlsteinen von Leistungsangebot und Leistungsnachfrage patientenschädigend bis zur Beliebigkeit zerrieben zu werden droht. Gegen-

über der Technikgefahr der allzu großen, weil durchschlagsfähigen Härte hatten wir – unter 7. und 8. das Gebot ihrer Einbettung – wenn man so will: Einweichung – in umfassende ärztliche Beziehungs- und Handlungskonzepte gesetzt. Wie diese und alle übrigen Umgangsvorschläge nicht nur unserem Schutz vor der Technik, sondern zugleich auch dem Schutz der Technik vor sich selbst dienen, damit sie nicht ihr endloses Maximum, sondern ihr menschendienliches Optimum anstrebt, so antwortet nun das Gebot der Entschärfung auf das Technikrisiko einer allzu zugespitzten Zielgerichtetheit (Punktgenauigkeit), die blind ist gegenüber den Schäden, die sie links und rechts anrichtet, gegenüber ihren unbeabsichtigten Folgeschäden und gegenüber ihren Kosten im Rahmen einer Gesamtbetrachtung.

Wenn wir nämlich immer wieder die jeweiligen Ränder ausblenden und uns immer nur von der Perlenkette der jeweiligen Erfolge faszinieren lassen, befinden wir uns schon auf der schiefen Ebene, auf der die Technik nicht nur sich, sondern auch uns zu Tode siegt, ohne damit je an ein Ende kommen zu können; denn mit den Kosten werden auch neugeschaffene Notlagen von Menschen als Technikopfer ignoriert oder liquidiert. Auf diesem schlüpfrigen Weg entsteht die Neigung, daß den technikbedingt zunehmenden chronisch Kranken, Dementen, Bewußtlosen und Lebensverlängert-Sterbenden Selbstbe-

---

[206] Illhardt a. a. O.

[207] A. Zieger: Zur Gleichsetzung von Hirntod und Gesamttod. Warum ist das Thema des Hirntodes nicht bewältigt? In: Erzeugung und Beendigung des Lebens? Evang. Akademie, Loccum, Loccumer Protokolle 1994; 63: 151–170

stimmungsfähigkeit geradezu angedient wird. Hier bedeutet unser Entschärfungsgebot, daß wir die Pflicht haben, mit den Gewinnern auch die Verlierer, mit den Profiteuren auch die Opfer, mit den Vorteilen auch die Nachteile insgesamt zu akzeptieren; denn allein schon die Phantasie, stets nur selektiv die Vorteile anzunehmen, ist bei der Unvermeidlichkeit sowohl der Technik selbst als auch ihrer Progredienz geradezu apokalyptisch und verbietet uns jede Alternative zur Annahme *aller* Technikfolgen, der positiven wie der negativen.

In diesem Sinne sind etwa Belege hilfreich, die dafür sprechen, daß es den in den Lehrbüchern immer noch gern kolportierten therapie-unabhängigen und völlig selbstbestimmten und rein rational gewählten „Bilanzsuizid" so gut wie nicht gibt.[208] Oder auch die Entscheidung des Bundesgerichts von Oregon, mit dem es das 1994 durch Volksentscheid in Oregon beschlossene Gesetz für aktive Euthanasie („Death with dignity"-Act) als verfassungswidrig aufgehoben hat: „Die Freiwilligkeit der Entscheidungen für den Tod bezeichnet (das Gericht) als Fiktion. Schmerz und Verzweiflung schwerkranker Menschen könnten ihre Urteilsfähigkeit herabsetzen und damit auch ihre Möglichkeiten, wirklich unabhängig und autonom zu entscheiden. Diese Patienten seien von Behandlung abhängig, oftmals depressiv und vielfältigen Beeinflussungen ausgesetzt."[209]

In eine ähnliche Richtung weist Jonas' Antwort auf die Frage, ob es nicht humaner sei, einen an seiner Behinderung ohnehin bald sterbenden Neugeborenen aktiv zu töten, da er sonst doch nur ohne jede Schuld den Preis für die Reinhaltung des überindividuellen Tö-

tungsverbots zu zahlen habe: „Dieser Preis muß in Kauf genommen werden. Es ist schrecklich, das zu sagen, aber eine auf Mitleid allein gegründete Ethik ist etwas sehr Fragwürdiges. Denn was da an Konsequenzen drinsteckt für die menschliche Einstellung zum Akt des Tötens, zum Mittel des Tötens als eines routinemäßig zu Gebote stehenden Weges, gewisse Notlagen zu beenden, was sich da auftut für eine … progressive und kumulative Gewöhnung an den Gedanken und an die Praxis des Tötens, das ist unabsehbar. Da steht so viel auf dem Spiel, daß das Leiden des Säuglings dagegen nicht aufkommt."[210]

Es hilft also nichts: da Technik nun mal reine Immanenz ist und da wir Menschen nun mal Individuen nur von überindividuellen Transzendenzen her sein können, was schon mit der Transzendenz zum Bürger beginnt,[211] ändert kein wirkliches oder als Selbstmitleid getarntes Mitleid etwas daran, daß Demente, Hirntote und Menschen im Koma keine abschreibungsfähigen Kosten sind, sondern zu uns als Menschengemeinschaft gehören wie alle anderen, wie Radfahrer und Rothaarige, nur daß sie als die Schwächsten uns die Nächsten sind, aus demselben Grund aber auch die Würde des Menschen am abständigsten, heiligsten, hoheitlichsten verkörpern, wie sehr auch ihre Existenz Technik-bedingt ist.

Freilich sind wir wohl auch schon dabei, dies nicht nur theoretisch, sondern auch praktisch zu lernen: Mit der –

---

[208] Th. Haenel: Der Bilanzsuizid – Mythos oder Realität? Neurol. Psychat. 1988; 4: 341–350

[209] Frankfurter Rundschau 2. 12. 1995

[210] H. Jonas: Dem bösen Ende näher – Gespräche über das Verhältnis des Menschen zur Natur. Frankfurt: Suhrkamp 1993, S. 71 f.

gleichwohl immer zu späten – Hospiz-bewegung und der palliativen Medizin (einer Pflanzstätte zum Erlernen ärztlicher Passivitäten) sind wir moralisch der Entwicklung der Technik durchaus auf den Fersen. Darüber hinaus macht Labisch auf einen weiteren Kontext aufmerksam: „Die neuen Gesundheitsbewegungen lassen sich dadurch kennzeichnen, daß sie nicht angesichts massenhafter Krankheit, massenhaften Todes, mangelnder Hilfe, sondern geradezu gegen eine als übermächtig empfundene medizinische Wissenschaft und Versorgung entstehen. ... Die an eine sinnstiftende Institution übertragene Verantwortung soll an die Menschen zurückgegeben werden."[212] Rückbindung also an die Beziehung zwischen Selbstsorge und ärztlicher Fürsorge einerseits, aber auch globalisierend ausgreifend, etwa über Vergleiche zwischen den Kosten einer Herztransplantation und den Überlebenschancen hunderter Afrikaner. Das Streben nach einem immer besseren Leben konnte lange Zeit im Dienst der Ermöglichung des guten Lebens stehen; von einem bestimmten Zeitpunkt und Maß an – so dämmert manchem –, kann aber die immer weitergehende Lebensverbesserung auch wieder vom guten Leben entfernen.[213]

10. Technik bedarf der Entzerrung. Damit wäre einmal die Gewaltverdichtung zu beantworten, die ein technisches Mittel gegenüber einem natürlichen Mittel in der Regel effizienzüberlegen macht, zum anderen aber auch die Machtkonzentration des Wissenschafts-Technik-Wirtschafts-Kartells, von der Beck[214] unermüdlich befürchtet, sie könne die Demokratie zerschlagen, oh-

ne daß jemand das überhaupt merke. Das probateste Mittel der Entzerrung – wohlgemerkt: auch zum Schutz der Technik selbst – ist eine Art Zaubermittel, das in seiner allgemeinsten Formulierung „Pluralismus" heißt. Schon Levinas nennt seine metaphysische Antlitz-Ethik pluralistisch, wegen des abgrundtiefen Abstandes des Anderen zu mir, wozu gleichursprünglich die Figur des Dritten hinzutritt, um den Vergleich der Unvergleichlichen, Gerechtigkeit und soziale Institutionen zu ermöglichen. Für Ch. v. Weizsäcker[215] ist die biologische Evolution so lange lebensdienlich, wie sie nicht die monopolistische Selektion der jeweils Besten favorisiert, sondern wie sie die Vielfalt, den Pluralismus von Starken und Schwachen garantiert. Das Kernelement jeder Demokratie ist die Entzerrung monopolistischer Herrschaftsgewalt in Gestalt pluralistischer Gewaltenteilung.

Die Rettung der lebensfähigen Freiheit des Menschen vor der gesellschaftlichen Machtkonzentration der Moderne, die sich in Aneignungslogik, ökonomischer Verwertung, Kolonisierung der Lebenswelt, Konformitätszwang und Expertenabhängigkeit ausdrückt, sieht – mit anderen Moderne-Kritikern – Bauman im Pluralismus, also in der Akzeptanz der gegebenen Ambivalenzen, Mehrdeutigkeiten und Kontingenzen

---

[211] Bruckner a. a. O., S. 85

[212] Labisch a. a. O., S. 322 ff.

[213] Illich a. a. O., S. 153 „... daß die Ausrichtung der gesamten Ökonomie auf das ‚bessere' Leben das Gute Leben unmöglich gemacht hat."

[214] U. Beck: Risikogesellschaft. Frankfurt: Suhrkamp 1986, S. 254–374

[215] Ch. v. Weizsäcker a. a. O.

sowie der Fremdheit und Andersheit der Menschen als den Voraussetzungen für Freiheit, indem „ich meine eigene Differenz nur dadurch respektieren kann, daß ich die Differenz des Anderen respektiere".[216] Am liebenswertesten hat dies vielleicht Barkhoff zum Ausdruck gebracht: „Den Pluralismus bejahen heißt Freude haben am Erleben immer wieder anderer Menschen, am Neuen, Andersartigen, trotz der damit verbundenen Konflikte, Schmerzen und Ärgernisse. Wer – wie der Volksmund genial formuliert – den anderen leiden mag, wem eine heile Welt nicht Wunschtraum, sondern Alptraum ist, der wird versuchen, sein Urteil über andere zurückzuhalten, die Menschen zu akzeptieren, wie sie sind: ohne Herrschafts-, Missions- oder Manipulationsabsichten."[217]

Übertragen auf den Umgang mit der Medizintechnik, bedeutet das vor allem die Zerschlagung des Technik-Machtkartells, indem die Übergänge zwischen Wissenschaft, Technik und Wirtschaft der öffentlichen Kontrolle ausgesetzt werden; denn wie früher einmal die staatliche, so bedarf heute die gesellschaftliche Machtkonzentration der Gewaltenteilung, um lebensdienlich zu sein. Auch wenn dies heute noch als frommer Wunsch erscheint, dürfte uns schon in absehbarer Zeit die fortschreitende Gentechnifizierung der Gesellschaft solche pluralisierende Maßnahmen aufzwingen. Paul[218] hat Belege dafür gesammelt, in welchem Ausmaß schon jetzt in internationaler Verflechtung pädagogische Umerziehungsprogramme – mit Nutzenkonstruktion, bioethischer Begründung und totalitärem Menschenbild (Unterscheidung zwischen Menschen und Nichtmenschen) –, die

den Heilserwartungen der seriösen NS-Mediziner in nichts nachstehen, getestet werden und unterwegs sind, um die Akzeptanz der Bevölkerung zur Teilnahme an genetischen Massenscreenings und darauf aufbauenden Interventionen marktgängig zu machen. Etwas weniger schwer ist vielleicht der Pluralismus innerhalb der Wissenschaft selbst zu erreichen, wie Grüber[219] ihn fordert und wie Illich[220] ihn polemisch mit dem Begriff „Gegenforschung" ausdrückt: als Chancengleichheit bei der Verteilung von Forschungsgeldern für alle unterschiedlichen seriösen Wege, ein bedeutsames Problem zu untersuchen; denn bei fortschreitender wirtschaftlicher Abhängigkeit der Wissenschaft bliebe sonst von ihrer verfassungsgarantierten Freiheit nichts mehr übrig, wäre sie vielmehr ein Gewerbe und damit der Gewerbeordnung zu unterwerfen.

Als eine andere Entzerrungsstrategie haben Winnacker u. a. eine Skala möglicher gentechnischer Eingriffe nach ansteigendem Risikograd unter dem Titel „Eskalationsmodell zur ethischen Bewertung"[221] vorgeschlagen, um die Ermittlung der konsensuell in Kauf zu

---

[216] Bauman: Moderne und Ambivalenz a. a. O., S. 287

[217] Barkhoff a. a. O., S. 95

[218] J. Paul: Ökonomischer Gewinn und politische Macht als philosophische Dienstleistung. Das bioethische Netzwerk und seine Entstehung. In: U. Bach u. a. (ed.): Auf dem Weg in die totale Medizin? Neukirchen: Neukirchener Verlag 1999, bes. S. 19–25 u. 27

[219] K. Grüber: Plädoyer für eine verantwortbare medizinische Forschung – Abschied vom Gendogma. In: Bach a. a. O., S. 50–60

[220] Illich a. a. O., S. 119

[221] E.-L. Winnacker u. a.: Gentechnik: Eingriffe am Menschen – Ein Eskalationsmodell zur ethischen Bewertung. München: Utz 1997

nehmenden Gefahrenstufe diskursfähig zu machen. Und bei der Suche nach Ablehnungsgründen für das Klonen des Menschen stieß man – anfangs zur eigenen Überraschung – darauf, daß auch der Zufall zu den notwendigen Voraussetzungen menschlicher Freiheit gehört und insofern ein verfassungsmäßig zu schützendes Gut sein könnte.

Schließlich noch ein Anwendungsfall für pluralistische Machtentzerrung aus dem Bereich medizinischer Institutionen: Die traditionelle ärztliche Leitung eines Krankenhauses wurde als Ausfluß des Autoritätsabbaus der 68er Jahre vielerorts durch eine gleichberechtigte Betriebsleitung aus ärztlichem, pflegerischem und kaufmännischem Leiter ersetzt, eine Problemlösung, die im Zuge der heutigen neoliberalen All-Ökonomisierung fast überall durch die Alleinherrschaft des Wirtschaftsleiters abgelöst worden ist. Da ich alle drei Regimes erlebt habe und vergleichen kann, scheint mir die gewaltenteilige Dreierleitung nicht trotz, sondern wegen ihrer Reibungsverluste, die sich aber konfliktbedingten Begründungsnotwendigkeiten verdanken, am tragfähigsten zu sein. Diesmal zum selbstbegrenzenden Schutz der Ökonomie vor sich selbst könnte man fragen: Was ökonomisiert die Ökonomie, wenn sie alles schon ökonomisiert hat?

11. Technik bedarf der Entschleunigung. Bei der der Technik immanenten Beschleunigung des Tempos in all ihren Prozessen und Schritten versteht sich das Gebot ihrer Verlangsamung im Dienst einer menschengemäßen Technik-Moral-Balance von selbst. Begründungen dafür sind bereits in den bisherigen Gebotstexten vielfältig enthalten.

12. Technik bedarf der Veröffentlichung. Dieses Gebot antwortet auf die immer noch verbreitete Technik-Rechtfertigung, daß sie schließlich im rein privaten Bereich stattfinde, wo es jedem Menschen freistehe, eine Technik zu wählen oder nicht. In der Tat war es einmal das Selbstverständnis der bürgerlichen Gesellschaft, daß das möglichst expandierende Tun der wirtschaftenden, technischen, wissenschaftlichen und anderen Privatleute in aller freiheitlichen Autonomie verfassungsgemäß gegen Eingriffe des Staates, der Kirche oder anderer Autoritäten zu schützen sei. Inzwischen aber haben sich die Verhältnisse teilweise ins Gegenteil verkehrt. Der Einfluß des – privaten – Technik-Machtkartells auf die Menschen und deren Freiheit ist oft größer als der des Staates, von den Kirchen zu schweigen. Nicht nur wirtschaftlicher Einfluß, sondern auch „Fachwissen verschafft und verstärkt das Bedürfnis nach ihm selbst. Die Ersetzung persönlicher Fähigkeiten durch die des Experten bedeutet nicht nur die Bereitstellung von effektiveren, in höherem Maße narrensicheren wie auch weniger lästigen Mitteln, um sich mit bestehenden Problemen auseinanderzusetzen. Es bedeutet auch die Schaffung und eine prinzipiell unbegrenzte Vervielfältigung neuer Probleme, die das Fachwissen unverzichtbar machen"; dabei „verstärkt jeder sukzessive Schritt in dem endlosen Problemlösen das Netzwerk der Abhängigkeit, während er als eine weitere Ausdehnung der Freiheit empfunden wird".[222]

Hier spielt das, was man „Medizinisierung der Gesellschaft" genannt hat,

---

[222] Bauman: Moderne und Ambivalenz a. a. O., S. 258

als überwiegend medizintechnische, heute vor allem psycho- und gentechnische Kolonisierung der Lebenswelt der Menschen eine besondere Rolle. Das bloße Vorhandensein neuer technischer Fähigkeiten „definiert früher neutrale oder leicht bewältigte Elemente der Lebensroutine als quälend (unerträglich gemacht gerade durch die Tatsache, daß sie nicht länger toleriert werden müssen), als Faktoren, die nicht adäquat definiert, undurchsichtig, mehrdeutig, ungenügend kontrolliert und infolgedessen angsterzeugend sind, als Probleme, die ‚bewältigt‘, entschärft oder aus dem Weg geräumt werden müssen. In dem Maße, wie sich Informationen über neue Fähigkeiten verbreiten, wird der Drang erzeugt, sie zu kaufen, zu mieten und anzuwenden. Statt die versprochene Reduktion der Anzahl der Probleme zu erlangen, die die Bewältigung der Lebenswelt erschweren, wiederholt sich die progressive Verfeinerung der Expertenfertigkeiten in der Vervielfältigung der Probleme. Fertigkeiten, die nach einer Anwendung suchen, maskieren sich als Probleme, die nach einer Lösung verlangen.“[223]

Gerade weil die technische Expertenabhängigkeit auf diese Weise als Ausdehnung der Freiheit empfunden wird, bedarf das, was früher mit Recht als Privatsphäre geschützt war, der Veröffentlichung, der öffentlichen Diskussion und Kontrolle, gleichgültig, ob es sich um die Enteignung des Leidens und Sterbens, die Kolonisierung des Leibes, die Pathologisierung von Ängsten und anderen Beunruhigungsgründen, die Abschaffung von Schicksalen wie der Unfruchtbarkeit, die endlose Verbesserung der Gesundheit oder die Denaturierung der Natur handelt. Bei solchen

ohnehin schwierigen, weil oft aus kurzfristigem Nutzen und langfristigen Gefahren gemischten, zudem von Fremdinteressen maskierten Komplexen bedarf es einer erstaunlich langen öffentlichen Reflexionszeit, um ebenso erstaunliche Haltungsänderungen der Menschen zu ermöglichen, wie das Beispiel des Einstellungswandels zur aktiven Euthanasie zeigt, um die Menschen zu befähigen, zwischen Abhängigkeiten und Freiheiten, zwischen Fremd- und Selbstbestimmungen besser zu unterscheiden.

Mit dieser Veröffentlichung des früher Privaten haben wir längst begonnen; sie bedarf freilich der Förderung gegenüber Widerständen, die sie für lästig, überflüssig, fortschritts- und interessenfeindlich oder schon hinreichend halten, somit einer Intensivierung und vor allem einer großen Geduld – vor allem von uns Ärzten selbst. Einige Perspektiven für eine solche Veröffentlichungsarbeit hat Illich formuliert und uns zugleich an unsere Aufgabe erinnert, die klassische Institution des Heims (zum Unsichtbarmachen der „Letzten“) aufzulösen, im 19. Jh. vielleicht notwendig, heute jedoch nicht mehr zu rechtfertigen: „In einer Gesellschaft, in der die Menschen wieder zu Hause geboren werden und sterben dürfen, in der Krüppel und Idioten nicht aus der Öffentlichkeit verbannt werden und in der man zwischen Heilung und Klempnerarbeit einen Unterschied macht, dürften so einige Menschen die Fähigkeiten dazu entwickeln, anderen beim Gesundwerden, Leiden und Sterben beizustehen.“[224]

---

[223] a. a. O., S. 261
[224] Illich a. a. O., S. 61; vgl. zur Heim-Frage K. Dörner u. a.: Aufhebung der Heime a. a. O.

13. Technik bedarf der ärztlichen Autorität, wenn auch einer anderen als bisher. Mit diesem Gebot ist ausgedrückt, daß der Arzt nur mit einem eigenständigen Machtanspruch und mit eigenen ärztlichen Regeln eine Chance hat, der Fremdbestimmung durch die Technik, für die er ja selbst oft nur Laie ist, zu entgehen und die der Technik eigene Neigung zur Selbstzweckhaftigkeit, der das Wohl des Patienten an sich gleichgültig ist, so zu kontrollieren, daß sie dem Patientenwohl dienlich bleibt. Zudem trägt das Gebot dem Umstand Rechnung, daß gegenüber der schier unbegrenzten Marktverflechtung der Technik im Zuge des Neoliberalismus nur so etwas wie ein Neopaternalismus Erfolgsaussichten für eine angemessene Technik-Moral-Balancierung beanspruchen kann. Ist ein solches Gebot nun gerechtfertigt? Wenn ja, dürfte seine praktische Umsetzung allerdings eine ebenso schwierige wie aber auch für die ärztliche Grundhaltung existentielle Gratwanderung sein.

Ich wähle zur Beantwortung dieser Frage mit dem gentechnischen das gegenwärtig und mehr noch zukünftig problematischste Feld, das aber strukturell von den sonstigen gegenwärtigen Technik-Anwendungsfeldern nicht allzu unterschiedlich sein dürfte, wobei ich hierzu Feuerstein[225] wesentliche Anregungen verdanke. Er registriert in der Art und Weise, wie Ärzte heute schon mit gentechnischen Möglichkeiten umgehen, die Neigung, dem Patienten durch formal-korrekte wertneutrale und nichtdirektive Beratung die Verantwortung zuzuschieben, womit sie – präventiv-vorsorgend – mehr zum Anwalt des abstrakten, statistischen, zukünftigen Patienten werden, den konkreten, einzigartigen, heutigen Patienten hingegen eher vernachlässigend. Vor allem die geradezu beschworene nichtdirektive Art der Beratung, die scheinbar dem Patienten oder Probanden die freie Wahl und Selbstbestimmung garantiert, liefert ihn in Wirklichkeit im Sinne der „social desiribility" der allgemein propagierten Konstruktion eines sozialen Nutzens der Teilnahme an einem genetischen Screeing oder einer Intervention aus, insofern genetische Abweichungen fast beliebiger Art mit einem Krankheitsverdacht und dem Versprechen zumindest zukünftiger Therapie- und Präventionsmöglichkeiten verknüpft werden. Ohne daß man dem Arzt formal irgendetwas vorwerfen kann, folgt er damit nicht mehr eigenen, sondern fremden, auch marktabhängigen Regeln der Technikanwendung und hat mit der eigenen Position auch die eigene Autorität aufgegeben im Sinne der „medical deresponsibilization", womit er auch den „informed consent" zur Farce gemacht und ihm die Orientierung am Patientenwohl geopfert hat.

In dem Maße, wie diese Analyse zutrifft, stellt sich die Frage, wie demgegenüber eine am Wohl des Patienten orientierte ärztliche Grundhaltung aussehen müßte, um den Test der Technik-Moral-Balance zu bestehen? In der Richtung der Stimulierung des alten, aneignenden oder eines neuen abstrakt-präventiven Paternalismus kann sie gerade nicht zu finden sein. Ebensowenig zu finden ist sie aber in Fortsetzung des seit Jahrzehnten gewohnten und gesellschaftlich applaudierten Weges eines weiteren Abbaus ärztlicher Autorität,

---

[225] Feuerstein u. Kuhlmann a. a. O., bes. S. 9–16 u. 95–113

weil der Arzt damit auch noch den Rest seines Bedeutungsgewichts, seiner Verantwortung und damit sich selbst aufgegeben hätte, zugunsten der Experten biotechnischer (im weiteren Sinne auch psychotechnischer) Leistungsangebote. Gesucht ist also eine neue, dritte Richtung der Entwicklung ärztlicher Autorität, die den heutigen Balancenforderungen entsprechen könnte. Ich nenne sie: Autorität des Maternalismus, ein Begriff, den ich für besser, weil eigenständiger und der Neuartigkeit der Herausforderung durch die Technik angemessener halte als den in letzter Zeit häufiger, auch von Feuerstein, geforderten „schwachen Paternalismus", der nicht ausreichend und von seiner Verwechslungsanfälligkeit mit dem „starken" nicht abzukoppeln sein dürfte.

Maternalismus in diesem Sinne ist das Kürzel für meine in diesem Buch vorgeschlagene Grundhaltung des guten Arztes. Sie geht vom Grundprinzip der Sorge aus, von der sie ihre Verantwortung ableitet; sie setzt sich der Achtung der Andersheit des Anderen ebenso aus wie sie Vorsorge in Fürsorge einbettet, betont ärztliche Passivitäten gegenüber Aktivitäten, setzt eigene ärztliche Regeln Technikregeln entgegen; sie ist im Zweifel dem Wohl des konkretindividuellen, einzigartigen und gegenwärtigen Patienten mehr verantwortlich als den abstrakt-statistischen Patienten der Zukunft; und sie bevorzugt einen Beratungsstil der materiell-situativen Fürsorge für einen Menschen „aus Fleisch und Blut", ohne ihm die überindividuelle Perspektive der formaluniversellen Gerechtigkeit zu ersparen. Nicht zufällig stützt sich dieses Maternalismuskonzept auf Autoren wie Levinas und Jonas, die ihrerseits immer wieder auf die Autori-

tät der Mutter-Kind-Beziehung Bezug nehmen; auch profitiert es nicht selten von feministischer Forschung und macht arzt- und pflegewissenschaftliche Forschung kompatibel. Schließlich: unabhängig davon, daß Maternalismus als Grundhaltung sich in einem Mann genauso wie in einer Frau ausdrücken kann, mag darin auch Berücksichtigung finden, daß Ärzte inzwischen ebenso häufig Frauen wie Männer sind.

In diesem Lichte einige Gedanken zur ärztlichen Beratung, einer Tätigkeit der „sprechenden Medizin", die unter dieser verharmlosenden Bezeichnung immer vielschichtiger und problematischer wird – von der Urlaubsreise-Beratung und der Aufklärung über einen diagnostischen oder therapeutischen Vorschlag über das Gespräch zu einer künstlichen Befruchtung, einer Sterilisation, der Sterbebegleitung oder einer gesunden Lebensführung bis zur Frage der Teilnahme an einem Forschungsprojekt oder einem genetischen Screening, das potentiell „die Gesellschaft als therapeutisches Objekt betrachtet".[226] Zunehmend gibt es Beratungssituationen, in denen der Patient bzw. Proband grundsätzlich überfordert ist, schon weil der Arzt nicht viel weniger überfordert ist. In solchen Beratungen kann man geradezu empirisch voraussagen, daß bei kurzer Beratungszeit zu derselben Frage der Beratene die eine Entscheidung trifft, die aber bei langer Beratungszeit ins Gegenteil umschlägt; so kann man allein schon mit der Zeitökonomie das Beratungsergebnis wunschgemäß steuern. Unter Zeitdruck werde ich eher so entscheiden, wie es nach den allgemeinen gesellschaftlichen Erwartungen und

---

[226] Eibach a. a. O., S. 261

deren marktgesteuerter Beeinflussung als vernünftig erscheint, „wie man es in der Zeitung liest". Erst wenn ich hinreichend lange Zeit habe, entwickele ich mich allmählich zu meiner eigenen Meinung, die gleichsinnig oder abweichend sein kann, die, weil ich nun mal ein transzendentes, von überindividuellen Bedeutungshorizonten lebendes Wesen bin, nicht nur meine vordergründigen Vorteile berücksichtigt, sondern auch, welche Folgen meine kleine Einzelentscheidung für die Lebenswelten aller heutiger oder gar zukünftiger Anderer haben wird, denen mich auszusetzen meine Verantwortung für sie befiehlt, gerade weil heute selbst das ehemals Privateste auch in der Perspektive öffentlicher Gerechtigkeit bedeutend ist.

Mit anderen Worten: Wenn es mir als Arzt ernst ist mit der wirklichen eigenen Meinung meines Gegenübers, brauche ich nicht nur eine lange, lange Gesprächszeit mit ihm, die ich mir erst von den Krankenkassen oder meinen Auftraggebern erkämpfen muß; vielmehr muß mein Beratungsstil, je mehr es um das Eigene meines Gegenübers geht, immer praktischer und konkreter und zugleich immer politischer und philosophischer werden. Um mich dem wenigstens anzunähern, darf ich mich gerade nicht auf die Wertneutralität und Nicht-Direktivität zurückziehen, mit der ich dem Patienten bzw. Probanden die Verantwortung zuschiebe und die, wie wir gesehen haben, nicht nur eine Fiktion, sondern eine Finte ist, da sie mein Gegenüber den vordergründigen, interessengesteuerten Einflüssen im Sinne der „instrumentellen Vernunft" ausliefert, auch wenn ich dann der formale Saubermann bin. Statt dessen muß es mir

nicht um die formale, sondern um die materielle Gerechtigkeit gehen: ich muß die zunächst schwächere Option stärker machen, damit der Beratene zu *seiner* Technik-Moral-Balance finden kann, nicht obwohl, sondern weil er nur auf diesem Wege – also durch Beeinflussung im Dienst der Nicht-Beeinflussung – entscheidungsfähig, d. h. frei und schuldfähig wird. Hier ist daher eine Gesprächsführung gefordert, wie sie sich uns schon im Umgang mit chronisch Kranken, mit den „Letzten", bewährt hat: Ich gebe dem zu Beratenden meine Meinung (die er ohnehin spürt) vor, einmal als Orientierung für eine mögliche Entscheidung überhaupt, zum anderen indem ich ihm meinen zeitlichen Nachdenklichkeitsvorsprung zur Verfügung stelle. Ich darf dies freilich nur, wenn ich in aller Demut glaubwürdig darin bin, daß ich danach gemeinsam mit ihm alle seine Möglichkeiten stärke, meine Meinungsvorgabe als fehlerhaft zu widerlegen, wie schmerzhaft das auch sein mag.

Damit also das Anspruchsniveau der sprechenden mit dem der technischen Medizin gleichzieht und dadurch die Medizin ärztlich bleibt, stehen wir vor der Aufgabe, Situationen der „ärztlichen Beratung" nach zunehmender Anspruchskomplexität zu unterscheiden – etwa von der eher harmlosen Diät-Beratung über die oft schon komplizierte Beratung als Sprachrahmen der „normalen" ärztlichen Behandlung (incl. Informed consent) bis zur Beratung vor und nach einem prädiktiven genetischen Test, die eine schwindelerregende, auch philosophische Hochkultur wie der Technik, so auch der Beratungs-Sprachkompetenz verlangt. Hier muß nämlich der zu Beratende ausgerechnet zu einem Zeitpunkt, wo er auf die Sorge um seine Individualität zurückgeworfen ist, möglicherweise erstmals in seinem Leben auch zu überindividuellem Denken befähigt werden: in eine schier undenkbare Zukunft hinein, auf die Belange gegenwärtiger und zukünftiger Dritter hin sowie in Richtung auf seine Verantwortung für die allgemeine Kulturentwicklung. – Insofern die Humangenetiker sich inzwischen zur „sprechenden Medizin" zählen, besteht hier wenigstens Problembewußtsein, das aber noch längst nicht in die Praxis umgesetzt ist; denn ihre Beratungsrichtlinien wie die der Bundesärztekammer spiegeln die fast 200jährige Vernachlässigung der Sprache in der Medizin, sind wissenschaftlich und noch mehr philosophisch zum Verzweifeln (z. B. die reflexionslose Indirektheitsforderung), gehen von sich, nicht vom Anderen aus, sind schlicht naiv, wenn auch guten Willens. – Fazit: Wenn ich als Arzt die sprechenden Anteile meiner Tätigkeit so ernst nehmen soll wie die technischen Anteile und wenn ärztliche Autorität wie ärztlicher Sicherstellungsauftrag nicht aufgegeben werden sollen, müßten prädiktive genetische Tests (aber auch ähnliches wie die pränatale Ultraschall-Behinderungsfahndung) so lange verboten bleiben, wie das diesem Technikniveau entsprechende und es balancierende Sprach- und Beratungs- und damit Moralniveau der Ärzte, nicht sichergestellt ist.

13. Exkurs als Beispiel für die konkrete Anwendung einiger dieser Gebote. Es geht mir bei diesem Beispiel mehr um die Anregung zu solchen Praxisbezügen überhaupt, während ich in seinen konkreten Einzelheiten mangels

hinreichender Erfahrungsintensität durchaus auch falsch liegen kann. Stellen Sie sich vor, Sie wären in einer großen Frauenklinik mit der Spezial-Ultraschalldiagnostik beauftragt, bei der es fast nur um die Frage geht, ob das werdende Kind behindert sein wird, und würden monate- oder jahrelang – ziemlich einsam – nichts anderes machen als dies, was ja auch zugunsten Ihrer wachsenden Erfahrung vernünftig ist. Der Zeitplan ist eng, damit die Kosten sich tragen. Die meisten Frauen kommen vom Niedergelassenen mit vager Indikation, meist ersichtlich als Absicherungswunsch einer beunruhigten Mutter. Daher sind über 90 % der Untersuchungsergebnisse unauffällig, die Untersuchung überflüssig. Wird doch eine ernsthaftere Auffälligkeit festgestellt, wollen fast alle Mütter bzw. Eltern den Schwangerschaftsabbruch, nur 10–20 % nicht (vor allem muslimische Frauen). Der Abbruchswunsch umfaßt nichtlebensfähige ebenso wie leichter behinderte Föten. Das Unzumutbarkeitsgutachten wegen zu erwartender seelischer Schäden der Mutter aufgrund der Behinderung des Kindes ist nur ein Vordruck, der von Ihnen und der Schwangeren unterschrieben wird. Zeit für eine wirkliche Beratung vor der Entscheidung der Mutter zur Diagnostik bzw. zur „Therapie" (Abbruch) haben Sie nicht. Der Abbruch wird von Ihnen selbst durchgeführt, in bestimmten Fällen auch die vorherige gezielte Tötung des Fötus. Jeder Schritt steht unter Zeitdruck.

Nachdem die Bundesärztekammer eine Richtlinie erlassen hat, machen Sie keinen „späten Abbruch" jenseits der 22. Woche mehr, für Sie eine Erleichterung, auch wenn Sie wissen, daß „bessere" Frauen dann eine Klinik im Ausland aufsuchen. Zeit für Nachuntersuchungen ist nicht vorgesehen: Sie wissen nicht, wie die Mütter mit der einen oder der anderen Entscheidung längerfristig zurecht kommen, was zu wissen – als Kontrolle – für ihre Beratungs- und Entscheidungsverbesserung von großer Bedeutung wäre. Gerade über ihre häufigen schwierigen Grenzentscheidungen spricht man möglichst wenig, selbst nicht in der eigenen Klinik; es gibt hierüber auch keine wissenschaftliche oder sonstige Öffentlichkeit; Sie sind schon froh, wenn Sie sich gelegentlich mit einem der wenigen Ultraschallspezialisten einer anderen Klinik – unöffentlich, man könnte fast sagen: heimlich – austauschen können.

Wie geht es Ihnen? Einerseits quälen Sie sich, leiden darunter, daß ihre Diagnose in aller Regel nicht zu einer wirklichen Therapie, sondern zu einer Tötung führt, fragen sich, in welchem Auftrag Sie eigentlich handeln. Weglaufen wollen Sie aber auch nicht, schließlich gehört Ihr Tun schon zum normalen System der Geburtshilfe. Andererseits bewirken Ihr ungewöhnliches Maß an Isolation und das Tempo der Arbeitsabläufe, daß ihre Tätigkeit sich routinisiert, automatisiert hat, selbstverständlich geworden ist: es ist, wie es ist, und anders kann es nicht sein. Irgendwie sind Sie auch ganz froh, daß Sie keine Zeit zum Nachdenken haben; noch weniger haben Sie soviel Abstand zu sich, daß Sie sich Änderungen vorstellen, geschweige denn durchsetzen könnten. Selbsthilfe ist nicht mehr möglich.

Rollenwechsel: jetzt sind Sie der Arzt, der als Vorgesetzter seine Fürsorgepflicht wahrnimmt oder der von außen zur Beratung gebeten ist. Ihre Diagnose: Sie finden einen Zustand extremer Fremdbestimmung durch Technik bei diesem Ultraschallkollegen vor, ein Zustand, der dringend der „Verärztlichung", „Einbettung", „Entzerrung" usw. bedarf. Zu ihren Veränderungsvorschlägen könnte – beispielsweise: sicher gibt es bessere – gehören: Sie lehnen alle Aufträge ohne strenge Indikation ab und gewinnen dadurch hinreichend Zeit für die Betreuung der wirklich indizierten Fälle, wobei Sie freilich mit den Krankenkassen eine höhere Pauschale aushandeln müssen, die wegen der dann geringeren Fallzahl aber auch ein Geschäft machen könnte. Solange Sie das nicht erreicht haben, wählen Sie den für Sie quälendsten Entscheidungsfall aus und betreuen die betreffende Mutter bzw. Eltern über längere Zeit, notfalls in Ihrer Freizeit. Dann nehmen Sie noch den zweitschwierigsten Fall, bis Sie eine Betroffenengruppe beisammen haben, die später zur Selbsthilfegruppe werden kann. Auf diesem (zeitlich erträglichen) Wege kommen Sie allmählich zu Rückmeldungen bezüglich Ihrer Entscheidungen und können erst dadurch „ärztlich erfahren" werden.

So kann allmählich auch Ihre Beratung – praktisch wie philosophisch – erfahrener werden, wozu Sie außerdem dadurch beitragen, daß Sie grundsätzlich einen Menschen hinzuziehen, der etwas vom Leben mit Behinderung versteht. Da Ihr bisheriges Abbruchkonzept eine unerträgliche Gewaltkonzentration darstellt, als ob Sie Polizei, Staatsanwalt, Gutachter, Richter und Henker in einer Person wären, ist dringend eine Verantwortungsentzerrung erforderlich, die bei einer solchen Gewaltintensität wichtiger ist als die sonst wesentlichere persönliche Begleitkontinuität: Für das

Gutachten suchen Sie einen (geeigneten!) Psychiater, der nicht die Mutter psychiatrisiert, sondern deren Entscheidung in Ihre Lebensgeschichte einzubetten und daher tragfähiger zu machen versteht; und für die Durchführung des Abbruchs verweisen Sie die Mutter an eine andere Abteilung Ihrer Klinik. Für die Abbruchsentscheidung bedürfte es einer Konferenz, in der einer die Partei des Fötus vertritt, was schwierig ist, da von der Rollenverteilung her Gynäkologen parteiisch für die Mütter, Pädiater für die geborenen Kinder zu sein haben (daher müßten Sie sich – verfassungskonform diskursethisch – für die Erfindung eines eigenen Fachs „Fötologie" einsetzen).

All diese Veränderungen Ihrer Tätigkeit fassen Sie in einer für Ihre Klinik gültigen Richtlinie zusammen, die Sie auch als Merkblatt vorab an alle Patienten verteilen. Endlich schließen Sie sich mit den anderen Ultraschallspezialisten der Bundesrepublik zusammen, entwickeln eine bundesweit gültige Richtlinie, die, weil Sie jetzt erfahren sind, auch die Sicht der Betroffenen berücksichtigt und sorgen dafür, daß auch noch die qualvollsten Grenzfälle in Vorträgen und auf Kongressen der öffentlichen Diskussion ausgesetzt werden, bis die ganze Gesellschaft Ihre Tätigkeit entweder mitträgt oder verändert, entweder „Downis" als Filmstars oder Werbeträger süß findet oder auch noch den Letzten von ihnen verhindert sehen will – vielleicht verbunden mit einer Abstimmung, welche Gruppe als nächste dran sein soll.

14. Technik bedarf schließlich der Demokratisierung. Wem das banal klingt, möge bedenken, daß Jonas ernstzunehmende Gründe dafür gesammelt hat, daß dem Wissenschafts-Technik-Wirtschafts-Machtkartell zukünftig und auf Dauer nur eine autoritäre Herrschaftsform gewachsen sein könnte, auch wenn er diese Option zu widerlegen sucht. Indem wir nun nicht zufällig für die Technik-Moral-Balance mit der pluralistischen Gewaltenteilung und der Öffentlichkeit die beiden fundamentalsten Prinzipien der Demokratie vorgeschlagen haben und auch andere „Gebote" mit demokratischen Tugenden zu tun haben, stärken wir Jonas' Position, daß wohl eine konsequent demokratische Gesellschaft noch am ehesten in der Lage ist, die Chancen der medizinischen Technik zu nutzen, ohne an ihren Gefahren technokratisch zu scheitern, auch wenn der Fortschritt dann langsamer und bedächtiger stattfindet, als er – rein technisch und rein ökonomisch – ohne Demokratie-Reibungsverluste sein könnte.

Ich schließe mit einer Art Scherz, nämlich mit einer Definition des „guten Arztes", was natürlich Unsinn ist, da dies zum nichtdefinierbaren Teil der Wirklichkeit gehört: Dem guten Arzt ist bei geöffneten medizinischen Augen der ärztliche Augenaufschlag eigen; er hört – getrennt voneinander – die Wünsche und das Wohl der Patienten bzw. der Angehörigen; er ist – ihn berührend – vom Anderen berührt; er ist darauf aus, das Hirnkonzept des Menschen in die größere Weisheit seines Leibes einzubetten; und sein schon waches Können und Wissen ist von seinem Gewissen verandert, angerufen, geweckt.

Personenverzeichnis